SALUD

Usted puede adquirir ejemplares adicionales
de la última edición de *Salud* en inglés o
español en su librería favorita.

SALUD

Guía para la salud integral de la mujer latina

Jane L. Delgado, Ph.D., M.S.

Traducido por Graciela León Orozco, Ed.D.

Una rama de HarperCollinsPublishers

Las regalías de este libro serán donadas a La Alianza Nacional para la Salud Hispana (La Alianza).

SALUD Copyright © 2002 por Jane L. Delgado. Todos los derechos reservados. Impreso en los Estados Unidos de América. Se prohibe reproducir, almacenar, o transmitir cualquier parte de este libro en manera alguna ni por ningún medio sin previo permiso escrito, excepto en el caso de citas cortas para críticas. Para recibir información, diríjase a: HarperCollins Publishers Inc., 10 East 53rd Street, New York, NY 10022.

Libros de HarperCollins pueden ser adquiridos para uso educacional, comercial, o promocional. Para recibir más información, diríjase a: Special Markets Department, HarperCollins Publishers Inc., 10 East 53rd Street, New York, NY 10022.

Este libro fue publicado originalmente en inglés y en español en 1997 por HarperCollins.

SEGUNDA EDICIÓN

Library of Congress ha catalogado la edición en inglés.

ISBN 0-06-093740-8

02 03 04 05 06 ❖/RRD 10 9 8 7 6 5 4 3

Dedico este libro a mi madre
Lucila Aurora Navarro Delgado
(1926–1993)

Iniciativa Nacional para la Salud de las Mujeres Hispanas

Carmen Albizu-García, M.D., San Juan, PR

Delia B. Alvarez, M.U.P., San Francisco, CA

Mari Carmen Aponte, J.D., Washington, DC

Lourdes Baezconde-Garbanati, Ph.D., Los Angeles, CA

Carmela Castellano, Esq., Sacramento, CA

Adela de la Torre, Ph.D., Phoenix, AZ

Catalina E. García, M.D., Dallas, TX

Rosa María Gil, D.S.W., New York, NY

Nilsa S. Gutiérrez, M.D., M.P.H., New York, NY

Deborah R. Helvarg, PA-C, Cambridge, MA

Sandra R. Hernández, M.D., San Francisco, CA

Ileana C. Herrell, Ph.D., Geneva, Switzerland

María Guajardo Lucero, Ph.D., Denver, CO

Juana Mora, Ph.D., Los Angeles, CA

Josefina Morales, R.N., New York, NY

Carmen J. Portillo, R.N., Ph.D., San Francisco, CA

Carolina Reyes, M.D., Los Angeles, CA

Ariela C. Rodríguez, Ph.D., A.C.S.W., Miami, FL

Ivis Sampayo, New York, NY

Esther Sciammarella, M.S., Chicago, IL

María L. Soto-Greene, M.D., Newark, NJ

Cynthia Ann Telles, Ph.D., Los Angeles, CA

Elizabeth Valdez, M.D., Phoenix, AZ

Leticia Van de Putte, R.Ph., San Antonio, TX

Henrietta Villaescusa, R.N., B.A., Arcadia, CA

Antonia M. Villarruel, R.N., Ph.D., Detroit, MI

❧ ÍNDICE ❧

ACERCA DE ESTA TRADUCCIÓN

Para tener sentido, una traducción es más que la sola labor mecánica de traducir literalmente palabra por palabra. En sus mejores manifestaciones, la traducción es un arte que exige la cuidadosa adaptación no sólo de los hechos presentados sino también del espíritu del autor o autora. Yo fui muy afortunada al encontrar como traductora de *Salud* a Graciela León Orozco.

Graciela León Orozco es una educadora bilingüe que ha trabajado en las escuelas públicas como maestra y consejera y recientemente obtuvo su doctorado en Psicología de la Educación. Hija de inmigrantes mexicanos dedicados al trabajo rural, Graciela León Orozco creció en un pequeño campo agrícola del Valle de San Joaquín en California. Durante más de diez años, Graciela León Orozco ha trabajado en radio comunitaria, desempeñándose como programadora voluntaria para Radio Bilingüe en Fresno, California.

AGRADECIMIENTOS

Omayra Castro y muchas otras mujeres con quienes he hablado durante estos últimos años reafirmaron la necesidad de *Salud* Esta segunda edición fue posible gracias a la visión de Rene Alegría, editor en jefe de Rayo, y por tantas personas que dieron generosamente su tiempo y pericia. Todas ellas se sintieron motivadas al saber del gran impacto que este libro tiene en la vida de mujeres y familias hispanas.

Fui afortunada al ser asistida por muchas de las mismas dedicadas personas que ayudaron en la primera edición de *Salud*. La Iniciativa Nacional para la Salud de las Mujeres Hispanas hizo constantes comentarios. Ana Rojas repasó, revisó y desarrolló las listas de recursos, obtuvo domicilios de Internet cuando fue posible e investigó todo lo necesario mientras trabajaba desde su casa, cuidando a sus dos encantadores pequeñitos, Madeline de cuatro años y Adam de dos años. Demitria Morrison coordinó todas las labores administrativas y de comunicación requeridas en el extenso proceso de repaso y colaboración que hicieron posibles *Salud*.

Para poder incluir lo más reciente en cuanto a los avances médicos confié en una amplia gama de expertos. Los expertos que repasaron capítulos específicos fueron el Dr. Douglas E. Henley, vice presidente ejecutivo de la Academia Americana de Médicos Familiares; el Dr. John Seffrin, vice presidente ejecutivo de la Sociedad Americana del Cáncer; Cass Wheeler, director ejecutivo, y la Dra. Kathryn Taubert de la Asociación Americana del Corazón; el Dr. Bernard Arons del Centro para Servicios de Salud Mental; la Dra. Jane Henney, ex comisionada de la Administración de Alimentos y Fármacos y Mary Wallace de la misma agencia; el Dr. Sandy Garfield del Instituto Nacional de la Diabetes y de las Enfermedades Digestivas y de los Riñones; y Debbie Delgado-Vega, presidenta y jefa de la Organización Latina para Conocimientos del Hígado. El Dr. Thomas L. Sacks, profesor de medicina, Georgetown University Medical Center, médico excepcional y brillante investigador revisó la nueva versión del manuscrito y ofreció extensos comentarios basados en sus conocimientos y experiencia como internista.

Hubo otras personas que también dieron dirección, aportando sus conocimientos excepcionales o bien experiencias propias de su vida. Estos incluyen: Adolph Falcón y Bill Starck (Cómo cuidar a sus familias); la Dra. Carmen Portillo (VIH/SIDA); la Dra. Carolina Reyes (Parte II: Ser mujer); y Deborah Helvarg (comentó sobre el libro entero).

Además de visión, Rene Alegría brindó apoyo y motivación, elementos tan raros pero a la vez, necesarios. Me empujó suavemente para que hiciera revisiones mayores. Su inteligencia junto con una risa alentadora y su sensibilidad continúan siendo una inspiración.

A un nivel espiritual, doy gracias a Monseñor Thomas M. Duffy por el apoyo y visión que me brinda a mí y a mi familia. Por medio de su orientación es que sigo reconociendo el lugar que tiene la fé y la oración en la salud de las latinas.

Y finalmente, las dos personas que me dan la mayor parte de su tiempo para hacer posible todo lo que hago, mi querido esposo, Mark A. Steo y mi hija, Elizabeth Ann Steo.

Todas estas personas y muchas más han trabajado para que este recurso tan actualizado de *Salud* sea posible. Por esto y tanto más estoy muy agradecida.

~ PREFACIO ~

En una colaboración sin precedentes, la Dra. Jane Delgado y las mujeres que forman parte de la Iniciativa Nacional para la Salud de las Mujeres Hispanas han logrado crear una guía integral para la salud y el bienestar de las mujeres hispanas cuya lectura será de beneficio para todas las mujeres. Acostumbradas a poner sus necesidades familiares por encima de las suyas propias, las mujeres hispanas encontrarán en esta "Guía integral para la mujer latina" una herramienta para comprender mejor que cuidarse a sí mismas es tan importante como cuidar a los demás. Como es bien sabido, cuando la salud de la mujer sufre un colapso, también lo sufre la salud de la familia de la cual ella es el eje y centro. Por lo tanto, a través de este libro, las mujeres hispanas deberán sentirse más inclinadas a cuidarse a sí mismas.

Esta "Guía integral para la mujer latina" ofrece a las mujeres hispanas consejos muy necesarios. Su contenido, bien escrito y lleno de sentido común, aunado a los más recientes avances de la investigación y los relatos de la vida cotidiana de las mujeres latinas deberá facilitar para las mujeres hispanas la toma de decisiones informadas con respecto a su salud. La guía ofrece esperanza al prestar una voz comprensiva a aquellas mujeres que por tanto tiempo han oído qué era lo que se necesitaba, pero no han podido determinar cuándo es que se podría lograr. En la medida en que la guía para el bienestar ayuda a reafirmar las vidas de tantas mujeres, se ha convertido en un indispensable compendio de autoayuda no sólo para el cuerpo, sino también para el espíritu. Este libro representa lo que se puede lograr cuando un grupo dinámico de mujeres a quienes interesa de corazón la salud de las latinas dedica su vida a ayudar a sus hermanas.

Antonia Coello Novello, M.D., M. P. H., Dr. P.H.
Comisionada de Salud
Estado de Nueva York
Departamento de Salud
Ex Cirujana General de los Estados Unidos

Fui afortunada: mi mamá fue muy lista y la mayor parte de mi vida fui relativamente saludable.

Por supuesto que tuve algunas enfermedades en mi vida. Por ejemplo, sé por lo que se contaba en mi familia que poco después de haber nacido yo me dio cierto mal no identificado que me hacía vomitar cuando comía. De adulta, mi mamá a cada rato me volvía a contar, todavía con mucho dolor en su voz, cómo yo no podía retener los alimentos por más que me gustaba comer. Afortunadamente, aunque sabía que tendría que dejar la mesa para ir a vomitar, yo siempre regresaba y trataba de comer más. La poca comida que se me quedaba adentro debió haberme dado bastante nutrición. Pero como consecuencia, yo fui baja de estatura, delgadita y tenía tan poco cabello que las ligas se resbalaban de mi tan deseada cola de caballo. Pero estaba viva.

A la edad de cinco años ya me había curado o me había sobrepuesto a lo que tenía descompuesto y pude comer y retener los alimentos. Hasta el día de hoy no sé qué problema tenía. Todo lo que sé es que como resultado de esa enfermedad, toda la vida mi madre se

ponía contenta cuando yo comía y todavía me gusta comer.

Mientras crecía, tuvimos poca comunicación con los proveedores de servicios de salud. Mi mamá trabajó en cantidad de fábricas (empacando corbatas de hombre, ensamblando relojes, perforando tarjetas) que raras veces ofrecían beneficios de salud. Cuando me enfermaba, el tratamiento que llegaba a recibir era una mezcla de la sabiduría de mi mamá y la de las señoras con las que ella trabajaba, que habían llegado a los Estados Unidos de todo el continente. De alguna forma sobrevivimos.

Cuando llegué a la universidad me quedé sorprendida al saber de todos los doctores que mis compañeras de cuarto habían visto: parecía que todas tenían alergistas, algunas todavía visitaban a su pediatra y otras hasta tenían una ginecóloga. Me dio la impresión de que el centro de salud estudiantil estaba al día en atención médica. Aunque no recuerdo cuándo fui a mi primer examen ginecológico, debió haber sido en algún momento durante mis años universitarios.

Mis amigas y yo teníamos poca experiencia en cuestión de salud o "problemas femeninos". Y aun cuando los teníamos, nos avergonzaba hablar de cosas que nos parecían "poco delicadas". Por alguna razón, a nosotras nos parecía un poco dura la franqueza con que se expresaba el movimiento feminista. Flujos, comezones, menstruación, ésas no eran cosas de las que hablábamos.

Con el tiempo, algo de eso cambió, ya que me di cuenta de que los proveedores de servicios de salud no eran capaces de responder a mis preguntas y que la mejor manera de obtener información era hablando con otras mujeres. Recuerdo haberme sentido incómoda cuando visité a un ginecólogo que creía que la mejor forma de examinar mis órganos internos era "poniéndome en cuatro patas como un perro". Aunque me avergonzaba demasiado hablar sobre eso en aquellos días, después de preguntar a mis amigas sobre sus experiencias llegué a la conclusión de que a ese ginecólogo yo ya no lo volvería a visitar.

A medida que seguía mis cursos como psicóloga clínica, me di cuenta de que mucho de lo que se sabía y enseñaba sobre la salud mental no parecía estar integrado con lo que había leído sobre la salud física. Además, la influencia de la cultura, es decir, cómo ésta afecta la manera en que interactuamos con el mundo inspiraba interés sólo a la medicina antropológica. Mi propio problema de ser una latina inmersa en un medio ambiente no latino me obligó a pensar acerca de quién soy y a entender mi medio ambiente. Por supuesto, todo lo que de religión y espiritualidad había aprendido de mi madre no tenía la menor importancia en una sociedad que valoraba sólo lo material y lo tecnológico.

Mi educación formal fue importante, pues me dio la oportunidad de titularme y acreditarme debidamente, pero al oír los relatos de mis amigas y de todas nuestras familias se me hizo esencial el considerar el asunto de la salud en un contexto más amplio.

A partir de 1983, trabajé con Margaret Heckler, la Secretaria del Departamento de Salud y Servicios Humanos de los Estados Unidos. Margaret siempre fue una mujer adelantada a su tiempo, y como verdadera visionaria, su liderazgo dio origen a la Iniciativa para la Salud de la Mujer y al Grupo de Trabajo para la Salud de la Población Negra y de las Minorías.

El Grupo de Trabajo para la Salud de la Población Negra y de las Minorías dejó documentada la falta de información sobre los hispanos. En 1985, cuando se publicó el informe final, las estadísticas vitales de salud de los Estados Unidos todavía no recogían la información sobre el número de los hispanos que morían en un año dado. Y puesto que no se podía disponer de estadísticas sobre mortalidad hispana, nadie podía saber cuántos hispanos morían de enfermedades cardíacas, cáncer o cualquier otra enfermedad. Se partía del premiso de que todas las minorías eran iguales, y que lo que valía para la comunidad afroamericana sería valioso también para los hispanos.

Al leer los resultados de la investigación de estos grupos de trabajo, me di cuenta de que sólo contados fragmentos se aplicaban a los hispanos y muchos menos aludían a las experiencias de las mujeres latinas. Tuve la esperanza de que algún día se llegarían a integrar los resultados de ambas iniciativas y que de esa forma se establecería el cimiento para nuevas avenidas de investigación, con miras a entender la salud de las mujeres hispanas.

En 1985, La Alianza Nacional para la Salud Hispana (La Alianza) cumplía doce años y buscaba nuevo liderazgo. Cuando resulté seleccionada para ser la nueva persona al timón de esta red de proveedores de servicios de salud, salud mental y servicios humanos, estaba consciente de que lo primero que tendría que hacer, por encima de todo, era escuchar las preocupaciones y las recomendaciones de los hispanos de todas partes del país.

Me reuní con mujeres por todo el país y

conversé con ellas sobre sus puntos de vista en relación con la vida, con ellas mismas y con su salud. Reuní relatos sobre sus experiencias, y todavía más importante, traté de escuchar las lecciones que cada mujer hispana había aprendido.

No pude menos que identificarme con las voces de las demás latinas. En mi propia vida y en la vida de mi familia, yo también tuve que luchar con una multitud de problemas ginecológicos, depresión, SIDA, enfermedades del corazón, artritis, diabetes y todo lo que impacta a nuestra comunidad de manera más drástica que a las demás. Estos temas me llegaron a lo más profundo de mi corazón y cuando me di a la tarea de dar conferencias usé la objetividad de las estadísticas como un escudo para las emociones que sentía sobre la forma en que el sistema de salud nos había tratado.

No importa en qué parte del país me encontrara, los relatos eran muy similares. Los servicios de salud cambiaban y nuestra relación con los proveedores de servicios de salud cambiaba. Pero incluso así sabíamos muy poco sobre la salud de las latinas. Ni siquiera podía hacer una lista de las principales causas de muerte de las latinas o mencionar la longevidad promedio de una latina.

Sin embargo, mediante el duro trabajo y el activismo de La Alianza y su red en defensa de los derechos hispanos, las cosas cambiaron. Para finales de la década de 1980, había tanto reconocimiento a la necesidad de ampliar la información sobre la salud de las mujeres hispanas que La Alianza lanzó una serie de proyectos que finalmente se convirtieron en la Iniciativa Nacional para la Salud de las Mujeres Hispanas (NHWHI).

En 1989, el Departamento de Salud y Servicios Humanos de los Estados Unidos recomendó que se agregara una categoría al certificado modelo nacional de defunción para identificar si una persona era hispana. Aunque se habían reunido estadísticas sobre la raza de las personas durante décadas, la adición de esta categoría significó que por primera vez en la historia de los Estados Unidos sería posible empezar a reunir y analizar datos estadísticos que documentaran la mortalidad entre los hispanos.

Al mismo tiempo, me di cuenta de que por alguna razón los informes que se hacían sobre la salud y el cambiante sistema de servicios de atención a la salud carecían de información adecuada sobre las mujeres latinas y para las latinas. En el presente, el comité asesor nacional de la NHWHI y los grupos locales correspondientes representan lo último y lo mejor, lo más reciente en materia de salud de las mujeres latinas y para ellas. Es una combinación de conocimientos científicos y de nuestra experiencia y nuestros valores, con el objetivo de ayudar a que las latinas tomen control de sus vidas.

Este libro va dirigido a todas las latinas que estimen que los libros sobre la salud de la mujer en general carecen de información que se pueda integrar a su propia experiencia o conectarse a ella y que a menudo lo que se recomienda no funciona. Ahora sabemos, por ejemplo, que las latinas somos diferentes en la metabolización de ciertos medicamentos. Además, los libros orientados a la mujer en general se han centrado en las mujeres blancas, negras y/o pertenecientes a las minorías, y algunas latinas creen que les falta cierto sabor que lo relacione con su propia experiencia. *Salud* reconoce también que, aunque seamos diversas, hay una fuente de la vida común que compartimos.

A través de estas experiencias, terminé viviendo todo lo que se compartió. Nuestra resistencia a oír hablar de nuestra vulva o a tocarla, por ejemplo, se pudo ver en la incomodidad que algunas de las mujeres que trabajaron en el libro reflejaron con relación a su cuerpo. Algunas de las latinas más jóvenes se avergonzaban incluso de hablar sobre el dibujo de la vulva. En lugar de hablar de este dibujo se referían a él eufemísticamente como el dibujo de la "florecita".

En un terreno más fundamental, se dieron discusiones con mujeres de diversas partes del país sobre el uso de la palabra "feto" o "bebé". La preocupación era que al preferir una palabra en vez de la otra, el capítulo respectivo sería percibido como orientado hacia una posición "pro vida" o "pro opción". Nuestra intención en este libro es tomar una posición neutral, aunque presentando honestamente la perspectiva de la mujer latina y explicando las ramificaciones médicas y psicológicas de las diversas decisiones que tome la mujer latina. Lo que sabemos sobre las mujeres latinas es complejo: las latinas son el grupo que tiene más probabilidades de ser católico y, a la vez, de tener un aborto, en comparación con las mujeres blancas no latinas. No obstante, la mayoría de las latinas que tuvieron un aborto se refirieron a su experiencia hablando del "bebé" que no tuvieron. Al parecer, las latinas no usan las palabras "embrión" o "feto" cuando saben que están embarazadas: es "su bebé".

El tema de la sexualidad despertó toda clase de testimonios y comentarios. Algunas latinas cuestionaron el que el libro promoviera las relaciones monógamas de largo plazo, mientras que la discusión sobre la masturbación suscitó tanto interés como pesar. Hubo preocupación de parte de algunas latinas en favor de incluir una sección separada sobre las mujeres lesbianas mientras que a otras no les gustó nuestro uso de un lenguaje de género neutro cuando era apropiado.

El capítulo sobre la menopausia estuvo lleno de testimonios que fueron compartidos en privado y los tópicos relativos a las hispanas mayores se integraron a lo largo de todo el libro, en vez de dedicarles un capítulo separado.

Para la mayoría de nosotras, los días en que nuestro proveedor de servicios de salud nos conocía a nosotras y a nuestra familia pertenecen al pasado. Esperamos que este libro sirva para guiarte a ti y a tu familia a través de este cambiante ambiente de la salud pública.

Cada vez más, es responsabilidad nuestra llevar cuenta de nuestra historia de salud y entender lo más básico sobre cómo funciona y cómo no funciona nuestro cuerpo. También tenemos que aprender a entender la compleja relación que existe entre nuestro cuerpo, nuestra mente y nuestro espíritu. Los tres deben verse de una manera global y sin embargo, la mayoría de los proveedores de servicios de salud y sistemas de salud apenas logran atender nuestro cuerpo. Las historias de mujeres que encontramos en el libro se han incluido para dar vida a los datos y hechos que se presentan en él. Los "Consejos" y "Advertencias" aparecen en recuadros para resaltar la importancia de la información que ofrecen. La sección de recursos que aparece al final de cada capítulo ofrece lo que consideramos es lo mejor, dentro de lo disponible. Déjanos saber lo que piensas y, sobre todo, haznos saber cómo te va.

Tenemos una gran tarea por delante, pero podemos hacerla. Manténte en comunicación.

PRIMERA PARTE

Ser latina

Más allá del aguantar

Valorándonos

Me encanta ser latina. Cuando hablo con mujeres hispanas, aprecio algo íntimo y cálido que la palabra "latina" transmite, y reservo la palabra *"Hispanic"*, de género neutro en el inglés, en lugar de la palabra masculina "latino" para discusiones delante de varones.

Las latinas somos únicas. Cada una de nosotras ha sido afectada profundamente por nuestras experiencias culturales colectivas, los idiomas que muchas de nosotras hablamos, y la complejidad de las relaciones en el seno de nuestras familias. La forma en que nos definimos nos distingue de las mujeres que no son latinas.

Salud afirma quiénes somos y reconoce lo que la investigación científica muestra con claridad: que muchas de nuestras inquietudes acerca de la salud son diferentes y que para mejorar nuestra salud se precisa una nueva manera de entender el bienestar. La perspectiva latina es evidente a través de las cuatro secciones principales de *Salud*: "Ser latina", "Ser mujer", "Enfermedades" y "Para vivir bien".

"Ser latina" explica por qué la mente y el espíritu son parte de la salud de las latinas. El modo en que nos cuidamos las latinas es algo que empieza con el lugar que damos a nuestras propias necesidades en el marco de las prioridades creadas en las relaciones con nuestras familias.

Para las latinas, el respeto a sí mismas es el primer paso rumbo al cuidado de su salud. De entrada, esto significa que tenemos que aprender a fijar límites. Los pasos encaminados a desarrollar nuevas actitudes y nuevos comportamientos sólo nos ayudarán a aceptar que debemos cuidar nuestra salud también.

Al mismo tiempo, la salud es para las latinas algo más que sólo el cuerpo y la mente. El sentido espiritual acerca de sí mismas es algo que las latinas experimentan como algo propio y, a la vez, algo de lo cual no quieren hablar. A muchas de las latinas con las que hablé les dio gusto, y suspiraron con alivio, al saber que lo espiritual sería discutido en el libro. Desde su punto de vista, los demás libros sobre cómo ayudarse a sí mismas se van a los extremos y son demasiado científicos o demasiado espirituales. Para las latinas hacía falta un equilibrio entre el cuerpo, la mente y el espíritu.

De igual importancia para las latinas es el

encontrar un método que integre la medicina convencional con la tradicional, dentro del contexto de nuestra tan cambiante situación en el área de la atención a la salud. Antes esperábamos que nuestros proveedores de servicios de salud nos dieran todas las respuestas, en tanto que ahora ellos esperan más y más que podamos tomar nuestras propias decisiones acerca de nuestra propia salud. Necesitamos las habilidades que nos ayuden a estar al tanto de nuestra propia salud de manera sistemática, a estar listas cuando visitemos a nuestro proveedor de servicios de salud, a entender nuestros planes de salud, a conocer nuestros derechos y responsabilidades como consumidoras de atención médica.

"Ser mujer" cubre toda la información que hay a la mano acerca de cómo mantener saludable el sistema reproductor durante la totalidad del curso de nuestras vidas. Los datos sobre el embarazo, la infertilidad, la menopausia, y la sexualidad se ofrecen dentro de un contexto que las latinas hallarán útil y constructivo. Algunos de los relatos nos harán reír, mientras que otros nos ayudarán a entender que no estamos solas en nuestro dolor.

"Enfermedades" se enfoca en las enfermedades que son más comunes entre las latinas: el alcoholismo, la artritis, el cáncer del seno, el cáncer cervical, la depresión, la diabetes, las enfermedades del corazón, el SIDA y las enfermedades del hígado. Cada capítulo ofrece historias de latinas y presenta la información más reciente sobre diagnósticos y tratamientos. Al final de cada capítulo hay una discusión acerca de la relación entre la mente y el espíritu.

"Para vivir bien" documenta lo que tenemos que hacer para vivir saludablemente. Se enfoca en cómo cuidarse por medio de la alimentación, cómo controlar el peso, el ejercicio y el uso apropiado de las medicinas o medicamentos. Y, por supuesto, ningún libro para latinas estaría completo sin una discusión acerca de cómo cuidar a nuestros padres y otros familiares ancianos. El capítulo final sobre el ambiente nos ayuda a reconocer el cómo las amenazas a nuestra agua limpia, aire limpio y un seguro abastecimiento de comestibles no están solamente conectados al terrorismo biológico.

Desde las discusiones sobre la espiritualidad hasta los alimentos que comemos, las necesidades y experiencias de las latinas dan marco a la información que se presenta. Para las latinas, leer *Salud* es el primer paso para aprender a cuidarnos.

Quiénes somos

Cuando nos miramos al espejo, quizá notamos las diferencias. Cuando entramos a un cuarto y miramos a los ojos a una de nosotras, algunas nos fortaleceremos en nuestros lazos culturales mientras que otras buscan demostrar que pueden asimilarse.

A las latinas no nos cayó de sorpresa enterarnos, cuando por fin se realizaron los estudios, que en ciertos problemas de salud somos, por lo general, diferentes de las mujeres blancas no hispanas y las mujeres negras que no son hispanas. Y, algunas veces, esto significa que el cuidado y el tratamiento han de ser diferentes para nosotras, en comparación con las mujeres que no son latinas.

Nuestros cuerpos tienen una variedad de formas, aunque tienden a ser de menor estatura y más pesados que los de las mujeres que no son latinas. Nuestras emociones son a menudo más pronunciadas y evidentes en comparación a las de otras mujeres. Nuestro sentido de *espiritualidad* nos guía en los momentos difíciles. Al ver a las demás latinas, es fácil darnos cuenta que somos producto de las comunidades diversas que palpitan en nuestras venas. Tenemos mucho en común entre nosotras.

Al mismo tiempo, somos diferentes unas de

otras. Algunas preferimos que nos llamen mujeres hispanas, latinas, chicanas, boricuas, cubanas o cualquier otra palabra que en singular termine con "a". Cada una de nosotras se identifica con una o más de nuestras raíces ancestrales: españolas, latinoamericanas, indígeno-americanas, europeas, africanas o asiáticas. Algunas veces nos identificamos tan fuertemente con un subgrupo específico que perdemos de vista la fuerza combinada que nuestros rasgos comunes nos ofrecen como grupo.

No obstante, la conclusión más contundente que se desprende de la investigación sobre la salud, es que pese a que haya diferencias entre las latinas, y pese a cómo prefiera llamarse cada una, somos en general más parecidas que diferentes y tenemos más en común entre nosotras que con respecto a quienes no son latinas. Mujer hispana. Latina. Primera generación. Décima generación. Inmigrante reciente. Hay mucho que podemos aprender de nosotras y hay mucho que nos une.

Lo que nos acerca es el lazo inmediato que surge cuando nos reunimos y nos reímos de lo mucho que se parecen los mensajes que hemos recibido en el transcurso de nuestras vidas. El vínculo cultural, y para algunas lingüístico, es lo que nos une. Los dichos que nos contaron

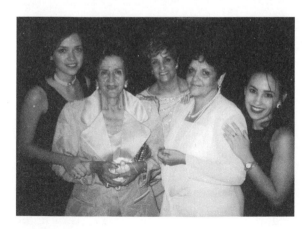

Necesitamos compartir entre nosotros nuestras historias sobre la salud.

nuestras madres, tías y hermanas dieron forma a la manera en que entendemos cómo cuidarnos y cómo vivir nuestras vidas. Estos dichos nos dan una filosofía de la existencia y un patrón de vida que son nuestras.

Incluso lo que sabemos de la salud nos muestra claramente que nosotras, como latinas, somos diferentes a quienes no son latinas. Tenemos una tendencia a tener niveles más bajos de cáncer del seno (mama, pecho), niveles más elevados de cáncer cervical y de diabetes y niveles menores de enfermedades del corazón y embolia. Las razones de estas diferencias no están claras, ya que las investigadoras de la salud apenas empiezan a explorar quiénes son las latinas y por qué nuestra salud es diferente de la de otras mujeres.

Cuídate, mi hija

Los mensajes que nos guían y orientan, nuestros mensajes rectores, son los axiomas que nos dan el idioma y la cultura para edificar nuestras vidas. La dificultad se encuentra en determinar cuándo aplicar un mensaje que nos sirva y cuándo no aplicarlo porque es perjudicial. Esto es difícil porque con frecuencia pensamos que debemos usar la misma regla para todo, cuando en verdad hay que aplicarla sólo a veces. Es difícil definir cuándo usar una regla porque la vida es dinámica y siempre cambiante. Lo que pudiera ser la mejor opción un día, quizá sea la peor al día siguiente. El que existan dificultades para saber cuándo aplicar una regla no le resta valor al mensaje, únicamente celebra la fluidez de la vida.

Para algunas personas pudiera ser más fácil contar con reglas sencillas que les sirvan de guía al tomar decisiones en la vida. La complejidad de la vida a menudo requiere no sólo que conozcamos las reglas, sino que además sepamos, basadas en nuestra experiencia, cuándo aplicarlas, y que aprendamos toda clase de reglas que se aplican en diversas situaciones, incluso reglas que a veces pudieran ser contradictorias. Aquellas reglas que pudieran ser de naturaleza muy latina pueden entrar en conflicto con los valores de la sociedad en que trabajamos y vivimos cuando ellos son diferentes. Hay pocas respuestas fáciles. La vida es una continuidad y, como latinas, tenemos una riqueza de mensajes rectores para los cuales debemos encontrar equilibrio en nuestras vidas.

Además de todos los dichos que compartimos, hay algunas palabras que transmiten mensajes que nos guían a través de nuestras vidas. De una manera u otra, ya sea en español o en inglés, estas palabras y su impacto en nuestro comportamiento son muy familiares para las latinas.

"cuídate, mi hija"
"la familia primero"
"hay que tener respeto"
"hay que aguantar"

Las palabras en español están llenas de significado, mientras que las adaptaciones en inglés por alguna razón pierden algo de la intensidad y el sentido de exigencia que nos impulsan. Piensa en cada una de esas frases.

"Cuídate, mi hija", literalmente significa "cuida a tu persona, mi hija". Sin embargo, contrariamente a lo que la traducción literal nos pudiera hacer pensar, éste no es un mensaje que nos lleva a centrarnos egoístamente en el "yo primero". Al contrario, el mensaje da la idea de que cada una de nosotras es la principal responsable de cuidarse a sí misma. Es un mensaje contrario al narcisismo y egocentrismo que vemos en otras culturas. Inclusive el mensaje real de las palabras transmite aún más. Nos recuerda que, como latinas, se espera que, cueste lo que cueste, debemos cuidarnos y no permitir que se nos acerquen los "espíritus malos", las cosas malas o el mal. Se

espera que resolvamos nuestros propios problemas y que evitemos activamente las situaciones malas.

"Cuídate" es un mensaje muy especial que recibimos las latinas. Es un mensaje que aprendemos a temprana edad: hay que tener cuidado. Es un mensaje que oímos la vida entera. En muchas formas nos obliga a resolver todos nuestros problemas por nosotras mismas. A veces eso es bueno, y a veces malo. Desafortunadamente, la obligación de poner "la familia primero" con frecuencia nos impide que nos pongamos nosotras primero, como lo demuestra Alicia en la anécdota que sigue.

Hacía cuatro años que los abuelos de Alicia no la veían y ahora iban a conocer a Camila, su preciosa hija. Iba a ser una visita maravillosa y también el primer viaje de Camila en avión. Al acomodarse en sus asientos, Alicia ajustó el cinturón de seguridad de Camila y luego procedió a ajustar el suyo.

Mientras veía el video de medidas de seguridad, Alicia siguió cuidadosamente las instrucciones y notó las salidas enfrente y detrás de su fila. Cuando enseñaron cómo usar la máscara de oxígeno, Alicia se quedó perpleja.

El video le decía muy enfáticamente que primero se pusiera ella la máscara de oxígeno y luego le colocara la suya a su hija. Esto no tenía sentido. Después de todo, ella tenía que cuidar a su familia primero.

Pero el mensaje de seguridad era claro y Alicia concluyó que algunas veces, para poder cuidar a la familia, debemos antes cuidarnos a nosotras mismas. Sólo así podremos cuidar a nuestros niños en situaciones más peligrosas.

No debe sorprender el hecho de que Alicia primero se resistiera a obedecer el mensaje de seguridad. "La familia primero" nos dice que nuestras familias van antes que nadie. Aunque muchos han dicho que esto es cierto para

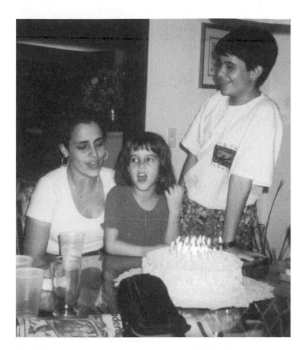

En la familia compartimos responsabilidades y celebraciones.

peto" es un concepto de doble sentido que necesita ser entendido en su totalidad. Para las latinas significa deferencia basada en la edad y la posición social, comunitaria y profesional. "Respeto" también significa que no nos entrometeremos en lo que consideremos como territorio de otras personas y, a la vez, que otras personas no se entrometerán en lo que nosotros hayamos declarado territorio nuestro. Significa que debo respetarte pero que tú también debes respetarme.

El problema es que el respeto puede llevarnos al estancamiento. Por ejemplo, en la situación más común, dos personas tienen que encontrar una solución a un problema pero son incapaces porque cada uno teme entrometerse en el territorio del otro. A fin de resolver el estancamiento, lo que ocurre por lo general es un acercamiento gradual a través de una serie de preguntas. Este proceso de aproximación lenta garantiza que las relaciones jerárquicas y los dominios personales quedarán salvaguardados. Esto toma tiempo.

Las múltiples demandas generadas por los imperativos "cuídate", "la familia primero" y "respeto" dejan a las latinas sólo una estrategia para sobrevivir: "aguantar".

"Aguántate" es lo que oímos a menudo y lo vemos en la historia de Patricia. Aunque los detalles varíen, la historia de Patricia no es rara. A cada rato nos encontramos ante situaciones que, aunque intolerables, de todas formas nos resistimos a cambiar.

Patricia no podía creer que después de trece años de matrimonio, su amiga Juanita todavía le hiciera todo a Luis. Una vez más, Luis estaba tratando de iniciar otro negocio en casa. Estaba tan ocupado que no tenía tiempo para ayudar en la casa. Juanita seguía haciendo lo de siempre: trabajando, haciéndose cargo de la familia y de los quehaceres de la casa.

Cuando Patricia le preguntó a Juanita si estaba cansada, Juanita solamente sonrió y le dijo: "no",

todas las mujeres, el mandato cultural es todavía más fuerte para las latinas. En algún momento, el mensaje para las latinas se distorsionó y algunas de nosotras empezamos a creer que había que separar el cuidado de nuestras familias de nuestro propio cuidado.

Con el paso del tiempo, esto cambió aún más, a tal punto que las latinas se acostumbraron a dejarse para el final, creyendo que debían primero centrar su atención en los miembros de sus familias. Esto significa que una latina ha de ocuparse de sí misma sólo después de haberlo hecho por su familia.

Esto es evidente cuando las latinas hablan de su salud. A menudo la conversación gira alrededor de la salud de su familia. Les cuesta trabajo aceptar que cuidar de su propia salud es el primer paso para asegurar la salud de su familia.

Entre los hispanos, el imperativo del "res-

la vida era buena, y de todas maneras le iba bien pese a todos sus malabarismos. Ella sabía que era una esposa comprensiva. Y con el tiempo las cosas mejorarían: él dejaría de tomar algún día.

Patricia suspiró incrédula. No entendía cómo era que Juanita no podía ver todas las cosas en su vida que había dejado pendientes por Luis. Y lo peor era que ni siquiera se quejaba.

El "aguantar" es una estrategia común de las latinas y frecuentemente es una fuente de malas interpretaciones acerca de quiénes somos. Podemos estar sufriendo, pero no nos quejamos. La vida puede ser terrible, pero no lloramos. Nos pueden abandonar, pero no admitiremos que estamos solas. Sí, mostramos nuestras emociones, pero no ésas y menos a un extraño.

A quienes no son latinas, les parece que las latinas somos muy expresivas y muy emotivas. Se supone que revelamos todos nuestros sentimientos. La realidad es que no lo hacemos. Podemos revelar más sentimientos que las mujeres que no son latinas, pero lo que damos a conocer es mucho menos de lo que sentimos. Somos muy cautelosas y, por lo mismo, menos dispuestas a revelar nuestros sentimientos negativos. Con demasiada frecuencia, las nociones profundamente arraigadas de "respeto" y "la familia primero" silencian nuestros tristes corazones.

El hecho de que no nos quejemos y de que pocas de nosotras lloremos en público es visto como que nos va bien. A cada rato me dicen que las latinas parecen tolerar muy bien las adversidades de la vida. Pero sólo nosotras sabemos. Si por fuera parecemos tener buena capacidad para sobrevivir, por dentro nos estamos aguantando.

En nuestras vidas encontramos dolor, penas y desilusiones. No somos insensibles a nada de eso. Todas reconocemos que hay angustia en nuestras vidas. Sentimos que cada tormento estremece nuestros cuerpos, mentes y espíri-

tus. Y sentimos y vivimos los tormentos de nuestras familias.

Y muy a menudo no luchamos contra estos sentimientos malos porque muchas latinas creen que la vida es una serie de aflicciones, y "aguantar" es una forma de aceptar lo que la vida nos traiga. Algunas latinas creen que si no nos quejamos y simplemente sobrevivimos, entonces quizá las cosas mejorarán con la llegada de un nuevo día en nuestras vidas.

A muchas de nosotras, nuestro "aguantar" nos permite apreciar lo que hay en nuestras vidas. En nuestro silencio hay una fuerza que nos permite ver más allá del día de hoy y del mundo material. El problema comienza cuando "aguantar" es lo único que hacemos. Entonces dejamos de cuidarnos e ignoramos las señales que nos da el cuerpo, los mensajes de nuestras mentes, y hasta los gritos de nuestro espíritu que clama por su sostenimiento. Sabemos cómo aguantar pero, para cuidarnos a nosotras mismas y cuidar a nuestras familias, debemos aprender a saber cuándo es necesario "aguantar".

Más que aguantar: Cuidarnos a nosotras mismas

Se ha hecho poco por motivar a las latinas a que piensen en sí mismas. Con demasiada frecuencia, el papel asignado a las latinas ha requerido que nos ocupemos de los cuerpos y mentes de nuestras familias y comunidades y dejemos nuestras necesidades hasta lo último. Afortunadamente, el cuidado de nuestro propio espíritu siempre ha sido una de las principales áreas donde sí se ha permitido y motivado a las latinas a desarrollarse. Nuestro desarrollo espiritual ha sido a veces lo único que nos ha fortalecido cuando no nos quedaba más opción sino descuidar nuestros cuerpos y mentes.

Las cosas ya han cambiado. Nuestra experiencia colectiva nos ha llevado al punto de saber que para desempeñar diversas funciones en nuestras vidas, es necesario que en ocasiones no nos aguantemos. Necesitamos crear un equilibrio en el cuidado de nuestro cuerpo, mente y espíritu.

Nuestro nuevo punto de vista consiste en que, aunque reconozcamos la importancia de cuidar a los demás, también prestemos atención a nuestro cuerpo, mente y espíritu. Ésta ha sido una lección difícil de aprender, porque las latinas típicamente detestan la imagen de la mujer egoísta. En los primeros días del feminismo en los Estados Unidos, muchas latinas se oponían a la idea de que las mujeres debían dedicarse exclusivamente a sus propias necesidades y preocupaciones. Las latinas no respondían a la glorificación de la autoestima y al mayor énfasis en las prioridades del individuo sin tomar en cuenta la relación de la persona con su familia y otras importantes relaciones.

A consecuencia, en el pasado, la autoestima se veía como una característica negativa, ya que se le identificaba mucho con el egocentrismo y el egoísmo. Además, el concepto de autoestima con frecuencia se presentaba de manera que parecía devaluar la familia y la comunidad. El enfoque era sobre el "yo" en

lugar del "nosotras" y esto creaba un problema que iba más allá del lenguaje.

Tradicionalmente, el concepto del "yo" contrapuesto al "nosotras" ha sido difícil para las latinas, ya que se nos ha enseñado a ser más "nosotras" o más orientadas hacia la comunidad, como demuestra el imperativo de "la familia primero". De tal forma, las mujeres latinas a menudo concluían en son de burla que las mujeres no latinas eran menos dadas a echar a un lado sus propias necesidades por el bien de la familia o de la comunidad. Las mujeres latinas y las no latinas hemos aprendido hoy a trabajar con los valores de nuestras respectivas culturas y a crear un equilibrio entre el "yo" y el "nosotras". Aunque algunas de nosotras pasamos por una transición en el proceso de aceptar el concepto del "yo", la realidad es que hemos ganado terreno rumbo a un equilibrio integral de los mensajes que recibimos.

Para aplicar de manera positiva los mensajes de "cuídate", "la familia primero", "respeto" y "aguantar", se requiere que nos formemos un criterio saludable de quiénes somos: un criterio positivo de autoestima. Esto significa que, como latinas, no sólo valoremos quienes somos, sino también significa que empecemos a hablar de "yo". "Yo" comenzará a ser una verdad cuando cada una de nosotras sepa que está bien decir "yo quiero", "yo necesito" y "yo siento".

Estrategias para una autoestima más saludable

"La familia primero" y "respeto" nos dan el doble golpe del silencio y la conformidad en nuestro comportamiento. Cumplir con los mensajes que nos guían y las relaciones con nuestras familias, amistades y amantes son nuestras máximas prioridades. Y reafirmamos aún más su carácter prioritario porque respe-

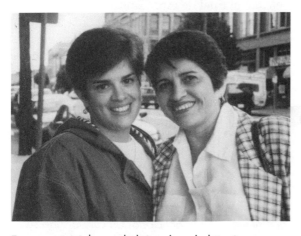

Es muy especial cuando la madre y la hija tienen una relación cariñosa.

tamos la posición que estos seres ocupan en nuestras vidas. Esto crea una jerarquía de obediencia basada en la posición y el respeto.

El problema con dicha jerarquía es que las latinas muy a menudo nos ponemos en último lugar y quizá terminemos como criadas de todos. Esto significa que en nuestras vidas diarias estamos a la disposición de todos los demás las veinticuatro horas del día, siete días por semana, cada semana del año y especialmente en días festivos. Tan sólo pensar en el lugar que nos ponemos en medio de la cadena alimenticia emocional resulta agotador. Con razón las mujeres hispanas tienden a tener niveles más elevados de depresión. Con semejante tipo de demandas emocionales, es asombroso que podamos sobrevivir. ¡Y vaya que hemos sobrevivido!

El hecho de que hayamos sobrevivido puede atribuirse al sentido de espiritualidad que nos inspira. Nuestro "espíritu" nos puede ayudar con los aspectos más espirituales de nuestra existencia, pero la autoestima se hace cargo de nuestro cuerpo y nuestra mente. Esto lo demuestra una versión más responsable del "cuídate", la cual nos apremia a cuidarnos nosotras—en cuerpo y mente—y no sólo que cuidemos a otros. Y requiere que aprendamos las destrezas necesarias para ser buenas con los demás pero también con nosotras mismas. Esto significa que debemos fijar límites entre lo que estamos dispuestas y lo que no estamos dispuestas a hacer.

Nuestras relaciones con otras personas son a menudo un buen indicador de nuestra autoestima. Algunas latinas, sin importar el nivel de ingreso o educación, de pronto se encuentran en relaciones física o emocionalmente abusivas.

El tema del abuso es muy complejo. Explicar cómo caemos en estas relaciones y cómo nos obligan a quedarnos en ellas es más complicado de lo que parece a quienes lo ven desde afuera. Decir simplemente: "Ella debería irse", es ignorar la extraordinaria influencia psicológica que el abusador ha creado en esta situación. Y el abusador lo sabe.

La seguridad con respecto a nuestra salud física y emocional, al igual que la de nuestros niños y niñas, es de primordial importancia y debería ser razón suficiente para abandonar una situación violenta o abusiva. El abuso emocional causa tanto daño como el abuso físico y es inaceptable.

Téngase presente que nunca hay una excusa para la violencia: el alcoholismo, la pérdida del trabajo, una niñez difícil, no son excusas para la violencia, son sólo factores que explican lo que pudo causar que una persona determinada se tornara violenta. Llegar a comprender por qué alguien es abusivo no significa aceptar que el abuso esté bien o que se pueda remediar. Lo más importante que se puede hacer es hablar con las amistades y con la familia acerca de la situación.

El abusador típico creerá que tú estarás demasiado avergonzada como para hablar con alguien sobre la situación. Aunque sientas vergüenza al discutir el asunto, el apoyo de amistades y proveedores de servicios de salud y de salud mental será útil cuando logres superar la situación. Asegúrate de usar los recursos que se citan al final de este Capítulo.

Aunque resulte obvia la necesidad de fijar límites ante situaciones abusivas, también es crucial que las latinas aprendan a fijar límites en muchas otras situaciones. Con ese fin, debemos tener claro conocimiento de la necesidad de fijar límites, de nuestra actitud con respecto a fijar límites y de nuestro comportamiento al proceder a fijarlos.

Ramona por fin consiguió su propia casa. Era pequeña pero perfecta para sus necesidades. Los dos cuartos pequeños le brindaban la intimidad que siempre había anhelado. Un cuarto sería su nido para acurrucarse debajo de las cobijas y leer sus libros favoritos. El segundo cuarto sería su ofi-

cina donde podría hacer su trabajo y tener todos sus papeles y archivos organizados o desarreglados según anduviera de humor. Estaba tan feliz de tener por fin su propio espacio. Y, sin embargo, se sentía muy inquieta esa tarde.

Ramona llegó a su casa y se encontró a su mamá limpiando la sala. Ramona recordó que, aunque su mamá no se lo había pedido, le había dado copia de sus llaves para que la visitara cuando quisiera. Se sentía bien de haberlo hecho y no tenía dudas de que fuera lo correcto.

Pero, no lo podía negar: aunque le encantaba su pequeña casa, por algún motivo empezaba a sentir como si ya no fuese suya. Y a Ramona eso no le gustó. Supo que tenía que hacer algo que nunca antes había hecho con su mamá: fijar límites.

Nuevos conocimientos

Existe la idea generalizada de que las personas saben cuáles son los límites socialmente aceptables con respecto a lo que pueden esperar y, por tanto, exigir de los demás, y lo que deben dar a cambio. Por creencia popular, es común pensar que no necesitamos fijar límites porque en el contexto del "respeto" la gente sabe cuál es el nivel apropiado de expectativas para cada persona y se comportará de acuerdo a ellas. Las latinas traemos estos valores a nuestras relaciones más íntimas. Suponemos que si amamos y apreciamos a alguien, sólo se pedirá de nosotras lo que es razonable y que nosotras tampoco pediremos de la otra persona más de lo que es razonable. La realidad es muy diferente.

Pero a veces las personas olvidan cuáles son los límites naturales o apropiados de las demandas que se hacen unas a otras. En otras ocasiones, podrían ignorar de modo intencional esos límites. Muchas de nosotras tenemos amistades que nos importan y a quienes apreciamos, pero que requieren mucho "mantenimiento": necesitan mucha atención y apoyo todo el tiempo. Llaman muy tarde por la noche y a muy tempranas horas de la mañana. Siempre quieren que estemos a su disposición para escuchar cómo se lamentan de las penas de un destino que ellas mismas se forjaron. En esos casos, es muy probable que hayamos creado la expectativa de que estamos disponibles todo el tiempo, sin tener en cuenta lo que esté ocurriendo en nuestras vidas ni las exigencias que tengamos de nuestra propia familia y nuestro trabajo. Y hacemos lo imposible por complacerles, *porque nos necesitan*. Esto crea un desequilibrio.

En un mundo ideal, este desequilibrio no tendría por qué darse. Las personas reconocerían y respetarían mutuamente los límites fijados. Respetaríamos los límites de los demás y conoceríamos (porque somos civilizados) los límites de los deseos de cada persona. En los casos en que los límites no se conozcan, las personas negociarían para establecer límites que fuesen mutuamente aceptables.

En consecuencia, la tarea principal que enfrentan las latinas es aceptar el hecho de que necesitamos fijar límites, tanto para nosotras como para las personas que conocemos. Esto nos ayudará a definir el marco de muchas de nuestras relaciones. Los demás necesitan saber explícitamente cuáles son nuestros límites: lo que haremos y lo que no haremos.

La necesidad de fijar límites no tendrá mucho impacto mientras no reconozcamos que dar a conocer nuestras necesidades no consiste simplemente en agregar algo más a nuestra lista de cosas "por hacer". Fijar límites es un "debo hacer", un deber. Recuerda decirte a ti misma: "Yo necesito límites, tú necesitas límites, todos necesitamos límites."

Nueva actitud

Las latinas generalmente somos más formales en nuestro comportamiento que las mujeres no latinas en los Estados Unidos. El importante papel que juega el "respeto" en nuestra cultura lo convierte en una variable esencial al fijar límites. Por ejemplo, cuando decimos que alguien es "informal", usualmente lo decimos en una forma negativa, ya que se entiende que alguien actuó de una manera que faltó al respeto que merecían otras personas presentes. El idioma español refuerza aún más el valor cultural del respeto al utilizar dos formas diferentes para decir "tú", una que es más formal ("usted"), la otra es menos formal ("tú"). Cada una de estas formas refleja una combinación diferente de deferencia e intimidad.

Nuestro propio sentido de la formalidad y las expectativas de comportamiento apropiado crean cierta mentalidad que podría socavar nuestros intentos por fijar nuestros propios límites. Aunque "la familia primero" establece una dimensión de los límites que fijamos, una actitud saludable requiere que a veces, para cumplir con nuestras propias necesidades, hagamos a un lado las demandas de la familia. Si nos concentramos en "cuídate", entonces podemos empezar a crear una actitud positiva para fijar límites e identificar quién es verdaderamente responsable.

Al avanzar en nuestra actitud de fijar límites, debemos determinar claramente quién tiene la responsabilidad con respecto a determinada acción. Debemos definir si algo es mío, tuyo o nuestro.

Para muchas de nosotras, el concepto de "Esto es mío", es el más fácil de aceptar. Esta actitud promueve el control de una actividad del principio al fin. Algunas latinas prefieren no poner en práctica ese sentido de propiedad porque no quieren o no les gusta asumir responsabilidades. Aunque éste pudiera ser el caso al fijar límites y al crear una autoestima saludable, debemos empezar a reconocer cuáles son las cosas que no debemos dejar bajo la responsabilidad de los demás. Tenemos que aceptar que hay algunas cosas que debemos controlarlas nosotras solas. El cambio de actitud en este sentido deberá llevarnos a afirmar abiertamente: "Esto es mío."

"Esto es tuyo." En esta situación identificamos que cierta acción no nos corresponde sino que es responsabilidad de otra persona. En algunos casos, nuestras familias y amistades están tan acostumbradas a que nosotras aceptemos la responsabilidad por una variedad de tareas, que se resisten a pensar que alguien que no seamos nosotras deberá tomar acción o que ellos lo pudieran hacer.

Algunas de nosotras estamos atrapadas en nuestra versión de control o de perfeccionismo. Creemos que somos las únicas que podemos hacer algo bien. Nuestra nueva actitud parte del entendimiento de que, para que haya equilibrio, cada individuo deberá cumplir con sus respectivas responsabilidades. Eso incluye dejar que las otras personas hagan su parte. Tenemos que aprender a reconocer cuándo nosotras no somos las únicas responsables, y dejar que otros pongan su parte.

"Esto es nuestro." No lo tenemos que hacer todo nosotras. El mensaje de "cuídate" significa que necesitamos estar al tanto de todo lo que nos rodea hasta cierto nivel. Nuestra aceptación del mundo que nos rodea comienza por reconocer que no estamos solas y que a veces hay otras personas que comparten la responsabilidad. No es nuestra responsabilidad arreglar todo. Tenemos que aprender que a veces nuestra meta es permitirnos trabajar con otros.

Es entonces cuando podemos decir: "Esto es nuestro."

Nuevo comportamiento

La principal tarea que enfrentamos las latinas al fijar límites es la de decir lo que quere-

¿Cuáles de las siguientes afirmaciones te describen a ti?

1. Siempre estoy disponible para mi familia.
2. Mis amistades tienen confianza para llamarme cuando pasan por una crisis.
3. Usualmente resuelvo todos mis problemas.
4. Para que quede bien, necesito hacerlo yo.
5. Me siento bien cuando ayudo a los demás.
6. Nunca me quedo en casa cuando estoy enferma.
7. Mis amistades siempre esperan recibir tarjetas de cumpleaños de parte mía.
8. Tengo todo lo que necesito.
9. Mis compañeras de trabajo saben que siempre soy leal.
10. Soy la persona más confiable.

Si contestaste "sí" a más de la mitad de estas oraciones, necesitas aprender a fijar límites o de lo contrario te agotarás.

mos y hacer lo que decimos. Habla en un tono moderado, en una forma calmada y sincera. El volumen de la voz no debe usarse para medir si eres o no sincera en lo que dices. Recuerda que subir la voz no conduce a una mejor comunicación.

No te sorprendas si al empezar a fijar límites notas que tienes que repetir varias veces lo que dices. Eso es comprensible, porque al compartir tus nuevas expectativas con los demás, ellos tienen que olvidar sus propias formas de interactuar contigo. Ten paciencia y comprende que, aunque tú hayas decidido hacer cambios, estás rodeada de personas que se beneficiaron de la manera en que eras antes. Con el tiempo, ellos comprenderán.

Fijar límites significa que vas a hacer una de

tres cosas: decir "sí", decir "quizá", o decir "no". Cuando des cada una de estas respuestas, entiende bien las ramificaciones de tu respuesta.

Decir "Sí"

Con frecuencia esto es lo más fácil de decir. Decimos "sí" ya sea activamente, o a través del consentimiento que otorga nuestro silencio, o a través de nuestras acciones. Aunque nos quejemos en voz baja o comentemos con enojo antes de hacer algo que no queremos hacer o que no deberíamos hacer, de todos modos estamos diciendo "sí".

Fijar límites requiere que cuando digas "sí" lo digas con completo conocimiento de lo que significa. Estar de acuerdo es más que simplemente ser amable: significa aceptar la responsabilidad. Para las latinas, a menudo es más fácil decir "sí" y ahí es donde está el peligro.

"Sí" no es algo que debamos decir porque cumpla con el criterio de ser la opción que cause menos problemas. Debemos decir "sí" porque es lo que creemos, porque es el límite que hemos establecido para nosotras.

Al tratar de fijar límites, tenemos que saber cuando apoyamos lo que se plantea. Y cuando queramos mostrar nuestro apoyo, nuestro compromiso y el límite de lo que haremos con nuestras acciones y nuestras palabras, es entonces cuando debemos decir "sí".

Decir "Quizá"

"Quizá" es visto con malos ojos en un mundo dicótomo. Con demasiada frecuencia, el no decir "sí" o "no" es visto como señal de indecisión o debilidad. Eso es falso. Si queremos fijar límites razonables, necesitamos elegir una opción que nos dé el tiempo necesario para poder pensar detenidamente en la respuesta. Por ejemplo, algunas veces quizá no estés segura acerca del límite a fijar. Necesitarás consultar con otras personas u obtener más información o necesitarás pensarlo por más tiempo. Cuando no sepas algo o estés insegura, debes decir "quizá".

Cuando nos reunimos para hablar de nuestros planes, María se veía sombría. Le pregunté por qué estaba tan triste. Y ella me dijo que iba a salir a cenar con Angel otra vez.

"¿Angel? Creí que nunca querías volver a salir con él." María contestó enfáticamente: "No quiero salir con él."

"¿Entonces por qué vas a cenar con él?" le pregunté. María sacudió la cabeza: "Le dije que estaba ocupada, no le devuelvo las llamadas, pero sigue insistiendo." Yo todavía estaba sorprendida de que fuera a salir con él y le dije: "María, sólo dile que . . . que ya no quieres salir con él."

Me miró con grandes ojos y exclamó: "No le puedo decir que no, eso sería una grosería. No me criaron de esa manera. Soy igual que mi mamá. No puedo decir que no."

Decir "No"

La experiencia nos enseña que "No, muchas gracias" o simplemente "No" son las palabras más difíciles de pronunciar para las latinas. El "no" es visto como una respuesta falta de delicadeza o de cortesía a un pedido. Y, sin embargo, necesitamos sentirnos cómodas al decir "no". Debemos aprender a decir "no" de tal forma que nos sigan guardando respeto.

Cuando decimos "no", debemos decirlo con cuidado y no como parte de una respuesta emotiva. A veces tenemos que decir "no" porque otras personas han fijado límites que no queremos o que son inaceptables. Te puedes encontrar con que tendrás que repetir tus palabras varias veces (acordándote de mantener un volumen moderado) o tendrás que parafrasear lo que quieras decir, ya que quienes están acostumbrados a oír "sí" pueden mal interpretar tu "no" como si fuera un "sí" o un "quizá".

Tres pasos para fijar límites

1. *Nuevos conocimientos*
   Yo necesito límites.
   Tú necesitas límites.
   Todos necesitamos límites.
2. *Nueva actitud*
   Esto es mío.
   Esto es tuyo.
   Esto es nuestro.
3. *Nuevo comportamiento*
   Decir "sí".
   Decir "no".
   Decir "quizá".

Recuerda que si es difícil para nosotras decir "no", es aún más difícil para muchos de los que nos rodean oírlo cuando lo decimos. Muy a menudo, quienes están más cercanos se han acostumbrado a oírnos decir "sí". Como una forma de reforzar nuestra autoestima, debemos reconocer que es aceptable que a veces tendremos que fijar límites que no van de acuerdo con lo que la gente espera de nosotras. Muchas de nosotras hemos pasado nuestras vidas respondiendo afirmativamente a las demandas de nuestras familias. Pero ahora sabemos que para cuidar a quienes amamos tenemos que cuidarnos nosotras mismas también, y hacerlo a veces significa que tenemos que decir "no". Es razonable marcar la línea y decir "no", basta, hasta aquí y no más.

¿Qué viene después?

La consecuencia que resulta más difícil de enfrentar para las latinas—después de que se han fijado límites—tiene lugar cuando el límite es mal entendido, mal interpretado o ignorado. Esto ocurre cuando el límite no es aceptado por los demás. Generalmente, lo que sigue es un aumento en las demandas, para saber si realmente fijaste un límite.

Las latinas estamos acostumbradas a que la intrusión emocional ocurra regularmente. Por eso es que, como latinas, debemos comunicar y hacer cumplir los límites emocionales que establecemos. A veces la redundancia es importante, ya que es sólo por medio de la repetición que nuestra nueva manera de ser será aceptada por los demás.

Resumen

Nuestra cultura nos da muchas fuerzas: "cuídate", "la familia primero", "respeto", y hasta "aguantar". Volver a apreciar e integrar estas palabras orientadoras a una nueva perspectiva nos ayuda a aceptar el hecho de que al valorarnos nosotras mismas estamos valorando a nuestras familias. El primer paso hacia nuestro valorarnos es ampliar nuestro conocimiento, actitud y comportamiento con relación a fijar límites. Al hacer esto estaremos avanzando en el camino que nos llevará más allá del "aguantar".

RECURSOS

Alarcón, Norma; Castro, Rafaela; González, Deena; Melville, Margarita; Pérez, Emma; Rebolledo, Tey Diana; Sierra, Christina; and Sosa Riddel, Adaljiza. *Chicana Critical Issues*. Berkeley. Third Woman Press. 1993.

Estés, Clarissa Pinkola. *Women Who Run With the Wolves*. New York: Ballantine Books, 1992.

Gil, Rosa María y Carmen Vázquez. *The Maria Paradox*. New York: Putnam, 1996.

LA VIOLENCIA

Centros de información

Battered Women's Justice Project
4032 Chicago Ave. South

Minneapolis, MN 55407
(800) 903-0111
www.vaw.umn.edu/bwjp

Health Resource Center on Domestic
    Violence
(888) 792-2873 (888 RX-ABUSE)

National Resource Center on Domestic
    Violence
6400 Flank Drive, Suite 1300
Harrisburg, PA 17112-2778
(800) 537-2238
www.fvpf.org

Resource Center on Domestic Violence,
    Child Protection and Custody
NCJFCJ (National Council of Juvenile and
    Family Court Judges)
Family Violence Project
Box 8970
Reno, NV 89507
(800) 527-3223 (Recurso únicamente para las
    agencias, no para los consumidores)

Organizaciones

American Psychological Association
750 First Street NE
Washington, DC 20002
(800) 374-2721 ó (202) 336-5500
www.apa.org

National Coalition Against Domestic
    Violence
Box 18749
Denver, CO 80218
(303) 839-1852
www.ncadv.org

Hotlines

National Child Abuse Hotline
(800) 422-4453

National Domestic Violence Hotline
(800) 799-SAFE (7233)

Libros

Zambrano, Myrna M. Mejor sola que mal acompañada: Para la mujer golpeada/For the Latina in An Abusive Relationship. (Bilingual English/Spanish). Seattle, WA: Seal Press, 1985.

Zambrano, Myrna M. *¡No mas! Guía para la mujer golpeada*. Seattle: Seal Press, 1994.

Publicaciones y folletos

"Violence Against Women: A Comprehensive Background Paper." Compilación de artículos que describen el abuso contra las mujeres. The Commonwealth Fund; Commission on Women's Health: New York, NY: Marzo 1996. Llama al (212) 666-3800/(888) 777-2744 para obtenerlo.

2

El cuerpo, la mente y el espíritu

Lucy no podía entender por qué no se sentía bien. Había empezado a hacer ejercicios regularmente y ponía más atención a lo que comía. Ella se sentía más o menos, pero a la vez sabía que algo no iba bien. No dormía normalmente y hasta se le había pasado la regla.

Lucy compró varias pruebas de embarazo caseras para saber si estaba o no embarazada. Todas salieron negativas. Cuando no le vino la segunda menstruación y pasó muchas noches sin dormir, decidió ver a la ginecóloga. Quizá las pruebas no eran efectivas. La ginecóloga le hizo una prueba sumamente precisa, capaz de detectar el embarazo casi después de la primera semana después de concebir. Aún así, los resultados fueron negativos.

Lucy habló con sus amigas acerca de sus síntomas y las comadres sugirieron que podría tener un problema de la tiroides o que pudiera estar pasando por una menopausia prematura. Confiada en que sabía cuál era el problema que le aquejaba, Lucy fue a ver a su internista. Él confirmó su corazonada: que no era la tiroides, no estaba embarazada, ni estaba menopáusica. La miró con preocupación y le dijo que probablemente no era nada.

Sólo que Lucy sabía. Había algo. Le encantaba su trabajo y tenía una familia y amistades que le brindaban cariño. Las palabras de su madre resonaban en su cabeza: "No puedes tapar el cielo con las manos."

Lucy comprendió. Podrás engañar la mente y a veces el cuerpo, pero tu espíritu siempre te dirá la verdad. A fin de aliviarse, tenía que volver a ser la dueña de su espíritu. Lucy suspiró al aceptar lo que había tratado de ignorar: su sentido de espíritu estaba desgastado. Lo que le faltaba era sentirse interiormente completa y en paz consigo misma y con Dios.

Durante el siglo pasado, la salud y las enfermedades fueron abordadas a través de una gama variada de tratamientos, cada uno con su propio fundamento filosófico. Algunos basaban el tratamiento exclusivamente en el punto de vista de la ciencia (medicina tradicional) mientras que otros veían el cuerpo como una máquina (osteópatas). Aún más, otras escuelas de medicina desarrollaron tratamientos basados en la relación entre el médico y el paciente (homeópatas), o en las creencias espirituales (Ciencia Cristiana). Además, existía una rica experiencia entre las curanderas, los yerberos y otros que ejercían el arte de curar.

Cada escuela desarrolló su método de diagnóstico y tratamiento basándose en los factores subyacentes que creían definir la naturaleza de la salud y las enfermedades. Según la escuela a la que pertenecían, a quienes ejercían la medicina se les inculcaba que debían ver ya sea el cuerpo, la mente o el espíritu como el culpable principal de las enfermedades. La investigación continuó en cada una de estas áreas, con poco énfasis en el estudio del impacto que las posibles interacciones entre estos tres aspectos pudieran tener sobre la salud. De tal diversidad de filosofías, la medicina convencional, con todos sus éxitos, surgió como la más ampliamente practicada y enseñada.

Hoy en día la medicina convencional continúa centrándose en el cuerpo, con poco énfasis en la mente o el espíritu. A consecuencia, como consumidoras de los servicios de salud, las latinas nos hemos familiarizado un poco con el lenguaje y los procedimientos de la medicina convencional.

Las latinas reconocemos que es bueno que nos digan que tenemos bajos niveles de glucosa en la sangre o que la presión de la sangre anda baja. Pero a la vez, sabemos que tener buenos niveles de sangre no garantiza que nos sentiremos saludables.

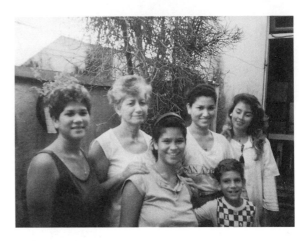

Somos varias generaciones.

Algunas veces, aunque todos los resultados de nuestros exámenes señalen que estamos en buen estado de salud —"Todo está bien, todo salió normal"—no quedamos muy convencidas. Por lo general, el proveedor de servicios de salud nos mira perplejo porque no parecemos estar contentas o satisfechas con la noticia de que estamos en forma. Nuestro silencio se debe al respeto que tenemos por la información que se nos da y a que sabemos que los exámenes físicos no lo dicen todo. Los exámenes sólo ofrecen información sobre lo que se mide o cuantifica y, la mayoría de las veces, estos exámenes se centran en nuestro cuerpo. Para las latinas, no obstante, la buena salud es algo más que el resultado de exámenes físicos. Para que una evaluación sea completa, tendría que examinar también la mente y el espíritu.

Desgraciadamente, debido al modo en que son entrenados los proveedores de servicios de salud y la manera en que están estructurados los sistemas de cuidado de la salud, tal evaluación iría más allá del alcance de la interacción incluso en el caso de un proveedor interesado en tales asuntos. Sin embargo, las latinas reconocemos que el estado de nuestra mente y espíritu son elementos cruciales para nuestro bienestar.

Hecho

En Chicago, se les preguntó a más de 160 latinas lo que significa para ellas estar saludables. Después de la respuesta "Seguir una dieta balanceada", la siguiente definición de estar saludable fue la más común: "Estar vigorosa y contenta", seguida de "Hacer ejercicio regularmente" y "Estar saludable emocional y espiritualmente".

Para las latinas, el estar saludable es un resultado de la integración de nuestro cuerpo, mente y espíritu. Es esta totalidad de nuestra salud lo que nos hace sentirnos sanas. Cuando estamos sanas sabemos que estamos libres de cualquier tipo de enfermedad, no sólo físicamente, sino también mentalmente y espiritualmente.

Comprender lo que significa la salud en relación a cada uno de estos componentes es un paso en la dirección correcta. Al explorar cada aspecto, hay que tener en cuenta que aunque el bienestar de cada componente es importante, la salud combinada de los tres es lo más poderoso y beneficioso.

Cuerpo sano

Nuestro concepto de lo que es un cuerpo saludable está basado en lo que nos dicen una variedad de industrias que tratan de vendernos productos y no en un concepto verdadero de lo que es la salud. Es por eso que algunas de nosotras creemos que un cuerpo saludable es sinónimo de un cuerpo perfecto, mientras que otras creen que un cuerpo saludable es aquél que reúne ciertos requisitos. Ninguno de estos puntos de vista es correcto.

Dejando a un lado las estrategias comerciales, la buena ciencia nos dice que no hay un sólo patrón para un cuerpo perfecto ni tampoco para uno normal. Específicamente, no existe ninguna medida absoluta de la perfección, y la definición de normalidad varía en función de la edad, el tipo de cuerpo, la herencia genética y otros factores. Por eso es que al tratar de definir en qué consiste la buena salud, no encontramos tal cosa como "una talla para todos". El cuerpo saludable no tiene cierta talla o peso, ni tampoco es un cuerpo libre de toda enfermedad.

El cuerpo saludable es aquél que funciona lo mejor posible para cada una de nosotras. Esto significa que si bien es loable que algunas

de nosotras podamos participar en carreras de diez kilómetros, la capacidad para hacerlo, en sí no significa que estemos sanas. Todas debemos, sin embargo, hacer ejercicio moderado regularmente.

Para muchas de nosotras, tener un cuerpo saludable se traduce en poder controlar nuestras enfermedades de una manera responsable. Esto significa atender nuestros cuerpos regularmente, visitar a los proveedores de servicios de salud cuando sea necesario, tomar los medicamentos recetados, hacer ejercicio y consumir una dieta saludable.

Hay cinco pasos básicos que ayudan a mantener el cuerpo saludable.

Cinco pasos para un cuerpo sano
1. No fumar.
2. Limitar la cantidad de alcohol.
3. Consumir alimentos saludables.
4. Hacer ejercicio regularmente.
5. Escuchar a tu cuerpo.

1: No fumes. Si fumas, por favor deja de hacerlo; si no fumas, por favor no empieces. Más de treinta años de investigación científica demuestran que el fumar es malo no sólo para los pulmones, sino para el corazón, la presión de la sangre, la circulación, para tu cuerpo entero y para los que te rodean.

En 1965, el Cirujano General e instituciones tales como los Centros para el Control de las Enfermedades, la Sociedad Americana del Cáncer, la Asociación Americana de los Pulmones, la Asociación Americana del Corazón y numerosas otras agencias gubernamentales y no gubernamentales empezaron a avisar que fumar es dañino para nuestra salud. En la década de 1980, el mensaje se amplió para añadir que fumar es dañino para nuestros bebés aún antes de que nazcan. En la década de

1990, la Agencia de Protección al Medio Ambiente destacó que respirar el humo del cigarrillo que otros fuman también representa una amenaza para la salud.

2: Limita la cantidad de alcohol. Esto quiere decir que no debes tomar más de una bebida por día (5 onzas de vino ó 12 onzas de cerveza, ó 1 1/2 onzas de licor de 80 grados, ya sea solo o mezclado en una bebida). Si no tomas por cinco días, tu límite sigue siendo una bebida en el sexto día.

Las latinas, por lo general, bebemos menos que otras mujeres, pero, desafortunadamente, nos estamos acercando al mal hábito de la bebida que tienen las no latinas. El Capítulo 10 detalla algunos de los problemas que pudieran ocurrir al beber demasiado.

3: Consume alimentos saludables. Siempre habrá manera de mejorar nuestros hábitos alimenticios. Para empezar, debemos estar conscientes de lo que comemos y de la manera en que nuestro cuerpo utiliza cada alimento. También debemos reconocer que hay comidas que producen cierto humor. Por ejemplo, algunas latinas indican que el chocolate no sólo sabe bien sino que les levanta el ánimo. Reconocer el por qué comemos ciertos alimentos es tan importante como lo que comemos. Para comer saludablemente, debemos aprender a seleccionar mejor los alimentos.

Alimentarse saludablemente no sólo implica decir "no" a algunas de nuestras comidas favoritas, también se trata de decir "sí" a algunas de nuestras comidas tradicionales. El reto consiste en mezclar los nutrientes y la energía que nuestros cuerpos necesitan con las comidas que nos satisfacen. El Capítulo 20 provee detalles para lograr esto.

4: Hacer ejercicio regularmente. Las latinas necesitamos hacer más ejercicio. Algunas sentimos que basta y sobra con el ejercicio que hacemos en nuestro trabajo, ya sea en casa o en nuestro lugar de empleo. Y lo más probable es que sí hagamos ejercicio en esos sitios. Sin embargo, para tener un cuerpo saludable, necesitamos hacer más ejercicio del que hasta ahora hemos venido haciendo.

Para lograr esto, tenemos que reconocer que hacer más ejercicio no necesariamente significa que tengamos que inscribirnos en un gimnasio costoso o comprar equipo especial. Como primer paso, tenemos que pensar en lo que hacemos cada día y en cuánto ejercitamos nuestro cuerpo en un día determinado. La mayoría de nosotras tenemos que agregar por lo menos veinte minutos de movimiento continuo a nuestra rutina diaria. Esto es algo que debemos hacer por el resto de nuestras vidas. El Capítulo 21 nos ofrece buenas recomendaciones en esta materia.

5: Escucha a tu cuerpo. Nuestros cuerpos nos dan información constantemente acerca de nuestro estado físico y con frecuencia también sobre nuestro estado mental y espiritual. Lo difícil es aprender a reconocer y poner atención a las señales que nos da el cuerpo.

Hay cosas básicas que debemos escuchar al tratar de satisfacer las necesidades de nuestros cuerpos. Por ejemplo, a un nivel básico debemos aprender a reconocer cuando sentimos hambre y cuando estamos cansadas. Con demasiada frecuencia, solamente nos fijamos en las señales del cuerpo cuando nuestra necesidad de comer o dormir llega a un punto de extremo agotamiento. Parece como si sólo nos fijáramos en nuestros cuerpos cuando estamos hambrientas o exhaustas.

En otras ocasiones dejamos que señales externas (otras personas, la ubicación, el tiempo) determinen lo que nuestros cuerpos necesitan. En cambio, debemos aprender a comer cuando sentimos hambre y a dormir cuando estamos cansadas. Para algunas de nosotras, esto pudiera significar substituir algunas comidas abundantes por varias comidas ligeras en el transcurso del día. Para otras, podría significar que quizá necesitemos dormir menos que otras personas o que quizá necesitemos dejar más tiempo para descansar.

Las latinas deben evitar la tendencia al fatalismo que les inhibe buscar el cuidado que necesitan para sus problemas de salud. Escuchar al cuerpo significa reconocer cuándo es que una parte del cuerpo no se siente bien y requiere atención.

Muchos de los Capítulos de este libro proveen detalles acerca de cómo comprender mejor la información que el cuerpo te da. La tarea para cada una de nosotras es aprender cuándo debemos "aguantar" y cuándo prestar atención a nuestras necesidades.

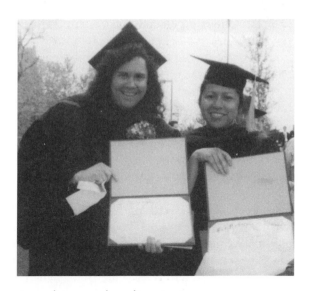

Aprendemos y sobresalimos juntas.

> ## Consejos
> ## Cinco pasos para lograr una mente sana
>
> 1. Fijar límites.
> 2. Aprender a relajarse.
> 3. Preocuparse menos.
> 4. Darse tiempo para la diversión.
> 5. Fomentar relaciones saludables.

Mente sana

Una mente saludable requiere que nuestro estado mental y emocional funcione lo mejor posible. Tener una mente sana significa que fijemos límites realistas con nosotras y con otras personas, especialmente con nuestra familia, que evaluemos correctamente las situaciones, que mantengamos relaciones saludables con la gente que nos rodea y que tengamos por lo general una perspectiva saludable de la vida. Si tenemos una enfermedad mental crónica, una mente saludable nos ayudará a controlar nuestra enfermedad de tal forma que hagamos rendir al máximo nuestras vidas.

Los aspectos culturales de las latinas, expresados en nuestras relaciones con la familia y las amistades, merecen cuidadosa consideración. Por eso es que revisiones recientes en las categorías de diagnóstico psiquiátrico apuntan hacia la necesidad de comprender el comportamiento basado en la cultura. Además, como latinas, nuestra lucha debe estar orientada a ocuparnos de nosotras mismas, mientras vamos incorporando los pasos para mantener una mente sana en nuestra vida diaria.

1: Fijar límites. A las latinas se nos cría con la mentalidad de aceptar que nuestro papel respecto a nuestras familias debe ser el de someternos a las peticiones de los demás. Algunas aceptamos esto al decir que "estamos para servirle". Así que, para algunas latinas, el fijar límites abiertamente es una tarea que parece ser incompatible con los imperativos culturales. El Capítulo 1 detalla los pasos para fijar límites.

2: Aprender a relajarse. El relajamiento es una de las formas en que nutrimos y sanamos nuestras mentes. Es un proceso activo que nos da tiempo para reponer nuestros recursos internos. Al relajarnos, nos damos el descanso que hasta las computadoras requieren.

Las latinas somos muy trabajadoras porque estamos acostumbradas a pensar que es malo no hacer nada. A menudo creemos que un cuerpo que no esté, activo y trabajando se vuelve un vacío particularmente vulnerable a las enfermedades. Aceptamos el valor de que ser perezosas es una característica mala no sólo por sí misma, sino porque además pudieran sucedernos cosas malas. Ser perezosa significa que atraeremos la enfermedad tanto física como espiritualmente.

Las latinas también tienen un alto sentido de responsabilidad hacia su trabajo y hacia el cuidado de los demás. A algunas de nosotras, la idea de relajarnos nos parece incongrua y hasta egoísta. No obstante, para tener una mente saludable tenemos que aprender a relajarnos, y eso implica que reconsideremos nuestros valores sobre el trabajo. La importancia del trabajo sobresale aún más cuando vemos a quienes han desempeñado un papel de mentores en nuestras vidas. Nuestras madres, tías y amistades fueron y continúan siendo siempre activas. Sabemos que siempre debemos estar haciendo algo y, desde luego, que ese algo debería ser en beneficio de otros.

Desde esta perspectiva, el relajamiento parece ser lo opuesto de lo que deberíamos estar haciendo. El relajamiento parece ser una actividad que implica no hacer nada y beneficia únicamente al individuo que lo practica. Es por eso que a las latinas el relajamiento y la necesidad de aprender a relajarse les parecen un lujo y una autogratificación. Muchas nos sentimos mal o culpables de sólo pensar en permitirnos un descanso. Pero, para mantener nuestra salud, debemos aprender a descansar.

3: Preocuparse menos. Recientes encuestas nacionales indican que las latinas no sólo se preocupan bastante, sino que se preocupan más que otra gente. No está claro qué necesidad cubre la preocupación. Quizá el preocuparnos sea nuestro modo de prepararnos para lo peor, o quizá sea una manera de ahuyentar lo peor a base de pensar que pudiera ocurrir. Cualquiera que sea la motivación, ése no es un uso productivo de nuestros recursos mentales.

Más bien, cuando estemos preocupadas por algo, en lugar de obsesionarnos con preguntas de "qué tal si", debemos pasar ya sea a resolver el problema o aceptar que está fuera del alcance de nuestras manos y seguir adelante. Preocuparse sin dejar alguna salida creativa lleva a un cansancio mental poco productivo y crea un ambiente mental dañino.

Quizá más importante todavía, es que, a la larga, la ansiedad no resuelta puede conducir a la depresión. El Capítulo 13 discute el problema de la depresión en las latinas.

4: Toma tiempo para divertirte. Consideramos que el hacer tiempo para nosotras mismas es incompatible con nuestra dedicación al trabajo y al cuidado de los demás. Tal como el relajarse es una manera de reposar nuestras mentes, el permitirnos la oportunidad de divertirnos equilibra nuestro estado mental.

Con demasiada frecuencia, quedamos atrapadas en nuestras responsabilidades diarias y nos olvidamos de que debemos dejar tiempo para nosotras. Esto no significa que abandonemos nuestras responsabilidades sino que aceptemos que para realmente responder a "cuídate, mi hija" debemos darnos tiempo para disfrutar nuestras vidas. Una latina describió cómo ella siempre se toma su baño de burbujas, el cual, a la vez que le permite disfrutar de los momentos agradables del día, beneficia su piel.

5: Fomentar relaciones saludables. Todas las relaciones requieren trabajo. Algunas latinas indican que a veces es más fácil mantener relaciones no saludables. Por su propia naturaleza, las relaciones no saludables son aquéllas en las que los lazos que formamos están basados en nuestras debilidades. A menudo nos halan hacia el abismo creado por nuestras propias inseguridades y dudas. El reto consiste en descubrir la manera de alejarnos de las relaciones no saludables.

Audrey sabía que necesitaba dedicar tiempo a su relación. Pero no le quedaba energía. Todo el día trataba con clientes malhumorados y cuando llegaba a casa estaba tan cansada que no podía ni sonreír. Una vez llegó a decir: "Todas mis sonrisas las doy en el trabajo."

Y entonces un día cuando llegó a casa se encontró una breve nota de su esposo: "Necesitaba más sonrisas." Audrey lloró al darse cuenta de que había descuidado a la única persona que había sido siempre buena y cariñosa con ella.

Las latinas debemos reconocer que las relaciones saludables están basadas en nuestros puntos fuertes y requieren trabajo. A menudo, tratamos estas relaciones con indiferencia, dándolas por sentado, mientras nos dedicamos a tratar de mejorar nuestras relaciones más problemáticas. Tenemos que acordarnos de cuidarnos y estar atentas a las buenas relaciones en nuestras vidas.

Nuestras mentes son la combinación de nuestro pensamiento racional, nuestro intelecto y nuestras emociones, que a veces no son tan razonables. Para tener una mente saludable, es necesario que construyamos una estructura dentro de la cual se equilibren el dar y el recibir; se promueva el relajarse y el divertirse y en la cual las relaciones se forjen sobre nuestras fuerzas y no nuestras debilidades.

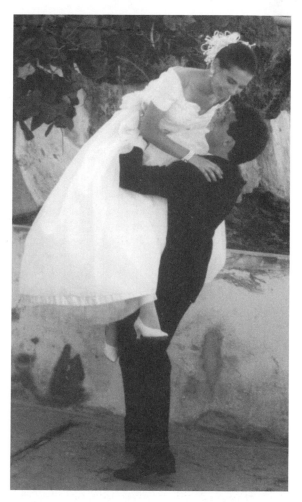

En el matrimonio, los dos se convierten en uno. Es un tiempo de felicidad.

Espíritu sano

Reconozcámoslo o no, nuestro espíritu es parte esencial de cada una de nosotras las latinas y tiene un efecto substancial sobre nuestra salud. Nuestra historia y religión están entremezcladas con el desarrollo y la alimentación de nuestro espíritu. Ya sea que nos identifiquemos con nuestra herencia española, indígena, africana, europea o asiática, o con cualquier combinación, el saber quiénes somos es el producto combinado de nuestras creencias pasadas y crea nuestro sentido de espíritu y de bienestar.

El espíritu abarca todo lo que conocemos y no conocemos y lo integra a nuestro propio sentido del ser. El espíritu no es ni el cuerpo ni la mente y a la vez es ambos y mucho más. El espíritu se refiere a la totalidad de lo que nos sostiene. Para algunas de nosotras, el espíritu habla como la voz de Dios dentro de nosotras; para otras, se refiere a nuestro sentido de unidad con el mundo. El reconocimiento de nuestro espíritu es una fuerza que nos hace, a las latinas, únicas en cuanto a cómo nos cuidamos y cómo definimos nuestra salud.

La religión organizada

Los hispanos se consideran católicos (77.3%), pentecostales (4.5%), bautistas (2.1%), presbiterianos (1%), luteranos (1%), metodistas (.5%) y otros (6.5%, es decir, judíos, mormones, episcopales, reformistas, los de las iglesias de Dios, musulmanes y otros cristianos). La cantidad de hispanos sin preferencia religiosa (7%) es similar a la de la población en general (8%).

Profesemos o no el catolicismo, para comprender quiénes somos como latinas es necesaria una discusión acerca de la iglesia católica de hoy porque, queramos o no, representa una fuerza muy poderosa en nuestras vidas y en los comportamientos referentes a la salud. Asuntos relativos a sexualidad, anticoncepción e incluso la atención al final de la vida se ven afectados por la religión organizada.

Los hispanos y el catolicismo

- El 77.3% de los hispanos son católicos.
- Los hispanos son el 37.7% de todos los católicos en los Estados Unidos.
- Únicamente el 7.4% de los obispos en los Estados Unidos son hispanos.

1: La iglesia católica. Nuestro conocimiento de la iglesia católica está influenciado por las experiencias de nuestra niñez. Buenas y malas, son las memorias que dieron forma a nuestra fe o a nuestra falta de fe.

Las latinas que recibieron su educación religiosa antes del Concilio Vaticano Segundo tienen un punto de vista muy diferente de la Iglesia en comparación con las latinas que son producto del Concilio Vaticano Segundo. Desde 1965 y con la clausura del Segundo Concilio Ecuménico del Vaticano, ha habido cambios significativos en la Iglesia. Los cambios realizados por el Concilio Vaticano Segundo se hicieron para ejemplificar que el Espíritu Santo está vivo y responde a las necesidades reales del día, aunque sigue estando de acuerdo con las enseñanzas fundamentales. Esta creencia forma el centro de la Iglesia como una institución viviente. Es a esta Gracia del Espíritu Santo a la que se le da crédito por mantener la Iglesia a través de los últimos dos mil años. Los cambios, sin embargo, nunca ocurren sin detractores.

A raíz del Concilio Vaticano Segundo, las latinas pudieron ser parte de la misa y asistir en la distribución de la Eucaristía. En la mayoría de las diócesis había mujeres acólitas. Aunque algunos han aplaudido el hecho de que personas laicas formen parte del oficio de la misa y el cambio de la misa en latín, otros consideran que tales cambios son inaceptables.

No fue fácil para Ana regresar a la Iglesia. Ella conservaba recuerdos buenos y malos de ella. Se acordaba de cómo había tenido que memorizar el catecismo. También recordaba el aroma calmante del incienso y cómo sentía el Espíritu Santo a través de las palabras en latín que nunca comprendió. También se acordaba de las confesiones.

El Concilio Vaticano Segundo había cambiado muchas cosas. Y ella había oído que el catecismo católico de 1994 era un nuevo tipo de documento que urgía al lector no a memorizarlo sino a comprenderlo.

Hacía mucho tiempo que Ana no iba a la Iglesia. Sin embargo, en este punto de su vida, ella sentía que era necesario regresar a su Iglesia.

En 1985, al cumplirse veinte años del cierre del Concilio Vaticano Segundo, el Papa Juan Pablo convocó una asamblea especial para "celebrar la gracia y los frutos espirituales del Concilio Vaticano Segundo, estudiar sus enseñanzas con mayor profundidad para que todos los fieles cristianos pudieran adherirse mejor a ellas y promover su conocimiento y su aplicación". En 1986, como consecuencia de a esa asamblea, se formó una comisión para elaborar un nuevo catecismo.

Después de seis años de escribir, repasar e incorporar comentarios, se presentó un documento unificado. El documento "es concebido como una presentación orgánica de la fe católica en su totalidad". La edición de 1994 del Catecismo de la Iglesia Católica es un texto de referencia que puede utilizarse para "profundizar el conocimiento de la fe". El Catecismo amplía las enseñanzas básicas del catolicismo.

Este documento iluminó a algunos al aclarar que, si bien las esposas están obligadas a serle obedientes a sus esposos, los esposos también deben serle obedientes a sus esposas. Varias aclaraciones como éstas hicieron obvio que el papel de las mujeres estaba cambiando. Las mujeres ya no tenían por qué considerarse relegadas o inferiores.

En marzo de 1995, una década después de su última asamblea general, la Sociedad de Jesús elaboró un documento en la Trigésimocuarta Congregación General (GC 34) para fijar el curso de su preparación para el siglo XXI. Para sorpresa de muchos, el documento contenía planteamientos históricos con respecto a los derechos de las mujeres ante la iglesia y la sociedad, tales como los siguientes:

Nosotros los Jesuitas primero le rogamos a Dios por la gracia de la conversión. Hemos sido parte de una tradición civil y eclesiástica que ha ofendido a las mujeres. Y, como muchos hombres, tenemos la tendencia a convencernos de que no existe ningún problema. Aunque en contra de nuestra voluntad, con frecuencia hemos sido cómplices de cierta forma de clericalismo que ha reforzado la dominación masculina con una sanción ostensiblemente divina. Nos gustaría . . . hacer lo que podamos para cambiar esta lamentable situación.

Poco después, el Papa Juan Pablo anunció que apoyaría el esfuerzo. Sin embargo, a finales de 1995, él puso en claro que la Iglesia no permitiría la ordenación de las mujeres.

Las latinas se han mantenido activas en la Iglesia a través de todos sus cambios y continúan siendo feligresas activas. Las mujeres principales que muchas latinas conocen por medio de las Escrituras son Eva y la Virgen María.

Aunque el papel de Eva va siempre asociado con el pecado, el catolicismo ofreció a las latinas la Virgen María, que está libre de todo pecado. Para algunas latinas, la Virgen María habla de la universalidad de la fe y se invoca en la Iglesia bajo los títulos de defensora, auxiliadora, bienhechora y mediadora. Lo que nos relata la historia (Virgen de Guadalupe, Virgen de la Caridad) al igual que los reportes que se reciben en el presente sobre apariciones de la Virgen María nos hablan del mensaje que ella trae.

2: Protestantismo. El número de latinas que participa en las iglesias protestantes ha aumentado en los últimos veinte años. Muchas de las latinas que se han convertido a una secta protestante indican que el cambio ocurrió porque buscaban una iglesia más acorde a sus creencias. Otras latinas mencionaron que, cuando eran jóvenes, sus padres se habían convertido.

La naturaleza descentralizada de las iglesias protestantes hace difícil calcular el número de latinas que son feligresas activas. Lo que sí sabemos es que poco después del año 2000, más de la mitad de los ministros protestantes eran mujeres. No está claro si esto es algo atractivo para las latinas. Sin embargo, las iglesias protestantes ya han sentido el impacto de tener mujeres como ministros. Por ejemplo, el asunto de los derechos de las mujeres está cada vez más a la orden del día en las discusiones.

3: Judaísmo. Para las latinas que practican el judaísmo, siempre ha habido un interés en los aspectos espirituales de la salud. También hay servicios para curar el espíritu y el cuerpo.

Además, en algunas congregaciones, las oraciones para sanar forman parte de los servicios semanales del Sabbath.

El papel de las mujeres en el judaísmo también ha cambiado y se ha redefinido. Desde principios de 1900, los derechos de las mujeres han sido una parte importante del judaísmo. A pesar de ello, no hubo rabinas sino hasta 1972, cuando Sally Priesand fue ordenada en una ceremonia reformista y se convirtió en la primera rabina. Durante la siguiente década, más mujeres expresaron interés y reunieron calificaciones para ser rabinas.

Para 1983, los conservadores permitieron la ordenación de mujeres. Hoy, más del 50% de los estudiantes para el rabinato reformista o reconstruccionista son mujeres. Aunque el judaísmo ortodoxo todavía mantiene a las mujeres separadas y alejadas de los hombres, la mayor parte del judaísmo ha aceptado a las mujeres como rabinos.

La espiritualidad

Algunas latinas han expresado sentimientos de alienación hacia la mayoría de las religiones organizadas: no se sienten parte de una religión cuyas referencias a Dios se hacen usando el género masculino. Otras indican que la anomalía del lenguaje, que por lo general asigna el género masculino a una entidad indefinida, no tiene ningún efecto sobre su creencia en Dios. Todavía otras latinas encuentran estos pensamientos irrelevantes y señalan que ni los espíritus ni los ángeles tienen género.

En la década pasada, algunas latinas concluyeron que sus necesidades las llenan mejor los grupos espirituales no sectarios. "Para algunas latinas, en el cristianismo, la teología y la espiritualidad han sido definidas y dominadas por los hombres". Aquellas latinas que buscan una deidad que tenga apariencia más femenina y que abrigue valores más acordes con la totalidad de los aspectos de sus vidas se han asociado a grupos que creen en Diosas.

Cualquiera sea nuestra fe, cada latina se esfuerza por tener un sentido armónico del espíritu. Ya sea que busquemos la intercesión de los ángeles o de la Virgen María, tenemos una profunda fe y eso influye en nuestros puntos de vista sobre nuestra propia salud. Fortificar el espíritu para equilibrar nuestra salud integral requiere algo más que asistir al servicio religioso cada semana o tener buenas intenciones. Cualquiera sea el lugar donde oremos, los cinco pasos siguientes son de suma importancia para tener un espíritu saludable.

1: Hacer buenas acciones. Cuando hacemos cosas buenas para los demás, nuestro sen-

---

Cinco pasos para un espíritu saludable

1. Hacer buenas acciones.
2. Tener buenos pensamientos.
3. Meditar.
4. Orar.
5. Escuchar.

tido de espíritu se fortalece. Un acto de bondad o consideración que se realiza sin pensar en los beneficios que uno pueda obtener crea un clima para que el espíritu florezca todavía más.

No es suficiente hablar de las buenas acciones, ni siquiera tener buenas intenciones. Para satisfacer el espíritu, hay que realizar la acción.

2: Tener buenos pensamientos. Cuando nuestros pensamientos son positivos, permitimos que las buenas gracias calmen nuestra mente. Los malos pensamientos, como los que vienen de la envidia, crean una negatividad que sólo nos causa daño.

3: Meditar. Procura darte un momento de silencio para reflexionar y no actuar. Con frecuencia actuamos, hacemos o hablamos muy rápidamente, sin darnos tiempo para pensar.

4: Orar. Independientemente de nuestra religión, la oración es una parte importante de la fe. La oración puede tomar muchas formas, desde rezar el rosario hasta realizar el trabajo que hacemos en nuestra vida cotidiana. Es este orar a través de nuestras acciones el que alimenta nuestro espíritu.

5: Escuchar. Abre tu corazón y tus oídos para escuchar las revelaciones personales.

Resumen

Con más frecuencia de lo que las latinas admitimos públicamente, nuestro sentido de espíritu está basado en una relación devota con Dios. La religión, la fe y la espiritualidad son la base de muchos de nuestros conceptos acerca de nosotras y de nuestra salud. La religión nos da la estructura desde la cual demostramos nuestra fe y cuidamos nuestra salud. Nuestra fe y nuestra espiritualidad nos ayudan a determinar cuándo y para qué buscamos ayuda.

Las latinas somos el producto de una historia cultural y religiosa que reconoce que la salud tiene una función en la compleja relación espíritu-mente-cuerpo. Las latinas saben que la salud es el estado combinado de nuestros cuerpos con todos sus órganos y sistemas; nuestras mentes que pasan por muchos sentimientos que van desde la alegría hasta la tristeza y todos los estados intermedios, y nuestro espíritu, que es el que apuntala todo nuestro sentido de bienestar.

Para las latinas, estar saludable es el producto de la integración del estado de nuestro cuerpo, nuestra mente y nuestro espíritu. Eso es lo que nos hace sentir sanas.

RECURSOS
GENERALES
Organizaciones
National Mental Health Association
1021 Prince Street
Alexandria, VA 22314-2971
(703) 684-7722 ó (800) 969-6642
www.nmha.org

National Mental Health Consumers' Self-
    Help Clearinghouse
1211 Chestnut Street, Suite 1207
Philadelphia, PA 19107
(800) 553-4539 ó (215) 751-1810

National Institute of Mental Health
6001 Executive Boulevard
Rm 8184, MSC 9663
Bethesda, MD 20892-9663
(301) 443-4513
www.nimb.nih.gov

American Institute of Stress
124 Park Avenue
Yonkers, New York 10703
(914) 963-1200
www.stress.org

Libros

Berkow, Robert, M.D., and Mark H. Beers, eds. *The Merck Manual of Diagnosis and Therapy*. 17th ed. Rahway, NJ: Merck Research Laboratories, 1999.

The Boston Women's Health Book Collective. *Our Bodies, Ourselves for the New Century: A Book by and for Women*. New York: Simon & Schuster, May 1998. Also *Nuestros Cuerpos, Nuestras Vidas*, May 2000.

Braiker, Harriet B. *The Type E Woman: How to Overcome the Stress of Being Everything to Everybody*. New York: Signet, 1992.

Carlson, Karen J., M.D. Eisenstat, Stephanie A., M.D. and Ziporyn, Terra, Ph.D. *The Harvard Guide to Women's Health*. Cambridge, MA: Harvard University Press, 1996.

Catechism of the Catholic Church. New York: William H. Sadlier, 1994.

Epps, Roselyn P., and Susan C. Steward, eds. *The Women's Complete Healthbook*. New York: Delacorte Press/Bantam Doubleday Dell Publishing Group, y American Medical Women's Association, 1997.

Horton, Jackqueline A., ScD, ed. The Women's Health Data Book: A Profile of Women's Health in the United States. 2nd ed. Washington, DC: The Jacobs Institute of Women's Health, 1995.

Powell, J. Robin, and Holly George-Warren. *The Working Woman's Guide to Managing Stress*. Englewood Cliffs, NJ: Prentice Hall, 1994.

Publicaciones y folletos

"A Consumer's Guide to Mental Health Services". National Institute of Mental Health, National Institutes of Health, 5600 Fishers Lane, Rocksville, MD 20857. Llame al (301) 443-4513 para obtener la Publicación NIH No. 94-3585.

"Coping with Stress." Información acerca de cómo identificar los problemas físicos y de salud mental causados por la tensión. Ejercicio estructurado para la tensión. Mental Health Association, Duluth, MN.

"Women and Mental Health: Issues for Health Reform." Documento que describe los niveles generales de salud mental entre las mujeres. Autoras Sharon Glied y Sharon Koffman, Columbia University. The Commonwealth Fund; Commission on Women's Health, New York, NY: March 1995. Llame al (212) 305-8118 para obtenerlo.

Cohen, Sheldon, William Doyle, David P. Skoner, Bruce S. Rabin, and Jack M. Gwaltney. "Social Ties and Susceptibility to the Common Cold." *Journal of the American Medical Association*, vol. 277, No. 24, pp. 1940–44, June 25, 1997.

3

Lo mejor

Donde lo tradicional se encuentra

con lo convencional

*A Rosa le caía bien su doctor, aunque él no cono-
cía las tradiciones que ella había heredado de su
madre y de su abuela. A veces ella no estaba
segura de cómo contestar a sus preguntas. Cuando
él le preguntó qué era lo que tomaba para el
insomnio, ella simplemente le dijo que nada. Ella le
quería platicar de los tés especiales que tomaba
para calmar sus inquietudes, pero sentía que él no
comprendería los beneficios de la manzanilla o del
té de tilo . . .*

*Rosa temía que si él se daba cuenta de eso iba
a pensar mal de ella. Sin embargo, ella sabía que
el té le había caído mejor que todas las pastillas
que él le había dado. El té no le alteraba el estómago como las pastillas.*

*Ella no lo quería ofender y por eso no decía
nada. Rosa sonrió y le dio las gracias. Cuando
llegó a casa, puso las medicinas que él le acababa
de dar en el cajón junto con las demás pastillas
que le había dado.*

———

Nuestro conocimiento sobre los efectos calmantes del té de manzanilla es parte de las tradiciones que nos ha legado nuestra herencia
latina. Muchas de nosotras tomábamos té de
manzanilla para calmar los nervios mucho
antes de que el té de manzanilla fuera parte
del menú en los restaurantes. Los tés y los
cocimientos figuraban entre las medicinas que
tomábamos para sentirnos mejor durante
nuestros años de crecimiento.

Cada una de nosotras tiene su lista de
remedios que nos daban nuestras madres, y
aunque no podamos identificar el ingrediente
activo que produce el efecto, sí sabemos que
nos sentimos mejor cuando los usamos. Cada
una de nosotras también conserva en la
memoria el especial cuidado y esmero con que
se preparaban los tranquilizantes tés. Y apreciamos por igual los remedios tradicionales y
los recuerdos que los acompañan.

Podríamos incluso creer que nuestros problemas o enfermedades se deben al "mal de
ojo" o a lo que hoy anda tan de moda, "el mal
karma". Si éste es el caso, también tenemos
nuestros remedios. Buscaremos a la persona
indicada para que nos haga una "limpieza" que
concuerde con nuestras creencias, o quizá use-
mos bolsitas llenas de ciertas hierbas, o recu-
rriremos a la oración para sentirnos libres. Al

seguir estos pasos, muy de acuerdo con lo que creemos, notamos que la vida parece verse mejor.

De adultas, hemos conservado en muchos casos algunas de estas creencias populares o tradicionales, y muchas de nosotras seguimos aceptando sistemas alternativos de curación. Sin embargo, a algunas de nosotras nos incomoda decirle al proveedor de servicios de salud que usamos remedios tradicionales y simplemente rehusamos hablar de ello.

Sabemos por qué lo hacemos. A temprana edad aprendimos que, cuando solicitamos ayuda del proveedor de servicios de salud convencional, hay cosas que vamos a decir y cosas que no vamos a decir. No es que no queramos hablar sinceramente. Más bien creemos que el proveedor no entenderá nuestros métodos o que su estima por nosotras disminuirá porque usamos esos remedios y confiamos en ellos.

A pesar de que recibimos mensajes contradictorios acerca de nuestras prácticas tradicionales, lo bueno es que la ciencia está cambiando su manera de ver los remedios caseros.

Terapias convencionales y alternativas

El interés en los métodos medicinales no occidentales ha aumentado desde la década de 1970 y desde la apertura de relaciones con la República Popular de China. Al principio, los investigadores y proveedores del oeste se apresuraron a alabar o a maldecir no sólo la acupuntura, sino además una variedad de tratamientos chinos con base en hierbas que nos resultan desconocidos.

Al mismo tiempo, a quienes clamaban desesperados por un tratamiento les daba por probar todo remedio nuevo que caía en sus manos, al mismo tiempo que las compañías trataban de identificar las moléculas principales de las hierbas que se decía producían el efecto deseado.

En lo que se refiere a la investigación científica, la gran división con respecto al tratamiento deslindó la medicina occidental de la no occidental. En muchos sentidos, ésta fue una división artificial, ya que la medicina occidental no presentó un frente unido de la medicina y la salud. El término "medicina convencional" se hizo más popular para incluir aquellas formas de la medicina y del cuidado de la salud que se basaban en la ciencia "objetiva".

Durante los siguientes veinte años, los esfuerzos por estudiar medicinas alternativas, medicinas populares y prácticas similares se extendieron más allá de los estudios de la antropología médica. La investigación exigía que, además de considerar las medicinas alternativas del oriente, se examinaran todas las prácticas o costumbres que existían en el occidente y que también se mirara hacia el sur. A medida que la medicina empezó a aceptar que hay tratamientos médicos que funcionan aunque no consiga explicarlos la medicina convencional, se hizo necesario considerar los tratamientos alternativos de manera crítica.

En 1992, el Congreso de los Estados Unidos estableció la Oficina de Medicina Alternativa (Office of Alternative Medicine—OAM) como parte de los Institutos Nacionales de la Salud. Esta oficina fue creada para "apoyar la investigación que estudie la eficacia de las terapias alternativas y provea información al público acerca de prácticas alternativas".

Para 1997, la cantidad de personas que utilizaron una terapia alternativa había aumentado al 42% en comparación a 33% en 1990. Las terapias alternativas más comunes que se reportaron fueron la medicina herbolaria, el masaje, las super vitaminas, grupos de apoyo, remedios caseros, curas por medio de energía y la homeopatía. Se usaron estas terapias como alternativas a las terapias convencionales (perspectiva alternativa) o en combinación con terapias convencionales

> ### Consejos
>
> Los remedios caseros pueden ser riesgosos.
>
> Durante mucho tiempo se ha vendido la efedra (ma huang), que contiene el ingrediente activo efedrine, para una variedad de problemas de salud. Como la efedra se clasifica como un alimento, no necesita autorización de la Administración Federal de Alimentos y Fármacos antes de que se venda a consumidores. La industria de los suplementos que produce la efedra y la comunidad de salud pública han estado en desacuerdo sobre la seguridad de su uso a la vez que aumentan los reportes sobre reacciones adversas a la efedra.

(perspectiva complementaria o integrativa). Los $27 mil millones en gastos que desembolsó la gente en 1997 por estas terapias representó una cantidad mayor que el total de gastos desembolsados por cuenta propia por concepto de todas las hospitalizaciones ocurridas durante el mismo período. Es claro que se usan estas terapias alternativas ampliamente.

En 1998 el Congreso elevó la oficina al cambiarla al Centro Nacional para una Medicina Alternativa y Complementaria (NCCAM) y aumentó su presupuesto a $68.6 millones en 2000 (en 1993 el presupuesto fue de $2 millones). Además, el Congreso estableció la Comisión de la Casa Blanca sobre Política de Medicina Alternativa.

Así como el matrimonio entre la medicina alternativa y la convencional está en sus primeras etapas, hay todavía mucho que hacer para poder comprender la ciencia subyacente de la seguridad y efectividad de las terapias de la Medicina Alternativa y Complementaria.

La incomodidad de esta nueva alianza puede verse en la pregunta que daba el título al simposio realizado por la Oficina de Medicina Alternativa en diciembre de 1994, "Los botánicos: ¿Tienen un lugar en el cuidado de la salud en los Estados Unidos?" Las latinas sabemos que la respuesta a esa pregunta es un soberano "¡Sí!" El asunto es cómo facilitar el intercambio entre la medicina tradicional y la convencional de manera positiva.

Límites de la medicina convencional

Esther estaba segura de que su proveedor de servicios de salud iba a curar su tuberculosis. Ni siquiera le preocupaba su salud física. Lo que sí le molestaba era su convicción de que había perdido su sentido de espiritualidad. ¿Cómo podía explicarle eso a su proveedor de servicios de salud? Él pensaría que ella se refería a un problema emocional y no era eso. Siguió las órdenes del proveedor, pero no mejoraba. Cerrando los ojos, Esther suspiró y empezó a rezar por primera vez en mucho tiempo. Necesitaba conectarse con su lado espiritual.

La tecnología y la ciencia nos pueden llevar muy lejos con respecto a nuestra salud física y mental. Pero tienen sus límites. Algunas veces, cuando no nos sentimos bien, con pocas ganas admitimos que nuestra enfermedad física se debe a factores que no son físicos. Entre nosotras quizá señalemos a alguna y digamos que no está verdaderamente enferma: que la enfermedad existe solamente en su cabeza. La medicina convencional a veces desacredita este tipo de enfermedades diciendo que es una "somatización". Sin embargo, cuando nuestro cuerpo se enferma debido a factores no físicos, también necesitamos ayuda. El problema es determinar quién va a proveer esta ayuda.

El típico proveedor de servicios de salud

está entrenado para atender y cuidar nuestro cuerpo y a veces nuestra mente. Esto requiere de un entrenamiento extenso, de gran conocimiento y de continua participación en cursos educativos. El cuidado del espíritu, sin embargo, es algo que generalmente está fuera del alcance del tipo de educación que se da al proveedor.

Considerando el marco de su entrenamiento médico, nuestro proveedor de servicios de salud deberá limitarse a eliminar problemas orgánicos y reconocer cuando nuestras mentes o espíritus estén intranquilos. Si bien nuestro proveedor puede hacerse cargo de nuestra enfermedad física, el cuidado de nuestro espíritu queda a mejor recaudo cuando se deja en manos de otros proveedores acreditados (sacerdotes, ministros de iglesia/religiosos y rabinos) y lo que es más importante, de nosotras mismas. Muchas latinas usamos un doble sistema de cuidado: uno para el cuerpo y el otro para el espíritu.

Reconocer los límites de la medicina convencional es un paso decisivo al definir nuestras responsabilidades como participantes activas en nuestro cuidado de la propia salud.

Participación consciente de los pacientes

Anteriormente, el cuidado de la salud abarcaba la relación, la confianza y el respeto entre una latina y su proveedor de servicios de salud. Disfrutábamos de la confianza y la relación que establecíamos con los proveedores de servicios de salud. Apreciábamos el tiempo que hablábamos con ellos y sentíamos que estas conversaciones eran importantes para que ellos nos pudieran atender. Algunas de nosotras todavía nos acordamos de ocasiones en que estábamos tan enfermas que los proveedores de servicios de salud venían a casa.

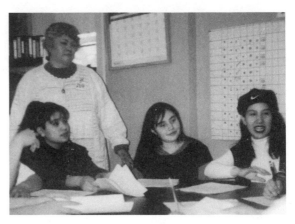

Al hablar entre nosotras, aprendemos mucho de lo que sabemos.

Confiábamos y creíamos lo que nos decían los proveedores de servicios de salud porque sabíamos que siempre velaban por nuestro interés. Hasta aceptábamos que no siempre nos dijeran todo porque querían "protegernos".

Hoy en día, los cambios profundos que afectan nuestros sistemas de cuidado de salud han cambiado todo eso. Al visitar a nuestro proveedor de servicios de salud, rara vez encontramos una oficina cálida y acogedora. El sitio típico de cuidado de la salud es cada día más grande, frío y estéril, con atención rápida, de entrada por salida. Con frecuencia, al llegar nos apresuran para ver al proveedor y nos quedamos sin palabras al pasar rápidamente por el sistema. Lo que pasa es que ahora tenemos modelos nuevos y diferentes en la provisión de los servicios de salud.

Con el tiempo, el cambio más grande en los servicios de salud es el concerniente a lo que se asume al definir el papel del proveedor de servicios de salud y el papel del paciente. La manera fundamental de relacionarnos con nuestro proveedor de servicios de salud es evidente en el triste hecho de que los proveedores no tienen mucha libertad para determinar cuánto tiempo quieren pasar con cada paciente. En el nombre de la eficiencia, dos de cada tres proveedores de servicios de salud calculan que se pasan menos de quince minutos con cada paciente.

Igualmente problemático para las latinas es que una no siempre sigue consultando al mismo proveedor. La historia clínica escrita en el expediente, (cada vez más sustituida por un archivo electrónico) junto con los comentarios tuyos, forman la base sobre la cual se toman las decisiones sobre cómo proceder con el cuidado de tu salud. Para empezar, la administración cree que no hay necesidad de que un proveedor hable con otro acerca del paciente ya que el expediente escrito contiene toda la información necesaria. Aunque esto puede ser suficiente cuando se trata de seguir mediciones objetivas—tales como la presión de la sangre, el peso o el nivel de la glucosa— lo que se pierde es la valiosa información que el proveedor obtiene al ver al mismo paciente en una serie de visitas.

También oímos decir que el papel del paciente ha cambiado y de ser un receptor pasivo de la intervención médica ha pasado a ser un consumidor activo. Cabe aclarar que la verdad es diferente. Mientras que el sistema del cuidado de la salud espera que nosotras tomemos mayor responsabilidad hacia nuestra salud, fuera de los ocasionales "buzones de sugerencias" o "encuestas para el consumidor" ha ocurrido poco que verdaderamente le otorgue poder al consumidor. Con demasiada frecuencia, lo que vemos es que los pacientes son dados de alta muy pronto de los hospitales, lo que lleva a que tengan que hacerse cargo de su propia salud. El concepto de "descargar sobre el paciente" toma un nuevo giro ahora que vemos cómo la responsabilidad se echa encima de los pacientes sin antes haberlos entrenado adecuadamente o haberles dado apoyo.

En este ambiente de austeridad por el que son obligados a atravesar muchos proveedores de servicios de salud y sus pacientes, lo que con frecuencia se elimina son las relaciones humanas que proveen los matices esenciales para el diagnóstico y tratamiento de la salud. La cantidad de tiempo que el proveedor y el paciente pasan hablando ha disminuido a niveles inaceptables. Y las cosas no volverán a ser lo que antes eran.

Por el bien de nuestra salud y nuestras vidas, tenemos que aprender nuevos modos de interactuar con nuestros proveedores de servicios de salud. Las latinas tenemos que desarrollar nuevas habilidades para hacer uso máximo del tiempo que pasamos con nuestro proveedor. El primer paso es llevar control de nuestra salud continuamente.

Llevar el control de nuestra salud

Quizá lo único de lo que las latinas llevamos la cuenta regularmente es la menstruación. A muchas latinas nos han enseñado a definir nuestro estado de salud basadas en el ciclo menstrual. El cuidar verdaderamente nuestra salud requiere de que regularmente hagamos más que simplemente estar al tanto de nuestros ciclos menstruales. Un diario de salud (Apéndice B) es un buen punto de par-

---

Consejos para visitas al proveedor de servicios de salud.

Solamente los hechos

1. Síntomas: el día, la hora y el tipo de síntomas
2. Cambios: cualquier cambio notable en el trabajo, en el hogar o en la familia
3. Medicamentos: el nombre y la cantidad de toda medicina que tomes (con receta o sin receta)
4. Otros: cualquier té o productos naturales en particular que hayas tomado
5. Preguntas: sé específica

tida para llevar cuenta del estado de nuestro cuerpo, mente y espíritu.

Con una frecuencia razonable, de preferencia diariamente, debemos medir cómo nos sentimos y describir los cambios en nuestros sentimientos. Tardaremos menos de cuatro minutos para anotar cada entrada en el diario. Este expediente será muy valioso para empezar a tomar control de nuestra salud.

Preparándote para la consulta

Con tan poco tiempo para hablar con nuestro proveedor, necesitamos asegurarnos de usar el tiempo efectivamente. Debemos estar preparadas para dar ciertos detalles sobre nuestra salud con el fin de que el diagnóstico se base en la máxima cantidad de información. Al hacer esto, estaremos ayudando al proveedor a tomar decisiones que resulten en nuestra mejoría.

Antes de consultar a tu proveedor de servicios de salud, conviene que revises las anotaciones que has hecho recientemente en tu diario de salud. Aunque queramos conversar con nuestro proveedor y nos sea de utilidad pasar más tiempo conversando con esa persona, la realidad es que debemos aprovechar el poco tiempo que estemos con él o ella para contestar sus preguntas de manera oportuna y apropiada. Debemos concretarnos únicamente a los datos relativos a nuestros síntomas, los cambios importantes en nuestra vida, medicamentos y otras cosas similares. También debemos estar preparadas para hacer preguntas.

1: Síntomas. Antes de que veas a tu proveedor de salud, toma nota de cuándo empezaste a sentirte mal. Haz una lista lo más detallada posible anotando cuándo te sentiste mal y qué tipo de síntomas tuviste. Asegúrate de anotar los cambios que experimentaste.

2: Cambios. Por más doloroso o irrelevante que parezca, anota los cambios importantes que ha habido en tu trabajo, familia o vida hogareña.

3: Medicamentos. Haz una lista de todas las medicinas que estás tomando (con o sin receta o en forma de remedios caseros). Incluye el nombre y la dosis.

4: Otros. Cualquier té, productos naturales o medicinas en particular que hayas o estés tomando.

5: Preguntas. Para algunas de nosotras, ésta es la parte más difícil al prepararnos para la consulta. A veces tenemos miedo de hacer

---

Consejos

Cómo tener una buena consulta con tu proveedor de servicios de salud

1. Dile a tu proveedor que necesitas escribir todo lo que dice porque quieres cuidar mejor a tu persona.
2. Provee toda la información que se te pida.
3. Pregunta cuál es tu diagnóstico y escríbelo.
4. Pregunta cómo debes proceder y escríbelo.
5. Lee a tu proveedor lo que escribiste.
6. Haz los cambios que se te recomendaron.
7. Haz cualquier otra pregunta que tengas.
8. Pregunta si hay algo más que debas leer.
9. Da las gracias al proveedor y hazle saber que aprecias el tiempo adicional que tomó contigo (recuerda que los sistemas actuales no incentivan al proveedor a tomar tiempo para hablar contigo).

una pregunta por temor a la respuesta que pudiéramos recibir. Al hablar con varios grupos de latinas para escribir este libro, una cantidad sorprendente de ellas me relató cómo se sometieron a cirugía por problemas en los ovarios y al despertar se encontraron con que les habían hecho una histerectomía. La lección principal que debemos aprender es la de hacer preguntas. Debemos ser bastante persistentes y cuidadosas en nuestro afán por comprender nuestros cuerpos, de la misma forma que lo somos en cualquier otro aspecto de nuestras vidas. Trata de limitarte a las tres preguntas más importantes a las que quieras que te respondan.

La consulta

Llévate una copia del "Resumen de la visita" (Apéndice B) y algo con qué escribir. Escribe tus preguntas y llévalas contigo. Algunas veces debemos llevar a alguien con nosotras, sobre todo si estamos preocupadas de nuestra salud, para que nos ayuden a entender y nos recuerden después lo que dijo el proveedor de servicios de salud en comparación con lo que oímos al estar absorbidas por nuestros propios temores. Para aprovechar al máximo la consulta, asegúrate de seguir los siguientes pasos.

Carta de Derechos del Paciente

Los cambios en nuestro sistema de atención a la salud nos imponen que estemos claras acerca del papel de los pacientes y proveedores de servicios de salud. Estas relaciones son cada vez más complejas conforme los pagadores/ asegurados se dan cuenta que las decisiones de recortar costos traen consecuencias severas. Por ejemplo, ya no es aceptable reducir costos sin darle apoyo al proveedor de servicios de salud para que provea atención en el idioma del paciente.

Derechos y responsabilidades de los pacientes

Todos los pacientes tienen derecho a:
1. Consentimiento informado en decisiones de tratamiento, acceso oportuno a cuidado especializado y protección de la confidencialidad.
2. Información concisa y fácil de entender sobre su cobertura.
3. Saber cómo se toman las decisiones sobre los pagos de la cobertura y cómo pueden apelar de manera justa y abierta.
4. Información completa y de fácil comprensión sobre los gastos de su cobertura y cuidado.
5. Una lista razonable de opciones para elegir proveedores y para recibir información útil acerca de los servicios ofrecidos por cada proveedor.
6. Saber cuáles son los incentivos o restricciones de los proveedores que pudieran influenciar las prácticas acostumbradas.

Hasta donde les sea posible, todos los pacientes tienen la responsabilidad de:
7. Aspirar a estilos saludables de vida.
8. Informarse acerca de los diferentes planes de salud.
9. Participar activamente en las decisiones sobre el cuidado de su salud.
10. Cooperar completamente en los tratamientos que fueron mutuamente decididos.

Fuente: Concilio Nacional de Salud, 1995.

En agosto de 2000 el Presidente de la nación firmó una Orden Presidencial Ejecutiva para mejorar el acceso a servicios a personas con habilidades limitadas en el inglés. Para ayudar a llevar a cabo las intenciones de la Orden Ejecutiva, el Departamento de Salud y

Servicios Humanos de los Estados Unidos giró una guía que indica lo siguiente: "para evitar la discriminación en contra de personas limitadas en el inglés, los proveedores de salud y servicios sociales deben tomar pasos adecuados para asegurar que tales personas reciban la asistencia necesaria en el idioma que les permitirá acceso significativo a los servicios, libres de cargo. Esta guía histórica debe ayudarnos a conseguir servicios que sean más efectivos.

Otro terreno de constante lucha y repetidos intentos es el de la elaboración de una Carta de Derechos del Paciente. La Carta de Derechos y Responsabilidades del Paciente del Concejo Nacional en la Salud de 1995 sigue siendo la mejor. Este documento fue el resultado de reuniones con las más notables agencias voluntarias de la salud al igual que con más de cien organizaciones diversas en el campo de la salud. A continuación, cada uno de los artículos de la Carta ha sido ampliado para explicar lo que estos artículos significan para las latinas.

Derechos

1: Todos los pacientes tienen el derecho al consentimiento informado en decisiones relativas al tratamiento, al acceso oportuno a cuidado especializado y a la protección de la confidencialidad.

"Respeto" es la palabra clave que hay que tener en mente. "Respeto" es lo que apuntala la interacción entre una latina y su proveedor. Mantener el respeto significa que existe una comunicación privada y confidencial entre tu proveedor y tú. Significa que tú y tu proveedor hablen el mismo idioma, de una manera que vaya más allá de hablar en inglés o en español: significa que el nivel técnico del idioma utilizado por ambos sea el mismo.

Tu proveedor deberá decirte todo lo que sabe acerca de tu salud. Esto significa que el proveedor explicará al paciente lo que le pase y cuáles pudieran ser sus opciones. Algunas veces, esto puede significar que tu proveedor te describe lo que observa como parte de tu examen físico.

Otras veces encontrarás que el proveedor de servicios de salud te explica cosas y tú no entiendes lo que él o ella te dice. Esto es muy natural, ya que generalmente cuando vemos al proveedor no nos sentimos bien o estamos tensas. Bajo estas condiciones, nuestra habilidad para comprender disminuye.

Al darte información, el proveedor debe hacerlo con palabras que tú puedas entender. Hay varias cosas que recordar:

- No te sientas avergonzada si no entiendes lo que dice tu proveedor.
- Pide una explicación más sencilla cuando no entiendas el significado de una palabra o lo que se te esté explicando.
- Tu proveedor puede pedirle a otro miembro del equipo que te atiende que responda a algunas de tus preguntas.
- A veces es posible que el proveedor no sepa cuál es el mal que te aqueja.

Informar no debe ser una descarga de términos médicos sobre de una persona, sino un intercambio ilustrativo de ideas. Ten presente que es probable que el proveedor haya sido entrenado extensamente en los aspectos técnicos de tu cuidado, pero seguramente no se le enseñó a tratarte como a un socio en el mantenimiento de tu salud.

El mejor paciente es aquél que comprende lo que le pasa y sabe cuáles son las mejores opciones para aliviarse. Como parte de esta proposición, es importante que el proveedor se sienta cómodo al decirte que no sabe lo que te pasa. Las latinas debemos comprender que los proveedores no tienen un diagnóstico para cada lista de síntomas y que inclusive cuando haya un diagnóstico, algunas veces no existe tratamiento. No existe una pastilla para cada enfermedad.

También es importante reconocer que hay que recomendar a las latinas, de manera oportuna, que obtengan una segunda opinión calificada y que deben tener acceso al cuidado especializado u otros servicios.

El "respeto" también se refiere a nuestras instrucciones legales que hacemos por adelantado con respecto a nuestra salud en lo que se conoce en inglés como *advanced directives* y *living wills* (Capítulo 23).

2: Todos los pacientes tienen el derecho a recibir información concisa y fácil de entender sobre su seguro de salud.

Debido al sistema cambiante de cuidado de la salud, necesitamos saber lo que nuestro seguro de salud cubre. Algunos de los mejores planes de seguro tienen una persona que ayuda a contestar preguntas y que representa tus necesidades ante la compañía. Como mínimo necesitamos información acerca de los medicamentos (las medicinas), los hospitales, y lo que no va a cubrir el seguro.

MEDICAMENTOS (MEDICINAS)

Algunos planes cubren el costo de las medicinas mientras que otros no lo hacen. Otros no incluyen medicinas nuevas o experimentales como parte del beneficio. Además, hay medicinas que se consiguen sin receta médica, pero bajo receta médica pueden conseguirse a dosis más elevadas. Ya que los seguros no cubren las medicinas sin receta, pudiéramos preguntarle al proveedor si es posible que nos recete la dosis más alta que requiere de receta. Necesitamos asegurarnos de saber cuáles son las medicinas que cubre el seguro.

HOSPITALES

Lucy había hecho arreglos para que le dieran un cuarto privado para que su hija Anita se pudiera

> ### Alerta
> Usar más tecnología no es necesariamente lo mejor. Los mejores proveedores de servicios de salud usan la tecnología apropiadamente, y eso a veces significa usarla menos.

quedar con ella en el hospital. Las enfermeras eran buenas, pero ninguna hablaba español y más que nada Lucy tenía miedo. No quería que la operaran al día siguiente.

Al terminar las horas de visita, la jefa de enfermeras entró al cuarto y le pidió a Anita que se fuera. Lucy no podía entender cómo podía suceder esto. La jefa de enfermeras dijo: "Debes acordarte que cuando entras a un hospital, ya no tienes derechos." Anita respondió, "Éste es un hospital, no una prisión. Y lo que es más importante es que somos consumidoras que estamos pagando por los servicios".

Es importante saber qué es lo que abarca el cuidado en el hospital, a qué hospitales puedes ir y qué procedimientos son necesarios para ser admitida a un hospital. En algunos casos, todas las estancias en un hospital deben aprobarse por adelantado. Otros seguros requieren de una segunda opinión para ciertos procedimientos.

También necesitamos información detallada acerca de los servicios hospitalarios que quizá utilicemos y acerca de cuáles son los que están incluidos en nuestro plan de seguro.

CUIDADO FUERA DEL HOSPITAL

Mientras que la duración de la estancia promedio en el hospital sigue disminuyendo, el cuidado fuera del hospital en una diversidad de sitios alternativos ha aumentado. Ejemplos de estos sitios son las clínicas de reposo, los establecimientos de cuidado intermediario, los establecimientos de enfermeras habilitadas y el cuidado en casa. Necesitas saber lo que cubre el seguro y cuáles serán los gastos que harás de tu bolsillo en cuanto a los costos del cuidado especializado, materiales y equipo. No supongas que puedes ir a cualquier clínica o sala de emergencia. A veces necesitas la aprobación por adelantado de tu plan de seguro.

3: Todos los pacientes tienen el derecho de saber cómo se toman las decisiones sobre los pagos de la cobertura y cómo se pueden apelar de manera justa y abierta.

A veces se nos dice que nuestro seguro de salud no cubre algún aspecto de nuestro tratamiento médico. Es importante que el administrador de nuestro seguro nos explique cómo se toman las decisiones. Muchos seguros tienen una persona designada que te da esta información. También necesitamos saber cómo apelar las decisiones que hacen, especialmente si sentimos que esas decisiones son perjudiciales para nuestra salud.

4: Todos los pacientes tienen el derecho a obtener información completa y de fácil comprensión sobre los gastos de su cobertura y cuidado.

Al ir de viaje, te aseguras de saber cuánto vas a gastar en comida, transportación y hotel. Sin embargo, cuando estamos enfermas, muchas de nosotras no tenemos la menor idea de lo que va a costar lo que necesitamos. Para estar listas para una emergencia, hay que comprender mejor lo que cuesta el servicio de salud.

Sentimos alivio cuando nuestros seguros de salud cubren el 80% de los gastos. Pero qué pasa si los costos llegan a los $100,000, una cantidad que podría alcanzarse si se requieren varias operaciones y proveedores. Eso nos dejaría con una cuenta de $20,000 que tendríamos que pagar nosotras. Muchas de nosotras creemos que el seguro de salud cubre todos los gastos y no es sino hasta que recibimos la cuenta que vemos que el seguro cubre sólo una parte. De igual manera nos sorprendemos al tener que pagar el deducible. Algunas mujeres tenemos seguro catastrófico y creemos que va a cubrir todos los gastos de una enfermedad catastrófica. La realidad es que la mayoría de los planes tienen límites en cuanto al total de los gastos catastróficos que cubren.

Antes de estar de acuerdo con cualquier tratamiento, asegúrate de preguntar cuáles serán los gastos a corto y a largo plazo que se relacionan con los diferentes tratamientos que se te proponen, al igual que sobre la calidad de vida que puedes esperar después del procedimiento. En algunos casos podrías ser parte de un experimento clínico (Capítulo 22).

5: Todos los pacientes tienen el derecho a una lista razonable de opciones para elegir proveedores y a recibir información útil acerca de los servicios ofrecidos por cada proveedor.

Para las latinas, una relación de confianza con el proveedor es de suma importancia. Por esta razón, es esencial que las latinas por lo menos puedan seleccionar su propio proveedor. Tu plan de seguro también te debe explicar cómo puedes cambiar de proveedores si no te satisface el servicio que recibes. Por otro lado, si tu proveedor deja el plan, debe haber algún arreglo para que puedas continuar con el mismo proveedor. Con mayor frecuencia, los planes de seguro están permitiendo que los pacientes usen servicios que están fuera de su red.

Por lo general, tu plan de seguro te dará una lista de proveedores y establecimientos. Asegúrate de averiguar cómo seleccionan a los proveedores y establecimientos que se incluyen en su lista. Una lista aceptable de proveedores incluirá una variedad de personas, seleccionadas según su proximidad geográfica, las horas de operación, las áreas de especialidad, la habilidad para hablar español y otros factores. Antes de seleccionar a un proveedor, debes saber dónde recibió su entrenamiento, si tiene licencias especiales y acreditaciones profesionales, al igual que sus áreas de especialización. Con respecto a los establecimientos, saber si están acreditados, las horas en que operan, y si ofrecen servicio de cuidado diario.

6: Todos los pacientes tienen el derecho a saber cuáles son los incentivos o restricciones de los proveedores que podrían influenciar las prácticas acostumbradas, es decir, los servicios de diagnóstico o los tratamientos que recibirías.

Todos los pacientes deben familiarizarse con los parámetros que tiene el proveedor para tomar decisiones sobre tu cuidado. Los sistemas actuales tratan de reducir los costos inmediatos y así reducen las opciones del proveedor para ofrecerte un servicio de calidad. En algunos planes de seguro, un proveedor recibe una cantidad fija por sus servicios. A esto se le llama "capitación", y se refiere a una cantidad fija de dólares que el proveedor recibe por cada paciente inscrito en el plan. No importa si tú lo consultas una o cien veces: el proveedor recibirá la misma cantidad de dinero. En este tipo de sistemas, a veces operan incentivos "perversos" que premian a los proveedores financieramente o por otros medios por dar menos servicio. En un sistema de capitación, todos los incentivos están dirigidos a ofrecer menos servicios.

Otra manera en que el sistema trata de reducir los costos es limitando la cantidad de veces que un proveedor recomienda cierto procedimiento. Esto resulta en realidad en un racionamiento de servicios. A los proveedores se les dice que pidan cierto procedimiento o examen sólo cierta cantidad de veces. Exceder esa cantidad puede resultar en sanciones para el proveedor, mientras que en otros planes el proveedor recibe incentivos por mantenerse debajo del límite.

Para contrarrestar esta tendencia, los sistemas de atención a la salud a veces crean protocolos para el tratamiento o guías para usar en la práctica. Desafortunadamente, debido a que lo que sabemos de la salud de las latinas como grupo es relativamente nuevo, a veces estas guías no son la mejor manera para determinar el cuidado que hemos de recibir. Una preocupación parecida surge en los protocolos de procedimientos que aseguran la calidad.

Responsabilidades

A cada derecho corresponde una responsabilidad que reduce la necesidad de la intervención médica y beneficia nuestra salud. Tanto como sea posible, dado nuestro estado de salud actual, nosotras como latinas, tenemos las siguientes responsabilidades para mantenernos sanas:

7: Aspirar a estilos saludables de vida.

Las latinas deberán aspirar a un estilo de vida más saludable al realizar aquellas cosas que aseguran un cuerpo, una mente y un espíritu sanos (Capítulo 2).

8: Informarse acerca de los diferentes planes de salud disponibles.

Debemos familiarizarnos con lo que se incluye o no en nuestros seguros de salud. Si hay algo de lo cual no estamos seguras, debemos conseguir información adicional.

El Concilio Nacional Para Otorgarle Poder al Paciente (*National Patient Empowerment Council*) creó la siguiente lista para que podamos hacer preguntas acertadas sobre nuestro plan de seguro.

9: Participar activamente en las decisiones relativas a su salud.

Aunque las latinas se resisten a acudir con un proveedor cuando están sanas, es algo que debemos hacer. Debemos ir regularmente para consultas preventivas aunque nuestros

Lista para revisar tu plan de seguro

COBERTURA

1. ¿Cómo cubrirá mi plan condiciones pre-existentes?
2. ¿El plan cubrirá cuidados preventivos o consultas si está sana?
3. ¿Cubrirá vacunas?
4. ¿Hay una cantidad máxima que el plan cubre por cada enfermedad?
5. ¿Hay una cantidad máxima por vida que cubre el plan familiar?
6. ¿Cubrirá a mi hijo o hija cuando vaya a la universidad?
7. ¿Qué pasará cuando estemos fuera de la ciudad y necesitemos ayuda médica? Debo llamar para que me autoricen antes de ver al proveedor de servicios de salud? ¿Debo conseguir aprobación por adelantado antes de ir al hospital o sala de emergencia?
8. ¿Hay un límite de días que puedo estar en el hospital durante cada enfermedad?
9. ¿Cubre exámenes dentales?
10. ¿Cubre gastos dentales?
11. ¿Cubre exámenes de la vista?
12. ¿Cubre el costo de anteojos/lentes?
13. ¿Hasta qué punto cubre tratamientos de salud mental?

ACCESO

1. ¿Puedo escoger a mi propio obstetra?
2. ¿Puedo escoger a mi propio pediatra?
3. ¿Puedo escoger a mi propio proveedor de cabecera?
4. ¿Me permitirán cambiar de proveedor de servicios de salud si no estoy satisfecha con el mío?
5. ¿Puedo escoger el hospital si estoy enferma o necesito tratamiento?
6. ¿Necesito aprobación por adelantado antes de ir al hospital o sala de emergencia?
7. ¿Debo conseguir una segunda opinión antes del tratamiento?
8. ¿Cubre los gastos de una segunda opinión?
9. ¿Se me limita la cantidad de veces que puedo acudir al proveedor de servicios de salud?
10. ¿Debo esperar cierto tiempo después de cada consulta antes de regresar con el proveedor de servicios de salud?
11. ¿Tendré que pagar una cuota adicional por ver a un especialista?
12. ¿Cuánto tiempo tendré que esperar para obtener cita con la especialista?

RESTRICCIONES

1. ¿Cubre mi plan los tratamientos experimentales?
2. ¿Tendrá acceso mi proveedor de servicios de salud a todos los medicamentos aprobados por la Administración de Alimentos y Fármacos (FDA), o tendrá que escoger de entre una lista limitada de medicamentos?
3. ¿Cubre mi plan los medicamentos que se venden con receta?
4. ¿Hay una cantidad máxima que el plan cubre por vida para recetas médicas?
5. ¿Se da a los proveedores de servicios de salud incentivos financieros en relación con sus prácticas acostumbradas?

AYUDA

1. ¿Existe un número gratuito (800) al que puedo llamar si tengo alguna pregunta?
2. ¿Hay una persona encargada especialmente de asistir a los pacientes que son miembros del plan?
3. ¿Existe un procedimiento abierto de apelación en caso de que el seguro se niegue a pagar por el tratamiento o los servicios?
4. ¿El plan respetará instrucciones legales que hacemos por adelantado con respecto a nuestra salud (*advanced directives, living wills*)?

Fuente: Concilio Nacional Para Empoderar al Paciente, 1995

seguros no lo cubran todo. Es una inversión financiera que debemos hacer.

Al ir con nuestro proveedor de salud, debemos llevar toda la información que tenemos a la mano con relación a nuestro problema actual de salud. A la misma vez, debemos llevar un papel y lápiz para tomar notas, pedirle al proveedor que revise nuestras notas y hacer preguntas adicionales. Si no entendemos lo que se nos explica, es nuestra responsabilidad hacer preguntas.

Es importante tener paciencia si el proveedor parece estar molesto o impaciente con nuestras preguntas. Ten presente que la mayoría de los proveedores no fueron entrenados para hablar con los pacientes y, además, que la mayoría de los planes de salud no les pagan por tomar mucho tiempo para hablar.

De ser posible, las latinas deben averiguar cuáles son los posibles riesgos, los beneficios y los costos de los tratamientos alternativos. Las latinas deben aceptar que el proveedor de servicios de salud quizá no tenga todas las respuestas y que tendrá que buscar información sobre tu condición. La sección de Recursos al final de cada capítulo te provee información valiosa.

10: Cooperar completamente en los tratamientos que fueron mutuamente decididos.

Al consultar al proveedor de servicios de salud y desarrollar conjuntamente un plan de tratamiento, es nuestra responsabilidad cumplir con nuestra parte. A veces cometemos el error de suponer que, como no nos sentimos mejor después del primer día de tratamiento, el tratamiento no es efectivo. Las latinas con

mucha frecuencia luego consultamos con nuestras comadres para ver qué hicieron ellos para sentirse mejor y cambiamos nuestro plan de tratamiento.

Tenemos que recordar que también es nuestra responsabilidad informarle al proveedor cómo seguimos. Si el tratamiento va bien, debemos hacérselo saber al proveedor. Si el tratamiento no va bien, entonces debemos comunicárselo para juntos decidir sobre un nuevo plan de acción. Pudiera ser que una vez más nuestra comadre tenía razón, pero debemos platicar con nuestro proveedor de salud.

Como latinas, quizá queramos suplementar nuestro tratamiento con algunos métodos o medicinas tradicionales. Debemos decirle al proveedor si estamos usando estos remedios, ya que a veces las interacciones entre los diferentes tratamientos pueden producir efectos secundarios negativos. Aunque los proveedores antes consideraban que los remedios caseros eran perjudiciales, evidencia reciente de la Administración de Alimentos y Fármacos (FDA) sugiere que muchas de las sustancias que compramos sin receta son más potentes de lo que antes se creía. El Capítulo 8 describe medicinas que se consiguen sin receta y que hay que evitar durante el embarazo. Si nuestros proveedores nos hacen sentir incómodas al hablar acerca de nuestros remedios caseros, entonces debemos buscar un proveedor nuevo. Finalmente, debemos asegurarnos de informar a nuestro proveedor de servicios de salud de todas las substancias no recetadas que consumimos regularmente, por ejemplo, tés, remedios que se consiguen sin receta médica, suplementos, etc.

Dónde quejarse

No hay una línea gratuita (800) que puedan usar los consumidores para quejarse acerca de los planes de salud u organizaciones de

Health Insurance Commissioners (Selected States)

AZ	Arizona Department of Insurance 2910 North 44th Street, Suite, Suite 210 Phoenix, Arizona 85018-7256	Fax	602-912-8400 602-912-8452
CA	California Department of Insurance 300 Capitol Mall, Suite 1500 Sacramento, California 95814	Fax	916-492-3500 916-445-5280
CO	Colorado Division of Insurance 1560 Broadway, Suite 850 Denver, Colorado 80202	Fax	303-894-7499 303-894-7455
CT	Connecticut Department of Insurance PO Box 816 Hartford, Connecticut 06142-0816	Fax	860-297-3800 860-566-7410
FL	Florida Department of Insurance State Capitol Plaza Level Eleven Tallahassee, Florida 32399-0300	Fax	850-922-3101 850-488-3334
IL	Illinois Department of Insurance 320 West Washington St., 4th Floor Springfield, Illinois 62767-0001	Fax	217-785-0116 217-524-6500
MA	Division of Insurance Commonwealth of Massachusetts One South Station, 4th Floor Boston, Massachusetts 02110	Fax	617-521-7301 617-521-7758
MI	Michigan Insurance Bureau Office of Financial and Insurance Services 611 W. Ottawa St., 2nd Floor North Lansing, Michigan 48933-1020	Fax	517-373-9273 517-335-4978
NJ	New Jersey Department of Insurance 20 West State Street CN325 Trenton, New Jersey 08625	Fax	609-292-5360 609-984-5273
NM	New Mexico Department of Insurance PO Drawer 1269 Santa Fe, New Mexico 87504-1269	Fax	505-827-4601 505-476-0326

NV	Nevada Division of Insurance 788 Fairview Drive, Suite 300 Carson City, Nevada 89701-5753	775-687-4270 Fax 775-687-3937
NY	Agency Building One Empire State Plaza Albany, New York 12257	518-474-6600 Fax 518-473-6814
PA	Pennsylvania Insurance Department 1326 Strawberry Square, 13th Floor Harrisburg, Pennsylvania 17120	717-783-0442 Fax 717-772-1969
TX	Texas Department of Insurance 333 Guadalupe Street Austin, Texas 78701	512-463-6464 Fax 512-475-2005
WA	Washington Office of the Insurance Commissioner 14th Avenue & Water Streets PO Box 40255 Olympia, Washington 98504-0255	360-753-7301 Fax 360-586-3535

cuidado de salud. Los interesados deben comunicarse con el representante de los pacientes en su plan de seguro o con el comisionado de seguros en su estado.

Comunícate con tu Comisionado Estatal de Seguros para hacerle llegar tus preocupaciones al igual que con la Comisión Conjunta sobre la Acreditación de Organizaciones de Cuidado de Salud (Joint Commission on Accreditation of Healthcare Organizations—JCAHO). La Comisión Conjunta evalúa y acredita a casi 19,000 organizaciones y programas de cuidado de salud en los Estados Unidos. Las quejas presentadas por los consumidores pueden tener un impacto significativo en la habilidad de una institución de cuidado de salud para obtener la acreditación y el reembolso por servicios prestados que necesita de la Comisión Conjunta. Si tienes preguntas sobre cómo presentar una queja, comunícate gratuitamente con la Comisión Conjunta al (800) 994-6610 de 8:30 A.M. a 5 P.M., Hora del Centro, en días hábiles. Solamente se cuenta con operadoras que hablan inglés. También puedes visitar el sitio de la Comisión Conjunta en el Internet (http://www.jcaho.org/compl_frm.html) para obtener información en inglés o español sobre cómo presentar una queja.

La Comisión Conjunta también tiene un servicio de "revisión de calidad" en el Internet (http://www.jcaho.org/qualitycheck/directry/directry.asp). Puedes pedir información sobre organizaciones de cuidado de salud por zona geográfica o por el nombre específico de una organización de cuidado de salud y obtener vínculos (links) a los reportes de la Comisión Conjunta sobre acreditación y actividades para esas organizaciones de cuidado de salud.

Los pacientes de Medicare pueden comunicarse con su Programa Estatal de Consejería de Seguro de Salud (State Health Insurance Counseling Program). Para encontrar el número telefónico de tu programa estatal, llama a Medicare al 1-800-MEDICARE (633-4227). Hallarás consejeros a la disposición en el teléfono de lunes a viernes desde las 8 A.M. hasta las 4:30 P.M., Hora del Este. Hay consejeros que hablan español.

Si tu representante ante el plan de salud o si el Programa Estatal de Consejería de Seguro de Salud (State Health Insurance Counseling Program) no resuelve tu queja, deberías comunicarte con la Comisión Estatal de Seguros de Salud. Su oficina es responsable de vigilar todos los planes de salud que operan en tu estado y de resolver las quejas de los consumidores. Cuando te comuniques con la oficina de la Comisión, pide hablar con un representante del consumidor. A fin de saber quién es tu comisionado, comunícate al National Association of Insurance Commissioners; 2301 McGee, Suite 800; Kansas City, MO 64108-2604 ó llama al (816) 842-3600. Los domicilios y números para los Comisionados del Seguro de Salud en los quince estados de mayor población hispana están listados en la sección de recursos.

Finalmente, lee tus periódicos con mucho cuidado para cambios en la cobertura del seguro de salud y los derechos de los pacientes. Cada funcionario electo quisiera ser el que haga historia haciendo posible que todos tengan seguro de salud y buena atención de salud. Esta pudiera ser la década en que suceda.

Resumen

Hoy día, es mucho más común que muchas personas usen algún tipo de medicina alternativa. Las latinas usan tanto las medicinas convencionales como los diferentes tipos de remedios alternativos para sentirse mejor. Para asegurar que tengamos el mejor cuidado, debemos discutir con nuestro proveedor de

servicios de salud todos los tratamientos que usamos. También necesitamos aprender a mantenernos formalmente al tanto de nuestro propio estado de salud y aprender a discutir nuestras preocupaciones con nuestro proveedor de servicios de salud. En la mejor de las situaciones, crearemos una asociación en común con nuestro proveedor de servicios de salud. La Carta de Derechos y Responsabilidades del Paciente es un punto importante para dar a saber los detalles sobre el nuevo ambiente que prevalece en lo relativo al cuidado de la salud. La lista para revisar los planes de salud nos ayuda a evaluar algunos de los elementos críticos del plan de salud.

Así como ha cambiado el cuidado de la salud, así también deberemos cambiar nosotras.

RECURSOS
Organizaciones
American Association of Naturopathic
    Physicians (ANNP)
8201 Greenboro Dr., Suite 300
McLean, VA 22102
(703) 610-9037
www.aanp.net

American Osteopathic Association
142 East Ontario St.
Chicago, IL 60611
(800) 621-1773 ó (312) 280-5800
www.aoa-net.org

National Center for Homeopathy
801 North Fairfax St., Suite 306
Alexandria, VA 22314
(703) 548-7790 ó (877) 624-0613
www.homeopathic.org

National College of Chiropractic
200 E. Roosevelt Road
Lombard, IL 60148-4583
(630) 629-2000 or (800) 826-6285
www.national.chiropractic.org

National College of Naturopathic
  Medicine
Clinic:
11231 SE Market Street
Portland, OR 97216
(503) 255-4860
www.ncnm.edu
College:
049 SW Porter Street
Portland, OR 97201
(503) 499-4343

National Health Council
1730 M Street NW, Suite 560
Washington, DC 20036-4505
(202) 785-3910
www.nhcouncil.org

National Patient Empowerment Council
  (NPEC)
56 Maple Lane
Blairstown, NJ 97825
(908) 362-5498

National Center for Complementary and
  Alternative Medicine
National Institutes of Health
NCCAM Clearinghouse
Box 8218
Silver Spring, MD 20907-8218
(301) 589-5367 ó (888) 644-6226
www.nccam.nih.gov

Libros

Isaacs, Stephen L., and Ava C. Swartz. *The Consumer's Legal Guide to Today's Health Care: Your Medical Rights and How to Assert Them*. Boston: Houghton Mifflin, 1992.

Kircheimer, Sid., Debra Tkac, and the editors of *Prevention* magazine Health Books, eds. *The Doctors Book of Home Remedies: Over 1,200 New Doctor-Tested Tips and Techniques Anyone Can Use to Heal Everyday Health Problems*. New York: Bantam Books, 1993.

Guía médica de remedios caseros: Más de 1,200 técnicas y nuevas sugerencias que cualquiera puede utilizar para resolver un sinnúmero de problemas cotidianos (Junio 1996).

Moyers, Bill, *Healing and the Mind*. New York: Doubleday, 1995.

Starr, Paul. *The Social Transformation of American Medicine*. New York: Basic Books, 1984.

SEGUNDA PARTE

Ser mujer

4

Controlando nuestra fertilidad

Sólo los hechos

Cómo me gustaría saber todo lo necesario para entender lo que pasa ahí abajo con mis ovarios y todo lo demás. Nunca nadie me habló de eso.

Yo sé que he tenido hijos y que debería saber más. Pero, ¿qué más hay que saber? La iglesia me dice una cosa y mi esposo . . . pues, él tiene sus propias ideas.

Yo sé que éste es mi cuerpo, pero para mí este cuerpo es un extraño.

LEONOR, 45

Algunas de nosotras aprendimos a conocer nuestro aparato reproductor por la ruta más difícil: después de quedar embarazadas. Otras simplemente ignoramos nuestro sistema reproductor. Claro que anotábamos en el calendario, hablábamos de los cólicos y de lo abundante del sangrado, pero no hablábamos de cómo era que sucedía todo esto.

Si les preguntas, la mayoría de las latinas te dirán que ni siquiera hablaron con sus madres acerca del aparato reproductor. Lo poco que sabemos de nuestros cuerpos lo aprendimos de manera desordenada o por medio de las clases de biología que rehuían discusiones algo vergonzosas. Aún hoy, algunas tenemos ideas extrañas de cómo funcionan las cosas. Para muchas de nosotras, nuestro sistema reproductor se definió en torno al tener hijos.

Es verdad que tener hijos es extremadamente importante para la mayoría de las latinas, y de acuerdo con los datos del Instituto Alan Guttmacher, es aún más positivo e importante para ellas que para la población en general. Históricamente, tener muchos niños era esencial por dos razones: (1) el alto índice de mortalidad de los niños antes de los cinco años y (2) las demandas de trabajo de las sociedades agrarias que eran la norma hasta el siglo veinte.

Hoy día, la vida es diferente para las latinas. No sólo logramos que una gran mayoría de nuestros niños lleguen a ser adultos, sino que pocas de nosotras vivimos en sociedades agrarias. Además, los buenos consejos médicos indican que, por el bienestar del niño y la salud física de la mamá, es buena idea espaciar a los hijos por lo mínimo dos años.

El asunto está en cómo lograrlo. Con frecuencia, los conflictos que tenemos hacen muy difícil que tomemos buenas decisiones. Nuestra incapacidad para tomar decisiones responsables con respecto a nuestro cuerpo puede tener consecuencias alarmantes.

Nuestra indecisión es comprensible cuando consideramos los mensajes variados que recibimos y la existencia de nuestros propios deseos contradictorios. Por ejemplo, aunque nuestro cuerpo pueda estar en la flor de la edad para procrear hijos, tal vez nuestra mente nos diga que no estamos listas para cuidar un niño. Por otro lado, podemos ser sensibles a los tabúes que existen con respecto a algunos métodos anticonceptivos. Sin embargo, sabemos que como latinas, nuestro cuerpo, mente y espíritu necesitan estar bien equilibrados, para que podamos aceptar las opciones que hayamos escogido.

Quizá la prueba más concreta de nuestra confusión se muestra en el hecho de que aunque las latinas son en su mayoría católicas, tienen más probabilidades de abortar que las mujeres blancas no hispanas. ¿Cómo puede suceder esto?

Algunos atribuyen estos datos a nuestra ignorancia del control de la natalidad o a nuestro rechazo en ir a las clínicas de planificación familiar. Pero es más que eso. Muchas de nosotras no hemos sido motivadas a comprender nuestra propia fertilidad o tomar control de ella. El tener hijos ha sido considerado como la voluntad de Dios, cuando en realidad, como dice el dicho, Dios nos dio la inteligencia para pensar.

Marcos quiere tener un bebé . . . Pero yo no estoy lista. ¿Cómo puedo expresar mi opinión sobre lo que pudiera pasar? No quiere usar condón y yo no estoy segura de lo que debo hacer. ¿Tomaré pastillas? La iglesia dice que debo tener hijos, pero tengo que ahorrar dinero para mantener a los que ya tengo. Mi madre está enferma y debo cuidarla. No sé que hacer. No, eso no es cierto. Sé lo que tengo que hacer, pero no sé cómo hacerlo.

CARMEN, 29

Durante mucho tiempo, para escoger a las mujeres que serían sus parejas, los hombres se basaban en la creencia de que la mujer iba a tener montones de hijos, preferiblemente, varones. En la mayoría de los casos, si una mujer se embarazaba o no, lo decidían los esposos y los amantes, ya que ellos controlaban cuándo y dónde las mujeres estaban disponibles sexualmente. Sin embargo, aunque lentamente, las cosas han cambiado y ahora las latinas buscan, aunque con renuencia, otros métodos más efectivos de control de la natalidad, y todavía dudan en pedirle a su pareja que use métodos anticonceptivos.

Complicamos aún más las cosas cuando no entendemos plenamente nuestra fertilidad. De la ignorancia surge una mayor probabilidad de que se dé un embarazo indeseado. En tales situaciones, algunas mujeres, ya sea solas o con el apoyo de su pareja, deciden quedarse con el niño y amarlo. En otros casos, la mujer puede enfrentarse con la dolorosa decisión de tener un aborto.

El primer paso para evitar embarazos indeseados es entender cómo funcionan tus órganos reproductores. El segundo paso es aprender a controlar tu fertilidad y aceptarla como tu responsabilidad. Con eso en mente, vamos a empezar desde el principio. En este Capítulo, nos centraremos en los órganos sexuales internos que forman el aparato reproductor y en cómo podemos entender y controlar nuestra reproducción. En el siguiente Capítulo, repasaremos lo que sabemos sobre la sexualidad. Esta separación entre la reproducción y la sexualidad tiene el propósito de subrayar que aunque los dos temas tienen aspectos en común, la sexualidad es una parte maravillosa del ser humano y tiene muchos propósitos, sólo uno de los cuales es la reproducción. Es esencial reconocer que la sexualidad se da aparte de la reproducción ya que, a diferencia de nuestras antepasadas, que vivían menos años o morían en el parto, nosotras

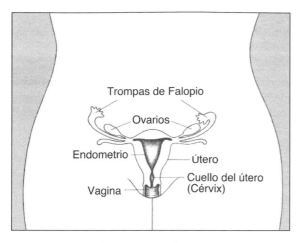

Sistema reproductor

vivimos la mayor parte de nuestra vida adulta después de los años reproductivos. Y por supuesto, la sexualidad sigue existiendo después de que ya no podemos tener familia. Pero, ése es el tema del Capítulo 5.

El funcionamiento

El cuerpo femenino es un sistema complejo. Nuestros órganos sexuales internos son los ovarios, las trompas de Falopio, el útero, el cuello del útero (cérvix) y la vagina. Cada uno de estos órganos pasa por grandes cambios durante el ciclo menstrual, y hasta cambia de apariencia como resultado de este proceso. El embarazo cambia el funcionamiento y apariencia de estos órganos todavía más radicalmente.

Los **ovarios** son pequeños, más o menos del tamaño de una almendra pequeña (1 1/4 de pulgada de largo por 3/4 de pulgada de ancho). Estos órganos son responsables de: (1) despedir el óvulo cada mes, (2) producir estrógeno en el transcurso del ciclo menstrual y (3) producir progesterona.

Cada mujer nace con todos los óvulos que tendrá en el curso de su vida. La mayoría de las mujeres nacen con aproximadamente 200,000 óvulos por ovario. La cantidad exacta de óvulos se determina desde que la hija está en el útero de la mamá. No se producen más óvulos después del nacimiento.

Dentro de los ovarios hay folículos que rodean a los óvulos. Estos proveen toda la alimentación y apoyo que los óvulos necesitan. Las células foliculares se encargan de producir estrógeno y progesterona.

Durante la pubertad, los cambios hormonales producen cambios en las substancias que rodean los folículos del óvulo, haciendo posible que entre 300 y 500 óvulos maduren completamente. Después de la pubertad, entre 10 y 20 óvulos comienzan a desarrollarse todos los meses. Por lo general, sólo un óvulo alcanza a desarrollarse completamente.

El trabajo de los ovarios es estimulado y dirigido por dos hormonas: la hormona luteinizante y la hormona estimulante del folículo. Esta última ayuda a madurar el óvulo y la hormona luteinizante prepara al útero para que reciba al óvulo fertilizado. Ambas hormonas son producidas por la glándula pituitaria, la cual está localizada en el cerebro.

El ovario libera un óvulo durante lo que se llama ovulación, la cual ocurre solamente una vez durante el ciclo. El momento en que esto sucede dependerá de la duración de tu ciclo.

Las **trompas de Falopio** son los pasajes por donde se traslada el óvulo maduro y en donde el óvulo y el espermatozoide (que fue depositado por el pene en la vagina durante la copulación en la que el pene se introdujo en la vagina) se encuentran inicialmente para que se produzca la fertilización. Estos tubos huecos miden sólo 1/3 de pulgada en diámetro y se extienden aproximadamente 4 pulgadas del ovario al útero. Cada mes, una de las trompas de Falopio transporta un óvulo al útero.

Un extremo de las trompas queda cerca del ovario. Esa punta parece una trompeta con orillas emplumadas o con proyecciones

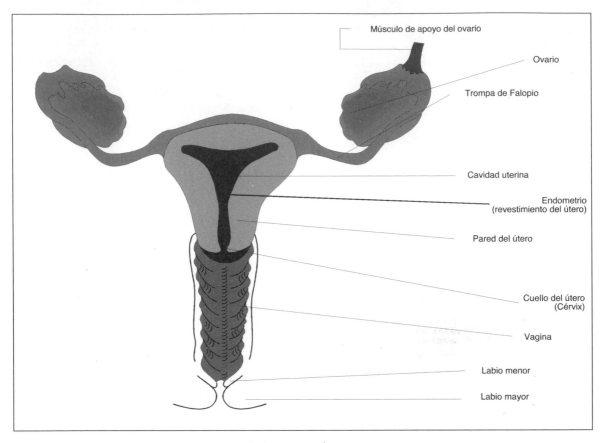

Sistema reproductor

(llamadas fimbria) que parecen dedos. Las orillas emplumadas tienen proyecciones que parecen cabellos (llamados cilia) que atraen al óvulo maduro hacia la parte interior de la trompa de Falopio.

El otro extremo de la trompa de Falopio está pegado al útero y es mucho más estrecho.

El **útero** frecuentemente se describe como una pera al revés. Usualmente mide 3½ pulgadas de largo y 2½ pulgada en su punto más ancho. Durante el embarazo, este órgano muscular se expande hasta treinta veces su tamaño. Esta expansión es posible porque las paredes del útero están compuestas de fibras musculares flexibles.

El revestimiento interior del útero es el endometrio. El endometrio es una capa de células que se vuelve más gruesa en el curso del mes, en preparación para la posible implantación de un óvulo fertilizado en su superficie. Un óvulo fertilizado sale de las trompas de Falopio y se implanta en las paredes del útero. Si no hay un óvulo fertilizado, el revestimiento que se formó durante el ciclo baja en forma de menstruación.

El **cuello del útero** (cérvix) está debajo del útero y se abre hacia la vagina. Es la puerta entre la vagina y el útero. Tiene una pequeña apertura en el centro llamada os cervical. Esta apertura permite que la sangre fluya hacia afuera durante la menstruación y también se expande durante el parto. La os cervical está recubierta por glándulas que despiden una substancia mucosa. La mucosidad cervical cambia de color y consistencia en diferentes momentos del mes. Estos cambios ocurren de acuerdo a las fluctuaciones hormonales del ciclo menstrual.

A medida que se aproxima el tiempo de la ovulación, hay más mucosidad transparente de consistencia acuosa. Esto aumenta la posibilidad de que los espermatozoides puedan nadar a través de la os cervical hasta el útero para llegar a la trompa de Falopio, donde pueden fertilizar al óvulo. Después de la ovulación, la mucosa cervical cambia nuevamente, excepto que esta vez se vuelve más gruesa y es semiopaca. Cuando la mucosidad tiene esta consistencia, es difícil que los espermatozoides la atraviesen.

La **vagina** es un tubo hueco y musculoso que se parece al dedo de un guante: plano cuando no tiene nada adentro, pero aumenta de tamaño durante la copulación y el parto. La vagina se extiende desde la cérvix hasta el exterior del cuerpo. Mide alrededor de 3 a 4 pulgadas de largo cuando está en reposo. La vagina tiene tres capas: el revestimiento interior de la vagina (mucosa), una capa de tejido muscular y una capa de tejido conjuntivo. El revestimiento de la vagina cambia según los niveles de estrógeno.

Cuando hay más estrógeno, aumenta el glucógeno (la forma en que el cuerpo almacena los carbohidratos) en la vagina. Las bacterias que existen normalmente dentro de la vagina metabolizan el glucógeno y lo vuelven ligeramente ácido, lo cual es crucial para crear un ambiente vaginal sano.

Nuestras vaginas son muy sensibles a los medicamentos que tomamos. Por ejemplo, el tomar antibióticos no sólo mata las bacterias malas que nos enferman, sino que también mata las bacterias saludables que son necesarias dentro de la vagina. Sin las bacterias vaginales que metabolizan el glucógeno, se crea un ambiente que favorece el crecimiento de hongos y otras bacterias.

Entendiendo nuestra menstruación

Recuerdo haber visto una lista de folletos que podía una conseguir sobre cómo de una niña se convierte en mujer. Una los podía conseguir gratuitamente con sólo pedirlos por correo. Lo de gratuito me gustaba. Así que, yo mandé pedir mucha información. Me agradaba la idea de saber lo que era ser grande. De seguro que significaría que también podría usar lápiz labial y sombra obscura para los ojos.

Cuando llegaron los folletos, hablaban de la menstruación y tenían diagramas de niñas de mi edad con rizos dibujados en sus vientres. A mí me pareció muy raro.

Entonces un día, estando en la escuela, fui al baño y encontré sangre en mi calzón. No sabía lo que me había ocurrido.

Pensé que de alguna forma me había cortado ahí abajo. No me podía imaginar cómo podía haber sucedido esto, así que sólo me puse papel sanitario en el calzón para detener la sangre hasta que pudiera llegar a casa.

Cuando le dije a mi mamá lo que me había sucedido, ella sonrió y me dijo que ahora yo ya era una mujer. Yo no comprendí.

Me miré en el espejo y me veía igual. Lo único que sabía era que esto de ser mujer no era como mostraban los folletos que yo había recibido. ¡Era desagradable e incómodo y mi mamá todavía no me dejaba usar lápiz labial! ¡Y olvídate de la sombra para los ojos!

SARA, 21

Cada una de nosotras tiene su propia historia que contar acerca de lo que pensamos cuando tuvimos la primera regla. La mayoría de nosotras enfrentó ese primer día con una mezcla de angustia y confusión.

Mito: Debes evitar las relaciones sexuales durante la menstruación.

Hecho: No hay razón médica alguna para evitar las relaciones sexuales durante la menstruación.

Mito: Cuanto más temprano empieces a menstruar, más tarde vas a entrar en la menopausia.

Hecho: La edad en que se empieza a menstruar no está relacionada con la edad en que se empieza la menopausia.

Mito: Los demás saben cuando estás menstruando.

Hecho: La única forma en que los demás pueden saber que estás menstruando es si tú lo anuncias públicamente o si no practicas buena higiene.

Principio

Las edades en que se empieza a menstruar son muy variadas. El inicio de la menstruación puede ocurrir entre los 10 y los 17 años. En los Estados Unidos hoy día, la edad promedio para empezar a menstruar es de 12.8 años de edad, mientras que en 1840 la edad promedio era entre dieciséis y diecisiete años de edad. La edad en que empieces a menstruar depende de tus genes, de la condición general de tu salud, de la actividad física (el ejercicio intenso del atletismo, el ballet o la gimnasia puede retrasar la menstruación), la nutrición y otros factores.

Ciclo

El ciclo menstrual dura de 21 a 35 días en la mayoría de las mujeres. El ciclo se inicia cuando los ovarios comienzan a producir estrógeno. La duración del ciclo puede variar por muchas razones, incluyendo cambios en la actividad física, tensión (estrés), sueño, fre-

cuencia de actividad sexual y salud general. Algunas veces los cambios en el ciclo pueden indicar un problema físico subyacente.

El ciclo menstrual es en realidad el proceso por medio del cual nuestros cuerpos se preparan para un posible embarazo. La primera parte del ciclo ocurre cuando el estrógeno producido por el ovario se acumula y estimula la glándula pituitaria a comenzar a producir la hormona estimulante del folículo.

La hormona estimulante del folículo ayuda al óvulo a desarrollarse. A medida que pasan los días, el nivel de estrógeno aumenta y hay un aumento de la hormona luteinizante. En este punto, más o menos a mitad del ciclo, se libera un óvulo que baja por las trompas de Falopio. A la vez, el revestimiento interior del útero (endometrio) empieza a formarse para que el óvulo fertilizado se implante en las paredes del útero.

Si el óvulo no se fertiliza, baja como menstruación junto con todo el material que se formó como revestimiento del útero. Entonces el ciclo comienza una vez más. Sabiendo dónde nos encontramos dentro de este ciclo podemos controlar nuestra propia fertilidad— y ésta es una de las cosas más poderosas que podemos lograr.

Comprendiendo nuestra propia fertilidad

Las mujeres pasamos mucho tiempo y gastamos mucha energía pensando si estaremos embarazadas, si podemos o no estar embarazadas y hasta si nuestro ciclo menstrual es normal o no. También practicamos métodos anticonceptivos aunque nos sentimos incómodas de hablar de ello.

Métodos naturales/consciencia de la fertilidad

Por generaciones, se les dijo a las mujeres católicas que el único método aceptable para controlar la fertilidad era el método del ritmo (del calendario). Este muy desacreditado método resultó en embarazos con demasiada frecuencia.

Muy pocas mujeres se dan cuenta de que, aunque el método del ritmo se ha convertido en sinónimo del planeamiento natural de la familia, hay varias otras formas de planificación familiar natural que son más efectivas. De hecho, aunque el método mejor conocido para la planeación familiar natural es el ritmo, es también el que tiene el índice más alto de fracaso.

Hoy, el planeamiento natural de la familia abarca todos los métodos naturales usados para espaciar a los niños, basándose en que la pareja se abstenga durante los días en que la mujer está más fértil. Estos métodos están de acuerdo con las enseñanzas de la iglesia católica y varias otras religiones.

Si piensas usar esta forma de control de la natalidad, es importante saber que "abstinencia" es un término engañoso. Practicar el planeamiento natural exitosamente significa que una pareja debe abstenerse de tener contacto entre el pene y la vagina durante cierto tiempo del mes. A pesar de ello, queda mucho tiempo para demostrarse afecto en otras formas. Quizá una descripción más satisfactoria y correcta de los métodos de planeamiento natural sea referirse a los días fértiles como "Los Días Creativos de Amor" en vez de "Períodos de Abstinencia". Considerando lo que sabemos acerca de la sexualidad y el orgasmo en las mujeres (Capítulo 5), estos días pueden ser los más placenteros para la pareja.

Josefina era una mujer católica que practicaba su religión y admitía que en el curso de su matrimonio ella siempre había practicado métodos naturales de control de la natalidad. Para ella, la parte más difícil no era llevar la cuenta de los días. En algún momento al pasar los años, ella se dio cuenta de que precisamente los momentos en que se sentía mejor y su cuerpo estaba más deseoso eran los momentos en que debía abstenerse.

Ella sabía, sin embargo, que era una de las que tenía suerte. También había aprendido que abstenerse no significaba que no debía tener relaciones sexuales. Más bien comprendió que era un momento de descubrir otras formas para dar y recibir placer con su pareja.

Pero esta cosa del placer . . . pues, era simplemente algo de lo que no se hablaba. Era más fácil decir que se "abstenía".

El interés de las latinas en métodos naturales de planeamiento aumenta a medida que también aumenta el rechazo a usar métodos que introducen hormonas y otros elementos químicos en el cuerpo, tales como las pastillas anticonceptivas. Desafortunadamente, los métodos naturales no protegen contra las enfermedades de transmisión sexual.

Las desventajas principales de los métodos naturales de la planificación familiar son que su éxito para prevenir embarazos depende de tres factores: (1) la regularidad del ciclo de la mujer, (2) la precisión con que ella lleve la cuenta de los días, y (3) su dedicación y la de su pareja a seguir las reglas.

Dada la variabilidad en cada uno de estos factores, no es sorprendente saber que 1 de cada 5 mujeres que siguen la planificación familiar natural quedan embarazadas cada año. Para las mujeres que siguen estrictamente el método del calendario, el porcentaje es de 1 de cada 11 y para las mujeres que siguen las tres variables que enseguida describimos (tiempo del mes, temperatura del cuerpo, y mucosidad), el porcentaje de embarazos es de 3 de cada 100 por año.

MÉTODO DE LA MUCOSA CERVICAL (MÉTODO BILLINGS)

La cuidadosa observación de las secreciones vaginales (mucosa) es el método más preciso para la planificación familiar natural.

Las secreciones vaginales son una parte normal de nuestro sistema reproductor. Las secreciones vaginales son lo que encuentras en tu calzón o al usar el papel sanitario. No se deben confundir con las secreciones causadas por las infecciones vaginales.

Antes de usar este método, debes llevar la cuenta de las secreciones vaginales durante por lo menos tres meses. Diariamente anota: (1) si tienes o no una secreción vaginal, (2) la consistencia de la secreción (espesa o resbaladiza), y (3) el color de la secreción (transparente o turbia). Estás más fértil cuando las secreciones son resbaladizas y transparentes.

El ciclo de las secreciones es bastante predecible. Después de menstruar, van a pasar varios días en los que no tendrás ninguna secreción. Tu tiempo fértil ocurre cuando empiezas a tener secreciones otra vez. Estas primeras secreciones serán turbias, pastosas y/o algo espesas. Una vez que la secreción sea más resbaladiza o transparente, es probable que estés ovulando. Después de esto, las secreciones se retirarán o nuevamente se harán más pastosas y espesas. Éste es el período en que nuevamente hay menos probabilidad de que te puedas quedar embarazada, suponiendo que tu calendario sea preciso.

Tu período fértil varía según la duración del ciclo menstrual, el cual puede extenderse de los 21 a los 40 días. La mayoría de las mujeres son fértiles durante una tercera parte del ciclo menstrual.

MÉTODO DE LA TEMPERATURA (TEMPERATURA BASAL DEL CUERPO)

Este método se basa en los cambios de la temperatura de tu cuerpo en momentos diferentes del ciclo menstrual. Antes de ovular, la temperatura del cuerpo es más baja y luego sube por lo menos 4/10 de grado Fahrenheit durante la ovulación. Este aumento de temperatura por lo general dura alrededor de tres días.

Con un termómetro que mida décimas de grado (por eso se le llama termómetro basal), debes tomarte la temperatura tan pronto como te levantes en la mañana, es decir, antes de que salgas de la cama, bebas, comas o realices cualquier otra actividad. Según algunas latinas que practican este método, esto se convierte simplemente en parte de su rutina al acostarse y levantarse.

Antes de acostarte, debes sacudir el termómetro hasta que quede por debajo de 96.5 grados Fahrenheit. Luego colocas el termómetro a tu alcance, cerca de la cama. Tan pronto como despiertes, inserta el termómetro en tu boca y quédate quieta en la cama durante unos cinco minutos—éste puede ser buen tiempo para planificar tu día. Cuando hayan pasado cinco minutos, sácate el termómetro de la boca y colócalo en un lugar seguro. Más tarde, cuando estés más despierta, puedes mirar el termómetro y apuntar la temperatura de la mañana en la gráfica (Apéndice B).

El método de la temperatura basal del cuerpo únicamente te dice cuándo ha ocurrido la ovulación. No da información acerca de cuándo empieza tu período fértil. Si utilizas este método, tendrás que evitar todo contacto del pene con la vagina desde el primer día de tu menstruación (regla) hasta 3 días después de que te suba la temperatura. Para evitar el embarazo, se debe limitar el contacto del pene con la vagina a la parte última de tu ciclo menstrual, es decir, los días antes de la menstruación.

MÉTODO DEL CALENDARIO (RITMO)

Éste es el menos confiable de los métodos anticonceptivos naturales, porque depende en gran parte de tener ciclos menstruales cada 28 días. Sin embargo, hay varios factores que pueden cambiar hasta los ciclos menstruales más regulares, como la tensión o estrés, cambios de peso, cambios de nivel de actividades, parto y cambios hormonales naturales que ocurren a finales de los 30s y principios de los 40s.

Las otras variaciones se deben al hecho de que el espermatozoide puede vivir hasta siete días dentro del cuerpo de la mujer y al hecho de que el óvulo puede sobrevivir por más de 24 horas.

Te llevará más de seis meses antes de que puedas empezar a utilizar este sistema, porque primero debes saber cuánto dura tu ciclo menstrual. Para hacer esto, debes anotar el día que te llega la regla por lo menos durante seis meses.

Después de reunir esta información por seis meses, necesitas contar los días en cada uno de tus ciclos, es decir, la cantidad de días empezando con el Día 1 de la primera menstruación que apuntes hasta el Día 1 de la siguiente menstruación. Escribe la cantidad de días del ciclo más largo y la cantidad de días del ciclo más corto.

Si tu ciclo se produce cada 28 días, entonces debes abstenerte desde el día 9 hasta el día 18, empezando con el comienzo de tu ciclo. Si la duración de tu ciclo varía entre 21 y 38 días, como en la mayoría de las mujeres, entonces necesitas abstenerte desde el día 7 hasta el día 21.

MÉTODO COMBINADO (MÉTODO SINTOTÉRMICO)

El éxito de este método se debe al monitoreo conjunto de las secreciones vaginales y la temperatura del cuerpo. Aunque algunos proveedores de servicios de salud también agregan el método del ritmo, el índice relativamente alto de fracaso de este último lo vuelve ineficaz para predecir la fertilidad. Cuando se usa regularmente, la combinación del monitoreo de las secreciones vaginales y el monitoreo de la temperatura del cuerpo conduce al embarazo en únicamente 3 de cada 100 mujeres por año.

Al usar este método combinado, debe evitarse el contacto del pene con la vagina durante aproximadamente 10 días en la parte media del ciclo menstrual.

MÉTODO POST-OVULATORIO

En este método, una pareja está de acuerdo en abstenerse del contacto del pene con la vagina desde el primer día de la menstruación o regla hasta la mañana del cuarto día después de la ovulación. La ovulación se monitorea usando ya sea el método Billings o el de la temperatura basal o ambos. Para usar este método, se requiere que la pareja se abstenga del contacto del pene con la vagina durante la mayor parte del ciclo de la mujer.

Métodos de barrera

Estos métodos son utilizados por las mujeres para prevenir que el espermatozoide alcance al óvulo. Algunas de ellas los consideran fáciles de usar. Su efectividad está basada en la colocación apropiada del aparato.

CONDÓN FEMENINO/BOLSA VAGINAL

Este aparato parece una pequeña bolsa de plástico con un anillo alrededor de la orilla. Sirve como una buena barrera contra las enfermedades de transmisión sexual y el SIDA. Por lo general, 13 de cada 100 mujeres que lo usan quedan embarazadas. Aunque inicialmente es incómodo, tiene la ventaja de que puede ser introducido varias horas antes de que se produzca el contacto entre el pene y la vagina.

DIAFRAGMA

Hasta la llegada de la píldora anticonceptiva, éste era el método preferido por las mujeres para el control de la natalidad. Más recientemente, se ha despertado de nuevo el interés por usar el diafragma porque reduce la cantidad de sustancias químicas que las mujeres absorben en sus cuerpos. Si el diafragma se usa correctamente, sólo 6 de cada 100 mujeres quedan embarazadas; el nivel promedio de fracaso, sin embargo, es de 18 de cada 100. Los fracasos del diafragma se deben usualmente al movimiento del diafragma durante el contacto del pene con la vagina.

Los diafragmas no se recomiendan para las mujeres que tienen tendencia a las infecciones de las vías urinarias.

El diafragma se usa juntamente con una jalea espermicida. Para que la jalea espermicida sea efectiva, el diafragma con la jalea espermicida no debe insertarse más de 6 horas antes de la eyaculación y debe permanecer en su lugar por lo menos 6, pero menos de 24 horas después de la eyaculación. A veces la mujer o su pareja tendrán alguna reacción a la jalea espermicida. Generalmente, el cambio de marca resuelve este problema.

Una vez que has decidido conseguir un diafragma, vas a tener que visitar a tu proveedor de servicios de salud. El diafragma debe ajustarse al contorno de la parte superior de tu vagina. Se te debe decir cómo insertarlo y permitir que te toques para que pruebes cómo se siente cuando está en su lugar apropiado. Cuando consigas tu diafragma, asegúrate de ponértelo varias veces en la oficina del proveedor antes de irte.

También necesitas practicar cómo sacarte el diafragma. Si te sientes incómoda al hacer esto en presencia del proveedor, entonces debes pedirle a otro proveedor de servicios de salud que te ayude.

El uso correcto de este dispositivo médico es esencial para que sea efectivo. Si usas lentes de contacto, ya sabes cuánto cuidado se puso en enseñarte a ponértelos. Debido a la dificultad que generalmente se tiene cuando se usa el diafragma por primera vez, sería razonable que el proveedor de servicios de salud te diera la orientación necesaria.

No tengas vergüenza de pedir más instrucciones. Tu diafragma debe lavarse (con jabón suave y agua), secarse (espolvoreado con almidón de maíz, jamás con talco) y guardarse apropiadamente entre uso y uso (en su estuche y fuera de la luz).

Aparatos intrauterinos

En 1974, se prohibió el uso del *Dalkon Shield* en los Estados Unidos. También se prohibieron el *Majzlin Spring* y el *Birnberg Bow*. Hoy día, los únicos dispositivos intrauterinos que se utilizan en los Estados Unidos son el *Progestasert* y el *Copper T 380A* (*Para Gard*). También se llama T de cobre.

La inserción del dispositivo intrauterino deberá hacerla tu proveedor de servicios de salud y deberá revisarla un mes después de ser colocado y cada año a partir de entonces. Las mujeres que usan los aparatos intrauterinos corren un mayor riesgo de contraer la enfermedad inflamatoria de la pelvis. Además, el dispositivo intrauterino no protege contra las enfermedades de transmisión sexual. En los Estados Unidos, rara vez se recomiendan los dispositivos intrauterinos.

Métodos hormonales

Estos métodos suprimen la producción del óvulo maduro y cambian las paredes del útero para que no pueda sostener un óvulo fertilizado. Si usas cualquiera de los métodos hormonales disponibles y observas tu mucosidad cervical, siempre la verás espesa y pegajosa. Parte de la efectividad de este método consiste en cambiar la consistencia de la mucosa cervical para que dificulte el traslado de los espermatozoides.

Muchas mujeres no tienen efectos secundarios debido a las dosis bajas de las nuevas píldoras. En los primeros años de las píldoras anticonceptivas, las dosis hormonales eran mucho más elevadas que en las píldoras de bajas dosis que se usan ahora. A pesar de eso, muchas mujeres tienen efectos secundarios. Los efectos secundarios varían de mujer a mujer y pueden consistir en: distensión del vientre, sensibilidad de los senos, aumento de peso, pérdida excesiva del cabello, aumento del vello y problemas de la piel. Junto con tu proveedor de servicios de salud, tienes que decidir si los efectos secundarios son cambios molestos a los cuales te puedes acostumbrar o si son tan importantes para ti que preferirías dejar de usar las hormonas.

Más aún, los estudios indican que las pastillas anticonceptivas no presentan riesgo para las mujeres que no fuman y que están en sus cuarentas. Las mujeres con más de treinta y cinco años de edad y que fuman no deben usar las pastillas anticonceptivas. Ten en cuenta que los métodos hormonales anticonceptivos son relativamente nuevos y todavía se necesita completar estudios de largo plazo sobre su efecto en las mujeres.

PÍLDORAS

Los anticonceptivos orales se empezaron a usar ampliamente en los años 60s. Desde entonces, se han convertido en el método preferido de muchas mujeres. Más de la mitad de las mujeres que usan un método reversible, usan píldoras anticonceptivas.

La razón por la cual la mayoría de las mujeres toman píldoras anticonceptivas es la facilidad de su uso y su bajo nivel de fracasos. Solamente tres de cada cien mujeres que toman píldoras anticonceptivas quedan embarazadas, y esto usualmente ocurre porque se les olvidó tomar una pastilla. Además, algunas latinas informan que disfrutan de la espontaneidad que les permite el no tener que pensar ni planificar cuándo van a tener contacto sexual del pene con la vagina.

Investigaciones recientes indican que tomar la píldora puede proteger a las mujeres contra el cáncer de los ovarios y del endometrio. A la vez, al parecer la píldora aumenta las posibilidades de contraer embolia, cáncer del seno y cáncer cervical en las mujeres que fuman. Además, las mujeres con diabetes, enfermedades del corazón, apoplejía o problemas circu-

latorios están entre aquellas a quienes no se aconseja tomar la píldora. Finalmente, la píldora no protege contra las enfermedades de transmisión sexual.

La píldora viene generalmente en paquetes que contienen una cantidad para 21 o 28 días. El paquete para 28 días contiene 7 pastillas que son placebos. Se cree que el paquete de 28 días ayuda a la mujer a adquirir el hábito de tomar una pastilla diaria.

Con respecto a su contenido químico, hay cuatro definiciones principales de píldoras anticonceptivas:

1. Píldora monofásica: da una cantidad constante de hormonas durante el mes.
2. Píldora trifásica: varía las hormonas para que se aproximen más al patrón de la mujer.
3. Píldora combinada: contiene estrógeno y progesterona.
4. Minipíldora: sólo provee progesterona. Para que esta píldora sea efectiva, es importante que la mujer no se salga de su calendario asignado.

INYECCIONES

En 1992, aparecieron en los Estados Unidos las inyecciones anticonceptivas Depo-Provera. La efectividad anticonceptiva de estas inyecciones dura 90 días. Aunque hay un período de 30 días después de los 90 días en que disminuye la probabilidad de embarazo, se recuerda a las mujeres que la posibilidad de quedar embarazadas es más alta en esos 30 días que durante los primeros 90 días después de la inyección. Únicamente 1 de cada 300 a 400 mujeres queda embarazada usando este método. Una de las preocupaciones con las inyecciones Depo-Provera es que una vez que dejas de ponértelas, puede llevarte hasta 2 años recuperar tu fertilidad.

La inyección está hecha de una hormona sintética semejante a la progesterona. Del día

14 hasta el día 90 después de la inyección, una mujer queda protegida del embarazo. Como la inyección no contiene estrógeno, el riesgo de efectos secundarios relacionados con el estrógeno queda eliminado. Sin embargo, ocurren otros efectos secundarios (sangrado irregular, aumento de peso, dolores de cabeza y depresión) de los que debes informar a tu proveedor de servicios de salud. Tú eres quien debe decidir si los efectos secundarios son aceptables o no. Tu proveedor de servicios de salud te indicará si los efectos secundarios son lo suficientemente severos como para descontinuar las inyecciones.

Implantes (Norplant)

En 1990, la Administración de Alimentos y Fármacos (FDA) aprobó el sistema Norplant, que requiere de la implantación en el brazo de la mujer de 6 cápsulas hechas de un plástico flexible. El sistema controla la natalidad por hasta cinco años por medio de la emisión lenta de progestina. Durante el primer año, sólo 1 de cada 500 mujeres queda embarazada.

Para colocar el implante en tu brazo, el proveedor de servicios de salud te anestesia el área, hace la incisión necesaria y coloca el implante. El implante produce algo de sensibilidad los primeros días en el área donde fue insertado. Las mujeres de brazos delgados podrán ver las cápsulas colocadas en la parte de abajo del brazo.

El implante, por lo general, causa dificultades (cicatriz, dolor) cuando se quita. Para quitarlo se requiere cirugía menor, pero este procedimiento es más difícil que cuando se colocó, ya que se ha formado tejido nuevo alrededor de las cápsulas. Algunas mujeres han necesitado operaciones hechas en dos visitas para retirar el implante.

Si tomas otros medicamentos y estás pensando en usar el sistema Norplant, necesitas discutir esto con tu proveedor de servicios de salud, ya que algunos anticonvulsivos y algunos antibióticos pueden reducir la efectividad del sistema.

Métodos quirúrgicos

En todo el mundo, la esterilización quirúrgica es el método anticonceptivo más comúnmente usado. En este procedimiento, el cual no es reversible, se impide que los óvulos viajen desde los ovarios y pasen a través de las trompas de Falopio. Específicamente, tu cirujano te cortará las trompas de Falopio y las prensará o cauterizará. A lo sumo, el procedimiento consistirá en una incisión de menos de 2 pulgadas de largo y el riesgo quirúrgico es mínimo. No se conocen complicaciones a plazo largo debidas a este procedimiento.

No se necesita una histerectomía, es decir, la extirpación de los ovarios o del útero para la contracepción.

Métodos masculinos

Condón masculino

Los condones fueron desarrollados originalmente como una protección contra las enfermedades de transmisión sexual. En cuanto al control de la natalidad, son un método de barrera algo efectivo cuando se usan desde el contacto inicial del pene con la vagina. En promedio, sólo 12 de cada 100 mujeres quedarán embarazadas cuando sus parejas usan condones.

Algunos hombres se quejan de que no disfrutan el contacto del pene con la vagina cuando usan un condón. Por ésta y otras razones, se recomienda que las parejas incorporen la colocación del condón en el juego sexual inicial.

Al colocar el condón sobre el pene, asegúrate de dejar una bolsita de media pulgada en la punta para detener el semen. Además, tan pronto como un hombre eyacula, su pene disminuye en tamaño. En ese momento es importante sujetar firmemente la base del condón, para impedir que el fluido se derrame en el área vaginal. Además, habrá que sacar el pene y el condón al mismo tiempo de la vagina. Esto también ofrece protección contra las enfermedades de transmisión sexual. Con frecuencia se usa el condón para suplementar otros métodos femeninos de contracepción con el fin de aumentar la efectividad de los dos y ofrecer protección contra las enfermedades de transmisión sexual.

Es beneficioso que los dos sepan usar el condón.

VASECTOMÍA

Este procedimiento quirúrgico impide que el espermatozoide viaje de los testículos al área eyaculatoria. Tiene riesgos mínimos y no tiene efecto sobre la habilidad física o los niveles hormonales. Aunque reduce en un 5% la cantidad de fluido que un hombre eyacula, esto no se detecta fácilmente. Los espermatozoides que el hombre continúa produciendo son absorbidos por el cuerpo como parte de sus procesos naturales. Aunque los hombres pueden sentir un poco de incomodidad, usualmente no tienen que pedir tiempo en el trabajo para recuperarse de la operación.

Aunque el éxito para revertir las vasectomías es mucho mayor que para revertir la esterilización quirúrgica de las mujeres, ambos procedimientos se consideran permanentes.

RETIRARSE O SALIRSE

Éste no es un método efectivo de control de la natalidad, ya que en un momento no determinado antes de eyacular, la glándula Cowper libera miles de espermatozoides. Aunque esta cantidad es inferior a los cien mil espermatozoides que salen en la eyaculación, sólo se necesita de una célula de espermatozoide para fertilizar un óvulo.

MITOS Y HECHOS

Mito: Cuando estás dando pecho, no te puedes quedar embarazada.

Hecho: Si estás dando pecho, sí te puedes quedar embarazada.

Mito: La iglesia católica no me permite usar métodos anticonceptivos.

Hecho: El catecismo católico afirma en la sección 2370: "La continencia periódica, es decir, los métodos que regulan el nacimiento basados en la propia observación y el uso de métodos fértiles (planificación natural de la familia), están de acuerdo con los criterios objetivos de la moralidad. Estos métodos respetan los cuerpos de los esposos, promueven el cariño entre ellos y favorecen la educación de una libertad auténtica."

Mente y espíritu

La opción de cómo controlar la fertilidad es nuestra. Las latinas podemos usar esto como una oportunidad para definir quiénes seremos, o bien podemos dejar que nuestra pareja haga esa decisión por nosotras. La ciencia nos ha dado los conocimientos y la tecnología para que controlemos nuestra fertilidad, pero somos nosotras quienes al final de cuentas decidiremos lo que haremos. La decisión tiene que respetar nuestra realidad a la vez que nuestras creencias.

Resumen

Así que, ¿cómo vas a controlar tu fertilidad? Ya tienes la información, la decisión ahora es tuya. Lo que tú decidas hacer tendrá consecuencias que te impactarán a largo plazo en tu vida.

Comprender tu sistema reproductor deberá ayudarte a decidir cuál es el método que va de acuerdo con tu cuerpo, mente y espíritu.

RECURSOS
Organizaciones
American Society for Reproductive Medicine
Patient Information Dept.
1209 Montgomery Highway
Birmingham, AL 35216-2809
(205) 978-5000
www.asrm.com

Association of Reproductive Health
   Professionals
2401 Pennsylvania Avenue NW, Suite 350
Washington, DC 20037-1718
(202) 466-3825
www.arhp.org

National Family Planning and Reproductive
   Health Association
1627 K Street NW, 12th Floor
Washington, DC 20006
(202) 293-3114
www.nfprha.org

National Women's Health Network & The
   Women's Health Network Clearinghouse
514 10th Street NW, Suite 400
Washington, DC 20004
(202) 347-1140
www.womenshealthnetwork.org

National Women's Health Resource Center
120 Albany Street, Suite 820
New Brunswick, NJ 08901
(877) 986-9472
www.healthywomen.org

Planned Parenthood Federation of America,
   Inc.
810 Seventh Avenue
New York, NY 10019
(212) 541-7800
www.plannedparenthood.org

Publicaciones y folletos
"Birth Control: Choosing the Method That's
   Right For You." Información sobre varios
métodos anticonceptivos alternativos.
American Academy of Family Physicians
(AAFP), AAFP Family Health Facts, Kan-
sas City, MO: 2000. Llame al (800) 274-
2237 para obtener el folleto #1524; 11400
Tomahawk Creek Pkwy, Leawood, KS
66211-2672, (800) 944-6600.

"Choosing a Birth Control Method." Información sobre varios métodos alternativos
anticonceptivos. Association of Reproductive Health Professionals (ARHP), Washington, DC: July 1994. Llame al (202)
466-3825 para obtenerlo (también está disponible en español). Otro título: "La selección de un método para el control de la
natalidad." Información en español sobre
los anticonceptivos.

"Control de la natalidad." Información sobre
varios métodos alternativos anticonceptivos.
ACOG Patient Education. The American
College of Obstetricians and Gynecologists
(ACOG), Washington, DC: AP005. Escriba
a ACOG – 409 12th St., SW, P.O. Box
96920, Washington, DC 20090-6920 o
llame al (800) 762-2264 para obtenerlo.
www.acog.com.

"¿Cuál es mejor para usted? ¿Cómo escoger
un método anticonceptivo?" Comuníquese
con Education Programs Associates, 1 West
Campbell, Suite 40, Campbell, CA 95008-
1039, (408) 374-3720 para obtener el folleto
#OF2531/ PB2535.

5

Sexualidad y placer

Yo nunca disfruté realmente de la vida sexual. Pero sabía que era buena amante. Dejaba que Esteban me hiciera el amor cuando él quería. Algunas veces estaba muy cansada y otras veces no me sentía muy sexy, pero lo hacía de todos modos. Él siempre lograba terminar, sin importar cómo me sentía yo. Yo podía fingir un orgasmo y sabía cuáles eran los ruidos que lo excitaban.

Sabía que era buena amante porque Esteban siempre tenía un orgasmo rápidamente. Eso me hacía sentir bien porque cuando él terminaba, entonces yo me podía relajar y hacer lo que quisiera: dormir, limpiar o simplemente estar sola. Cuando él terminaba, me sentía a gusto porque entonces todo se acababa.

Todo eso que se oye sobre el orgasmo y el placer es puro cuento. Esas cosas son para las mujeres que no saben que su obligación es agradar a su pareja. Ah sí, yo sé todo lo que hay que saber acerca de la sexualidad. Soy muy buena amante.

CLARA, 43

En los Estados Unidos, las relaciones sexuales sirven para liberarse de las presiones y de las tensiones (estrés).

ANITA, 31

Cuando mi esposo y yo nos casamos, los dos éramos vírgenes. Éramos muy jóvenes y las dos familias estaban contentas con el matrimonio. Hubo mucha celebración por la vida que íbamos a compartir. Yo no sabía mucho. Ni siquiera sabía lo que compartiríamos.

Yo sabía que él trabajaría y que yo trabajaría. Cada uno tenía responsabilidades con la nueva familia que habíamos creado. Aunque yo no sabía mucho, la única cosa segura era que yo era para él.

Era difícil saber con exactitud lo que significaba eso. Por lo menos quería decir que en la casa, al igual que fuera de la casa, haríamos lo que él decía que había que hacer. En cuanto a lo que hacíamos en la recámara cada noche, yo pensaba que eso significaba que lo único que importaba era su placer. Pero yo estaba equivocada.

No sé cómo, pero por alguna razón las cosas en la recámara cambiaron.

Yo sé que se oye muy tonto, pero nos queríamos verdaderamente, y con el tiempo yo también cambié. Yo aprendí. Y como él me amaba y se preocupaba de mi placer, él también cambió. Aprendimos.

JULIA, 68

La mayoría de nosotras aprendemos lo relativo a las relaciones sexuales de la manera más difícil. Hay tantas experiencias dolorosas asociadas con las relaciones sexuales. Los aspectos placenteros se olvidan en las experiencias.

SANDRA, 27

En la sociedad vemos muchas imágenes sexuales por todas partes: en la televisión, las películas, los anuncios. Cuando la industria nos quiere convencer de lo bueno que es su producto, nos dice que nos hará más atractivas sexualmente. Las principales revistas saben que venderán más copias si ponen artículos que detallen cómo verse más *sexy*, tener buenas relaciones sexuales, hacer maravillosamente el amor y hasta por qué algunas no queremos nada con las relaciones sexuales. Compramos revistas para responder a las encuestas sobre cómo vestir y qué decir para parecer *sexy*.

A veces al leer las sugerencias, podemos pensar: "¡Yo soy latina, yo no hago eso!" Las descripciones de lo relacionado con lo sexual nos intrigan, con posibilidades que van desde lo clínico hasta lo cursi. Una latina me dijo que estaba segura de que los expertos que escribían sobre temas sexuales quizá nunca habían tenido una cita y si acaso la tuvieron, agregó, dudaba que hubieran tenido una segunda cita.

A menudo, la sociedad le añade una connotación sexual a todo lo que nos rodea en la misma forma en que algunos le echamos sal a la comida. Le añaden lo sexual de manera indiscriminada a todo lo que se nos pone en frente, sin considerar todo lo que ya hay. Se supone que mientras más, mejor. Pero, así como la sal en exceso no es buena para nosotras, demasiada vida sexual nos puede dejar insensibles.

¿Cuál es la cantidad correcta de vida sexual que debe haber en nuestras vidas? ¿Qué es lo que nos hace *sexy*? ¿Son de verdad diferentes los hombres? La respuesta a todas estas preguntas y otras más es la misma: todo depende del individuo. Es necesario repasar brevemente las tendencias históricas y científicas para dar nuestra propia respuesta a estas preguntas.

Historia

Por generaciones, en las culturas del Occidente, se definía la sexualidad de las mujeres como muy peligrosa o como no existente y las mujeres luchaban entre estos dos extremos. En la interpretación de una sexualidad peligrosa estaba Eva en el Edén con Adán. Luego llegó la serpiente, que convenció a Eva de que probara la fruta prohibida y lo demás es bien conocido. Bajo la perspectiva de la no existencia de la sexualidad, la Virgen María fue el modelo femenino que concibió y dio a luz conservándose pura. Además, dedicó su vida a su hijo.

En consecuencia, a través de la historia, la sexualidad de las mujeres fue tratada como algo sobre lo cual no se habla y que cuando se expresa lleva sólo a eventos desafortunados. A las mujeres se las describía como tentadoras sexuales o como criaturas que eran fácilmente engañadas y que por lo mismo necesitaban protección de las malas influencias. Irónicamente, a los hombres siempre se les describía como que lo sabían todo y como que eran todopoderosos, nunca se les hacía responsables de actuar sobre las tentaciones. Todas las tentaciones que los hombres sentían eran culpa de la mujer al fin de cuentas. Y había que proteger a las mujeres de sí mismas.

La necesidad de proteger a las mujeres deterioró al punto de tener que someterlas y casarlas. Fue necesario hacer que las mujeres se subordinaran a los hombres, supuestamente para proteger a las mujeres de sus malos juicios y de su impulsividad. Para evitar la destrucción a que pudiese llevar la sexualidad femenina no controlada y ayudar a las mujeres a permanecer puras y obedientes, la sexualidad femenina debía controlarse. Otra vez se salvaría la humanidad.

Históricamente, la mayoría de las sociedades encontraron mecanismos para proteger a las niñas de sí mismas. Tan pronto como sus cuerpos empezaban a dar señales de que estaban madurando sexualmente (usualmente entre los 9 y los 13 años de edad), las familias mantenían a las jóvenes bajo constante supervisión o las casaban. Idealmente, las que tenían suerte eran las que se casaban. El control de su sexualidad se transfería a los hombres con quienes se casaban. Las desafortunadas eran aquéllas para quienes la familia no podía encontrar esposo; estas muchachas con frecuencia se quedaban de sirvientas de sus propias familias.

La ciencia

Independientemente del desfavorable trato histórico de la sexualidad femenina, la ciencia deja en claro que la actividad sexual es parte del desarrollo normal del ser humano. Desafortunadamente, los únicos aspectos de la sexualidad femenina que han sido estudiados en mayor medida son aquéllos relacionados con la reproducción, aunque sabemos que la sexualidad no termina con la reproducción. La reproducción es sólo uno de los resultados de la sexualidad.

Aunque lo sexual nos rodea, la mayor parte de lo que vemos no está basado en la ciencia. No es tan fácil encontrar los datos y hechos sobre la sexualidad. Aunque la fisiología de la excitación sexual ha sido estudiada en los animales, los tabúes culturales limitan la cantidad de investigación que se centra en la respuesta sexual humana. De alguna forma, se asocia cualquier investigación científica sobre la

sexualidad con el apoyo implícito a la promiscuidad.

Si la investigación es limitada en cuanto a la técnica de la respuesta sexual humana, se conoce todavía menos acerca de cómo responden las mujeres. Tabúes impuestos por la cultura y la religión, además de la mitología —¿o pensamiento fantasioso?— propagados por los hombres acerca de lo que es la sexualidad femenina aceptable sirven para enterrar u obscurecer la realidad sobre las mujeres y su sexualidad. Por lo tanto, nuestros conocimientos de la sexualidad femenina tienden a ser de un carácter puramente técnico o matizado por el punto de vista masculino.

La perspectiva técnica considera la vida sexual como un aspecto puramente físico de la vida. Los libros escritos desde tal punto de vista discuten, por ejemplo, la biología y la psicobiología de la vida sexual. En su intento por ser clínicos, sus autores típicamente dibujan diagramas de los órganos y partes del cuerpo que frecuentemente tienen poco que ver con lo que nosotras sabemos de nuestros cuerpos y sus fuentes de placer. Además, muestran los senos levantados y no muestran los vientres caídos que denotan el paso natural del tiempo. Con frecuencia, son dibujos basados en el punto de vista masculino de lo que es el sexo y la sexualidad femenina.

El punto de vista masculino que ha dominado gran parte de la investigación y la obra erótica conceden poca importancia al papel de la mujer en la vida sexual. A las mujeres se les ve como un recipiente diseñado para aceptar pasivamente la lujuria y el placer de los hombres. Como lo resumió una latina: "Yo era para él." Así que, para muchos investigadores, la sexualidad femenina continuó sin definición: no era nada por sí sola, sino que más bien era una consecuencia de las necesidades biológicas de la humanidad.

Sobra decir que las descripciones técnicas de las actividades sexuales son tristemente inadecuadas. Además, las perspectivas sobre la sexualidad que se basan exclusivamente en los puntos de vista y la cultura de los hombres no son importantes para las mujeres, especialmente para las latinas.

En la actualidad hay evidencia creciente de que para las mujeres, lo sexual y la sexualidad son más que una necesidad fisiológica. De mayor importancia es el hecho de que las mujeres, incluyendo una cantidad creciente de latinas, ya no están permitiendo que su propia sexualidad se defina en términos de lo que otros quieren.

Lo sexual es más que una técnica y más que la reproducción. El problema es que ese "más" consiste en pensamientos y éstos no se miden fácilmente. La escasa investigación que existe indica que, para la mayoría de las mujeres, los pensamientos controlan los sentimientos sobre lo sexual y la sexualidad en mayor medida que en los hombres. Cuando pensamos en algo sexual o queremos expresar nuestra sexualidad, es más probable que nos inspiremos en los aspectos no físicos de nuestra pareja que en sus atributos físicos. Lo que las mujeres piensan y sienten acerca de la actividad sexual y de su propia sexualidad es más difícil de medir.

Las latinas y lo sexual

Lo sexual abarca muchas cosas: la intimidad, el placer, el poder, la fuerza y el amor. Nuestros puntos de vista sobre lo sexual van desde lo sublime a lo superficial y hasta lo verdaderamente repulsivo, de tal forma que algunos tratan de exaltar lo sexual como la cosa más cercana a la comunicación con Dios y otros lo devalúan al punto de convertirlo en una emoción barata.

Aunque lo sexual abarca una amplia variedad de temas, la sexualidad se define mejor en relación con la expresión individual de lo sexual. Las maneras en que expresamos nuestros sentimientos sobre lo sexual está determinada por nuestros conocimientos, actitudes, necesidades y deseos. Para que las latinas tengamos un sentido saludable de la sexualidad se requiere una introspección honesta al enfrentarnos a nuestras historias colectivas e individuales.

Para muchas de nosotras, nuestra familia trató "lo sexual" como una novela misteriosa que nunca tenía final. Esta experiencia, por sí sola, ha tenido un profundo impacto, al detener nuestro desarrollo sexual. ¡Qué bueno que voy a vivir hasta los cien años para recuperar el tiempo perdido!

CASANDRA, 51

Quizá la mejor forma de ilustrar el significado de lo sexual para las latinas es contar lo que una madre latina con dos niños me dijo. Según ella, nunca aprendió nada sobre la vida sexual. Su comentario contiene una verdad básica que las latinas entendemos: la vida sexual no es sinónimo de tener hijos. Las latinas que tienen hijos, al igual que las latinas que han tenido más de una relación sexual, admiten con frecuencia que no conocen mucho de lo que tenga que ver con lo sexual, a pesar de haber tenido relaciones sexuales por lo menos en varias ocasiones. Así como podemos cocinar sin tener conocimientos básicos de la salud y nutrición, algunas de nosotras hemos tenido hijos sin entender lo sexual o sin siquiera pensar en nuestra propia sexualidad.

Eso no debe sorprendernos, dada la falta de estudios sobre los aspectos fisiológicos y cognoscitivos de la sexualidad femenina. Además, para las latinas, nuestro comportamiento sexual tiene una dimensión adicional que la investigación actual no captura. Esta dimensión consiste de la estructura cultural, religiosa y espiritual que penetra nuestra identidad. Está enraizada en el catolicismo que forma parte de nuestra crianza independientemente de si nos consideramos católicas o no.

Es irracional y poco saludable vernos como Eva o la Virgen María. Aunque podemos aprender de los errores y de las vidas de estas dos mujeres, debemos definir nuestra sexualidad en algún punto intermedio entre estas dos imágenes. Cómo definirlo es muchas veces un misterio para nosotras mismas. Cuando nos preguntan sobre algo sexual, las latinas, tengamos 75 ó 25 años, simplemente sonreímos. Esa sonrisa transmite toda una serie de experiencias, desde: "Sí, sé de lo que se trata lo sexual y el placer" hasta "El acto sexual nunca tuvo nada que ver con el placer y me da gusto ya no tener que hacerlo." Una sonrisa puede decirlo todo y a la vez absolutamente nada.

Recuerdo una vez que me dijiste que, desde que eras pequeña, tu madre siempre te decía que eras muy hermosa. Ésa es una experiencia rara. Para la mayoría de nosotras, nuestras madres tenían tantas frustraciones sexuales. No pudieron transmitir nada positivo sobre lo sexual a sus hijas. Tardé mucho tiempo para aceptar la imagen que mi madre tenía de ella misma.

TERESA, 25

¿Tenemos buenos modelos de una sexualidad saludable? ¿Estamos suficientemente libres de nuestros propios problemas de autoestima o traumas de la infancia como para apreciar completamente nuestra sexualidad? ¿Cuáles son nuestras creencias sobre la sexualidad? ¿Cuáles eran los mensajes que recibíamos al mismo tiempo que a los hombres se les decía que debían experimentar y adquirir conocimientos sexuales?

La sexualidad, como expresión de quiénes somos, ocurre a tres niveles: cuerpo, mente y espíritu. Es importante comprender nuestra satisfacción en estos tres niveles; y la satisfacción de los tres a la vez sólo se puede describir como éxtasis puro. Pero hay mucho que descubrir sobre nosotras antes de sentir éxtasis. A

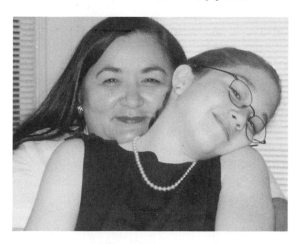

Madres e hijas necesitan hablar entre ellas sobre la sexualidad.

un nivel básico, tenemos que comprender la técnica de lo sexual.

El cuerpo

Un hombre se mira y se toca el pene varias veces al día. Desde su infancia, trata su pene como si fuera alguna varita mágica con la que podría conquistar el mundo. De niño jugaba con su pene, formaba círculos con otros niños para orinar juntos y ojalá también haya aprendido a bajar el asiento del sanitario.

Muchos hombres hasta le ponen sobrenombre al órgano que tienen entre las piernas: el calamar gigante de un solo ojo, el campeón calvo, José, Herman y hasta el lagartijo. Los nombres comunican tamaño y fuerza. Para las latinas, nuestra experiencia es totalmente opuesta.

De niñas siempre se nos enseñó a mantenernos limpias y cubiertas. Se nos dijo que nos limpiáramos pero nunca que nos miráramos. Y *nunca* debíamos tocarnos.

Pregúntale a una latina qué nombre le puso al área entre sus piernas y se pondrá incómoda. Durante la mayor parte de nuestras vidas, las latinas evitamos referirnos a nuestra vulva; en su lugar decimos "esa" parte de nuestro cuerpo y en la mayoría de los casos no tenemos nombre para ella, más allá de referencias vagas a *ahí abajo*. Con un *tú sabes* . . . nos quitamos de encima la pregunta de cómo llamarle a nuestra vulva.

En nombre de una sexualidad sana, necesitamos sentirnos más cómodas con nuestros cuerpos. Cualquiera que sea el nombre que escojamos para nuestra vulva, es tiempo de familiarizarnos con esta importante parte nuestra.

No hay nada de malo con mirarnos. Hay latinas que han estado sexualmente activas y han tenido hijos pero todavía no se miran el cuerpo. Eso es algo que hay que cambiar. El ejercicio que sigue es un primer paso para familiarizarte con tu cuerpo.

Las buenas prácticas de salud requieren que sepamos cómo se ve nuestra vulva en estado saludable para que reconozcamos las primeras señales de cualquier problema. Debes familiarizarte con la manera en que se ve tu cuerpo cuando está saludable para que sepas cuando algo no está bien.

Ejercicio: Mirar nuestros genitales

Quizá no puedas hacer todo este ejercicio en un solo día, así que haz lo que te resulte cómodo.

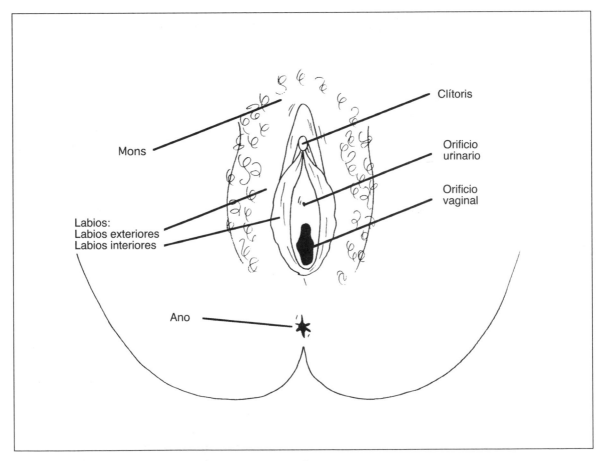

Vulva

Para mirarnos cuidadosamente, lo único que necesitamos es un cuarto donde podamos estar desnudas cómodamente y un espejo de mano para ver nuestros cuerpos, nuestros senos y lo que está entre nuestras piernas.

Sigue estos pasos sencillos para identificar cada una de las partes del cuerpo que aparecen en el diagrama de la vulva.

1. Báñate y no te pongas la ropa inmediatamente. Si te es más cómodo, envuélvete en una toalla o pon una toalla sobre tus hombros para no enfriarte.
2. Siéntate en la orilla de la cama y abre tus piernas una distancia de dos pies.
3. Mírate abajo, entre las piernas. Mira cuanto vello tienes. Fíjate si tu vello es lacio, ondulado o ambos. A esta área se le llama mons pubis.
4. Con una mano, coloca el espejo entre tus piernas más o menos a ocho pulgadas de tu vulva. "Vulva" viene de la palabra latina que significa "cubierta". Esta área es muy sensible al tocarse. La vulva incluye los labios exteriores (o labios mayores), los labios interiores (o labios menores), la abertura vaginal, la uretra y el clítoris.
5. Con la otra mano, separa tus labios exteriores para que puedas ver lo que protegen.
6. Trata de identificar tus labios interiores, la abertura vaginal, la uretra y el clítoris.
7. Fíjate en lo cercanos que están uno del otro: la abertura vaginal, la uretra y el clítoris.
8. Ahora mira tus senos.
9. Observa el color y la textura de tus pezones.
10. En seguida mira tu cara y sonríe. Ahora ves tu cara y detrás de esa cara está el componente más importante de tu sexualidad y de tu respuesta sexual: tu mente.

Ahora que nos sentimos cómodas al mirarnos, el siguiente paso es sentirnos cómodas al tocarnos. La mejor forma de comprender lo que nos excita es hablar de uno de los tabúes principales para las latinas: la masturbación.

Tocar nuestros cuerpos

Me acuerdo de la primera vez que me masturbé. Tenía once años y ya menstruaba. Me estaba bañando y empecé a lavarme bien entre las piernas porque había oído que si no estabas limpia los muchachos en la clase podrían olerte cuando estabas con la menstruación (regla). Al presionar la toalla contra mí, empecé a sentir algo muy agradable. Mientras más me frotaba, mejor se sentía. Así que seguí frotando y frotando y al rato logré explotar en algo tan agradable que me hizo temblar y estremecerme. No sabía lo que había hecho, pero se sentía tan bien que yo sabía que tenía que ser un pecado. No me volví a masturbar hasta los 32 años.

SARA, 34

Todavía tengo cicatrices en la espalda de las palizas que me daba mi mamá cada vez que me encontraba masturbándome.

MAGDA, 54

Cuando me casé, yo no sabía nada y mi esposo tampoco . . . pero aprendimos (risas).

JASMIN, 63

Aunque es duro aceptarlo, las latinas, al igual que otras mujeres, también se masturban. No es algo de lo cual hablamos fácilmente, pero es algo que hacemos. Irónicamente, algunas de las mujeres que se masturban nunca han visto su vulva.

La masturbación relaja nuestros cuerpos al reducir la tensión que se forma en algunas mujeres al no tener pareja con quien compartir, de manera completa, todos los aspectos de su sexualidad. La masturbación también puede proveer alivio para quienes tienen pareja.

Satisfacernos a nosotras mismas

Sólo uso mi almohada.

Cuando llego al hotel, voy a mi cuarto y ordeno una hamburguesa. Luego repaso la selección disponible de videos para adultos y decido si voy a ver uno. Después me baño. Para cuando llega el servicio de cuarto, ya me siento más relajada. Me como la hamburguesa lentamente y a veces veo un video para adultos. Y una vez que tengo el estómago lleno, sé que es tiempo de darme placer. Me acuesto en la cama y empiezo a acariciar mi cuerpo con una mano mientras que la otra se familiariza con los pliegues y los bordes del placer en mi vulva.

Empiezo a sentirme excitada tan pronto como llega la hamburguesa (risas).

ESTHER, 39

Aunque algunas latinas han aprendido a masturbarse a escondidas, otras crean escenas más elaboradas para satisfacerse. Para muchas mujeres, la masturbación significa entrar en un estado mental que las lleve a concentrarse realmente en sí mismas. Eso, por supuesto, es difícil para algunas de nosotras. Pero lo podemos hacer.

La masturbación también es una manera de conocer tu propia respuesta sexual y lo que te da placer. En las relaciones saludables, nuestra pareja aprecia el saber lo que nosotras disfrutamos.

Puedes pensar en la masturbación como un proceso que te llevará por los siguientes seis niveles: Nivel 1: crea el ambiente; Nivel 2: esfuérzate por concentrarte en tu cuerpo; Nivel 3: deja que tus manos exploren tu cuerpo; Nivel 4: concéntrate en lo que te excita; Nivel 5: continúa excitándote hasta el punto máximo de placer; y Nivel 6: relájate.

Dependiendo de tus propias experiencias pasadas, quizá tú puedas llegar hasta el Nivel 1, en tanto que otras latinas podrán pasar por todos los niveles y luego los repetirán.

- Nivel 1: Crea el ambiente. Piensa en el ambiente que te excita. Quizá puedas escapar mentalmente cuando estás en tu recámara o en el baño. A algunas mujeres les ayuda crear una rutina para masturbarse, para que todos los elementos asociados con el placer sean agradables también.
- Nivel 2: Esfuérzate por concentrarte en tu cuerpo. Tienes que eliminar todos los pensamientos de tu mente y enfocarte en tu cuerpo. Esto puede significar que necesitas planear un tiempo privado para darte placer.
- Nivel 3: Deja que tus manos exploren tu cuerpo. Ya sabes dónde encontrar tus genitales, así que cierra tus ojos y deja que tus manos toquen tu cuerpo. Quizá quieras usar un vibrador (pero no en la tina de baño o en la regadera) u otros objetos para estimularte. Lo único que tienes que hacer es permitirte tocar tu cuerpo en una variedad de formas.
- Nivel 4: Concéntrate en lo que te excita. Pensar en fantasías te puede ayudar. Una vez que empieces a sentirte excitada, podrás explorar otras formas de estimularte. Trata de pensar nada más en tu cuerpo y en cómo se siente cuando lo tocas.
- Nivel 5: Una vez que has identificado los puntos que te excitan, continúa estimulándote para obtener el mayor placer. Quizá quieras continuar excitándote hasta que tengas un orgasmo.
- Nivel 6: Relájate. Cuando sientas el grado de excitación que deseas, entonces podrás relajarte.

Al pasar por estos niveles una puede aprender a decirle a su pareja lo que le agrada. Quizá prefieras la estimulación directa del clítoris o disfrutes simplemente de una presión ligera en las áreas a su alrededor. Todas nosotras podemos aprender a saber lo que nos hace sentirnos bien.

Aunque la masturbación es parte del desarrollo sexual saludable, para muchas de nosotras no es un substituto permanente para expresar la sexualidad que puede disfrutarse en una relación monógama seria.

Orgasmo

Sé que tenía orgasmos. El placer era demasiado intenso como para que no me diera cuenta. Yo pensaba que todas las mujeres tenían orgasmos en la misma forma. Pero cuando miré la escena del famoso orgasmo simulado en When Harry Met Sally *(Cuando Harry conoció a Sally), me puse a pensar en lo que significaba todo eso. ¿Por qué golpeó la mesa e hizo todo ese ruido? Quizá las mujeres no latinas tienen orgasmos de otra manera. El mío ciertamente no incluía todo ese ruido. Mis orgasmos se sentían como olas de placer que reverberaban por todo mi cuerpo hasta que ya no aguantaba ni el más ligero movimiento mientras explotaba en sentimientos de felicidad y satisfacción.*

TENSIA, 31

Me da tanta vergüenza tener un orgasmo. No puedo detener los ruidos que hago. Es como si tuviera que gritar con esos sentimientos abrumadores para los que no tengo palabras.

AMELIA, 43

He tenido relaciones sexuales con mi esposo durante muchos años. Tenemos una buena vida sexual, pero no creo haber tenido un orgasmo.

ALINA, 26

No puedo evitar los ruidos que hago, la pasión que corre por mi cuerpo. Sé que los niños han de preguntarse qué serán esos ruidos amortiguados que oyen en nuestro cuarto. Pero es lo más silenciosa que puedo quedarme.

CARMEN, 34

El orgasmo es quizá el aspecto más frecuentemente discutido de la sexualidad. A un nivel fisiológico, el orgasmo ocurre como resultado directo de la estimulación del clítoris. Algunas mujeres han indicado que prefieren orgasmos vaginales, pero la limitada investigación que existe indica que todos los orgasmos se producen mediante el clítoris. Para algunas mujeres, sin embargo, el clítoris se estimula de una forma única durante la penetración vaginal, lo cual aumenta el placer.

FASES FISIOLÓGICAS ACTO SEXUAL

A veces el orgasmo es visto como el punto final del acto sexual, cuando de hecho es únicamente una de las cuatro fases principales en el continuo de la actividad sexual: excitación inicial, nivel estable, orgasmo y resolución.

Excitación inicial. Esta fase, la cual incluye los juegos amorosos iniciales, puede durar desde unos cuantos minutos hasta varias horas. Los juegos iniciales incluyen todo tipo de actividades, desde una actividad romántica hasta tocarse. Nuestros cuerpos señalan excitación al mostrarnos que estamos excitadas: los pezones se endurecen, las pupilas se dilatan y aumentan los latidos del corazón y la presión de la sangre. Y todo se siente bien. Nos sentimos felices y maravillosas.

Nivel estable. Esta fase es en realidad la intensificación de la excitación inicial. El latido del corazón aumenta todavía más, respiramos más pesadamente y podemos sentir que nuestro cuerpo se tensa a medida que se aproxima el orgasmo.

Cuando yo era más joven y tenía relaciones sexuales, pensaba que era malo que yo pudiera tener más de un orgasmo y que el hombre sólo tuviera uno. Así que aprendí a disfrutar de mis orgasmos en silencio y para mí misma.

ELIANA, 48

Orgasmo. Con estimulación continua y apropiada, muchas mujeres tienen un orgasmo. Hablando clínicamente, un orgasmo se puede describir como una serie de contracciones, pero las experiencias orgásmicas concretas pueden cubrir la gama desde una explosión de tensión y pasando por las oleadas cálidas hasta llegar a los movimientos espasmódicos involuntarios. Cada una de estas expresiones de orgasmo son igualmente válidas y placenteras. El orgasmo es un placer que se expresa para cada una de nosotras de la manera en que nos sentimos más cómodas y satisfechas.

Para las mujeres, sin embargo, con frecuencia hay una etapa adicional que ocurre entre el orgasmo y la resolución: orgasmos adicionales. La capacidad de tener más de un orgasmo es lo que distingue el patrón de excitación sexual y respuesta de las mujeres con respecto al de los hombres.

Algunas mujeres nunca han tenido orgasmos. Hasta un 95% de estas mujeres pueden llegar a lograr el orgasmo si reciben ayuda adecuada a través de: (1) terapia para comprender sus sentimientos hacia la vida sexual y su autoestima, y (2) entrenamiento para que se sientan cómodas con su propia sexualidad y comuniquen sus necesidades más fácilmente. Es importante reconocer que las condiciones físicas sólo son responsables en el 5% de las mujeres que no tienen orgasmos.

Resolución. Esto se refiere a que nuestro corazón regresa a un estado no excitado. Algunas personas prefieren estar cerca de su pareja y otras prefieren levantarse y bañarse.

Juegos posteriores al acto. Las latinas a quienes se les preguntó sobre las fases del acto sexual dijeron que es importante incluir una quinta fase principal: los juegos que ocurren después de la fase de resolución. El juego después del acto incluye las caricias y los abrazos cariñosos que ocurren después del orgasmo y la resolución. El abrazarse y conversar íntimamente es lo que señala que la sexualidad incluye la mente y el espíritu.

Lo que sabemos es que quienes son generosas en estos últimos juegos serán premiadas por parejas que, muy seguramente, estarán deseosas y sensibles en ocasiones futuras.

Los orgasmos son maravillosos, pero son parte de un continuo de intimidad que para la mayoría de nosotras incluye la mente y el espíritu.

CUERPO: MITOS Y HECHOS

Mito: Si amas a un hombre, le puedes curar la impotencia.
Hecho: El amor solo no cura la impotencia.

Si un hombre es impotente, lo debe discutir con su proveedor de servicios de salud para desarrollar una estrategia de tratamiento. En muchos casos, un tratamiento aliviará su problema.

Mito: El tamaño del pene no cuenta.
Hecho: El tamaño del pene sí cuenta.

El punto de vista de que tratándose de la vagina "un tamaño le queda bien a todos" es un mito. Cuantas más latinas compartían conmigo sus experiencias, más obvio era que el pene puede resultar muy grande o muy pequeño. Con respecto a tamaño, cada mujer tiene su propia medida de lo que "ajusta bien". Para algunas mujeres, el tamaño apropiado tiene que ver con la habilidad del hombre para estimular el clítoris durante la penetración. Para otras mujeres, el ángulo de penetración en relación con el tamaño del pene es lo que estimula al clítoris durante la penetración, lo cual puede ser muy placentero.

Y más importante que nada, en una relación amorosa las parejas aprenden a darse placer de muchas maneras.

> ## Consejos
> ### Para una vida sexual saludable y placentera
>
> 1. Habla con tu pareja sobre lo que te gusta.
> 2. Si algo te duele, no lo hagas.
> 3. Si algo es incómodo, no lo hagas.
> 4. Sé siempre monógama.
> 5. Si tú o tu pareja no son monógamas, usa un condón.

Mito: Las mujeres con senos grandes son más sensibles.

Hecho: El tamaño de los senos no está relacionado con la sensibilidad de la persona para la estimulación sexual.

La única cosa relacionada con el tamaño del seno es la talla del sostén. A menudo, nos han hecho sentir que nuestros senos o pezones son muy pequeños, muy grandes, caídos o con alguna otra cualidad que nos hacía sentir que nos faltaba algo, que no estábamos completas. De hecho, no hay ninguna evidencia de que el tamaño de los senos tenga que ver con el placer.

Lo que sí es importante es que tu pareja toque tus senos en una forma que tú encuentres agradable. Recuerda que tus senos son para el placer mutuo.

Para tener una vida sexual saludable y placentera:

1: Habla con tu pareja sobre lo que te gusta. La vida sexual y la sexualidad requieren que compartas tu cuerpo, mente y espíritu con tu pareja. Si uno de estos aspectos está ausente, entonces tienes que ser honesta contigo misma acerca de por qué sigues en esa relación. Si no puedes hablar con tu pareja, entonces será difícil tener una relación saludable o feliz.

2: Si algo te duele, no lo hagas. Se supone que la vida sexual es para el placer. Hazle saber a tu pareja si ciertas actividades te son dolorosas.

3: Si algo se siente incómodo, no lo hagas. Debes sentirte cómoda durante las relaciones sexuales. Si estás incómoda, hazle saber a tu pareja. Esto debe hacer que tu pareja reconsidere lo que están haciendo. Por ejemplo, aunque se ha escrito mucho sobre el mutuo placer oral de los genitales (comúnmente llamado el 69), la realidad es que muchas parejas lo encuentran incómodo y por lo tanto poco satisfactorio. Da mucha más satisfacción alternarse para dar placer genital.

4: Sé monógama. Las personas monógamas tienden a tener mejores relaciones sexuales y con mayor frecuencia. Las razones son más o menos evidentes, ya que la monogamia es un medio para establecer un compromiso. Y el compromiso es la clave para disfrutar de los aspectos cognoscitivos y espirituales de la vida sexual.

5: Si tú o tu pareja no son monógamas, usa un condón. Dado el grave peligro que representan las enfermedades de transmisión sexual, es importante que uses un condón. Si tu pareja no se puede comprometer a ser monógama, entonces lo menos que puede hacer es usar un condón. Si tu pareja no es monógama y se niega a usar un condón, entonces tú debes preguntarte si estás dispuesta a perder tu vida o arriesgar tu salud al tener relaciones sexuales sin protección. Incluso cuando ambas personas son monógamas en el presente, deben recordar que se van a la cama con una historia, es decir, con todas tus parejas previas.

La mente

El órgano sexual más grande es el cerebro y el afrodisíaco más potente es tu mente. Es en el área cognoscitiva donde existe la mayor diferencia entre hombres y mujeres. Para las mujeres, la excitación es mucho más cognoscitiva de lo que creemos. Esta diferencia se ejemplifica en el campo relativamente nuevo de las películas eróticas orientadas hacia las mujeres, que tienden a tener argumentos de romances e historias en comparación a las películas orientadas hacia los hombres, las cuales ponen más atención a la desnudez.

Lo que piensas de ti misma y de tu pareja determina cuánto placer tendrás. Si te gusta tu pareja y si hay amor entre los dos, entonces la sexualidad es una manera de expresar esa intimidad de una forma no verbal. La manera en que te trata tu pareja, el hecho de que se concentre o no en tu placer, y todos los otros aspectos de la intimidad, determinan si podrás disfrutar de una vida sexual con esa persona.

Existe el mito de que si amamos a una persona, esa persona instintivamente sabrá cómo hacernos sentir placer sexual. La realidad es que nadie, en tales circunstancias, puede leer la mente y es muy normal, incluso deseable, enseñarle a tu pareja lo que te gusta.

Esto es importante sobre todo para las mujeres, ya que la capacidad para sentir un orgasmo es más compleja. Esto no significa que simplemente debes darte por vencida o que debes venir preparada con gráficas de tus preferencias y un diagrama de la vulva. Significa que tienes que hablar con tu pareja. Esto puede parecer difícil o vergonzoso, pero si te sientes lo suficientemente confortable como para tener relaciones sexuales con alguien, entonces debes poder hablar con esa persona sobre lo que te gusta y lo que no te gusta.

Si te sientes más cómoda comunicando tus deseos por medios menos directos, puedes tratar de guiar las manos de tu pareja a aquellas

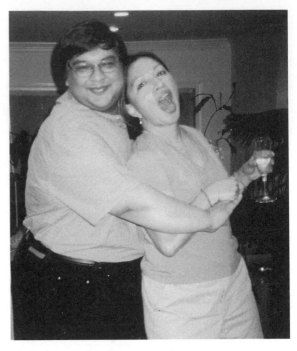

El placer y la diversión no significan que tengas que estar sexualmente activa.

partes de tu cuerpo que son más sensibles. También puedes cambiar la posición de tu cuerpo para mejorar el ángulo de la penetración. Tus respuestas y los sonidos que hagas serán el mejor indicador para tu pareja de lo que tú prefieres.

MENTE: MITOS Y HECHOS

Mito: Todas las mujeres deberían sentirse a gusto dando placer con la boca en los genitales de su pareja.

Hecho: Dar placer oral es cuestión de gusto.

Algunas mujeres no se sienten a gusto dando a su pareja placer oral-genital. Como en todos los aspectos de la sexualidad, aunque tú quieras intentar cosas nuevas, si no te gusta hacer algo, no lo debes hacer. Se supone que la sexualidad debe ser una actividad mutuamente satisfactoria.

Mito: Todos los hombres quieren recibir placer oral en sus genitales (felatorismo).

Hecho: La mayoría de los hombres disfrutan al recibir placer oral en sus genitales (felatorismo).

A algunos hombres, sin embargo, no les gusta tener relaciones sexuales orales: ellos tienden a ser aquéllos a quienes tampoco les gusta dar a sus parejas placer oral en los genitales. A la mayoría de los hombres sí les gusta recibir estimulación oral y típicamente son entusiastas en su elogio y apreciación de los esfuerzos de su pareja.

Mito: Si verdaderamente amas a alguien, el sabor del semen te gustará.

Hecho: Hay una gran variación en el sabor del semen.

Aunque el amor suprime nuestro sentido visual, como en "el amor es ciego", no cambia nuestro sentido del sabor. Las latinas han dicho que aunque aman a sus parejas, el semen no siempre está en su lista de las substancias más apetitosas o sabrosas.

Mito: A los hombres no les gusta dar placer oral en los genitales (cunnilingus).

Hecho: A la mayoría de los hombres les gusta dar placer oral en los genitales (cunnilingus).

Las latinas estamos tan acostumbradas a dar que es difícil para algunas de nosotras aceptar el placer oral en los genitales. Algunas de nosotras, sin embargo, hemos aprendido a apreciar el hecho de que nuestra pareja nos da el placer oral en los genitales, y de aceptarlo por lo que es, una forma maravillosa de mostrar cariño y confianza. Tu pareja debe preocuparse por tu placer y estar atento a tu respuesta, para así mejorar su técnica.

Mito: Una puede saber cuando su pareja ha sido desleal.

Hecho: Alguien que es infiel sabe cómo mentir.

Por su manera de ser, la persona que es infiel lleva una vida no sólo doble, sino triple. Nos mienten a nosotras, les mienten a sus otras parejas y se mienten a sí mismos. Al decir tanta mentira, aprenden a hacerlo bien. No importa cuánto ames a una persona, si ha estado con otra persona y lo quiere ocultar, lo puede hacer. Ésa es una lección que muchas de nosotras hemos aprendido dolorosamente.

Para evitar ese dolor, algunas hemos terminado por mentirnos a nosotras mismas, al tratar de fingir que no vemos que hay una casa grande y una casa pequeña, independientemente de cuál sea la nuestra.

Mito: A medida que avanzas en edad, te interesa menos la vida sexual.

Hecho: La edad no predice el interés en la vida sexual.

A menudo, los estudios que muestran que al aumentar la edad hay menos actividad sexual, no han tomado en cuenta algunos factores que intervienen. Uno de esos factores es el efecto de la menopausia: las mujeres que atraviesan por la menopausia pueden pasar por un período de menor actividad sexual pero típicamente reanudan una vida sexual activa después de pasar por esos cambios. Otro factor es que hay menos personas de mayor edad. La falta de disponibilidad de personas puede limitar las opciones para las mujeres de mayor edad que buscan parejas de su edad o mayores. La solución para la poca abundancia es sencilla: las mujeres deben buscar parejas más jóvenes o deben reevaluar lo que necesitan hacer para sentirse sexuales y sensuales.

Cuando hablo acerca de sentirme sensual en lugar de sexual, me refiero a otro aspecto del componente mental. Ha habido mujeres que me corrigen diciendo: "Tú quieres decir 'sensual' " y tenían razón. El acto físico del coito no tiene nada que ver con la diferencia de la que hablo y las latinas deben sentirse cómodas consigo mismas (cuerpo y todo) sin tener que pensar en el acto sexual por sí solo.

SOFÍA, 55

El espíritu

Yo creía que cuando hiciera el amor con alguien, iba a ver angelitos, pero no fue así.

ALEXANDRA, 28

De las muchas latinas que han compartido sus experiencias, algunas sintieron que la relación sexual con sus parejas había ido más allá de los aspectos físicos y mentales para alcanzar una esfera de intimidad que no se podía describir con palabras. Esto hace difícil describir completamente esta experiencia. A pesar de ello, hay algunas similitudes en lo que se describió.

Al contrario de lo que publican los medios de comunicación, este tipo de intimidad no requería necesariamente de una gimnasia sexual especial, es decir, el acto sexual no incluyó colgarse del candelabro o revolcarse en la arena de la playa (lo cual resulta en que tengamos arena en lugares incómodos). De lo que sí se trataba era de un profundo sentido de compromiso que trascendía la vida diaria de la pareja. Los lazos que se estrechaban por medio de la expresión mutua de la sexualidad generaban el tipo de éxtasis que se logra únicamente en la libertad total de una relación monógama en la que existe el compromiso.

ESPÍRITU: MITOS Y HECHOS

Mito: La iglesia católica dice que no debes disfrutar de las relaciones sexuales.

Hecho: La iglesia católica dice que sí debes disfrutar de las relaciones sexuales.

A menudo, las latinas sienten que la sexualidad es su obligación y deber como esposas. Es algo que hacen porque es lo que se espera de ellas y es parte de su responsabilidad de generar hijos. Pero la sexualidad es más que sólo tener hijos. También es una forma de expresar amor y devoción profundas. En su punto más poderoso, es una unión entre la mente y el espíritu. Por eso no debe sorprendernos que el nuevo catecismo católico de 1994 diga: "La sexualidad es una fuente de felicidad y placer" (La sección del "Amor entre esposo y esposa", parte 2362).

Mito: El juego de caricias que antecede al acto no es importante.

Hecho: El juego de caricias que antecede y que sigue al acto es extremadamente importante.

Una encuesta de hombres realizada recientemente indicó que el hombre promedio demoraba diez minutos en las relaciones sexuales. No sé con quién estuvieron estos hombres durante estos encuentros de diez minutos, pero con toda probabilidad diez minutos no fueron suficientes para satisfacer las necesidades físicas de sus parejas. Para llenar las necesidades espirituales, necesitamos el tiempo y afecto que ocurren en el juego inicial y en el juego posterior al acto.

Las mujeres no sólo disfrutan del juego abiertamente sexual, además disfrutamos de la atmósfera de romance y noviazgo que se da alrededor del acto de hacer el amor. Incluso después de décadas con la misma pareja, un acto de ternura hace que nuestros corazones bailen otra vez.

Con frecuencia debemos recordar a nuestras parejas cuánto valoramos el juego inicial y el juego posterior al acto. El juego inicial y el juego posterior al acto abarcan todo el afecto, abrazos, besos, caricias, risas y masajes que demuestran nuestro cariño. Tocarse mutuamente con las manos, cuerpos y lenguas es lo que enciende el fuego dentro de nosotras. La química que existe entre dos personas totalmente comprometidas puede producir una sensación electrizante en la piel.

Resumen

Las latinas deben reconocer los factores históricos y la falta de conocimientos científicos que han causado que lo que sabemos acerca de las mujeres y de la sexualidad sea limitado. Hay que definir claramente el papel de lo sexual y de nuestra propia sexualidad. Éstas no son cosas de las cuales nos podamos esconder sino que representan aspectos del ser humano que debemos celebrar.

Aunque resulte incómodo admitirlo, la masturbación es una parte importante y normal del desarrollo sexual humano. Masturbándonos es como aprendemos cuál es nuestra propia respuesta sexual para compartir estos conocimientos con nuestra pareja.

También necesitamos comprender la sexualidad en términos del cuerpo, la mente y el espíritu. Hacer esto requiere reconocer que hay un continuo que incluye conocer nuestros propios cuerpos y seguir desde la excitación inicial hasta el juego después del acto. Finalmente, cuando hay un compromiso total en la pareja, la sexualidad es una experiencia de nuestro cuerpo, mente y espíritu que funcionan juntos para producir un estado de éxtasis.

RECURSOS

Organizaciones

American Association of Sex Educators, Counselors and Therapists
Box 238
Mount Vernon, IA 52314-0238
www.aasect.org

American College of Obstetricians and Gynecologists
409 12th Street SW
Washington, DC 20090-6920
(202) 638-5577 ó (800) 762-2264
www.acog.org

National Latino/a Lesbian, Gay, Bisexual and Transgender Organization
1612 K Street NW, Suite 500
Washington, DC 20006
(202) 466–8240
www.llego.org

Sexuality Information and Education Council of the United States
130 W. 42nd Street, Suite 350
New York, NY 10036-7802
(212) 819–9770
www.siecus.org

Libros

Comfort, Alex. *The New Joy of Sex and More Joy of Sex*. New York: Pocket Books, Simon & Schuster, 1998.

Fischman, Yael, Ph.D. *El lenguaje de la sexualidad para la mujer y la pareja*. San Francisco: Volcano Press, 1992.

Kitzinger, Sheila. *Women's Experience of Sex: A New Approach. The Facts and Feelings of Female Sexuality at Every Stage of Life*. New York: Penguin Books, 1985.

Westheimer, Ruth, M.D. *Dr. Ruth's Encyclopedia of Sex*. New York: Continuum Publishing Company, 2000.

6

Problemas comunes

A Elena no le gustaba ir a su examen pélvico anual. Sabía exactamente cómo sería. Siempre era igual.

Le pedirían que se desvistiera de la cintura para abajo. Por lo general, alguien le daría una bata para cubrirse sus partes íntimas. Eso siempre asombraba a Elena. "¿Cómo podía alguien ser modesta en esta situación?" pensaba.

Entonces Elena se desvestía tal como le habían pedido y se acostaba en la mesa de exámenes. Odiaba sentirse expuesta—con las piernas abiertas y con más luces brillantes sobre ellas de lo que jamás se permitiría estando desnuda.

Elena cerró los ojos pensando en lo humillada que se sentía tener sus partes privadas en exhibición sobre la mesa. No importaba que hiciera esto cada año o que supiera que la proveedora veía, desde este ángulo exclusivo, a más de treinta mujeres por día.

Al poner sus pies en los estribos, pudo sentir cómo ellos separaban sus piernas todavía más. El proveedor de servicios de salud vendría pronto, tocaría y presionaría su vientre. Luego usaría esa cosa fría que parecía pico de pato para exponer sus entrañas todavía más. Entonces, metería dentro de ella unos palitos largos y finos con un algodón en un extremo. Ella realmente no sentía cuando hacía esto, pero él siempre le describía lo que hacía.

Elena suspiró cuando todo terminó. No le gustaba ir al examen pélvico o al Papanicolau. Pero lo hacía. No había cáncer en su familia y quería que las cosas continuaran así. Ella sabía que hacerse el Papanicolau cada año era algo que debía hacer.

La vaginitis, los fibromas, los quistes ováricos, la endometriosis, la tensión premenstrual (PMS), la histerectomía: al hablar con latinas es obvio que parecemos tener más problemas ginecológicos que otras mujeres. A la vez tenemos que comprender que los proveedores de servicios de salud no siempre tendrán una respuesta para nuestro problema o que quizá no van a poder darnos la respuesta que queremos. Hay mucho que compartir entre nosotras y con nuestro proveedor para que juntos podamos cuidar mejor nuestros cuerpos. Ocurren problemas con nuestro sistema reproductor, y para remediarlos, debemos aprender a estar alertas a las primeras señales de un problema para así trabajar con nuestra proveedora de servicios de la salud.

A menudo cuidamos mejor nuestras uñas, el cabello o los dientes que nuestro aparato reproductor. El mantenimiento preventivo y continuo de todas las partes de nuestro cuerpo es esencial pero la investigación muestra que las latinas no tomamos ni las medidas más básicas para proteger nuestra salud reproductora. Las latinas tienen los niveles más elevados de infertilidad, los niveles más elevados de cáncer cervical, los niveles de enfermedades de transmisión sexual no tratadas, y en comparación con las mujeres no latinas, hay menos probabilidades de que nos hagamos el Papanicolau.

Los bajos niveles de exámenes de Papanicolau y nuestros más bajos niveles de cuidado prenatal sugieren que no consultamos a nuestros proveedores de servicios de salud ni para los procedimientos de rutina. Las latinas dicen que sólo ven al proveedor de servicios de salud si están enfermas. Sin embargo, para nuestros niños aceptamos fácilmente el concepto de consultar al proveedor de servicios de salud para prevenir enfermedades. Hay que reconocer que nosotras también necesitamos consultar a la proveedora de servicios de salud incluso cuando nos sentimos bien. En eso consiste atendernos y cuidarnos bien. Si el concepto de atenderte y cuidarte te parece egoísta, piensa en que si no estás saludable, no podrás cuidar a nadie más que pudiera necesitarte. Hay mucho que aprender para que nos podamos atender y cuidar.

Para mantener nuestra salud, las latinas necesitamos consultar a nuestra proveedora de servicios de salud por lo mínimo una vez al año. Esto es así tengas o no tengas relaciones sexuales. También necesitas ver a tu proveedora de servicios de la salud regularmente si se ha detenido tu regla. Recuerda que el cáncer cervical, ovárico e uterino son más comunes en las mujeres mayores de 60 años de edad.

Si te han hecho una histerectomía, dependiendo del tipo que fue, pudieras o no necesitar un Papanicolau. Tu proveedora de servicios de la salud decidirá si necesitas o no un Papanicolau. No obstante, todas las mujeres mayores de los 18 años, al igual que aquellas personas menores de 18 años sexualmente activas, necesitan por lo menos un examen pélvico y un Papanicolau cada año.

Fijar la cita para tu examen pélvico y la prueba de Papanicolau

Al intentar decidir cuál es el mejor momento para hacernos la prueba del Papanicolau, normalmente vemos cuándo resulta conveniente para nosotras y cuándo hay una cita disponible en la oficina de nuestra proveedora de servicios de la salud. Ésta es la forma incorrecta de hacerlo.

Debemos fijar nuestra consulta de manera que se pueda conseguir la mejor muestra de células cervicales. Para poder obtener una muestra apropiada de células del cuello de tu útero, no debes hacerte la prueba del Papanicolau cuando estás menstruando. El momento ideal para hacerte la prueba es de 10 a 20 días después del primer día de tu ciclo menstrual.

Si tienes una infección, recuerda que debes curarte la infección antes de hacerte el Papanicolau. Si no te curas la infección y te haces el Papanicolau tendrás que repetir el examen. También ten presente que no debes usar cremas, lavados vaginales o espumas anticonceptivas para control de la natalidad por dos días antes del examen. El uso de estas substancias hace más difícil localizar las células anormales.

El examen pélvico

La prueba pélvica incluyendo el examen de Papanicolau sólo tarda unos cuantos minutos y no es dolorosa. Hay siete pasos clave para el examen pélvico y la prueba del Papanicolau.

1: Hacerte sentir cómoda. Desde el principio, tu proveedora de servicios de salud deberá tomar pasos para que te sientas cómoda. Hay quienes bajan las luces de la sala y usan una luz más fuerte y enfocada sobre las zonas que van a examinar.

2: Mirar el exterior. Primero el proveedor de servicios de salud verá el exterior (vulva) para ver si hay bultos o anomalías.

3: Insertar el espéculo para agrandar la abertura de la vagina. Algunos proveedores de servicios de la salud colocan el espéculo en agua tibia para que no esté frío. La colocación del espéculo y el agrandamiento de la abertura de la vagina usualmente se hacen con suavidad.

4: Obtener una muestra de células del cuello del útero. Una vez que la abertura de la vagina se ensancha, el proveedor de servicios de salud puede usar un cepillo muy pequeño y una espátula muy pequeña para obtener células del cuello del útero.

Si se realiza un examen de colposcopía, se llevan a cabo los siguientes pasos adicionales:

- Tu proveedora de servicios de salud usará un palito de algodón largo y delgado que tiene un algodón en un extremo para untar una solución del 5% de ácido acético (vinagre común de mesa) en la vagina y el cuello uterino.
- Bajará las luces en la sala.
- El proveedor esperará por lo menos 60 segundos después de recubrir la vagina y el cuello del útero.
- Ella examinará las áreas que se cubrieron con la solución acética utilizando un lente de aumento de baja magnificación para ver si hay señales de reproducción anormal de células.
- Ajustará las luces de la sala a su posición normal y retirará el espéculo.

5: Examinar la zona vaginal con una mano enguantada. Tu proveedora entonces insertará en la vagina dos dedos enguantados y con la otra mano tocará atravéz del abdomen, desde afuera, para ver si hay hinchazones o si sientes dolor. Por lo general, te sentirás algo incómoda.

6: Realizar el examen rectal. Usando un dedo enguantado, el proveedor examinará el recto para tocar alguna anomalía obvia.

7: Y ahí se acaba. Te darán un papel sanitario para que te limpies y te quites cualquier lubricante que hayan usado para que el examen fuera más cómodo para ti. Luego te pedirán que te pongas la ropa. Debes felicitarte por haber dado un paso gigantesco hacia tu propio programa de bienestar.

Resultados del Papanicolau

¿Cuándo fue la última vez que llamaste a tu proveedora de servicios de salud y pediste los resultados de tu examen de Papanicolau? Muchas de nosotras suponemos que ninguna noticia es buena noticia. Si hemos de controlar nuestra propia salud, entonces tenemos que aprender a hacer las preguntas y escuchar la respuesta.

Recuerda que es mejor apuntar las respuestas. No pienses que tienes que escuchar y responder a la misma vez. Escribir la respuesta te dará bastante oportunidad de pensar en lo que te dijeron. Siempre puedes volver a llamar si más tarde te das cuenta que hubo algo que no entendiste.

Preguntas clave

1. ¿Qué encontró?
2. ¿Qué significa eso?
3. ¿Qué me recomienda que haga ahora?

Siempre termina dando las gracias.

1: ¿Qué encontró? En la mayoría de los casos, te dirán que tu Papanicolau fue normal y que debes regresar en un año para el siguiente examen. Algunas veces la respuesta es que el Papanicolau no fue normal. Si la prueba del Papanicolau no fue normal, entonces debes proceder con las preguntas 2 y 3 según corresponda.

2: ¿Qué significa eso? La prueba del Papanicolau identifica cambios en las células y ayuda a detectar cuándo estos cambios son un estado precanceroso o canceroso. En el 10 al 15% de las pruebas de Papanicolau te pueden decir que tus resultados indican ASCUS (célula escamosa atípica de significado desconocido). Esto significa que hay que repetir la prueba del Papanicolau porque se encontró algo diferente (no típico) y no está claro qué significa esto (significado desconocido).

3: ¿Qué recomienda que haga enseguida? Si la prueba de Papanicolau no sale normal, tu proveedora de servicios de salud puede querer obtener más información para entender la magnitud de la situación.

Problemas comunes

Marlene siempre había tenido ciclos menstruales muy raros. Su regla era muy irregular y tan ligera que a veces lo único que tenía que usar era una ligera toalla sanitaria.

Se suponía que la cirugía era para ayudarle a tener reglas más normales pero no le ayudó gran cosa. El cirujano también le dijo que tenía el útero volteado y que se lo había cosido para que apuntara en la dirección correcta. Marlene no sabía lo que todo eso significaba. Tenía entonces 21 años y el cirujano era de su completa confianza por ser amigo de la familia.

Ahora a los 27 años de edad, Marlene se puso a reconsiderar la cirugía y el cirujano. Ahora tenía cólicos más severos y cuando se le presentaba su regla, seguía siendo muy ligera. Decidió que era tiempo de buscar su propia ginecóloga y hablar con esa persona directamente.

El primer doctor le dijo que tomara píldoras anticonceptivas para regular la regla y que eso resolvería el dolor. Decidió ser buena consumidora y buscar una segunda opinión.

El segundo proveedor de servicios de salud le dijo que como el dolor era tan severo, tendría que cortar un nervio y de esa manera se le quitaría el dolor. Eso la puso nerviosa y decidió conseguir otra opinión más porque obviamente se había equivocado al seleccionar al segundo proveedor de servicios de salud.

Un tercer proveedor de servicios de salud le dijo que la cirugía era la única opción ya que él le palpaba tumores y probablemente tenía adhesiones de la primera cirugía. La idea de una nueva cirugía no le gustó y fue con un cuarto proveedor de servicios de salud. La recomendación de éste fue que debería aprender a vivir con el dolor y debería estar contenta de que sus reglas fueran tan ligeras.

Marlene había ido a ver cuatro proveedores de servicios de salud y no hubo dos que le dieran la misma recomendación. Marlene terminó más confundida que cuando había comenzado. Por eso, optó por no hacer nada.

Gran parte de lo que sabemos sobre los sistemas de reproducción de mujeres sanas con frecuencia está limitado por el hecho de que hasta hace poco no había procedimientos de diagnóstico que permitieran ver dentro de la mujer sin hacer una incisión. La cirugía se hacía en las mujeres que tenían síntomas aunque no hubiera pruebas claras de que el procedimiento invasivo fuera necesario. A medida que han avanzado nuestros conocimientos con el ultrasonido y otros procedimientos menos invasivos, estamos aprendiendo más sobre los cambios naturales de nuestro sistema reproductor.

También hemos progresado en nuestros

Consejos

¿Qué se puede esperar del ultrasonido?

El ultrasonido es una forma relativamente segura de mirar tu sistema reproductor. La parte más difícil de esta prueba es que la mujer debe tomar mucha agua para llenar la vejiga y no se le permite ir al baño hasta que haya terminado el procedimiento. Aunque esto sea incómodo, es soportable y no duele.

Como parte del ultrasonido, te pedirán que te quites la ropa de la cintura para abajo y que te pongas una bata. Entonces te darán mucha agua para beber y te pedirán que esperes unos minutos.

Luego te llevarán a una sala y te pedirán que te acuestes. Te pondrán una loción en el abdomen y luego el técnico o la técnica moverá una varilla sobre tu abdomen. Las ondas de sonido rebotan de tu abdomen para formar una imagen en la pantalla.

Si la vejiga no está suficientemente llena, te darán más agua para beber. Otro método de ultrasonido consiste en insertar otra clase de varilla (un transductor) en la vagina. Estos procedimientos no son dolorosos y la incomodidad es mínima.

tensión pueden causar cambios en los ciclos menstruales, es decir, en la manera en que funcionan nuestras hormonas, no hemos encontrado el mecanismo que conecta la mente, las hormonas y el cuerpo.

Desafortunadamente, la mayoría de nosotras llegamos a ser adultas creyendo y esperando que lo único que debía crecer en nuestro sistema reproductor es un bebé y que si hay alguna otra cosa ahí, es cáncer y nos moriremos. No es de sorprenderse que cuando nos dicen que hay algo creciendo en nuestro útero o en cualquier órgano reproductor, el temor nos paraliza al pensar que pudiera ser algo horrible.

Como resultado, cuando hay síntomas a veces tratamos de minimizar su importancia. Con frecuencia simplemente dejamos las cosas como están, esperando a que mejoren por sí solas y al hacer esto ignoramos todos los avances de la ciencia que han beneficiado a otras mujeres. Ya no podemos seguir haciendo esto.

La ignorancia y la negación sólo empeoran cualquier problema que pudiéramos tener; a veces el problema puede ser menos serio de lo que tememos y el saber que hay tratamiento para nuestro padecimiento puede ser una descarga mental tremenda. Si estamos bien informadas sobre los problemas más comunes de nuestro sistema reproductor y entendemos las posibles soluciones, *sí podemos* corregir las cosas.

conocimientos sobre el papel que juegan las hormonas en el control de nuestros muy sofisticados órganos reproductores internos. El estrógeno es crucial para estimular cambios en las paredes del útero destinados a producir una superficie en donde se pueda implantar el óvulo fertilizado. También durante el embarazo, el estrógeno mantiene las condiciones correctas para el útero. Todavía queda mucho por aprender.

Aunque sabemos que las emociones y la

Vaginitis

Teresa normalmente no se miraba ahí abajo—después de todo, ¿qué caso tenía? Sabía lo que había ahí. Había tenido tres niños.

Pero sentía mucha comezón y hoy tenía un flujo en el calzón. En un momento de desesperación, Teresa tomó un espejo y abrió las piernas para ver qué pasaba.

Lo que vio en el espejo no era lo que esperaba ver. Su cosita estaba roja y en carne viva. Sintió mucha vergüenza. "Sí" pensó Teresa: "Tengo algo ahí . . . pero ¿cómo puede ser?"

Teresa no tenía la menor idea de cómo había contraído lo que veía ahí, pero sabía que tenía algo.

La vagina es más que una abertura. La vagina es un hogar para los hongos, las bacterias y otras substancias naturales y saludables que el cuerpo sano mantiene bajo control. Estas substancias guardan un equilibrio delicado al trabajar entre sí y asegurar que la vagina esté limpia y libre de infección. Este equilibrio se puede interrumpir fácilmente por una variedad de factores, como por ejemplo, la tensión, los medicamentos y los lavados vaginales. Si las mujeres nacieran con un manual de instrucciones para sus cuerpos, una de las primeras indicaciones que se pudieran incluir sería que, con toda probabilidad,

vamos a padecer de vaginitis varias veces en el curso de nuestras vidas.

No hay números exactos de cuántas mujeres tienen vaginitis pero fíjate en cualquier farmacia y verás una abundancia de productos que puedes conseguir sin receta médica para prevenir, tratar y aliviar todo tipo de vaginitis. Puedes estar segura de que en algún momento padecerás de comezón o irritación alrededor de la vulva y a veces irá acompañada de flujo.

La vaginitis es un síntoma. Por sí sola no es una enfermedad. Por eso es que hay muchas razones por las cuales podamos padecer de vaginitis. Para aliviarnos, necesitamos identificar la fuente de la irritación.

La vaginitis puede ser causada por infecciones o por efectos secundarios de algunos medicamentos. Irritantes químicos, ciertos problemas de salud (como la diabetes) los cambios naturales en tu equilibrio hormonal también pueden causar la vaginitis. La razón más común de la vaginitis es, sin embargo, la infección. Excluyendo las enfermedades transmitidas sexualmente (Capítulo 18), hay tres tipos de infecciones: la infección de hongos, la infección bacteriana y la tricomoniasis.

INFECCIONES DE HONGOS

Las infecciones de hongos, también conocidas como candidiasis, son una de las infecciones vaginales más comunes. Estas ocurren cuando el ambiente en tu vagina cambia y estimula el crecimiento de los pocos hongos que se encuentran por naturaleza ahí. Aunque los hongos se dan naturalmente en la vagina, en este caso se reproducen en cantidades por encima de lo normal. El cambio podrá deberse a la diabetes o al embarazo o al hecho de que el sistema inmunológico no esté funcionando adecuadamente. El tomar antibióticos para un problema en otra parte del cuerpo es, sin embargo, la razón más común. Los antibióticos que atacan a las bacterias malas pueden causar una infección en el cuerpo al eliminar las bacterias buenas que viven en tu vagina, permitiendo así que se desarrollen los hongos.

Una infección de hongos típicamente presenta como síntomas la comezón, el enrojecimiento del área y una sensación de ardor. Si hay flujo, por lo general no tiene olor y es blanco. Aunque hay muchos tratamientos contra los hongos que no requieren receta, debes consultar a tu proveedor si:

- Nunca habías tenido estos síntomas;
- Estás preocupada de haber estado expuesta a una enfermedad de transmisión sexual;
- Usaste un tratamiento sin receta y los síntomas no desaparecen; o,
- Tienes un flujo que huele mal y es de color amarillo o verde.

El tratamiento para las infecciones de hongos es por lo general exitoso. En algunas mujeres, sin embargo, es más difícil tratar las infecciones de hongos porque éstas resisten el tratamiento. Tu proveedor de servicios de salud tendrá que tratarte con diferentes medicamentos y por un período más largo.

Vaginitis bacteriana

La vaginitis bacteriana, la cual incluye la vaginosis bacteriana, la vaginitis no específica y la vaginilis de Gardnerella, ocurre cuando hay una excesiva producción de bacterias que se encuentran naturalmente en la vagina.

Se puede identificar una infección bacteriana por el flujo delgado, acuoso, blanco grisáceo o amarillo. Este flujo con frecuencia tiene un olor "de pescado" que es más notable después de tener relaciones sexuales vaginales. Otros síntomas incluyen ardor leve o irritación. Por lo general, no hay inflamación ni comezón.

Al igual que muchas infecciones bacterianas, la vaginitis bacteriana se trata por medio de antibióticos. Es muy probable que te rece-

---

Consejos
Cómo reducir las posibilidades de contraer la vaginitis

1. Mantén tu vulva limpia y seca lavándote con agua y jabón suave.
2. Trata de no atrapar la humedad en tu abertura vaginal. Usa pantaletas (calzón) de algodón o pantimedias con entrepierna de algodón. Evita usar pantalones tan apretados que no dejen circular el aire, es decir, que impidan que tu vagina obtenga aire.
3. Cuando uses papel de baño, límpiate desde adelante (la abertura vaginal) hacia atrás (el recto) para impedir que las bacterias del recto o del excremento infecten la vagina.
4. Cuando te receten antibióticos, pregunta a tu proveedora de servicios de salud cómo puedes disminuir las posibilidades de contraer una infección de hongos. En algunos casos, tu proveedora te puede recomendar, como medida preventiva, una medicina contra los hongos para la cual no necesites receta médica.
5. No uses tapones, toallas sanitarias, lavados vaginales, papel higiénico o rociadores higiénicos que tengan desodorantes o con fragancias.
6. Asegúrate de lavar cualquier objeto (diafragmas, aplicadores, juguetes sexuales, etc.) que insertes en tu vagina después de cada uso y de guardarlo en un lugar limpio.
7. Si no estás en una relación mutuamente monógama de largo plazo debes usar condones y consultar a tu proveedor de servicios de salud sobre cualquier irritación que vuelva a ocurrir.

ten antibióticos en pastillas, ya sea el metronidazol o la clindamicina. Ambos antibióticos pueden también ser recetados en forma de coloide gelatinosa (*gel*), el cual se pone directamente en la vagina.

Con frecuencia, es necesario repetir los tratamientos. Mientras estés en tratamiento, será mejor no tener relaciones vaginales o usar un condón.

TRICOMONIASIS

La tricomoniasis es causada por un organismo pequeño de una sola célula. Muchas mujeres contraen la tricomoniasis al tener relaciones sexuales vaginales sin protección con hombres infectados con ese organismo. En la mayoría de los casos los hombres no tienen síntomas.

Los síntomas incluyen un flujo amarillentogrisáceo de olor desagradable, ardor, inflamación, hinchazón y una tendencia de los síntomas a empeorar antes y después de la menstruación. Puede haber ardor al orinar.

Tanto tú como tu pareja deben ser tratados con metronidazol. Si los síntomas no desaparecen, quizá sea necesario tomar dosis más altas del medicamento.

OTRAS CAUSAS

A veces los productos perfumados, de olores agradables, que nos venden para hacernos sentir limpias, son precisamente lo que nos produce la vaginitis. Cada una de nosotras es diferente: así que alguna podrá encontrar que un jabón o toalla sanitaria nos cae bien mientras que para alguien más pudiera interferir con el ambiente natural de la vagina causando vaginitis.

Los cambios por los que pasamos durante la menopausia, el embarazo y hasta debido a la tensión pueden contribuir al cambio en el equilibrio ambiental de nuestras vaginas. Y por supuesto, en algunos momentos, los síntomas de la vaginitis pueden también atribuirse

a las enfermeda[...] (véase el Capítulo [...] tar con tu proveed[...] sobre cualquier irritac[...]

Fibromas uterino[...]

La palabra "fibroma" (fibr[...] [...]mas, miomas o miofibromas) [...] [...]eor de lo que es. Los fibromas uterinos [...] tumores no cancerosos que crecen por dentro o fuera del útero o entre sus paredes. Aunque pueden crecer y aumentar de tamaño, no se transforman en cáncer. La única excepción es que tres de cada mil mujeres con fibromas también pueden sufrir un raro cáncer uterino (leimyosarcoma) que en el ultrasonido parece un fibroma.

A pesar de que la gran mayoría de los fibroma no son peligrosos, en algunos casos pueden causar un cambio en la forma del útero. Éste es un problema sólo cuando el cambio es tan grande que el útero presiona otros órganos cercanos causando dolor. Por lo menos la mitad de todas las mujeres tienen fibromas y la mayoría de las mujeres que los tienen nunca saben que ahí están. La mayoría de los fibromas se hacen más pequeños o desaparecen después de la menopausia.

No hay información específica acerca de los fibromas con respecto a las latinas. Sí sabemos que las mujeres afroamericanas son más propensas a tenerlos que las mujeres que no son afroamericanas.

Diagnóstico

Algunas mujeres con fibromas se quejan de tener menstruaciones muy abundantes e irregulares, o de sentir dolor alrededor de sus órganos internos. Como parte de tu examen pélvico, tu proveedora de servicios de salud puede palpar los fibromas. En ese momento, te puede sugerir que te hagas un ultrasonido para asegurar que sea un fibroma. La imagen basada en el examen pélvico si es un fibroma, un quiste o alguna clase de tumor. La presencia de fibromas no es una de las causas principales de infertilidad aunque a veces crean problemas en el embarazo al crecer dentro del útero.

Tratamiento

La mayoría de las mujeres que tienen fibromas no necesitan de ningún tratamiento. Cuando se considera necesario tratarse, típicamente se hace para reducir el sangrado abundante que ocurre con los fibromas. Apenas hace 20 años a las mujeres con fibromas se les recomendaba habitualmente una histerectomía inclusive cuando el fibroma no causaba ningún síntoma.

MEDICACIÓN

La investigación reciente muestra que el crecimiento de los fibromas puede tener algo que ver con la producción de estrógeno y/o progesterona. El uso de medicamentos para temporalmente suprimir la producción de estrógeno induce una seudomenopausia (véase el Capítulo 9) que hace que los fibroides disminuyan de tamaño. Ha habido algo de éxito con el uso de versiones sintéticas de la hormona liberadora de gonadotropina (HLG—una hormona producida por el hipotálamo que estimula la glándula pituitaria) para reducir el dolor y el sangrado (marcas Lupron y Synarel).

CIRUGÍA

En casos severos de dolor y/o sangrado se puede recomendar cirugía. El tamaño y ubicación de los fibromas determinará el procedimiento quirúrgico que se recomiende.

Para mujeres que todavía quieran tener hijos, la cirugía puede limitarse a quitar los tumores. La histerectomía es recomendable para mujeres que ya no quieren tener hijos. Esta cirugía se realiza de varias formas: la cirugía abdominal convencional, la histeroscopía (entrar al útero por la vagina) o la laparoscopía. (Véase las páginas 93–95.)

Quistes ováricos

Los quistes ováricos son comunes en muchas mujeres. Los quistes son estructuras que parecen bolsas llenas de líquido. Como parte de la ovulación, tu cuerpo produce naturalmente algunas estructuras que parecen quistes. Si éstas estructuras no se desintegran durante el ciclo menstrual, se les llama quistes funcionales.

Los quistes funcionales son parte normal de tu sistema. Por lo general, no causan dolor y no requieren tratamiento. La mayoría de los quistes funcionales desaparecen tres ciclos menstruales después de haberse producido. Aunque se encuentran comúnmente en las mujeres que menstrúan, son raros en las mujeres que han llegado a la menopausia o que usan anticonceptivos orales.

Los quistes anormales pueden causar dolor, incomodidad o reglas irregulares. Aunque, por lo general, no son cancerosos (son benignos) requieren algún tipo de tratamiento para reducir la incomodidad al igual que un examen cuidadoso para asegurar que no sean cancerosos (malignos).

Hay cuatro clases de quistes anormales: dermoides, quisteadenomas, endometriomas y la enfermedad poliquística de los ovarios.

Los quistes dermoides se llenan con diferentes clases de tejidos, incluyendo pelo, dientes y huesos. Estos tejidos no son producto de un embarazo abortado sino que ocurren cuando el cuerpo de la mujer da a las células del quiste un mensaje equivocado y las células desarrollan pelo, dientes y huesos.

Los quisteadenomas son producidos por las células que están en la superficie del ovario.

El endometrioma (algunas veces llamado quiste endometrial o quiste de chocolate) es un quiste formado por tejido del endometrio, es decir, por el tejido que forma las paredes del útero. Éstos se encuentran en mujeres que son diagnosticadas con endometriosis. (Habrá más sobre esto empezando en la página 88.) Estos quistes se llenan con sangre que se obscurece con el tiempo y se pone de un profundo color café rojizo (chocolate). Un endometrioma puede variar en tamaño desde pequeño como un frijol hasta más grande que una toronja.

Durante la ovulación saludable baja un solo folículo que parece quiste. Sin embargo, en algunas mujeres, no se libera el folículo y se van acumulando, cubriendo el exterior del ovario. Esto es la enfermedad poliquística de los ovarios.

Diagnóstico

Las latinas que tienen síntomas por lo general describen un dolor constante que sienten por dentro. En algunos casos los quistes ováricos también pueden causar dolor durante las relaciones sexuales. Algunas latinas dicen que sus vientres se hinchan mientras que otras indican que sufren de calambres severos durante la menstruación. Las menstruaciones, por lo general, son irregulares.

Hay tres modos para diagnosticar un quiste ovárico: un examen pélvico, el ultrasonido o la laparoscopía. En algunos casos, tu proveedor de servicios de salud puede palpar el quiste durante el examen pélvico. Independientemente de sí tu proveedor palpó o no el quiste durante el examen pélvico, si hay motivo para creer que puedes tener un quiste, te mandará a que te hagas un examen con ultrasonido. El ultrasonido puede detallar el tipo, tamaño y la ubicación de los quistes.

La laparoscopía se realiza, por lo general, como procedimiento diagnóstico al igual que como método de intervención. Debes discutir con tu proveedor de servicios de salud las dos opciones principales que existen:

1. Solamente como diagnóstico: Tu cirujano mira dentro de tu sistema reproductor y

> ### Consejos
> ## Cuando las palabras no son tan malas como suenan
>
> Dismenorrea: Tienes cólico al menstruar.
> Dismenorrea primaria: Al empezar a menstruar, tuviste cólicos severos pero conforme creciste, y especialmente después de que tuviste hijos, los cólicos desaparecieron.
> Dismenorrea secundaria: A los veinte años o después empezaste a tener cólicos menstruales.

hace un diagnóstico definitivo. Después de la cirugía, tú y tu proveedor de servicios de salud deciden cuál será la mejor manera de proceder.

2. Como diagnóstico e intervención: Después del diagnóstico, tu cirujano usa la misma abertura en tu abdomen para tratar tu situación, extrayendo tu(s) ovario(s), quistes u otras estructuras enfermas. Antes de someterte a la laparoscopía, necesitas ponerte de acuerdo con tu proveedor de servicios de salud sobre lo que puede extraer después de haber hecho el diagnóstico, es decir, lo que podrá extraer durante la laparoscopía.

Tratamiento

Habrá gran variación en el tratamiento dependiendo de ti (tu edad, tu salud, las opciones sobre la fertilidad, el tamaño, el tipo y la ubicación del quiste) y de tu proveedor de servicios de salud (entrenamiento y especialidad). Éstas son algunas de las opciones:

1. Ningún tratamiento. Como los quistes funcionales desaparecen dentro de tres ciclos menstruales, tu proveedor de servicios de salud podrá decidir esperar y ver qué pasa.
2. Tratamiento hormonal. Los anticoncepti-

Consejos

Toma tu tiempo para sanar completamente—la cirugía laparoscópica tiene más efecto en el cuerpo de lo que parece.

Con demasiada frecuencia las mujeres creen que lo invasivo de la cirugía depende, sobre todo, del tamaño de la incisión. El sentido común indicaría que la cirugía laparoscópica, con sus pequeñas incisiones, no requiere de tiempo de recuperación. Aunque el período de recuperación es menor que el de otros procedimientos, de todos modos requiere tiempo para sanar. No te confundas por lo que miras en la superficie del cuerpo, es decir, de tu piel, el hecho es que la mayor parte del trabajo fue realizado debajo de la piel y requiere de mucho más tiempo para sanar de lo que parece.

Asegúrate de tomar tu tiempo para sanar por dentro si te hacen una cirugía laparoscópica, no importa lo bien que te veas por fuera.

vos orales a veces tienen éxito en reducir los quistes. Algunas investigaciones también sugieren que los anticonceptivos reducen la posibilidad de quistes cancerosos.

3. Cirugía. La cirugía se recomienda cuando el quiste es grande o está volteado (se le llama torsión). La cirugía también se recomienda en las mujeres que sufren de dolor severo o que ya han terminado la menopausia.

La cirugía puede extenderse hasta incluir el quiste, todo o parte del ovario o el útero. Asegúrate de hablar con tu proveedor de servicios de salud y dar instrucciones por escrito sobre las partes que prefieres que no te quiten.

Endometriosis

El dolor se sentía como un cuchillo que giraba en mis ovarios y luego se movía hacia arriba a mi estómago. No me podía mover, estaba asustada de que algo dentro de mi se fuera a reventar. A veces, pasaban días entre los ataques, hasta semanas o meses, pero siempre regresaba el dolor.

El primer proveedor de servicios de salud que consulté me diagnosticó una infección y me dio antibióticos. No me ayudaron. El siguiente proveedor de servicios de salud me recetó las mismas pastillas. El también creía que yo tenía una enfermedad de transmisión sexual. Al ser yo hispana, probablemente él supuso que tenía muchas parejas sexuales. "Nada más una", le insistí, pero nadie parecía creerme.

Vi a un tercer y luego a un cuarto proveedor de servicios de salud. Cuando el quinto hombre me dio otra receta para antibióticos, ya estaba harta. Como a muchas latinas, se me enseñó a respetar la autoridad, pero ya para entonces estaba segura de que no tenía una infección. Sabía que tenía algo muy malo.

Insistí en una laparoscopía para averiguar qué me pasaba. Cuando desperté de la cirugía, mi cirujano me dijo de manera ligera: "Con razón tenías tanto dolor. Tienes un tumor del tamaño de una toronja pequeña y también endometriosis."

LISA, 26

Si hablas con tus amigas latinas y tu familia te sorprenderás al enterarte de cuántas mujeres han sido diagnosticadas con endometriosis. No hay datos nacionales o estatales que nos digan cuántas latinas padecen de endometriosis. Lo que sabemos sobre la endometriosis lo sabemos por la manera en que la enfermedad se manifiesta en la población en general.

La endometriosis ocurre cuando el endometrio, el tejido que forma la pared del útero, se extiende y crece sobre otras estructuras vecinas: el revestimiento de la cavidad pélvica, la superficie exterior del útero, el área interna entre la vagina y el recto, los ovarios y las trompas de Falopio. En casos raros el tejido puede crecer en los intestinos, el recto, la vejiga, el cuello del útero, la vulva o en las cicatrices de la cirugía abdominal.

Independientemente de donde crezca, este nuevo tejido actúa como el tejido del endometrio que está dentro del útero, es decir, responde al ciclo hormonal. Como parte del ciclo hormonal, el endometrio crece y se vuelve más grueso (del día 5 al 14 aproximadamente), preparándose para la implantación de un óvulo fertilizado (días 14-17). Si no hay ningún óvulo fertilizado, las hormonas inducen al endometrio a separarse, a sangrar y a desprenderse para el día 28. Las células endometriales son además responsables de la producción de las prostaglandinas. Las prostaglandinas son las substancias químicas que hacen que el útero se contraiga causando cólicos menstruales.

Yo era una mujer joven cuando se me diagnosticó endometriosis por primera vez. No tenía la menor idea lo que eso era y realmente no sé todo lo que probablemente debería saber ahora. Después de todo el tratamiento y toda la cirugía, sigo con la endometriosis.

Hasta le puse sobrenombre para cuando la padezco. En esas ocasiones hago caras y me digo que el dolor es únicamente "Endo" que se está luciendo otra vez.

Sé que no me va a matar y ojalá que cuando pase por la menopausia simplemente desaparezca.
PRISCILLA, 42

Los cambios en el endometrio ocurren cada mes, al igual que en todo sitio donde haya tejido endometrial. Mientras que el endometrio en el útero baja como menstruación, la sangre del endometrio que crece en otras partes del cuerpo no tiene a dónde irse. El tejido endometrial fuera de lugar también produce prostaglandinas. Como resultado, el tejido cercano se hincha y se inflama y con el tiempo crea tejido cicatrizado.

Consejos
Usa una toalla sanitaria en lugar de un tapón.
Dada la teoría de la acumulación de la endometriosis, se recomienda que las mujeres usen una toalla sanitaria cuando sea posible. Esto permite la salida natural del tejido endometrial.

Parte del tejido cicatrizado tiende a formar una tela denominada adhesiones porque puede conectar o cubrir algunas de las estructuras pélvicas. Otros tejidos cicatrizados se desarrollan y pueden tomar varias formas: pequeños parches superficiales (lesiones o implantaciones), parches más gruesos que penetran el área donde crecen (nódulos) o quistes o tumores (endometriomas).

Las principales teorías de por qué algunas mujeres padecen de endometriosis incluyen la predisposición genética, la acumulación del tejido menstrual y la demora para tener hijos:

• Según la teoría de la predisposición genética, la endometriosis es un padecimiento que se hereda en la familia.
• La teoría de la acumulación afirma que parte del tejido endometrial fluye hacia atrás del cuerpo en lugar de salir como menstruación. La razón para esto no se comprende con seguridad pero se sospecha que puede deberse a cambios en el sistema inmunológico.
• La teoría de la demora para tener hijos sugiere que las hormonas que protegen a las mujeres de la endometriosis se liberan durante el embarazo. Las mujeres que no tienen hijos o que tardan en tener hijos quizá no se beneficien de esta protección.

Aunque hay muchas teorías, la causa real de la endometriosis todavía no se conoce. Lo que sí sabemos sugiere un problema mayor: aproximadamente del 10 al 20% de las mujeres en edad de tener familia tienen endometriosis. También sabemos que entre el 30 y el 40% de mujeres con endometriosis son infértiles.

Lo bueno es que menos del 1% de mujeres con endometriosis contraen cáncer endometrial. El pronóstico para mujeres que contraen el cáncer endometrial es mejor de lo que se espera, con niveles de supervivencia de cinco años en el 85% de las mujeres que son diagnosticadas en la primera etapa y del 60% de mujeres en la segunda etapa (véase el Capítulo 12).

El único hallazgo en el cual todos los estudios coinciden con respecto a la endometriosis es que no hay una sola respuesta para el diagnóstico o tratamiento de todas las mujeres. La experiencia de cada individuo en cuanto al padecimiento e intervención son específicos para cada situación. No hay nada definitivo. A continuación presentamos lo que mejor sabemos sobre la endometriosis; recuerda que en su mayoría, esto es cierto sólo para algunas de nosotras y sólo parte del tiempo.

Diagnóstico

Las mujeres con endometriosis por lo general se quejan de dolor. Mientras que algunas mujeres tienen cólicos menstruales dolorosos, otras mujeres tienen dolor durante o después de la actividad sexual. La intensidad del dolor, sin embargo, no es un indicador del tamaño o de la extensión de los implantes. Algunas mujeres con endometriosis severa tienen menos dolor que mujeres con casos ligeros o mínimos. A pesar de ello, muchas mujeres con endometriosis tienden a tener menstruaciones (reglas) dolorosas.

La severidad de la endometriosis se determina por etapas:

- Mínima o ligera: Los implantes son pequeños y localizados.
- Moderado: Hay implantes más grandes o tejido cicatrizado más extenso.
- Severo: Las implantaciones son grandes y hay cicatrices extensas.

Se puede sugerir un diagnóstico basado en tu historia, examen físico y examen pélvico. El diagnóstico definitivo sólo es posible por medio de la laparoscopía. La laparoscopía permite a tu ginecólogo determinar la etapa de la enfermedad.

Tratamiento

No existe cura para la endometriosis. Los tratamientos disponibles ofrecen varios niveles de alivio.

1: Hormonal. Uno de los datos que tenemos sobre la endometriosis es que los síntomas parecen desaparecer después de la menopausia. El tratamiento hormonal crea una menopausia química (véase el Capítulo 9). Aunque ésta se considera una seudomenopausia o una menopausia reversible, el hecho es que pudieras presentar todos los síntomas de la menopausia: los calores, la sequedad vaginal, el acné, etc. Además no te podrás embarazar durante este tiempo.

El Danazol, una débil hormona masculina sintética, se da como tratamiento temporal y es exitosa en el 80 al 90% de los casos cuando se receta en las etapas mínimas o ligeras. Otras drogas que se dan para controlar la endometriosis son los análogos de las hormonas liberadoras de la gonadotropina (análogos de la GnRH). Estas drogas son el equivalente sintético de la hormona que libera la gonadotropina, la cual se encuentra naturalmente en tu cuerpo y que es esencial para la producción de estrógeno y progesterona. Ninguna de estas drogas, sin embargo, parece tener efecto sobre los endometriomas grandes.

Durante el embarazo, los síntomas de endometriosis también mejoran. Otra clase de tratamiento intenta estimular las condiciones del embarazo al tomar píldoras anticonceptivas diarias para crear un seudoembarazo.

Algunos proveedores de servicios de salud recetan progestinas, la forma sintética de la progesterona, para tratar la endometriosis. La investigación continúa aún para determinar los beneficios completos de cada uno de estos tratamientos.

2: Cirugía. Debes considerar la cirugía si quieres quedar embarazada algún día o si el dolor es severo. Las mujeres que quieren quedar embarazadas tienen más probabilidades de embarazo durante el primer año después de la cirugía. La meta de la cirugía es salvar todo el tejido sano posible y extraer el tejido enfermo.

La cirugía puede hacerse de manera convencional (cirugía abdominal completa) o mediante la laparoscopía. En la mayoría de los hospitales, se usa un láser durante la laparoscopía para vaporizar nuevos tejidos anormales. Las diferentes intervenciones para la endometriosis se siguen estudiando comparativamente para comprender completamente su efecto a largo plazo. Es importante que discutas estas opciones con tu proveedor de servicios de salud. La histerectomía (extracción total de los ovarios y del útero) es cada día menos común en el tratamiento de la endometriosis.

Síndrome premenstrual

Eliana no podía evitar estar furiosa con Juan. Una vez más llegaba tarde. Una vez más la hacía esperar. Así era. Tan desconsiderado. Cuando por fin le llamó, ella estaba furiosa.

Juan se disculpó por llegar tarde, pues su computadora había fallado y había tratado de recuperar sus archivos. Eliana lo escuchó y respondió ofendida: "Nada más vente a casa." Lo único que creía era que, como de costumbre, él simplemente no pensaba en ella. Juan siempre la ponía al final de su lista.

Para cuando llegó Juan, Eliana estaba todavía más molesta. Tan pronto como entró por la puerta, Eliana se soltó con una diatriba de cosas que hubiera sido mejor no decir. Él la miró tranquilamente mientras ella lo criticaba por desconsiderado.

Juan se dio cuenta de que Eliana no era la de siempre y suavemente le preguntó que si ya le estaba por llegar la menstruación. Eliana se enfureció y saltó del cuarto. Unos días después cuando le llegó la menstruación, Eliana oía las palabras de Juan en su cabeza.

¿Se debía su comportamiento extremo de la otra noche a su menstruación? ¿Tenía el síndrome premenstrual? "No" pensó Eliana, "Yo no, eso le pasa a otras mujeres."

En nuestra oficina la mayoría del personal somos latinas. Y nos reímos del síndrome premenstrual. Las que lo padecemos, sabemos que al principio

---

Consejos
Habla con tu cirujano

Siempre es buena idea hablar y conocer a tu cirujano antes de someterte a cirugía. Esto es especialmente cierto en la cirugía de la endometriosis porque a veces es sólo al realizar la cirugía cuando se dan cuenta de lo extenso de la endometriosis. Asegúrate de aclarar lo que no quieres que te hagan y bajo qué circunstancias.

No puedo enfatizar suficientemente la importancia de hablar claramente con tu cirujano; algunas latinas se sorprendieron al despertar y darse cuenta de que les habían hecho la histerectomía completa.

hay que alertar a las demás. Después de un tiempo, sabemos cuando alguna anda en esa situación. Si alguien está particularmente irritable, simplemente esperamos a que se le pase porque comprendemos lo que sucede.

Realmente no entiendo todo el relajo acerca del síndrome premenstrual. ¿Así que nos afecta? Por lo menos es predecible: una vez al mes.

JENNY, 44

Hay más mitos que hechos sobre el síndrome premenstrual. Hay pocos datos, ya que la ciencia no puede explicar por qué ocurre o cómo se controla. Ante la falta de explicación de la ciencia, los medios de comunicación han publicado testimonios continuos que "comprueban" lo fuera de control que se ponen las mujeres debido a sus hormonas. Las teorías sobre las hormonas incontrolables según las cuales las mujeres no deben molestarse en solicitar algunos trabajos han sido promovidas por la falta de conocimientos sobre este síndrome. Como resultado de esto, todavía hay personas que creen que las mujeres no deben tener trabajos que requieran un juicio cuidadoso o coherente, por ejemplo, trabajos de administración. A la vez, debido a que las mujeres y especialmente las latinas somos tan emotivas, no se nos considera buenas candidatas para ocupar trabajos donde hay que tomar decisiones.

Lo más dañino es aceptar, que de alguna manera, nuestras emociones u hormonas o hasta el síndrome premenstrual nos hace a todas peligrosamente inestables e incapaces de ser productivas. Las hormonas y sus fluctuaciones naturales son parte del ser mujeres y hombres. Sabemos muy bien que las hormonas masculinas hacen a los hombres violentos y agresivos: más del 90% de los encarcelados son hombres. Sin embargo, esas tendencias hormonales de los hombres no son un obstáculo para lograr posiciones donde deben tomar decisiones. Por nuestro propio bien, tenemos que aprender a aceptar que las hormonas y los cambios de humor son normales.

Diagnóstico

Se estima que entre el 1 y el 5% de las mujeres tienen los casos más severos de síndrome premenstrual, el cual se define como un cambio físico o emocional repetido que ocurre regularmente antes del ciclo menstrual de la mujer e interfiere por lo menos con un aspecto de su vida. Tu proveedor de servicios de salud puede pedirte que anotes durante varios meses, los datos de tus síntomas físicos y emocionales, al igual que los de tu ciclo menstrual, en forma de gráfica para determinar tu patrón. Puedes descubrir que tu diario de salud es una fuente rica de información (Apéndice B).

Los cambios físicos incluyen el acné, la hinchazón, el dolor en los senos, la fatiga, los dolores de cabeza, la inflamación de las articulaciones, el dolor pélvico y el aumento de peso. Estos cambios físicos te pueden causar incomodidad al tratar de continuar con tu actividad acostumbrada.

En algunas de nosotras, el síndrome premenstrual puede significar que de repente nos sentimos tristes y la tristeza nos dura por buen rato. Una latina admitió con renuencia que para ella el síndrome SPM era diferente a las quejas que oía de las demás. Como parte de su ciclo menstrual, para ella SPM, significaba "Por favor Más Sexualidad Para Mí" ya que notaba que durante estos tiempos estaba más deseosa.

Los cambios físicos debidos al síndrome premenstrual cubren el espectro total: el coraje, la ansiedad, la depresión, la dificultad para concentrarse, los cambios de humor, el nerviosismo o la dificultad para dormir. Tales cambios son de esperarse debido a las fluctuaciones hormonales por las que atraviesa el cuerpo de la mujer antes de la menstruación.

Que las hormonas afectan nuestras emociones y nuestros cuerpos no es nada nuevo. Tanto hombres como mujeres tienen hormonas que determinan su comportamiento. A diferencia de los hombres, en quienes no se conoce ningún patrón de fluctuación de las hormonas, el ciclo menstrual de la mujer una vez por mes es un indicador relativamente estable de cómo las hormonas y hasta el humor pueden variar.

Las investigaciones que han estudiado los niveles hormonales de las mujeres han llegado a resultados desconcertantes. Específicamente, mujeres con los mismos niveles hormonales pueden no tener las mismas experiencias con este síndrome. Un hallazgo interesante es que algunas mujeres que lo tienen y se hacen la histerectomía todavía siguen teniendo síntomas del síndrome después de la cirugía.

Tratamiento

Como no hay ningún grupo de síntomas que defina el síndrome premenstrual, el tratamiento es altamente individualizado y se enfoca en la alimentación saludable, el ejercicio practicado con regularidad, el control de la tensión y el alivio de los síntomas. Más que basarse en un tratamiento científico, los tratamientos se basan en las experiencias de los proveedores de servicios de salud con mujeres que sufren problemas parecidos.

En cuanto a la alimentación saludable, a veces se les dice a las mujeres con el síndrome premenstrual que deben comer varias comidas pequeñas para estabilizar sus hormonas. También se recomienda que observen el efecto de eliminar algunas cosas de sus dietas, como por ejemplo, el alcohol, la cafeína, el chocolate o las comidas azucaradas. Para algunas mujeres, la adición de calcio (1,000 mg por día), de magnesio (durante la segunda mitad de su ciclo—200 mg diarios), de la vitamina B6 (de 50 a 200 mg diarios) y de la vitamina E (150 a 400 IU diarios) pueden ser útiles.

El ejercicio aeróbico practicado con regularidad (como mínimo tres veces por semana, por lo menos 20 minutos en cada sesión) beneficia a mujeres que padecen del síndrome premenstrual. En algunos casos, se recomienda un grupo de apoyo.

MEDICAMENTOS

Dada la variedad de síntomas que tienen las mujeres con síndrome premenstrual, hay medicamentos específicos que pueden tomar para lograr un poco de alivio. Por ejemplo, las mujeres que sufren de dolor muscular y de las articulaciones pueden agregar medicamentos antiinflamatorios a su programa de tratamiento, mientras que las mujeres que se deprimen pueden tomar un antidepresivo. Los medicamentos se centran en aliviar los síntomas.

La expectativa de que el tratamiento seguro con hormonas pueda resolver el síndrome premenstrual está todavía por cumplirse. Estudios recientes cuestionan el uso de hormonas a largo plazo con el fin de controlar el síndrome.

Histerectomía

Para cuando tenía treinta y un años, había ido a la ginecóloga más veces de las que puedo recordar. Siempre padecía algo. Mis reglas eran irregulares, tenía cólicos severos y también parece que tenía tumores.

Así que cuando me volvió a ver la ginecóloga, ella sugirió que quizá sería bueno que me limpiaran todo. De esa manera ya no tendría problemas: no más reglas, nada de dolor, ningún tumor.

"¿Quitarme todo?" pensé para mí misma. No estaba lista para eso. Sabía que tenía pocas posibilidades de tener familia pero... de todos modos quería conservar la posibilidad de un milagro. Y más que eso, no creía que mis partes interiores estuvieran "sucias" y que necesitaran una limpieza.

Decidí no hacerme la histerectomía.

A los cuarenta y cuatro años sé que tomé una

buena decisión. Los proveedores de servicios de salud no lo saben todo.

CRISTINA, 44

Para mí la histerectomía fue lo mejor que pudo haberme sucedido. Mi vida se hizo más sencilla. Ya no me tenía que preocupar por el control de la natalidad, ni por el cáncer de los ovarios. Me había preocupado por esas dos cosas durante mucho tiempo.

ALBA, 53

El que la histerectomía sea o no el mejor tratamiento para los problemas que una mujer sufre en su sistema reproductor ha sido tema de mucho debate. Los asuntos científicos, éticos y políticos relacionados con las histerectomías nos han llevado a un nuevo punto de vista en el cual, en lugar de ser la histerectomía el procedimiento preferido de los proveedores de servicios de salud, se hace un esfuerzo conjunto de los proveedores y las pacientes para encontrar alternativas.

A pesar de ello, la histerectomía es el segundo procedimiento quirúrgico más común que se practica en las mujeres (las cesáreas son el número uno). El alcance de la histerectomía puede variar mucho: sencillo (quitan el útero y el cuello del útero), parcial (no quitan el cuello cervical), radical (útero, cuello cervical, la parte superior de la vagina, los ligamentos de sostén, los ganglios o nódulos linfáticos). Más recientemente, la ciencia ha sugerido que para las mujeres menores de 45 años y con ovarios saludables, es más prudente dejar los ovarios intactos.

Si tu proveedor de servicios de salud recomienda la histerectomía, debes entender la razón del procedimiento y lo extenso que va a ser. Debes estar consciente de cuáles son las opciones no quirúrgicas. Y más importante aún, no importa cuanta confianza le tengas a tu proveedor de servicios de salud, siempre debes conseguir una segunda opinión.

Consejos
Consigue una segunda opinión

Cuando se te recomiende la cirugía, debes conseguir una segunda opinión. Esto es especialmente cierto si estás pensando en la histerectomía. Recuerda que tratándose de cirugía, muchos seguros de salud prefieren una segunda opinión y cubren la consulta.

Cómo se realiza

La extirpación del útero es cirugía mayor y se hace en un hospital. La histerectomía puede realizarse como cirugía abdominal o laparoscópica. La cirugía abdominal utiliza un "corte bikini" o corte por la línea media (debajo del ombligo hasta el hueso púbico) y se extirpa el útero.

En la cirugía laparoscópica, el laparoscopio se inserta a través del ombligo para ver los órganos. Se hacen otras dos incisiones en el abdomen para insertar los delgados instrumentos que se usarán para cortar y cauterizar. El útero se extrae a través de la vagina.

El período de recuperación para la cirugía abdominal es de 3 a 5 días en el hospital, seguido por 4 a 8 semanas en casa; en la laparoscopía es de 1 a 2 días en el hospital y 4 semanas en casa.

La decisión sobre cuál procedimiento utilizar debe basarse en tu estado de salud y no exclusivamente en tus horarios o en lo que el proveedor crea que es mejor. Aunque tú prefieras la laparoscopía, puede ser que ella no permita que el procedimiento sea tan completo como es necesario.

Después de la cirugía

El modo en que te sentirás después de la cirugía tiene mucho que ver con tu compren-

¿Qué tipo de cirugía voy a tener?

La histerectomía total o sencilla puede significar cosas diferentes. Asegúrate de preguntar específicamente lo que se te va a quitar: ovarios (uno o dos), trompas de Falopio (una o dos), útero y/o cuello uterino. Aquí están algunas de las palabras clave:

histerectomía	quitar el útero
oforectomía	quitar los ovarios
ovariectomía	quitar los ovarios
salpingo-oforectomía	quitar ovarios y trompas de Falopio
oforectomía bilateral	quitar los dos ovarios
oforectomía unilateral	quitar sólo un ovario

sión sobre lo que ésta incluyó. Si necesitabas la histerectomía, entonces deberás sentirte mejor físicamente con respecto a lo que se te hizo. Desafortunadamente, no hay estudios que expliquen cómo nos sentiremos psicológicamente, al tener una histerectomía.

Hay algunos datos sobre la histerectomía que necesitamos recordar. Específicamente, la histerectomía:

• hará cesar la menstruación
• hará imposible el embarazo
• reducirá los síntomas que hicieron necesaria la cirugía
• no nos hará menos femeninas
• no hará que las relaciones sexuales sean menos placenteras (aún cuando se quite el cuello del útero)
• aumenta el riesgo de incontinencia urinaria.

Es mejor suponer que la experiencia de cada latina será diferente. Algunas latinas quedarán destrozadas y necesitarán del apoyo de sus seres queridos durante este tiempo difícil. Otras latinas encontrarán que deben reorientar su imagen de sí mismas y desarrollar nuevas actitudes acerca de quiénes son. Es un tiempo importante para buscar el apoyo de los demás. Si el dolor es muy grande, puede resultar beneficioso consultar con un proveedor de servicios de salud mental.

Otras latinas celebrarán la recuperación de su salud. Ya que cada latina define quién es de manera diferente, los sentimientos que tengamos después de la cirugía pueden reflejar los puntos de vista que teníamos de nosotras mismas desde antes de la cirugía. Para complicar las cosas, cuando se extirpan los ovarios se darán también cambios hormonales (véase el Capítulo 9) como resultado de la menopausia quirúrgica producida por la histerectomía.

MITOS Y HECHOS

Mito: Los quistes ováricos son muy peligrosos para las mujeres.

Hecho: La mayoría de los quistes ováricos no son dañinos.

Mito: La mayoría de las mujeres con endometriosis son infértiles.

Hecho: Por lo menos, el 60% de las mujeres con endometriosis son fértiles.

Mito: Sólo las mujeres sexualmente activas tienen la vaginitis.

Hecho: La vaginitis ocurre en las mujeres independientemente de sí están o no sexualmente activas.

Mito: La vaginitis se puede tratar sin receta médica.

Hecho: Solamente para las infecciones de hongos, se pueden conseguir tratamientos sin receta médica.

Mito: Una mujer higiénica se hace un lavado vaginal regularmente.

Hecho: Los lavados vaginales frecuentes pueden interrumpir el ambiente natural de la vagina. Tampoco se recomiendan porque pueden enviar bacterias y otros organismos hacia el útero y las trompas de Falopio a través del cuello uterino.

Mito: Un flujo vaginal significa que tienes una infección.

Hecho: Cada día, las glándulas que están dentro de tu vagina y el cuello uterino producen fluidos que realizan la función natural de limpiar el cuerpo. El flujo producido es la manera en que el cuerpo mantiene la vagina limpia y saludable. Un flujo saludable es transparente o lechoso y su olor no es desagradable.

Mito: Los fibromas son peligrosos porque se convierten en cáncer.

Hecho: Los fibromas se pueden hacer más grandes pero no se ha comprobado que se conviertan en cáncer.

Mito: Si me hacen la histerectomía, no voy a poder tener orgasmos.

Hecho: No hay razón fisiológica para que la histerectomía tenga un efecto sobre los orgasmos. Algunas latinas informan que pueden disfrutar más de las relaciones sexuales vaginales porque ya no tienen que preocuparse de quedar embarazadas.

Mente y espíritu

Cuando Ricardo le dijo a Alina que se iba, ella se sintió destruida. Alina no podía creer que ya no estarían juntos. Pero Alina sabía que si se ponía a pensar en cómo se sentía, su vida se desmoronaría. Y ella no podía permitir que esto sucediera—era mucha la gente que dependía de ella.

Alina tenía que seguir trabajando y haciendo todas las cosas que señalaban a su familia que todo iba bien. Por lo tanto, decidió alimentarse más saludablemente y hacer ejercicio. Alina decidió enfocarse en todas las cosas que iban bien en su vida.

El primer mes que Alina no menstruó, lo atribuyó a la tensión. Ella sabía que era imposible que estuviera embarazada. Y lo que era más importante, en el pasado cuando estaba molesta, ella sabía que su ciclo menstrual cambiaba. Cuando pasó el segundo y el tercer mes y todavía no había tenido su menstruación, Alina se preocupó.

Alina fue a ver a su proveedora de servicios de salud para discutir lo que le sucedía. A lo mejor había estado haciendo demasiado ejercicio. La respuesta fue: "Eso les sucede a los atletas olímpicos. No es igual que cuando tú caminas tres veces por semana". "Pues a lo mejor" contestó Alina, "eso para mí es como si fuera una atleta olímpica". Su proveedora de servicios de salud le dijo: "Alina, no creo que sea ése el caso."

Molestándose todavía más, Alina dijo: "Bueno pues, si todo está tan bien en mi cuerpo, porqué no he menstruado en tres meses." El proveedor de servicios de salud la miró fijamente y le dijo: "Tienes que calmarte." Alina respondió: "Pero si estoy calmada."

Y luego Alina pensó para sí misma . . . bueno, pues no pensar en el asunto de Ricardo quizá no estaba bien . . . entonces se dio cuenta de que eso había afectado otras partes de su vida.

No es nada nuevo que mucho de lo que hacemos afecta nuestras hormonas. Pero, ¿cómo podemos hacer que eso funcione para nosotras? Las latinas sabemos que nuestro bienestar incluye la totalidad de nuestras experiencias. Y aunque podemos estar bien siguiendo toda la información sobre como mantener nuestros cuerpos, debemos estar igualmente atentas a nuestra mente y espíritu. Trabajan juntos.

Es difícil mantener el equilibrio en nuestras vidas al ir siempre corriendo. Nuestros ovarios y nuestros sistemas reproductores que son tan sensibles a los cambios hormonales deben ser los beneficiarios de lo que sentimos y pensamos. Hacer cosas buenas y mantener el espíritu en sincronización no nos asegura una vida libre de problemas físicos. Pero sí sabemos que es más probable tener toda una vida saludable al ser activas en vez de negar cualquier problema que pudiéramos tener.

Es esencial estar en paz con uno mismo y mantener nuestra mente y emociones a un nivel positivo y estable (véase el Capítulo 2). Esto significa que como mínimo debemos alimentarnos nutritivamente, hacer ejercicio, practicar nuestra fe y mantener un saludable amor propio. Sabemos que cuando no nos mantenemos equilibradas, nuestros sentimientos y pensamientos interfieren con nuestro ciclo menstrual y afectan cada parte de nuestro cuerpo.

La ciencia nos dice que el cuerpo produce hormonas y una variedad de substancias que determinan su funcionamiento. Con frecuencia los problemas que señala nuestro organismo son la forma en que nuestra mente y espíritu se comunican con nosotras. Cuando bloqueamos los mensajes de nuestra mente y de nuestro espíritu, la única salida que tienen los problemas es a través de nuestro cuerpo.

Debido a lo poco que la ciencia entiende sobre lo que sucede, el reto constante consiste en escuchar nuestras mentes y espíritus.

Resumen

Entendemos relativamente poco acerca del funcionamiento saludable del sistema reproductor de la mujer. Es sólo con la tecnología del ultrasonido y del laparoscopio en los últimos 40 años que hemos empezado a documentar lo que sucede cuando una mujer se queja de dolor o de irregularidades en su menstruación.

Las mujeres deben contar con la información sobre la vaginitis, los tumores fibromas, los quistes ováricos, la endometriosis, el síndrome pre-

menstrual y la histerectomía. Para ayudarnos a controlar estas condiciones de salud, debemos entender lo que nos dicen, lo que significan nuestros síntomas, cuáles son las mejores intervenciones y lo que podemos esperar.

Para mantenernos saludables, debemos aprender a reconocer cosas que creíamos que podíamos ignorar o que debíamos ignorar—desde reconocer nuestro olor saludable hasta saber cuándo el flujo vaginal es señal de que algo está mal. También debemos saber que a veces no hay un tratamiento definitivo.

Más importante que nada es el papel que juegan nuestra mente y nuestro espíritu. Apenas empezamos a comprender los detalles de la relación entre las hormonas y nuestro sistema reproductor. Y debemos aprender a confiar en nuestros instintos y sentimientos: si pensamos que algo está mal, quizá sea necesario obtener la opinión de un profesional. También debemos aprender a seguir el curso de nuestros propios cambios físicos, emocionales y hormonales para observar los patrones que surgen. Todo esto es un cambio que nos ayudará a comprender mejor el papel crucial que juegan nuestra mente y nuestro espíritu en el control de nuestras hormonas.

RECURSOS
Organizaciones
American College of Obstetricians and
    Gynecologists (ACOG)
Box 96920
409 12th Street SW
Washington, DC 20090-6920
(202) 638-5577 ó (800) 762-2264
www.acog.org

American Society for Reproductive Medicine
Patient Information Dept.
1209 Montgomery Highway
Birmingham, AL 35216-2809
(205) 978-5000
www.asrm.com

Association of Reproductive Health
   Professionals
2401 Pennsylvania Avenue NW
Suite 350
Washington, DC 20037-1718
(202) 466-3825
www.arph.org

Endometriosis Association
8585 North 76th Place
Milwaukee, WI 53223
(414) 355-2200
(800) 992-3636
www.endometriosisassn.org

National Women's Health Network & the
   Women's Health Network Clearinghouse
514 10th Street NW
Suite 400
Washington, DC 20004
(202) 347-1140
www.womenshealthnetwork.org

Publicaciones y folletos
"Dysmenorrhea and Premenstrual Syndrome."
   National Institute of Child Health and
   Human Development, National Institutes
   of Health, P.O. Box 29111, Washington,
   DC 20040.
"Endometriosis." National Institute of Child
   Health and Human Development, Natio-
   nal Institutes of Health, P.O. Box 29111,
   Washington, DC 20040: Publication #91-
   2413; (800) 370-2943.

"Endometriosis: A Guide for Patients." Ame-
   rican Society for Reproductive Medicine,
   1209 Montgomery Highway, Birmingham,
   AL 35216-2809. Llamar al (205) 978-5000
   para obtener éste y otros folletos en
   español.
"Important Facts About Endometriosis".
   American College of Obstetricians and
   Gynecologists, P.O. Box 92920, 409 12th
   Street, SW, Washington, DC 20090:
   Enero 2000. Llamar al (800) 762-2264;
   www.acog.org; para obtener éste y otros
   folletos. Otros titulos: "Ovarian Cysts,"
   Sept. 2000. "Vaginitis: Causes and
   Treatments," Enero 2000.
"PMS: What You Can Do to Ease Your
   Symptoms." American Academy of Family
   Physicians (AAFP), AAFP Family Health
   Facts, 11400 Tomahawk Creek Pkwy,
   Leawood, KS 66211-2672; (800) 944-0000.
   Folleto #1546.
"Your Colposcopy Exam"/"Your Pelvic Exam."
   Education Program Associates, 1 West
   Campbell, Suite 40, Campbell, CA 95008-
   1039. Llamar al (408) 374-3720 para
   obtener estos folletos (también se consi-
   guen en español).

7

Cuando tener un niño biológico es difícil

Los recuerdos de Sara estaban llenos de imágenes de muchos niños. En cualquier reunión familiar, siempre parecía haber alguien o con un niño nuevo o esperando uno. Y ella verdaderamente disfrutaba de estar con los niños, hasta se ofrecía a cuidarlos cuando los adultos querían tener tiempo para ellos.

A medida que creció, Sara empezó a hacer un libro de recuerdos de su vida que compartiría con los niños que tendría. Cortó retratos de las revistas y los puso en su libro de recuerdos para algún día poder enseñar a sus hijos cómo era la vida cuando su mamá había sido niña.

Al cursar la escuela preparatoria, sus planes para el futuro seguían más o menos iguales. Sara sabía que tendría que trabajar y ahorrar dinero, pero también sabía que tendría una familia grande. Hacía cuentas de que sería bueno tener cuatro hijos: dos niñas y dos niños. La familia y el trabajo, eso sonaba bien.

Al pasar los años, se empezó a dar cuenta que a veces tardamos más tiempo en hacer todo lo que queremos. Se casó con Manuel, un hombre amoroso y cariñoso, más tarde de lo que había planeado. Los dos estaban ansiosos por tener familia, pero después de un año de intentar, no pasaba

nada. Sara no entendía por qué no podía embarazarse.

Todas las mujeres en su familia parecían tener todos los hijos que querían, y a veces hasta más de los que querían. ¿Cómo podía sucederle esto a ella? En sus momentos más privados, Sara se preguntaba por qué Dios la estaba castigando de esta manera. ¿Qué había hecho para merecerse esto?

No podía creer que esto le estuviera sucediendo.

Desde que somos muy pequeñas se nos enseña que las mujeres, especialmente las latinas, creceremos y tendremos hijos. Los programas en la televisión, los retratos en las revistas, las voces en la radio, todos nos presentan con muchos hijos. Se nos enseña a apreciar nuestras vidas y a nosotras mismas a través de los hijos. Y al no tener hijos, es difícil encontrar ese aprecio y valorarnos como quiénes somos, con o sin hijos. No estamos preparadas para lo que nos sucede al saber que no podremos tener hijos.

Causa dolor ver a otras mujeres con sus hijos. Ves a tus hermanas o primas con más hijos de los que pueden controlar, mientras tú no puedes tener familia. Y luego están las constantes preguntas sobre cuándo vamos a quedar embarazadas.

Nuestra respuesta inicial a la posibilidad de no poder tener hijos es la incredulidad. Después de un tiempo, al saber que es cierto, quedamos destruidas. Además, nuestros sentimientos se magnifican al pensar que no hay nadie con quien hablar sobre nuestra incapacidad. Las que vivimos con el conocimiento de nuestra propia infertilidad sabemos lo difícil que es hablar de nuestras experiencias. Creemos simplemente que la infertilidad no le sucede a las latinas. Desgraciadamente, el problema de la infertilidad es mucho más común entre nosotras de lo que nos imaginamos.

Los datos revelan noticias inquietantes. Aunque las latinas tenemos los niveles más elevados de embarazos (fertilidad), también tenemos los niveles más altos de mujeres que no pueden quedar embarazadas (infértiles). Así es que, las latinas que tenemos hijos tenemos mayores probabilidades de tener más hijos que la población en general, mientras que, a la vez, nos contamos entre las de más elevados porcentajes de quienes no pueden tener hijos. Es difícil explicar por qué las latinas estamos en los puntos extremos del espectro: tenemos los más altos niveles tanto de fertilidad como de infertilidad. Nuestra experiencia con respecto a estos hallazgos divergentes es que aceptamos la información sobre los niveles más altos de fertilidad y no estamos conscientes de la infertilidad que existe entre nosotras.

Casi no hay información disponible para las latinas sobre el tema de la infertilidad en nuestra comunidad. El volumen de información disponible es provisto por las clínicas de fertilidad que ganan dinero a base de lograr que te embaraces. La falta de información resulta en que haya personas poco informados que creen que la infertilidad es un problema de mujeres. La palabra "infertilidad" por sí sola implica que la mujer es deficiente de alguna forma. La completa incapacidad de procrear hijos es la esterilidad.

La infertilidad ocurre cuando existe una capacidad reducida o ausente de procrear hijos. La infertilidad primaria ocurre en parejas que nunca han concebido. La infertilidad secundaria ocurre en parejas que han concebido con anterioridad.

La infertilidad no se define por la incapacidad de la persona sino por la incapacidad de la pareja para producir un niño después de tener relaciones sexuales entre el pene y la vagina sin protección durante un año. Los datos sobre la infertilidad también incluyen situaciones en donde una mujer no puede llevar un embarazo a término y tiene un aborto espontáneo.

La razón de la infertilidad a veces se debe al hombre (40%), a la mujer (40%) o a ambos (10%). En otro 10% de las parejas, nunca se identifica la razón de la infertilidad. A pesar de ello, las cifras y todas las definiciones y redefiniciones nos dejan sintiéndonos incompletas. Las latinas con frecuencia nos sentimos responsables de los problemas de fertilidad de la pareja, inclusive cuando la infertilidad se deba a la cantidad baja de espermatozoides del hombre u otro problema médico.

Al enfrentar la infertilidad en nuestras propias vidas, no nos sorprende que no haya ningún punto de referencia. La infertilidad nos parece tan extraña como si fuera una criatura de otro planeta. A la vez que carecemos de conocimientos, el efecto de la infertilidad afecta profundamente nuestro cuerpo, mente y espíritu.

El mejor modo de sobreponernos a la infertilidad es comprender en qué consiste. La esperanza es que los conocimientos y la acción prudente nos permitirán, a la mayoría de nosotras, sobreponernos a nuestra infertilidad, independientemente de que finalmente podamos o no tener un hijo biológico.

Estaba orgullosa de que Ángela hubiera decidido tener el bebé y criarlo sola. Muchas otras mujeres hubieran corrido a tener un aborto.

Claro que estuve de acuerdo en ser la madrina

y ayudar a Ángela a criar el bebé. Era cierto que las dos teníamos vidas llenas de compromisos y obligaciones pero, como amiga, comprendía que tenía que ayudarle. Después de todo, un bebé es un regalo de Dios.

Ángela estaba muy nerviosa con el embarazo porque cuando estaba más joven había sufrido un malparto. Para que se preocupara menos, también acepté ser su instructora.

Todavía recuerdo cómo me sentí cuando Ángela me dijo que se le había manchado su ropa con sangre. Le sugerí que fuera a ver al obstetra. Me pidió que fuera con ella y dejé el trabajo para verla en la oficina de su proveedor de servicios de salud.

Suspiré cuando la vi salir de la oficina y dijo: "Todo está bien pero necesito que me hagan un ultrasonido para estar segura." Fuimos al centro de radiología. Ángela me pidió que entrara con ella al cuarto de examen. Allí me sentí incómoda. Digo, estaba viendo sus partes íntimas en una forma en que jamás había tenido intenciones de hacerlo con otra mujer.

El radiólogo entró y empezó a hacerle el ultrasonido. Dijo simplemente: "Sí, puedo ver que ahí había un bebé, pero parece que lo perdiste." Y luego salió del cuarto.

Ángela me miró incrédula y yo busqué las palabras para explicar lo que había sucedido. Había perdido el bebé.

ROSA, 31

¿Qué es la infertilidad?

El uso del término "infertilidad" es más amplio de lo que pensamos por las siguientes razones:

1. Se refiere a una pareja y no sólo a una mujer.
2. Incluye a mujeres que hayan tenido por lo menos un hijo biológico pero no pudieron tener otro.
3. La infertilidad incluye a mujeres que no han podido llevar a término el embarazo.

Desgraciadamente, los abortos espontáneos ocurren mucho más a menudo de lo que se sabe; el 17% de todos los embarazos terminan en abortos espontáneos.

El estigma de la infertilidad

Uno de los principales obstáculos para sobreponerse a la infertilidad es el estigma. Piensa en las palabras que usamos para describir la incapacidad para tener hijos: "infértil", "estéril". Las palabras que se usan para describir a las mujeres sugieren que por algún motivo son menos que mujeres por su incapacidad para tener hijos. Cuando el problema se debe al hombre, usamos lenguaje más suave y hablamos de una cantidad baja de espermatozoides o de motilidad. A un hombre no lo llamamos infértil. Esas palabras, cargadas de valores, se usan para describir la situación cuando afecta a las mujeres. Y como los hombres no dan a luz, el estigma de no poder tener hijos afecta de manera desproporcionada a las mujeres.

En el fondo de los conceptos erróneos sobre la infertilidad está la creencia de que cualquier mujer puede quedar embarazada y lo puede hacer fácilmente. Al contrario de esta idea popular, los datos indican que las relaciones sexuales sin protección entre el pene y la vagina no siempre resultan en embarazo inmediato. Cuando no usaron ningún método anticonceptivo, el 25% de las mujeres salieron embarazadas en el primer mes, el 63% en los primeros 6 meses, el 80% a los nueve meses y el 85% en el transcurso de un año. Esto significa que la infertilidad ocurre en aproximadamente 1 de cada 7 parejas casadas (15%).

Dados lo altos que son los índices de infertilidad, deberíamos saber mucho más sobre el tema de lo que sabemos. Pero no es así. Sabemos que con tratamiento médico o quirúrgico apropiado, la mitad de todas las parejas infértiles tendrán un hijo. Además, cada mes, por razones desconocidas, el 3% de las parejas identificadas como infértiles logran concebir por su propia cuenta.

Sabemos muy poco de las parejas que primero fueron clasificadas como infértiles y después tuvieron hijos. Por ejemplo, los estudios no describen las circunstancias de la pareja que finalmente pudo tener un hijo biológico—tal como si son más jóvenes o si en el pasado dieron a luz con éxito.

A pesar de esto, una cosa sí sabemos con seguridad y es que cualquiera que sea el curso de acción seleccionado por una pareja, éste requerirá el apoyo y la colaboración de ambas personas. Tan pronto como una pareja se da cuenta de que hay infertilidad en su relación, deben buscar un proveedor de servicios de salud mental, y según sea la fe de la pareja, un consejero religioso que los guíe a través de lo que pudiera ser un reto muy emotivo y espiritual en su relación. Deben acercarse desde un principio a este tipo de proveedores. No es razonable pensar que uno deba afrontar sóla estos asuntos.

El siguiente paso para comprender la infertilidad consiste en saber lo que se requiere fisiológicamente para quedar embarazada y llevar a un bebé a término completo.

El cuerpo

El embarazo incluye cuatro cosas: (1) tiene que bajar un óvulo del ovario; (2) debe ocurrir la fertilización; (3) el óvulo fertilizado debe tener capacidad para adherirse a las paredes del útero; y (4) la mujer deberá llevar al bebé a su término completo. Para determinar si es posible que ocurran los pasos uno, dos y tres, la pareja tendrá que consultar a su proveedor de servicios de salud durante varios meses. Esto requiere la evaluación de la pareja, tanto del hombre como de la mujer.

Evaluación de la pareja

Como primer paso, tu proveedor de servicios de salud entrevistará a cada uno de ustedes sobre su salud en general. También será importante traer cualquier información o gráficas que guardes con respecto a tu ciclo menstrual.

Como parte de la entrevista, el proveedor te pedirá información específica sobre la frecuencia de las relaciones sexuales vaginales y las posiciones acostumbradas. Es importante que esta información sea correcta. Debes aprender a sentirte cómoda al hablar de esta manera descriptiva. Probablemente el proveedor les aconseje ver a un endocrinólogo del aparato reproductor para una evaluación cuidadosa de los dos.

Evaluación del hombre

Los medicamentos, los factores ambientales y químicos, ciertas enfermedades si ocurren después de la pubertad (por ejemplo, las paperas), el trabajo, el fumar, las drogas (sin receta, recetadas e ilegales), las enfermedades de transmisión sexual y otros factores pueden afectar la capacidad de los espermatozoides para alcanzar y fertilizar al óvulo.

Al hombre se le pedirá una muestra de semen. Ésta se analizará para determinar su volumen, cantidad, movimiento (motilidad) y forma del espermatozoide. Para que el espermatozoide pueda fertilizar el óvulo, cada una de estas características debe estar dentro de ciertos niveles.

Además, se podrán realizar exámenes de la sangre para revisar los niveles hormonales.

Evaluación de la mujer

Para algunas mujeres la infertilidad es una condición temporaria. Por ejemplo, algunas mujeres pueden estar temporalmente infértiles o infecundas debido al ejercicio excesivo o a las dietas. Es más probable que esto ocurra cuando el nivel de grasa en el cuerpo se reduce excesivamente. Las mujeres que tienen exceso de peso pueden también tener problemas de fertilidad.

Entre la variedad de estados que pueden

impedir que una mujer tenga un hijo están: muy poca o demasiada cantidad de la hormona tiroides, demasiada cantidad de una hormona llamada prolactina, demasiados andrógenos, exposición a toxinas ambientales, endometriosis, fibromas uterinos, quistes, anormalidades congénitas, enfermedad inflamatoria pélvica y enfermedades de transmisión sexual.

A pesar de esto, el hecho de que una mujer tenga uno o más de estos estados no significa necesariamente que no podrá tener hijos. Algunos de estos mismos estados existen en mujeres que pueden tener familia. Como en todas las cosas, la combinación exclusiva de factores en cada mujer individual determina cuáles son los posibles factores responsables de la capacidad de una mujer para embarazarse y llevar el embarazo a término.

Dada la variedad de condiciones que pueden afectar el sistema reproductor de una mujer, por lo general se consideran una serie de exámenes y procedimientos que varían desde los no invasivos hasta los invasivos. Tu proveedor de servicios de salud considerará tus antecedentes y podrá sugerir que no te sometas a algunos de los procedimientos más invasivos. Otros proveedores clínicos podrán creer que los procedimientos invasivos servirán para darte rápida información sobre tu estado.

Cualquiera que sea la vía sugerida, necesitas conocer las razones de la recomendación y las consecuencias del procedimiento. Debes hacer la decisión junto con tu proveedor clínico sobre cuál procedimiento diagnóstico utilizar. Si no entiendes algo o no estás segura, debes preguntar. No sólo estás en tu derecho, sino que es tu responsabilidad como paciente.

Generalmente, los exámenes y procedimientos diagnósticos llevan por finalidad contestar las siguientes preguntas:

1. En general ¿estás saludable?
2. ¿Estás ovulando?

3. ¿Están sanas las trompas de Falopio?
4. ¿Tu mucosidad cervical facilita el movimiento de los espermatozoides?
5. ¿Hay problema con el útero?

La respuesta a cada una de estas preguntas ayuda a determinar el posible tratamiento.

1: En general ¿estás saludable? A veces los malestares que enfrentamos se deben a problemas de salud subyacentes. Tu proveedor de servicios de salud te hará algunas pruebas de rutina para asegurar de que estés en buena salud, por ejemplo, que la diabetes esté bajo control, que la tiroides esté funcionando adecuadamente y que tengas buen peso.

2: ¿Estás ovulando? Al ovular, baja un óvulo. Si el problema es que no hay ovulación, tal vez se deba a una deficiencia hormonal que no te permita ovular. Los exámenes de la sangre determinan los niveles de la hormona que estimula los folículos, hormona luteinizante, progesterona y prolactina presentes en la sangre. Los productos que se venden sin receta médica para comprobar si hay ovulación son la fuente principal de información.

Parte de la evaluación preliminar en el área de la ovulación requiere procedimientos similares a los que se trataron al hablar de la fertilidad como parte de la planificación familiar natural (véase el Capítulo 4). Específicamente, durante unos cuantos meses te pedirán que midas tu temperatura basal del cuerpo y la mucosidad cervical que produces.

La temperatura basal se mide usando un termómetro basal. El termómetro basal mide la temperatura del cuerpo entre los 96 grados Fahrenheit y los 100 grados Fahrenheit en incrementos de una décima de grado. En la mayoría de los casos, tendrás que usar un termómetro de vidrio y mercurio, ya que los termómetros digitales actuales no pueden proveer este tipo de detalles. Además, la precisión de los termómetros digitales no es totalmente útil para los propósitos de la fertilidad. El termómetro basal es relativamente barato (menos de $10). Es buena idea llamar a tu farmacia local y preguntar si venden termómetros basales.

La información que viene con el termómetro basal hace que su uso parezca más complejo de lo que es. Los pasos para usar el termómetro basal pueden simplificarse de la siguiente manera: antes de acostarte, sacude el termómetro hasta llegar a los 96.5 grados Fahrenheit; coloca el termómetro cerca de tu cama; tan pronto como te levantes, pero antes de hacer cualquier otra cosa, toma el termómetro y póntelo en la boca; espera cinco minutos; retira el termómetro de tu boca y déjalo a un lado; continúa tu rutina de la mañana, cuando estés más despierta anota tu temperatura basal del día. El control de tu temperatura basal te dará información invaluable para determinar si estás o no ovulando. Sabrás cuándo estás ovulando al ver que tu temperatura sube repentinamente (véase el Capítulo 4 y el Apéndice B).

Tu proveedor también te puede pedir que observes la consistencia de tu mucosidad cervical. Apuntarás esto en la misma gráfica donde apuntas tu temperatura basal. Una vez que determines el patrón de ovulación, puedes decidir usar una prueba casera para confirmar que la ovulación ha ocurrido.

3: ¿Están las trompas de Falopio libres de obstrucciones? Las trompas de Falopio son el sitio donde ocurre la fertilización. Estos tubos estrechos no deben tener obstrucciones para permitir que el espermatozoide entre y fertilice el óvulo. También tienen que permitir que el óvulo fertilizado llegue hasta el útero. El 30% de las mujeres que no pueden quedar embarazadas tienen problemas en las trompas de Falopio.

El **histerosalpingograma** es un método para determinar si las trompas de Falopio están abiertas. Se coloca un tinte que contraste el útero y las trompas de Falopio y luego se toma una radiografía (rayos X). El mejor momento para realizar este procedimiento es después de la menstruación y antes de la ovulación.

Durante este procedimiento, un proveedor clínico se vale de un tubo delgado para permitir que un poco del tinte de contraste pase por el cuello cervical hasta el útero. El tinte de contraste es una substancia no perjudicial que es absorbida por el cuerpo después del procedimiento.

Se toman radiografías al pasar el tinte por el útero y las trompas de Falopio al tiempo que el radiólogo que realiza el procedimiento observa el flujo del tinte. Estas radiografías crean un ejemplo concreto que tu proveedor clínico podrá estudiar después.

La información que obtienes de tu proveedor en preparación para el histerosalpingograma probablemente indicará que sentirás un poco de incomodidad o cólicos. Con el fin de prepararte mejor, debes saber que las mujeres que han pasado por este procedimiento dicen que es doloroso y que los cólicos son severos. En algunas clínicas, se les pone anestesia o se les da otro medicamento a las mujeres para ayudarles a pasar por este proceso. Por lo general, el procedimiento dura 15 minutos.

Cuando termine el procedimiento, debes usar una toalla sanitaria para el tinte que no haya sido absorbido por el cuerpo. Probablemente tendrás un flujo azulado. Este flujo puede durar unos cuantos días.

Otra forma en que el proveedor de servicios de salud obtiene información acerca de las trompas de Falopio es la laparoscopía. Éste es un procedimiento para pacientes ambulatorios que requiere de anestesia general. En este procedimiento, se hace una pequeña incisión cerca del ombligo, y el ginecólogo inserta el laparoscopio a través de la incisión. El laparoscopio es un tubo largo, estrecho y rígido con una luz de fibra óptica y una lente de ángulo amplio en la punta. La imagen del laparoscopio se proyecta sobre una pantalla para que el ginecólogo pueda observar el útero y las trompas de Falopio. Si hay adhesiones u obstrucciones, se podrán extraer a través del laparoscopio usando instrumentos de diseño especial.

4: ¿Tu mucosidad cervical facilita el movimiento de los espermatozoides? Hay un debate entre los especialistas de la fertilidad sobre lo útil que es examinar la interacción entre los espermatozoides y la mucosidad cervical. Sólo en casos raros la mucosidad cervical de la mujer repele a los espermatozoides de su pareja.

La prueba de Sims-Huhner se hace después de que tú y tu pareja tienen relaciones sexuales. Por esta razón, se le llama un procedimiento post-coito. Específicamente, se le pide a la pareja que tenga relaciones sexuales vaginales exactamente antes de que la mujer ovule y de 2 a 8 horas antes de que se realice la prueba. El proveedor obtiene un poco de la mucosidad cervical de la mujer y lo examina bajo el microscopio y observa la cantidad de espermatozoides, la motilidad y la dirección del movimiento. Esta prueba no siempre es confiable.

5: ¿Hay problemas con el útero? Estos problemas son muy raros. Algunas mujeres se preocupan cuando les dicen que tienen fibromas en el útero, pero estos por lo general no causan la infertilidad. Para que un fibroma cause infertilidad, tiene que obstruir la implantación del óvulo fertilizado en el útero.

El histerosalpingograma también provee información sobre la forma del útero. Otro procedimiento para revisar el útero es la histeroscopía. La histeroscopía provee información sobre el tamaño y las paredes del útero. Éste también es un procedimiento para pacientes ambulatorios.

En la histeroscopía, se inserta un instrumento que parece un telescopio pequeño a través del cuello cervical para ver el útero. Además de ser una herramienta de diagnóstico, el procedimiento permite la extracción de tejido cicatrizado u otras pequeñas obstrucciones. A veces la histeroscopía se realiza al mismo tiempo que la laparoscopía.

MITOS Y HECHOS

Mito: La infertilidad es un problema de las mujeres.

Hecho: La infertilidad es un problema de la pareja. Hombres y mujeres comparten igualmente el factor causante de la infertilidad.

Mito: Para aumentar las probabilidades de quedarte embarazada, debes tener relaciones todos los días.

Hecho: Es mejor tener relaciones cada dos días durante tu semana fértil. Esto produce espermatozoides más saludables y en mayores cantidades.

Mito: Tan pronto como ovules, debes tener relaciones sexuales.

Hecho: Es mejor tener relaciones sexuales el día o la tarde antes de la ovulación basándote en los datos de tu observación de la mucosidad, la temperatura basal y/o los productos para la detección de la ovulación.

Mito: Es más fácil quedar embarazada estando delgada.

Hecho: Las mujeres que están bajas de peso pueden tener infertilidad temporaria.

Mito: Si adoptas un bebé, te podrás embarazar.

Hecho: Muchas de las mujeres que adoptan niños no se embarazan.

Tratamiento

Por fin, era accionista. Todo iba muy bien. Y ahora Mario y yo estábamos listos para tener familia. Lo intentamos por un año. Nada. Después de un tiempo, hasta hacer el amor era un trabajo. Empezamos a ver proveedores de servicios de salud que se sorprendían de que yo no pudiera quedar embarazada: todo mundo sabe que las hispanas

*tienen muchos niños. Nos hicieron pruebas y prue-
bas y pruebas e intentamos todos los tratamientos
nuevos, pero no hubo final feliz en este cuento.
Únicamente $14,000 desperdiciados en tratamien-
tos de infertilidad que nunca funcionaron.*

MARÍA, 28

La respuesta a las pruebas de diagnóstico
descritas antes determinará el tipo de tratamiento a recomendarse. Algunas veces, el tratamiento incluirá cirugía, tomar hormonas
fuertes o ambas. Cualquiera que sea el tratamiento que se recomiende, es importante que
la pareja tome en conjunto la decisión de
cómo proceder. Se recomienda que la pareja
busque los servicios de un psicoterapeuta no
afiliado al especialista de infertilidad para discutir estos asuntos.

SIN NINGÚN TRATAMIENTO

A veces, recorremos un camino y descubrimos que no queremos seguir. Después de una
serie de procedimientos de diagnóstico, una
pareja quizá descubra que no quiere tomar hormonas o someterse a cirugía. Algunas parejas
podrán decidir adoptar un niño, mientras que
otras cambian el enfoque de sus sentimientos y
energías hacia otros aspectos de sus vidas.

La decisión de no seguir un tratamiento es
por lo tanto la primera opción que debe considerar la pareja. Al llegar a esta decisión, la
orientación y apoyo de un proveedor de
salud mental es crucial porque a veces el
diagnóstico de infertilidad daña la relación
de la pareja.

OPCIONES DE TRATAMIENTO PARA EL HOMBRE

Las opciones para los hombres son muy
limitadas ya que hay muy pocos datos sobre
métodos exitosos o sobre los niveles de éxito
en el tratamiento de los hombres. Los hallazgos del análisis de esperma sugerirán una
posible causa del problema en el hombre y
dirigirán el tipo de tratamiento.

Si hay una cantidad baja de espermatozoides, entonces el tratamiento se dedicará a
crear las condiciones ideales para estos. Como
los espermatozoides son más eficientes a 93.2
grados F, se evitará la fiebre prolongada o el
calor excesivo. Algunos hombres tendrán que
someterse a cirugía si se determina que tienen
una vena dilatada en el escroto (varicocele), lo
cual, teóricamente, aumenta la temperatura en
el escroto. En estudios no controlados, sin
embargo, el porcentaje de embarazos después
de este procedimiento varía entre el 30 y el
50%. El uso de calzoncillos sueltos también
ha sido recomendado para reducir la temperatura en el área del escroto; sin embargo, tampoco sobre esto hay estudios controlados que
confirmen los beneficios de esta sugerencia.

Si se encuentran problemas endocrinos u
hormonales, el hombre puede recibir tratamiento con medicamentos, por ejemplo, la testosterona en inyección, Clomid o Pergonal. A
menudo, la mejor alternativa puede ser obtener
esperma del hombre para usar en la insemina-
ción artificial.

Desgraciadamente, el tratamiento no es eficaz para los hombres que producen cantidades
bajas de espermatozoides pero que no tienen
problemas hormonales. No hay tratamiento
efectivo para los hombres que tienen espermatozoides defectuosos en tamaño o en movimiento.

OPCIONES DE TRATAMIENTO PARA LA MUJER

Problemas con la ovulación. Para aquellas mujeres que no ovulan o que tienen un defecto en la fase luteímica, es decir, las paredes del útero no están preparadas para la implantación o mantenimiento de un óvulo fertilizado, se hace una cuidadosa revisión de los posibles factores causantes. A mujeres con exceso de peso, se les dirá que bajen de peso, mientras que a las mujeres demasiado delgadas se les dirá que aumenten de peso. Si la infertilidad se debe a exceso de ejercicio físico, entonces se le dirá a la mujer que haga menos ejercicio.

En la mayoría de los casos, sin embargo, se les dará medicamentos para estimular la ovulación. El medicamento que se da más frecuentemente es Clomid (citrato de clomifena), una substancia parecida al estrógeno que aumenta la producción de la hormona estimulante de los folículos y de la hormona luteinizante. La mayoría de las mujeres (80%) que toman Clomid ovulan. Si después de tres meses en tratamiento con Clomid no se produce un embarazo, se envía a la pareja a un especialista en infertilidad.

Con toda probabilidad, el especialista prescribirá dosis más fuertes de Clomid y quizá Pergonal (gonadotropina humana de la menopausia). Si tomas estos dos medicamentos tendrán que controlarte de cerca, ya que existe la posibilidad de serios efectos secundarios. Parece que los medicamentos que aumentan la ovulación también tienden a aumentar el crecimiento de fibromas en el útero y favorecen el desarrollo de la endometriosis. También existe el riesgo de nacimientos múltiples.

En los pocos casos de mujeres infértiles que tienen demasiada prolactina, probablemente les darán bromocriptina para bajar la prolactina a un nivel normal.

Problemas en las trompas de Falopio. Si las trompas están bloqueadas debido a adhesiones, es posible que la cirugía laparoscópica limpie la zona. También ha habido cierto éxito con la cirugía de láser.

Problemas del útero. Muy pocas mujeres tienen estos problemas. Dependiendo de cuál sea el problema, a veces la cirugía resuelve problemas estructurales del útero. A la mujer que ha tenido malpartos (abortos espontáneos) a veces se le dan medicamentos, tales como la progesterona natural para que las paredes del útero estén más preparadas para la implantación del óvulo fertilizado.

Problemas de la mucosa cervical. El principal tratamiento consiste en recetar estrógeno para mejorar la calidad de la mucosa.

Otras intervenciones

La **adopción** es una forma de tener familia. Hay muchos niños esperando ser adoptados. La lista de recursos al final de este Capítulo ofrece sugerencias sobre a dónde ir para obtener asistencia en esta área.

La **reproducción asistida** es una opción para una pareja si la mujer está ovulando y el hombre tiene espermatozoides viables, o cuando la pareja está de acuerdo en que una tercera persona done un óvulo o un espermatozoide. Estos procedimientos imponen una carga emocional, física y económica para la pareja. Antes de proseguir con esta opción, es importante que la pareja busque apoyo psicológico fuera de la institución que provee la reproducción asistida.

El nivel de éxito que tienen estos procedimientos es muy bajo. En casos en que la reproducción asistida resulta exitosa (en la fertilización in vitro esta se da entre el 14% al 16% de las parejas) por lo general ha habido varios intentos. Cada intento tarda diez días y cuesta entre $10,000 y $15,000, suma que por lo general no es cubierta por la mayoría de los seguros.

En estos procedimientos, primero se dan

hormonas a la mujer y se observa. Cuando ella ovula, se le somete a cirugía para extraer algunos de sus óvulos. En este momento, puede tomar una de tres opciones:

1. La fertilización in vitro (FIV) es la única opción si las trompas de Falopio están dañadas. En este procedimiento se extrae un óvulo de la mujer, se fertiliza el óvulo con espermatozoides del hombre en el laboratorio y luego el embrio que resulta se coloca en el útero de la mujer a través del cérvix.
2. La transferencia de gametos a las trompas requiere que las trompas de Falopio estén abiertas. En este procedimiento, los óvulos no fertilizados de la mujer y los espermatozoides del hombre se inyectan quirúrgicamente a las trompas de Falopio para facilitar la fertilización.
3. La transferencia de zigotos a las trompas es un procedimiento en el cual el óvulo de la mujer y el espermatozoide del hombre son fertilizados en el laboratorio y luego el óvulo fertilizado es colocado quirúrgicamente en las trompas de Falopio de la mujer.

La opción que selecciones dependerá de ti tanto como de tu pareja. Hay una pequeña probabilidad de tener un nacimiento múltiple con estos procedimientos. Piénsalo bien y comprende que estas opciones son más riesgosas de lo que uno cree y el nivel de éxito no es muy bueno. Para tomar una buena decisión, necesitas estar segura de que comprendes que tanto la mente como el espíritu son parte importante de la infertilidad.

La mente: Lo importante de ser un padre biológico o una madre biológica

El punto de vista de la pareja

Dado que muchos de los tratamientos y hasta algunos de los exámenes de diagnóstico para la infertilidad requieren un compromiso mayor de tiempo y recursos de parte de la pareja, es crucial entender las razones que motivan a una pareja a buscar tratamiento para los problemas de la infertilidad.

La actitud mental más saludable es la de intentar lo que parece razonable pero detenerse en el momento cuando las intervenciones empiezan a cambiar la dinámica de la pareja. Es por eso que ambos miembros de la pareja necesitan sentir que el intento por superar la infertilidad es una parte importante de su relación. Por lo mismo, la terapia y el asesoramiento también deben ser parte integral del proceso de tratamiento de la infertilidad.

Para una pareja, el ser o no padres biológicos, no debería ser el factor decisivo en su relación. Se requiere más que tener un hijo biológico para unir a dos personas. Las parejas que creen que tener un hijo biológico los unirá más no ven las cosas de una manera realista.

El compromiso con el proceso de intentar superar la infertilidad y el apoyo para la otra persona, cualquiera que sea el resultado, es parte crucial de la actitud mental necesaria para buscar respuestas a la infertilidad. Una pareja debe estar de acuerdo en que la capacidad para tener hijos no es el único indicador del afecto entre los dos.

Más importante aún, las parejas deben recordar que criar un hijo y tener familia no significa necesariamente que uno sea el padre o la madre biológica.

El punto de vista del hombre

Hay un número creciente de hombres que ven la adopción como una alternativa a tener un hijo biológico. Estos hombres verdaderamente disfrutan a los niños y aceptan la oportunidad de criarlos.

Desgraciadamente, hay hombres que sienten que tener hijos es parte de sus derechos matrimoniales, e independientemente de la situación, consideran la incapacidad para tener hijos como un fracaso de la mujer. Los hombres con este punto de vista, por lo general, no hacen buena pareja a largo plazo ya que su resentimiento crece y se demuestra en acciones que atacan la autoestima de la mujer.

Otros hombres sienten alivio al saber que no habrá niños. Estos hombres pudieron haber estado "de acuerdo" con el proceso de intentar tener un hijo biológico porque sentían que debían hacerlo, pero en secreto les agrada saber que seguirán siendo el único interés de la mujer.

El punto de vista de la mujer

Como latina, lo que te hace ser mujer es la manera en que te ves a ti misma. Como latina debes verte más allá de tu capacidad para tener hijos. La capacidad para tener hijos es sólo una de las formas en que somos madres.

Sabemos que atendemos, cuidamos y alimentamos a otros durante la mayor parte de nuestras vidas. Quizá debido a esto, las latinas aceptan mejor su infertilidad que otras mujeres. Si no podemos tener hijos biológicos, sabemos que de todos modos ayudaremos a cuidar otros niños y adultos. Esto es parte de lo que somos como latinas.

El espíritu: Un niño o niña es un regalo de Dios

Desde que éramos muy pequeñas, nos enseñaron que los niños son un regalo de Dios. Las creencias religiosas también afectan la manera en que procedemos con el tratamiento de la infertilidad. Independientemente de cómo decidamos proceder, cuando somos infértiles es difícil comprender lo que está pasando. Algunas de nosotras nos sentimos culpables de cosas que hicimos en nuestras vidas y podemos sentir que la infertilidad es nuestro castigo y retribución. Sin embargo, pensar así sería contrario a lo que sabemos acerca del perdón y la redención. Para las que somos infértiles, nuestra fe puede darnos una respuesta.

Si no podemos tener hijos e hijas, entonces es seguro que Dios tiene otros planes para nosotras. Quizá no sepamos cuáles son esos planes y quizá no sean los planes que teníamos para nosotras mismas, pero ahí están. Nuestra fe puede ayudarnos a aceptar que nuestra misión en la vida quizá no incluya tener hijos biológicos, pero quizá todavía tengamos hijos de crianza, hijos que podamos criar.

Resumen

La infertilidad es un problema que afecta a una de cada siete parejas y tiene matices físicos, psicológicos y espirituales. Las parejas deben buscar, desde el principio, asistencia psicológica profesional para que les ayude a comprender los complejos sentimientos que se dan durante el diagnóstico y tratamiento de la infertilidad.

El diagnóstico incluye un trabajo exhaustivo tanto del hombre como de la mujer. Las opciones de tratamiento para el hombre son pocas y no muy exitosas. Para las mujeres hay más opciones, pero el nivel de éxito, aún con los métodos artificiales, es menos de 25%.

Cada pareja tiene que considerar cuidadosamente las razones psicológicas por las cuales desea tener un hijo biológico. Puede ser que la alternativa más saludable tanto física, como espiritual y psicológicamente sea la de no someterse a ningún tratamiento.

RECURSOS
Organizaciones
Adoption Network
Box 44047
Washington, DC 20026-4047
www.adoption.org

American College of Obstetrics and
    Gynecology (ACOG)
Box 96920
409 12th Street SW
Washington, DC 20090-6920
(202) 638-5577
www.acog.org

American Society for Reproductive Medicine
Patient Information Dept.
1209 Montgomery Highway
Birmingham, AL 35216-2809
(205) 978-5000
www.asrm.com

Compassionate Friends
Box 3696
Oak Brook, IL 60522-3696
(Ofrece apoyo después de la pérdida de una
    embarazo.) (877) 969-0010
www.compassionatefriends.org

Council on Adoptable Children
666 Broadway, Ste. 820
New York, NY 10012
(212) 475-0222
www.coac.org

National Adoption Center
1500 Walnut St., Ste. 701
Philadelphia, PA 19102
(215) 735-9988 ó
    (800) TO-ADOPT (862-3678)
www.adopt.org

National Women's Health Network and
    Women's Health Network Clearinghouse
514 10th Street NW, Ste. 400
Washington, DC 20004
(202) 347-1140
www.womenshealthnetwork.org

RESOLVE, Inc. (ayuda a las personas a
    resolver problemas de infertilidad)
1310 Broadway
Somerville, MA 02144-1731
(617) 623-1156 ó (617) 623-0744 National
    Helpline
www.resolve.org

Libros
Gilman, Lois. *The Adoption Resource Book*.
    New York: Harper & Row, 1993.
Panuthos, Claudia, and Catherine Romeo. *Ended
    Beginnings: Healing Childbearing Losses*. New
    York: Bergin & Garvey/Greenwood Press,
    1984.

8

El embarazo

Tanya había llegado justo a tiempo para festejar el cumpleaños de su jefa. Le gustaba trabajar en una empresa dirigida por una mujer latina porque la mayor parte del tiempo las cosas se manejaban un poco como en familia, aunque no totalmente. Era un ambiente de mucho apoyo en el trabajo. Tanya fue recibida con abrazos y risas de parte de sus colegas.

Al hablar con estas amistades, no pudo evitar pensar en su propio cuerpo y sonreír ante los cambios que le esperaban. Justo cuando sonrió, su jefa se dirigió a ella y le ofreció un vaso de champaña para celebrar.

Tanya esquivó la mirada de su jefa mientras buscaba palabras. Miró hacia abajo y dijo, "No, gracias". Ella sabía que su jefa tenía una habilidad misteriosa para ver dentro de ella y sabría la razón por la que rechazaba la champaña.

Y al mirarse la barriga, se preguntó si su jefa sabría la verdadera razón por la cual había rechazado la champaña. Tanya estaba muy contenta, pues se acababa de dar cuenta de que estaba embarazada.

Datos del Centro Nacional de Estadísticas de la Salud indican que las mujeres latinas tienen embarazos más saludables de lo que los investigadores esperaban encontrar. Lo bueno es que tenemos bebés tan saludables como las mujeres blancas no hispanas. Aunque hay pocos estudios que explican las razones de los buenos resultados de nuestros embarazos, podemos sin duda señalar algunos de nuestros hábitos y características culturales que actúan como factores protectores.

Objetivamente hablando, comemos más frutas y verduras e incluimos más fibra en nuestra dieta que las no latinas. Nuestros niveles más bajos de consumo de alcohol y tabaco contribuyen decisivamente a los buenos resultados de los nacimientos de nuestros bebés. Nuestra actitud mental con respecto a la natalidad es positiva y se fortalece con nuestra creencia de que, en lo espiritual, tener un hijo lo consideramos un regalo de Dios.

Cuando una latina está embarazada, toma muy seriamente la responsabilidad de cuidarse ya que siente que está alimentando a su criatura más que a ella misma. Además, la mayoría de nosotras sabemos que no estamos solas en nuestros embarazos. Nuestras amistades y nuestra familia esperan también formar parte de la red que nos apoyará durante nuestro embarazo. Y aquéllas que se encuentran físicamente solas, con frecuencia buscan a Dios dentro de ellas para que las guíe y las proteja.

A pesar de ello, la vida en el siglo xxi está cambiando la manera de pensar sobre el embarazo y hasta la manera en que vemos el tener niños. Para equilibrar los mensajes conflictivos que con frecuencia recibimos, necesitamos definir lo que significa tener un embarazo saludable. Para nosotras, debe significar que combinamos lo mejor de nuestra cultura con lo mejor que ofrece la ciencia. ¿Cómo logramos el equilibrio? Bueno, pues ser latina sana se trata justamente de eso.

Muchas latinas hablan del embarazo como uno de los momentos más importantes de su vida. Por ser algo que esperamos como parte natural de una vida saludable, no vemos el embarazo como una enfermedad o como una condición médica. No nos sorprende que como resultado de esta actitud, las latinas rehusemos consultar al proveedor de servicios de salud una vez que comprobamos que estamos embarazadas.

Algunas latinas informan que no es necesario ver a un proveedor de servicios de salud hasta no estar listas para dar a luz, ya que el embarazo es parte de la vida. A pesar de esto, consultar a un proveedor de servicios de salud es una buena manera de familiarizarse con el sistema de atención de la salud para las madres y sus bebés. Es importante controlar la salud del bebé al igual que la presión de la sangre de la madre, la diabetes y otros indicadores de salud.

Este Capítulo supone que tú quieres estar en la mejor forma posible para dar a luz; que quieres tener la actitud mental más saludable para sostenerte a través de todos los cambios que ocurrirán en tu vida durante el embarazo, y que deseas tener un espíritu fuerte que te guíe con pensamientos de paz y amor para tu bebé.

Preparándonos para el embarazo

A algunas de nosotras nos gusta planificar todo. Para las que sí planeamos, es bueno saber que el mejor momento para fijar el cuidado antes de concebir o nuestra primera visita prenatal es *antes* de quedar embarazada. La asesoría antes de la concepción es altamente recomendable. Durante esta visita, tu proveedor de servicios de salud te hará preguntas sobre tu historia médica, reproductiva y familiar; lo que comes; tu contacto con drogas y peligros ambientales; y asuntos sociales. Las respuestas que des se usarán para identificar los riesgos y ofrecer consejos y educación que se ajusten específicamente a ti. Conforme más preparada estés para el embarazo, más posibilidades tendrás de reducir las complicaciones para ti y el bebé. Lo mínimo que te puede decir tu proveedor de salud es:

- que tengas cuidado con los medicamentos que tomes (ya sea que los consigas con receta o sin receta);
- que no fumes;
- que evites estar en cuartos llenos de humo o cerca de fumadores;
- que elimines el alcohol;
- que empieces un programa de ejercicio moderado;
- que te alimentes saludablemente; y
- que tengas pensamientos felices.

Tu proveedor debe recomendar que tomes vitaminas con ácido fólico ya que éste disminuye las posibilidades de defectos de nacimiento si se toma antes del embarazo. Estas mismas prácticas serán útiles una vez que estés embarazada y deberás continuarlas durante el embarazo.

Camila y Mario tenían tiempo de casados. Y sí, aunque eran católicos, siempre practicaban el control de la natalidad. Pero algo les había fallado . . . o no . . . o por lo menos era diferente nila

4

ompró

ólo

1

salud.

ara-

; de

mens-

mens-

. Su

erle

para

a se

rpo.

ervicios

de salud que dijo: "Camila, tengo buenas noticias", y ella pensó: "qué interesante que hubiera otra paciente que se llamara Camila". En ese momento, su proveedor de servicios entró y sonrió. Camila supo entonces que las buenas noticias eran para ella: ¡ella era la Camila que estaba embarazada!

Para comprobar que estás embarazada

Algunas latinas parecen sentir cuando están embarazadas. Otras no están tan seguras. Pudimos haber calculado cuidadosamente nuestros ciclos fértiles o usado métodos de control de la natalidad pero como ningún procedimiento es 100% seguro, siempre existe la posibilidad del embarazo. Pero, ¿cuáles son algunos de los signos o señales de embarazo? Puedes estar embarazada:

- si se te retrasó la fecha de la menstruación;
- si tienes una menstruación relativamente ligera;
- si tus senos están sensibles;

- si te sientes más cansada o agotada de lo normal;
- si estás vomitando o sientes náuseas; o
- si la temperatura basal de tu cuerpo sigue siendo elevada cuando ya debería venirte la menstruación.

Aunque estas sensaciones y síntomas son señales importantes, necesitas hacerte una prueba de embarazo para asegurar que sí estás embarazada. Como primer paso, quizá convenga hacerte una prueba de embarazo en casa antes de ir a ver a tu proveedor de servicios de salud. Las pruebas de embarazo caseras miden la presencia de la gonadotropina coriónica humana. La concentración de esta hormona en tu orina aumenta cuando estás embarazada. Las primeras versiones de estas pruebas requerían usar la orina de la mañana. Hoy estas pruebas son más sensibles y pueden detectar concentraciones más pequeñas de la hormona. Puedes hacerte las pruebas de embarazo en casa a cualquier hora del día.

Aunque éstas pruebas son generalmente precisas, a veces indican que no estás embarazada cuando sí lo estás. Hay más probabilidades de que esto ocurra si calculaste mal la fecha de tu última menstruación; en estos casos, puede ser muy pronto para detectar los niveles de gonadotropina coriónica humana.

Además, es importante señalar que las mujeres que atraviesan por la menopausia a veces producen niveles altos de hormonas semejantes a la gonadotropina coriónica humana. Como resultado, algunas veces la prueba de embarazo puede salir positiva cuando realmente no están embarazadas. A esto se le llama un positivo falso.

Si todavía no te viene la menstruación y los resultados de la prueba casera son negativos, debes ver a tu proveedor de servicios de salud. Hay exámenes más sofisticados para confirmar si estás o no embarazada. Es posible también que la causa de no menstruar sea otra.

El embarazo

Cuando supe que estaba embarazada, me sentí cambiar. ¡Era maravilloso! No sé qué era lo que me hacía sentir tan bien. Lo único que sabía era que me sentía maravillosa. Todavía no habíamos pensado en tener un bebé, pero sabíamos que ajustaríamos nuestras vidas para amar y adorar a este pequeñito que crecía dentro de mí.

De repente vi otra parte de mí misma. ¿Qué puedo decir? Empecé a sentirme como madre mucho antes de que naciera el bebé.

LIGIA, 32

El embarazo no es un proyecto para la clase de ciencias. No puedes controlar el resultado en un 100%. Sólo disfrútalo y mantén una actitud positiva.

OLIVIA, 22

El cordón umbilical se desarrolla durante el primer mes del embarazo. Esta doble línea de la vida lleva alimentación y fluidos al bebé que crece y también se lleva los desechos que produce el bebé. Es el principio de la conexión entre la madre y su bebé.

Hay cinco cosas que deben recordarse para tener un mejor embarazo:

1. Más del 95% de los embarazos son normales.
2. El bebé está expuesto a cualquier cosa a la cual tú estés expuesta.
3. Cada embarazo es diferente.
4. Habrá nuevas experiencias todos los días.
5. Hay que ser flexible, dada la posibilidad de que ocurra lo inesperado.

Durante el embarazo, es muy difícil saber exactamente cómo te sentirás cada día. Es importante recordar que hay que ser flexible. Cada día será diferente. Si es tu primer embarazo, toma en cuenta que, aunque estés preparada para muchas cosas, el embarazo y el

Consejos

Tan pronto como sepas que estás embarazada . . .

1. Selecciona a tu proveedor de servicios de salud.
2. Escoge dónde te gustaría dar a luz.
3. Identifica quién va a estar contigo durante el parto.
4. Haz saber tus preferencias en cuanto a la anestesia. Debes apuntar todo esto por si acaso tu proveedor de servicios de salud no estuviera a la mano.
5. Determina si quieres que te hagan una episiotomía (raras veces se puede evitar con el primer bebé).
6. La rasurada del vello púbico es optativa, asegúrate de que conozcan tu preferencia, ya sea que quieras o no que te hagan esto (la mayoría no se rasura).

nacimiento con frecuencia son algo inesperado. Pudiste haber planeado todo, pero ésta es una de las veces en tu vida que te servirá mejor ser flexible. Tu cuerpo está en control. Para ayudarte, aquí se mencionan algunas cosas que te pudieran suceder.

Vivir para dos o más

Todo lo que pase por tus labios o sea absorbido por tu cuerpo es consumido también por tu bebé.

COMER

Lo mejor que podemos hacer es comer bien. Aunque tomemos vitaminas, la comida es la mejor alimentación para tu bebé. Las mujeres embarazadas deben comer con moderación y deben seguir la guía que les da su proveedor de servicios de salud. El embarazo no es el momento para ponerse a dieta o para no comer cuando tienes hambre. Es importante comer bien y nutritivamente para que no aumentes más del peso recomendable. Debes evitar edulcorantes artificiales.

Debes tener cuidado con el pescado que consumes debido al metilo de mercurio que se ha encontrado en algunos pescados. Algunos departamentos de salud estatales, como por ejemplo el de Connecticut y la Agencia de Inspección de Comestibles en Canadá han establecido ciertos lineamientos.

Estos lineamientos indican que las mujeres embarazadas, las mujeres que tienen planes de embarazarse y los niños menores de seis años deben comer atún enlatado no más de una o dos veces por semana (el atún ligero contiene menos metilo de mercurio que el atún blanco), bistec de atún fresco o congelado una vez al mes cuando mucho y nada de pez espada o tiburón. La Administración de Alimentos y Fármacos ha enfatizado que las mujeres embarazadas, las mujeres que tienen planes de embarazarse y los niños menores de seis años de edad tampoco deberán consumir pescado caballa del rey, también conocido como macarela reina. Consulta con tu departamento de salud local o estatal para obtener información sobre si es o no seguro consumir pescado de abastecedores locales.

BEBER

También debemos tener mucho cuidado con lo que bebemos. Todo alcohol que consume una mujer embarazada también es consumido por el bebé. Ten en cuenta que, aunque te sientas bien, cantidades pequeñas de alcohol pueden ser tóxicas para tu bebé porque no las puede metabolizar. Las madres que toman más de dos bebidas alcohólicas por día pueden tener bebés con el síndrome de defectos causados por el alcohol (*Fetal Alcohol Syndrome o FAS*). Los bebés que nacen con este problema pueden tener caras deformes, retraso mental o problemas de comportamiento.

Advertencia

Consulta a tu proveedor de servicios de salud antes de tomar cualquier medicina que se pueda obtener con o sin receta, cualquier remedio de hierbas o cualquier tratamiento. Si son lo suficientemente fuertes como para tener un efecto sobre ti, también pueden afectar el bebé.

RESPIRAR

Lo que respiramos también es importante. Nunca es bueno fumar, pero es peor fumar cuando estás embarazada, ya que el bebé está expuesto a las mismas substancias. Las madres que fuman tienen bebés de bajo peso y por lo mismo con mayor probabilidad de que sufran retraso mental u otros problemas. Así como no debemos fumar durante el embarazo, es mejor evitar estar cerca de fumadores, substancias químicas tóxicas u otras substancias que emitan gases que pudieran dañar al bebé.

MEDICAMENTOS: MEDICAMENTOS RECETADOS Y SIN RECETA, REMEDIOS CASEROS, PRODUCTOS NATURALES, DROGAS ILÍCITAS.

Todo lo que pasa por nuestros labios es consumido también por el bebé, y aunque algunos de los productos que usamos ordinariamente puedan ser buenos para los adultos, pudieran en cambio afectar al bebé. He aquí una lista de substancias utilizadas comunmente y lo que deberías saber de ellas.

• **El acetaminofén,** medicamento diferente de la aspirina, que se encuentra en el Tylenol y otros medicamentos, que sirve para aliviar el dolor, que no requiere de receta y es la substancia de uso más amplio. Hasta el momento no se ha visto que produzca defectos de nacimiento pero sí atraviesa la placenta. Sin embargo, si lo usas en altas cantidades por un largo período de tiempo el bebé podrá desarrollar problemas del hígado y de los riñones.

• **La aspirina** debe evitarse durante el embarazo a menos que sea recetada por tu proveedor de servicios de salud. Por razones desconocidas, la aspirina parece prolongar el embarazo y el parto. También se asocia con sangrado excesivo durante el parto en mujeres que la toman a diario.

• **El ibuprofen** que se encuentra en medicamentos para el dolor como Advil, Motrin y otros medicamentos para el dolor debe evitarse durante el embarazo porque parece prolongarlo. Aunque no se sabe que cause problemas al bebé, sí altera la circulación en el corazón del feto. Los fabricantes recomiendan que no se tome durante el embarazo.

• **Los antiácidos** por lo general se pueden tomar en dosis bajas. No se conocen efectos

Advertencia: No te des baños de tina muy calientes o saunas durante el embarazo.

negativos en el bebé, aunque te pueden provocar diarrea o estreñimiento. Se cree que los antiácidos que contienen calcio (por ejemplo, Tums) son benéficos.

• **Deben evitarse los productos de propósitos múltiples** que contengan Ciclizina o seudoefedrina, ya que hay datos que sugieren que pueden producir defectos de nacimiento congénitos. Es mejor evitar estas substancias durante los primeros tres meses del embarazo.

EXPOSICIÓN A OTRAS SUBSTANCIAS QUÍMICAS

Lee todas las etiquetas y avisos de las substancias químicas que uses. Ten cuidado con los productos de limpieza y de jardinería (incluso los de plantas interiores) que usas regularmente. Evita productos que contengan plomo o mercurio.

EJERCICIO

Es bueno hacer ejercicio moderado cuando estás embarazada. Tú y tu proveedor deben decidir en qué consiste el ejercicio moderado. Ten cuidado de no hacer demasiado.

Debes estar segura de estar cómoda con cualquier ejercicio que hagas. Usa un sostén y zapatos apropiados. También debes sentirte cómoda con la temperatura del ambiente donde vas a hacer ejercicio. Asegúrate de tener a la mano agua para beber para que fácilmente puedas reponer los líquidos que pierdas durante el ejercicio.

Todo ejercicio requiere calentamiento. Al aumentar la intensidad de tu ejercicio, recuerda que el ejercicio debe hacerse en moderación, no debes quedar exhausta. Toma en cuenta que como estás embarazada vas a poder respirar menos oxígeno. Esto significa que debes llevar ritmo moderado cuando hagas ejercicios aeróbicos.

Para muchas de nosotras, éste es buen momento para agregar ejercicios Kegel a nuestra rutina diaria, ya que ayudan a fortalecer los músculos que son importantes para dar a luz, por ejemplo, los músculos que sostienen la vagina, el recto y la uretra. Estos ejercicios se pueden hacer en cualquier lugar y no requieren de equipo especial. Muchas mujeres no saben dónde se localizan estos músculos o cómo se siente ejercitarlos. Hay dos formas de identificar lo que se siente al flexionar estos músculos: (1) practica deteniendo el flujo de la orina por cinco segundos cada vez, o (2) trata de apretar el pene de tu pareja cuando está dentro de la vagina (a la mayoría de los hombres esto les da mucho placer).

Los músculos que ejercitas en ambas actividades son los que quieres fortalecer. Una vez que sabes cuáles son los músculos que quieres apretar y soltar, puedes practicar apretando estos músculos por tres segundos y luego soltándolos en series de 20 a 30 por lo menos cinco veces al día.

LAS RELACIONES SEXUALES Y EL EMBARAZO

Para algunas parejas, la actividad sexual se incrementa durante los primeros seis meses

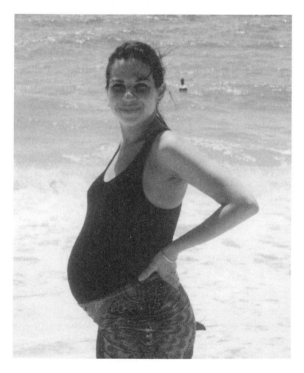

Cuando estés embarazada aumentarás de tamaño y estarás hermosa.

del embarazo, mientras que para otras parejas disminuye. Casi todas las parejas tienen menos actividad sexual durante las últimas semanas del embarazo.

Excepto en casos raros, las relaciones vaginales durante el embarazo no ponen en riesgo ni a la madre ni al bebé. Además, aunque aceptes las relaciones sexuales orales, tu pareja debe cuidar de no soplar aire en tu vagina ya que esto podría introducir aire en la corriente sanguínea, lo cual resultaría en una embolia de aire potencialmente fatal. Durante el último mes del embarazo, la estimulación de los pezones puede causar la emisión de oxitocina: una hormona conocida por producir contracciones del útero. Las contracciones se detienen al dejar de estimular el pezón.

Tu comodidad, sin embargo, debe ser la mayor preocupación.

CAMBIOS HORMONALES

A un nivel físico, las fluctuaciones hormonales que ocurren durante el embarazo pueden cambiar la textura de la piel, el pelo y las uñas. A algunas mujeres se les forman estrías mientras que a otras se les forma una peculiar línea obscura desde el ombligo hasta el vello púbico. A algunas mujeres les aparecen manchas por todo el cuerpo, algunas grandes, otras pequeñas.

En el aspecto psicológico, es natural que nuestro humor sea más susceptible a los cambios durante esta fase. Algunas mujeres se vuelven más sensibles emocionalmente durante el embarazo.

Qué se puede esperar

Más del 95% de las mujeres tienen un embarazo normal. Un embarazo normal significa que tanto tú como tu bebé están saludables. No significa que todo saldrá exactamente tal como se planea o espera. De hecho, con mucha frecuencia, lo que sabemos y esperamos no es completamente preciso ni realista. Por ejemplo, aunque todo el mundo habla de estar embarazada durante nueve meses, el hecho es que el embarazo dura aproximadamente 40 semanas. Cada trimestre dura un poco más de las doce semanas.

Lo que sí puedes esperar durante ese tiempo, porque es normal, es que los cambios por los que pasa tu cuerpo te sorprenderán. Las latinas tienden a aceptar los cambios físicos de su cuerpo y tratan de mantener muchas de las actividades diarias acostumbradas, al mismo tiempo que reconocen que no van a poder hacer todas las cosas que normalmente hacían. En lugar de oponernos a los cambios, es importante comprender las razones por las cuales nuestros cuerpos están cambiando en ciertas maneras.

Cada una de nosotras cambiará y experimentará esos cambios de maneras muy diferentes. Algunas de nosotras pasaremos por todos esos cambios y otras no. Aquellas de nosotras que hemos estado embarazadas más de una vez podemos encontrar que cada embarazo es diferente del anterior. Lo importante es estar preparada para el cambio. Estas son algunas de las cosas de las cuales querrás estar consciente y las cuales podrás esperar.

EL PAPÁ DEL BEBÉ

Hay muy poca investigación sobre los cambios por los que atraviesan los padres durante el embarazo. Podemos decir con seguridad, sin embargo, que el embarazo también tendrá un efecto psicológico sobre el padre y en algunos casos hasta un efecto fisiológico.

En el aspecto psicológico, el embarazo puede describirse sencillamente como una lente de aumento de toda la dinámica existente en una relación. Por lo tanto, las parejas cariñosas frecuentemente describen el período del embarazo como una segunda luna de miel en la que se sienten especialmente cercanos y amorosos. Para las parejas que tienen problemas serios, el embarazo puede crear una situación en la cual el hombre abusa física y emocionalmente a la mujer embarazada. Es importante recordar que

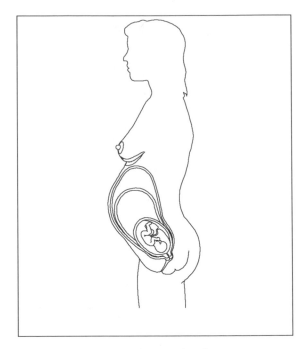

Crecimiento durante el embarazo

el abuso no es aceptable en ningún momento de la relación. El abuso durante el embarazo, es peligroso tanto para ti como para el bebé y debes discutir esto con tu proveedor de servicios de salud (véase los recursos de la página 14).

Algunos hombres sienten una respuesta fisiológica durante el embarazo de la mujer. Estos síntomas fisiológicos (por ejemplo, náuseas, dolores de cabeza, vómito) usualmente desaparecen a medida que avanza el embarazo. Aunque estos síntomas tienen una base psicológica, son verdaderos y deben tratarse como tales.

EL PESO DURANTE EL EMBARAZO

Es natural y necesario que las mujeres aumenten de peso durante el embarazo. Las latinas que empiezan su embarazo bajas de peso necesitan aumentar más que las mujeres que tienen exceso de peso. Si tu peso es menor que el promedio, debes aumentar entre 28 y 40 libras. Las mujeres de peso promedio deben aumentar de 25 a 35 libras y aquéllas

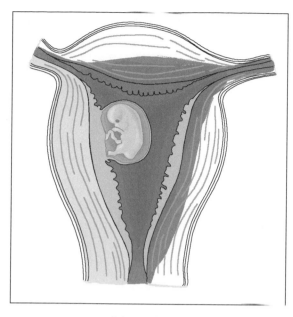

Primer trimestre

que tienen sobrepeso deben aumentar entre 15 y 25 libras. Debido a que aumenta de peso gradualmente, una mujer de peso normal aumentará entre 2 y 4 libras durante los pri-

---

Consejos
Cuidando tu mente y espíritu durante el embarazo

1. Lleva un diario de cómo te sientes y de los movimientos del bebé.
2. Duerme lo suficiente: esto puede significar que necesites dormir más.
3. Haz ejercicio regularmente: si hacías ejercicio anteriormente quizá significará que harás menos; si no, entonces harás más.
4. Recuerda que no hay problema con pedirle ayuda a otros. No necesitas probar que eres independiente.
5. Reza: te sentirás mejor.

---

meros tres meses y después de eso, entre ¾ de libra y 1 libra por semana.

En tanto que te toma nueve meses aumentar este peso, la mayoría de las mujeres pierden todo el peso que aumentaron seis meses después de dar a luz. Seis meses después de dar a luz, aquellas mujeres que no pierden todo el peso mantienen un promedio de sólo tres libras.

HUMOR

Es natural pasar por una variedad de sentimientos al prepararte para las responsabilidades de ser madre. Aunque ya seas madre, tener otro hijo en la familia requiere mucha reflexión y consideración. Como si no tuviéramos suficiente quehacer durante los embarazos, los cambios en nuestras hormonas hacen todavía más posible que nuestros sentimientos fluctúen. El comprender nuestros sentimientos es crucial para hacer/planear nuevos arreglos no sólo en la casa, con nuestros seres queridos, sino además en nuestro lugar de trabajo.

Generalmente, la mayoría de las latinas trabajan durante el embarazo. Si tenemos cuidado al hacer las tareas que realizamos en el trabajo (no cargar cosas o entrar en contacto con substancias químicas fuertes u otras substancias tóxicas) entonces podemos tener una rutina diaria que nos ayude a mantener una actitud positiva durante el embarazo.

Del primer al tercer mes: El primer trimestre

TÚ

Durante este período visitarás a tu proveedor de servicios de salud por lo menos una vez al mes. Lo que sientas dependerá de ti. Algunas mujeres ni siquiera sienten que están embarazadas, mientras que otras mujeres tienen toda clase de síntomas.

Lo que algunas mujeres más recuerdan de este período son los vómitos mañaneros del embarazo, o sea cuando al levantarse por la

Alta presión de la sangre

La hipertensión inducida por el embarazo varía de lo ligero hasta lo severo y por lo general ocurre durante las últimas trece semanas del embarazo. La hipertensión del embarazo, también conocida como toxemia o preeclampsia, se diagnostica en el 6% de todas las mujeres embarazadas. La alta presión de la sangre, por lo general, se da en los primeros embarazos, en las madres adolescentes, en las mujeres mayores de los 45 años y en las mujeres que esperan más de un bebé en su embarazo.

Algunos síntomas de alta presión de la sangre incluyen dolores de cabeza, problemas con la vista (puntos ciegos o visión borrosa) o dolor en el estómago. La preeclampsia que no se diagnostica y no se trata se convertirá en eclampsia.

La eclampsia se diagnostica cuando la madre tiene ataques o convulsiones y/o llega a un estado de coma. La eclampsia ocurre en menos del .1% de los embarazos y puede evitarse al diagnosticar y tratar tempranamente la preeclampsia. No hay modo de prevenir la preeclampsia, pero con buen cuidado prenatal no progresa a eclampsia.

mañana se tienen ganas de vomitar. Puedes sentir náuseas en otros momentos también. Recuerda que sentir náuseas es seña de un embarazo saludable y se asocia con menor riesgo de malparto o aborto espontáneo. Algunas mujeres indican que las cosas que normalmente les gustaban, tales como el perfume, ahora les dan náuseas. La manera de tratar los vómitos del embarazo varía según cada mujer. El pan, las galletas saladas y el té parecen ser efectivos para algunas mujeres. Quizá te sientas mejor si consumes comidas pequeñas y no dejas

que el estómago esté vacío. Ten en cuenta que la náusea y el vómito por lo general ocurren sólo durante el primer trimestre.

Aunque no tengas ningún síntoma desagradable, por lo menos deberás estar consciente de que tu cuerpo está pasando por grandes e importantes cambios hormonales. Algunas mujeres dicen que sus senos empiezan a sentirse llenos. Otras pueden tener un leve sangrado irregular. Si éste es el caso, es necesario avisar al proveedor de servicios de salud, como siempre que haya sangrado durante el embarazo. Hacia el final del trimestre, tu pelvis cambia de forma conforme la articulación que conecta tus huesos se va haciendo más flexible.

Algunas pruebas del primer trimestre

Durante la primera visita a tu proveedor de servicios de salud, te harán una prueba de embarazo para confirmar que estás embarazada. Una vez confirmado el embarazo, te harán una prueba para asegurar que eres inmune a la rubéola, al igual que pruebas de sangre para evaluar tu nivel de hierro y otras substancias y para determinar el factor RH de tu sangre, o sea a que grupo sanguíneo perteneces. También te revisarán regularmente la presión de la sangre, la orina y el peso.

El ultrasonido provee una forma relativamente segura de cerciorarse del crecimiento del bebé sin tener que insertar algo en el vientre o la placenta. Para hacerlo, se pone una loción en el abdomen y luego el técnico mueve una vara sobre el abdomen. A medida que las ondas de sonido rebotan del abdomen, se forma una imagen en la pantalla. Este procedimiento no duele y la incomodidad que causa es mínima.

El ultrasonido es una buena forma de ver cómo está creciendo el bebé y ayuda a determinar cuánto has progresado en el embarazo. Por lo general, la posición de la pantalla permite que tú y tu proveedor puedan ver la imagen proyectada.

Durante la novena hasta la décimo segunda semana del embarazo, algunas mujeres mayo-

Advertencia

Consulta a tu proveedor de servicios de salud si tienes algunos de los siguientes síntomas:

1. Sangrado vaginal de lleno o en gotitas;
2. Dolores en el vientre;
3. Después del quinto mes, si el bebé no se mueve por más de 24 horas;
4. Dolores de cabeza continuos (especialmente entre el séptimo y noveno mes);
5. Hinchazón repentina de los párpados, manos o cara;
6. Problemas de la vista;
7. Salida de fluido de la vagina; o
8. Fiebre mayor de 100.5 F.

res de 35 años pueden optar por que les tomen una muestra de la vellosidad coriónica a través de la cual se obtiene información sobre muchas condiciones congénitas. [N. del T. *vellosidad coriónica*: cada una de las prolongaciones vasculares del corion del embrión que interviene en la formación de la placenta]. Este tipo de examen tiene el mismo riesgo de malparto o aborto espontáneo que la amniocentesis (1 en 200). La ventaja principal de la muestra de la vellosidad coriónica es que puede hacerse más temprano en el embarazo.

La muestra de la vellosidad coriónica se hace en el hospital. Tu proveedor de servicios de salud puede usar ultrasonido para verificar la ubicación del feto y la placenta al insertar una aguja a través del abdomen o a través de la vagina y el cuello uterino para extraer un poco de la placenta. Cuando la aguja está en su lugar, tu proveedor de servicios de salud extraerá un poco de las vellosidades coriónicas (que están adheridas a la membrana que se convertirá en la placenta).

Una vez extraído el fluido, según el examen

que se haga, pueden pasar hasta dos semanas para obtener los resultados. Aunque esta prueba se puede realizar mucho antes que la amniocentesis, todavía es discutible si la prueba misma causa deformaciones en el bebé. Habla con tu proveedor de servicios de salud y decide si debes hacerte esta prueba.

Pruebas periódicas: Te tomarán la presión de la sangre regularmente. Algunos cambios son normales, pero si tu presión sanguínea es muy elevada entonces es posible que padezcas de la hipertensión inducida por el embarazo (preeclampsia).

El bebé

El primer trimestre es un tiempo importantísimo en el embarazo ya que en este período ocurre gran parte del crecimiento. El corazón empieza a latir para el día veinticinco. A las cuatro semanas tu bebé es un embrión, de aproximadamente media pulgada de largo. La cara se empieza a formar y el corazón, pulmones y cerebro están desarrollándose. Durante las siguientes semanas, el embrión se convertirá en feto (que significa "el joven") y todos los órganos principales se desarrollarán más. Hasta los huesos se empiezan a desarrollar. Hacia el final de los tres meses, tu bebé mide

Consejos
Cómo reducir la hinchazón de los tobillos

1. Cuando tengas tiempo, levanta tus piernas hacia arriba;
2. Toma mucha agua;
3. Haz ejercicio moderado; y
4. Usa medias de sostén (no las que llegan sólo hasta la rodilla).
5. Ten cuidado con la cantidad de sal que consumes.

aproximadamente cuatro pulgadas de largo, los dedos de las manos y pies tienen uñas y los órganos internos continúan creciendo.

Del cuarto al sexto mes: El segundo trimestre

Tú

Sigues consultando a tu proveedor de servicios de salud una vez por mes. En la mayoría de los casos vas a empezar a sentirte mejor al desaparecer los vómitos. Muchas de las incomodidades que sentiste durante el primer trimestre desaparecerán en el segundo trimestre. Algunas mujeres padecen de estreñimiento. Para esta época, a muchas de nosotras se nos empieza a notar la barriga.

ALGUNAS PRUEBAS DEL SEGUNDO TRIMESTRE:

Muchos proveedores de servicios de salud te harán pruebas para la hepatitis B y la diabetes. En la mayoría de los casos, los resultados de las pruebas son negativos. Si la prueba para el virus de la hepatitis B sale positiva, deberás adoptar buenos hábitos de alimentación y deberás descansar durante el embarazo. También hay posibilidades de que le contagies el virus a tu bebé durante el parto.

Si la prueba para la diabetes sale positiva, entonces tu proveedor de servicios de salud te someterá a una dieta especial y te revisará cuidadosamente para asegurar que la enfermedad esté controlada. Esto es especialmente importante para las latinas.

A cada mujer se le puede ofrecer, independientemente de su edad, un examen "El Triple Filtro" que deslinda múltiples factores. Estas pruebas se hacen entre la décimo quinta y la décimoctava semana. Estas pruebas determinan si el bebé tiene defectos del tubo neural y si hay riesgo de defectos en los cromosomas. Por ejemplo, si la fetoproteína-alfa está muy baja existe la posibilidad del síndrome de Down u otros problemas. Estos resultados a veces llevan a indicar problemas donde no los hay y por lo tanto generalmente se realiza un segundo examen de verificación usando la amniocentesis. La amniocentesis se ofrece cuando una mujer tiene más de 35 años o si la pareja está preocupada por la posibilidad de que existan ciertos desórdenes genéticos.

Para la amniocentesis, tu proveedor de servicios de salud necesita extraer una onza de fluido o líquido amniótico con el fin de determinar si hay alguna anomalía en los cromosomas. Para obtener la muestra del fluido, se le pide a la mujer que se acueste en una mesa mientras el proveedor de servicios de salud revisa una imagen de ultrasonido en la pantalla

---

Preocupación especial para las latinas: La diabetes gestacional

Sólo tres de cada mil mujeres, son diabéticas al empezar su embarazo. Durante el embarazo, treinta mujeres más de cada mil resultarán diabéticas. La diabetes que se desarrolla durante el embarazo se llama diabetes gestacional (o diabetes de la gestación, o diabetes del embarazo) y es mucho más común entre las latinas. Muchos proveedores de servicios de salud no hacen prueba para la diabetes hasta que las mujeres están entre la vigésimo cuarta (24) y vigésimo octava (28) semana del embarazo.

Es muy importante saber que somos diabéticas y controlar la diabetes. Las mujeres cuya diabetes no esté controlada tendrán bebés malformados. A las mujeres diagnosticadas con diabetes generalmente se les indica que se hagan la prueba ellas mismas de una a tres veces por día, usando un glucómetro. Siguiendo una dieta saludable, medicamentos apropiados y ejercicio, las mujeres podrán controlar su diabetes y tener bebés saludables.

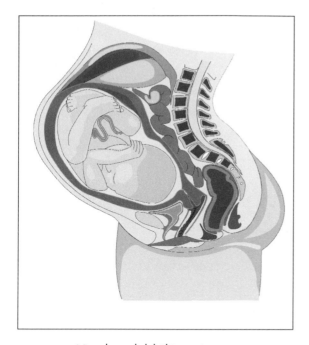

Vista lateral del último trimestre

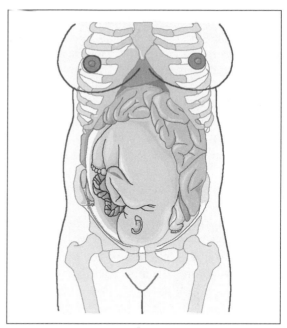

Vista frontal del último trimestre

y desliza una aguja larga y delgada a través de la barriga y del útero hasta la bolsa amniótica que rodea al bebé. Puede tomar de varios días hasta dos semanas obtener los resultados, dependiendo de la cantidad y el tipo de las pruebas.

El ultrasonido se usará nuevamente para obtener una mejor imagen del crecimiento del bebé sólo si el primer examen es dudoso o si se sospecha crecimiento retardado.

El bebé

Durante el cuarto mes, podrás sentir los primeros movimientos del bebé. Éste es el primer movimiento que sientes de tu bebé. Algunas mujeres sienten como si hubiera una ola dentro de ellas; otras lo describen como un aleteo o agitación que nunca antes habían sentido. Para otras, es una sensación de "burbujas en el estómago." El movimiento te hará muy consciente del bebé que llevas dentro de ti. Con el tiempo, el movimiento será una fuente de información sobre lo que hace el bebé.

Durante este período, el sistema nervioso y sistema digestivo maduran.

Para el quinto mes, el bebé mide aproximadamente 12 pulgadas de largo y pesa alrededor de dieciséis onzas. Para el sexto mes, el bebé mide 14 pulgadas y pesa 1½ libras. Es probable que tu proveedor use el Doppler o el fetoscopio para oír el latido del corazón del bebé.

Del séptimo al noveno mes: El tercer trimestre

Tú

Ahora visitas a tu proveedor de servicios de salud cada dos semanas. A medida que crece el bebé, tus órganos están más comprimidos. Muchas mujeres sienten mucha presión en el estómago y la vejiga; algunas mujeres empiezan a tener dolores de espalda. Las articulaciones de las rodillas y la cadera también duelen con la presión adicional del bebé. Puedes tener hemorroides y pueden empezar a aparecer venas varicosas o várices (en muchos casos, éstas desaparecen después del embarazo). Es común que los tobillos se hinchen y que la piel se estire.

Al mismo tiempo, algunas mujeres indican que sienten la necesidad de prepararse para tener el bebé en casa. A la mayoría de las mujeres se les advierte que no levanten cosas pesadas.

Algunas mujeres tienen que usar protección para los senos porque estos empiezan a soltar una substancia amarilla y espesa llamada calostro. El calostro es la substancia natural que el cuerpo produce y es lo que tus pechos producirán los primeros días después de dar a luz (sea con parto vaginal o cesárea) para alimentar al bebé. Después de tres a cinco días tus pechos comienzan a producir leche.

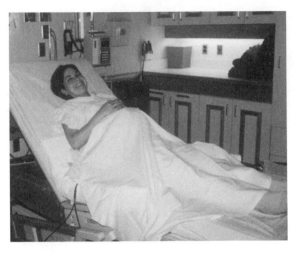

Las experiencias del embarazo son únicas para cada mujer.

El bebé

Hay un aumento notable en movimiento: el bebé se estira y patea. Los bebés pasan mucho tiempo de nalgas hacia abajo hasta alrededor de la trigésima sexta (36) semana. Más o menos alrededor de ese tiempo, el 97% de los bebés voltea la cabeza hacia abajo y se prepara para nacer.

Al dar a luz: Dónde, cómo y cuándo

¿Dónde dar a luz?

Muchas latinas prefieren dar a luz en el hospital. Otras quieren ir a un centro especializado en nacimientos, algunos de los cuales están afiliados a un hospital. Unas cuantas mujeres querrán dar a luz en casa. Independientemente de lo que decidas, debes estar bien informada de los beneficios y riesgos de cada sitio.

Todas hemos oído de nuestras abuelas o tías que dieron a luz en casa. También conocemos las historias sobre cómo tener un bebé era más fácil y más sencillo en un mundo menos tecnológico y antiséptico. Luego cerramos los ojos y deseamos lo mismo para nosotras. Sin embargo, debemos abrir los ojos y reconocer que al mismo tiempo que nuestras madres tenían parteras y daban a luz

en casa, existía un alto nivel de mortalidad en las mujeres y los bebés. Al romantizar los nacimientos en casa se falla en señalar los riesgos que conlleva. Esto es especialmente cierto en el caso de embarazos de alto riesgo o de complicaciones durante el embarazo.

Muchas de nosotras sabemos que dar a luz es un acontecimiento familiar que necesita ocurrir dentro de un contexto saludable y cálido. Cuando nuestro plan de seguros nos permite escoger dónde queremos dar a luz, debemos tomar en cuenta lo que es importante para las latinas, como por ejemplo, un sitio donde nuestra familia se sienta confortable. Nuestra tarea es comprender las opciones y luego tomar una decisión informada.

Hasta hace poco, las palabras "estéril" y "cálido" parecían muy contradictorias. Los hospitales se enorgullecían de su esterilidad, no solamente con respecto a sus procedimientos sino en la manera de tratar a los pacientes. Los miembros de la familia no eran bienvenidos en el área donde se daba a luz. El ambiente antiséptico de los hospitales merece crédito por haber disminuido las muertes maternas, pero es lo contrario del "personalismo" (una relación personal e íntima) que necesita una latina. En la actualidad, las cosas son muy diferentes, ya que los hospitales se esfuerzan por crear áreas cálidas y acogedoras para dar a luz mientras que, a la vez, establecen criterios de esterilidad todavía más estrictos.

Las compañías de seguros han reducido en gran medida el tiempo que cubren para la estancia hospitalaria de la paciente después de que da a luz y hay preocupaciones crecientes ante la posibilidad de que a muchas mujeres no se les de el tiempo necesario para recuperarse en un ambiente controlado. Los centros de nacimiento con frecuencia dan de alta a la madre a las 12 horas de haber dado a luz.

Recuerda que tienes opciones sobre dónde dar a luz. Y el ambiente deberá ser aquél donde tú te sientas más segura y sana. Mientras que las experiencias de las demás comadres y amigas ayudan a comprender diferentes puntos de vista, la opción es tuya en cuanto a dónde dar a luz y al tipo de proveedor que consultes.

El mejor momento para pensar en el tipo de proveedor de servicios de salud que quieras consultar y en dónde quieres dar a luz es cuando te enteras de que estás embarazada.

Cada comunidad ofrece diferentes opciones. Los reglamentos de cada sitio (hospital, centro de nacimientos independiente, tu hogar, etc.) varían según la localidad y es por eso que un centro de nacimientos independiente puede ser ideal en cierta comunidad, mientras que un hospital con su centro de nacimientos puede ser mejor en otro. Por lo tanto, es importante obtener información y visitar los diferentes sitios.

Cualquier información que recibas de un sitio debe venir por escrito. Asegúrate de averiguar lo que cubre tu seguro y cuáles serán los gastos que deberás hacer de tu bolsillo. Además, asegúrate de visitar el sitio y al proveedor de servicios de salud. Escucha las conversaciones en la sala de espera y pregúntate si éste es el tipo de institución que quieres que se haga cargo de ti durante tu embarazo. En la mayoría de los lugares te darán un paseo por las instalaciones. Observa las salas donde se da a luz y las que se usan para después del parto.

Lo que sigue es una lista de preguntas que le puedes hacer a tu proveedor de servicios de salud y al personal en las instalaciones donde darás a luz y una guía que te ayudará a entender sus respuestas.

1: ¿Cuánto tiempo me puedo quedar después de dar a luz? Las leyes federales establecen que debes quedarte en un hospital 48 horas después de un parto normal y 96 horas después de un parto por cesárea. Algunos sitios atraen más pacientes al ofrecer una estancia adicional de 24 horas sin costo. Averigua cuál es la cobertura de tu plan de seguros y asegúrate de que el sitio que has escogido para dar a luz esté incluido en el plan.

2: ¿Se permitirá que mi familia esté conmigo durante el parto? Mientras que muchos sitios dicen que "sí", otros restringen a los miembros de la familia y permiten la entrada de sólo el esposo legal. Asegúrate de indicar quién podrá estar contigo durante y después del parto.

3: ¿Qué tipo de clases se ofrecen antes de dar a luz? Las clases de ejercicio, las clases de Lamaze y las clases sobre el cuidado del bebé son útiles para la mayoría de las mujeres. Aunque hayas criado otros niños, siempre hay información nueva sobre el cuidado de los bebés. Es bueno estar al tanto de los últimos tratamientos y advertencias.

4: ¿Qué tipo de clases se ofrecen después de que dé a luz? Las clases de ejercicio, las clases sobre cómo dar pecho (amamantar, dar de mamar) y otras clases para los padres son una parte importante de tu red de apoyo después del parto. Es muy beneficioso para ti y para tu recién nacido que estés activa en un programa de bienestar integral. La mayoría de los sitios se valen de tu embarazo como un medio para inscribirte en un programa de promoción de la salud y prevención de la enfermedad.

5: ¿Qué pasa si mi proveedor no llega a tiempo? Ésta puede ser una preocupación muy importante, especialmente para aquellas mujeres apegadas a un proveedor específico. Aunque te atienda un proveedor en cierta oficina es bueno conocer al resto del personal para que te sientas cómoda con ellos, como así también que ellos estén enterados de tus necesidades. Como mínimo, asegúrate de que la información que tienen sobre ti indique cualquier alergia que tengas y tus preferencias con respecto a la anestesia, a la cesárea, etc. Lleva una copia contigo al ir al hospital.

6: ¿Cuál es el procedimiento para decidir si necesito cesárea? El 25% de todos los nacimientos en los Estados Unidos son por cesárea. Con frecuencia se considera este número muy alto en comparación con otras naciones desarrolladas. Tú y tu proveedor de servicios de salud deberán aclarar la manera en que se tomaría la decisión de parto por cesárea.

7: ¿Qué pasa si hay problemas durante el parto? Las respuestas a esta pregunta son muy importantes al considerar si tendrás el parto en casa o si piensas usar un centro de nacimiento independiente. Necesitas saber a dónde te llevarán y quien te cuidará si hay complicaciones durante el embarazo o el parto. Es también importante saber cómo te transportarán a otras instituciones en caso de emergencia. Debes estar segura de que te sientas cómoda con las respuestas que te den. No querrás pensar en este asunto cuando estés a mitad del parto.

Cómo dar a luz

Aunque hayas dado a luz anteriormente, nunca estarás totalmente preparada. Las latinas indican que cada una de sus experiencias de parto ha sido diferente. Sin embargo, sabemos que si uno sabe lo que se espera, es más fácil pasar por un procedimiento difícil.

Todas sabemos que dar a luz es doloroso y que no hay gloria en tener dolor excesivo durante el parto. Como resultado del progreso que se ha producido al aceptar el parto como parte natural de la vida y ahora a través de la investigación médica, existen una variedad de métodos que reducen el dolor durante el nacimiento del niño. El dolor no se podrá eliminar totalmente, pero si podemos aprender a controlarlo. Estos métodos se discuten a continuación:

MÉTODOS PREPARADOS

A veces se les llama métodos de parto natural o método Lamaze. Hasta la década de 1960, la filosofía médica consistía en tratar el nacimiento del niño como una condición que debía ser controlada. Para muchas latinas, esto era inaceptable, ya que para nosotras, dar a luz no es enfermedad sino parte maravillosa de la vida saludable de las mujeres adultas.

Para contrarrestar el modelo del embarazo como enfermedad, la tendencia hacia el "nacimiento natural" o "los métodos preparados" evolucionó como una manera de que las mujeres pudieran controlar el proceso de dar a luz. La finalidad de estos métodos era la de preparar mejor a la mujer y a su familia para la experiencia del nacimiento del bebé. La filosofía subyacente consistía en que comprender el proceso ayuda a aliviar el dolor.

El método Lamaze es el sistema mejor conocido para preparar a una mujer y a su familia para el nacimiento del bebé. El método Lamaze está basado en: (1) la investigación rusa que preparaba a las mujeres que iban a dar a luz para que se relajaran al sentir una contracción; (2) el trabajo del Dr. Lamaze, que en su clínica para obreros metalúrgicos en Francia, agregó técnicas especiales de respiración al relajamiento; y, (3) la expansión en Estados Unidos del método del Dr.

Lamaze para incluir al padre u otros miembros de la familia en el proceso del nacimiento.

En general, el método Lamaze parece concordar con la manera en que las latinas ven el nacimiento del niño. Hay algunos aspectos que nos parecen torpes, sin embargo. Por ejemplo, en los Estados Unidos, es común referirse a la persona que ayuda durante el parto como un "entrenador" en lugar de considerarlo como alguien que da asistencia o apoyo durante el nacimiento.

Sabía que era tiempo de que naciera mi bebé. El dolor era insoportable y yo hacía lo mejor que podía. Mi esposo trataba de ayudar pero cuando me dijo impacientemente: "No estás respirando bien. Concéntrate en tu respiración"— no pude detenerme y le grité: "¡Olvida la respiración! ¡Cállate y nada más dame la mano!"

DANIA, 38

La implicación de que alguien es un "entrenador" no va de acuerdo con las experiencias de las latinas por dos razones. Primero, típicamente un entrenador es una persona que ha participado directamente en la actividad en la que "entrena", sin embargo, la mayoría de los entrenadores son hombres. En segundo lugar, el entrenador con frecuencia actúa como "entrenador" cuando en realidad lo único que pudiera querer la mujer es apoyo y no dirección.

En su mayoría, las latinas han disfrutado de aprender del método Lamaze porque les ayuda a entender todo el proceso del nacimiento. Pero, aunque aplaudimos el nacimiento como una parte natural de la vida, reconocemos que no hay beneficio en sufrir dolor excesivo. De hecho, lo que las latinas buscan con frecuencia es una manera de que el parto sea saludable para el bebé, que apoye a la familia y que sea lo más libre de dolor posible.

MÉTODOS DE ALIVIO QUÍMICO

La inyección epidural es el método más común para dar alivio a la mujer. Un aneste-

siólogo entrenado inserta un tubo pequeño (catéter) en la base de la columna vertebral o espina dorsal y vigila cuidadosamente la entrada de la anestesia a tu sistema. La anestesia te adormece de la cintura para abajo hasta los muslos. Algunos proveedores de servicios de salud utilizan la epidural durante las fases iniciales del parto (entre cuatro y nueve centímetros de dilatación) y luego dejan que disminuya el efecto para que puedas empujar o pujar en las últimas fases del parto. Aunque no debes sentir dolor, sí podrás empujar o pujar. Los medicamentos modernos para el dolor pueden bloquear selectivamente la sensación pero te permiten empujar. La mayoría de los proveedores de servicios de salud ya no permiten que disminuya el efecto de la epidural.

Los analgésicos como el óxido nitroso (gas inhalado), la morfina (por inyección) y los barbitúricos rara vez se utilizan, debido a los efectos negativos que ellos tienen sobre el bebé.

MÉTODO COMBINADO

El método más común de dar a luz es una combinación de métodos de alivio químicos y preparados. Esto permite que la mujer esté tan alerta como sea posible durante el proceso de dar a luz, a la vez que se controla el dolor. El éxito de este procedimiento depende de la mujer y de la flexibilidad que aplica el proveedor de servicios de salud en los procedimientos al mantener en mente el bienestar de la madre y del bebé.

MÉTODO DE OPERACIÓN CESÁREA

En los Estados Unidos, casi uno de cada cuatro nacimientos son por operación cesárea. Las razones de este alto nivel de cesáreas aún no se entienden completamente, aunque algunos activistas de la salud lo atribuyen a la resistencia de los proveedores de servicios de salud a tomar cualquier riesgo para la salud de la madre o del bebé, mientras que otros afirman que el aumento se debe al equipo más sofisticado para revisar al bebé que tiene problemas. No se sabe cuántas cesáreas se fijan con anticipación, ni cuántas ocurren debido a lo que acontece durante el parto. Incluso las latinas que saben que tendrán una cesárea, no "fijan cita" para el parto.

Si la cesárea no es de emergencia, se le podrá poner una anestesia local a la mujer para que esté despierta y vea nacer al bebé. La cesárea que se hace de emergencia puede requerir de anestesia general. Sea como sea, es importante recordar que la cesárea es una cirugía mayor y dependiendo de la salud de la madre, puede requerirse de tres a seis semanas de recuperación.

MITOS Y HECHOS

Mito: La anestesia no es buena para el bebé.

Hecho: Administrada correctamente, la anestesia no tiene ningún efecto sobre el bebé.

Mito: Podrás continuar haciendo los deportes que hacías antes del embarazo.

Hecho: Generalmente, no hay problema en seguir con la natación, el caminar y el subirse a una bicicleta estacionaria. Durante el embarazo se prohiben los deportes que requieren de cambios en la presión (el buceo, los deportes de grandes altitudes) o que son de alto impacto (esquiar sobre agua, clavados desde la plataforma, gimnasia aeróbica de alto impacto).

Mito: Cuando estás embarazada, debes tomar megadosis de vitaminas.

Hecho: Las megadosis de vitamina A han sido ligadas a defectos de nacimiento. Antes de tomar cualquier vitamina, asegúrate de discutirlo con tu proveedor de servicios de salud.

Mito: Cuando se reviente tu bolsa de agua, vas a soltar mucha agua.

Hecho: Algunas mujeres despiden sólo un chorrito.

Mito: No debes tomar agua si la retienes.

Hecho: Aunque parezca irónico, debes tomar agua, ya que eso ayuda a soltar el agua almacenada. También debes hablar con tu proveedor de servicios de salud para asegurar que esto no sea seña de algo más.

Mito: No debes tener hijos si tienes más de 35 años de edad.

Hecho: Las mujeres mayores de los 35 años pueden tener hijos. A pesar de esto, aumenta el riesgo de malpartos (o abortos espontáneos) y anomalías en los cromosomas (véase la tabla que sigue). Además, es más probable que las mujeres mayores de 35 años tengan problemas con respecto a la fertilidad.

Mito: No puedes tener un gato si estás embarazada.

Hecho: Puedes tener un gato mientras estás embarazada; sin embargo, por ningún motivo debes tocar la caja del excremento. La toxoplasmosis es una enfermedad causada por un parásito que se encuentra en el excremento del gato y otros animales. Aunque los síntomas de este parásito son leves en adultos, podrá tener un mayor efecto al dañar el cerebro o los ojos de tu bebé.

Mito: Debes hacerte la episiotomía.

Hecho: Aunque éste era antes un procedimiento de rutina para todas las mujeres que

RIESGO DE ANOMALÍAS EN LOS CROMOSOMAS

Edad de la madre al dar a luz	Riesgo de síndrome de Down (mongolismo)	Riesgo de cualquier anormalidad en los cromosomas
20	1/1667	1/526
24	1/1250	1/476
28	1/1111	1/455
32	1/769	1/322
36	1/289	1/156
38	1/173	1/102
40	1/106	1/66
42	1/63	1/42
44	1/38	1/26
46	1/23	1/16

Fuente: *The Harvard Guide to Women's Health.* Carlson, et al. Copyright © 1996 by the President and Fellows of Harvard College. Reprinted by permission of Harvard University Press.

daban a luz, ya no se usa tanto. No necesitas la episiotomía. Discute con tu proveedor de servicios de salud tus opciones con respecto a la episiotomía. La episiotomía se hace para prevenir el rompimiento de la zona entre la abertura vaginal y el ano (a esta zona se le llama el perineo) durante el parto. Este procedimiento se lleva a cabo con tijeras y una anestesia local para cortar la abertura vaginal hacia el ano y hacerla más grande. Según una teoría no comprobada, esto es menos doloroso que cuando el bebé rompe el tejido al nacer y es más fácil de coser que un desgarre. La experiencia reciente indica que la incisión rara vez es necesaria. Además, la cicatrización del corte es muy dolorosa según indican las mujeres.

Cuándo dar a luz

Sólo el 5% de todas las mujeres dan a luz en la fecha prevista. Aunque sabemos bastante sobre el desarrollo del bebé dentro de ti, no sabemos exactamente lo que hace que se inicie el parto. Sabrás que es tiempo cuando suceda lo siguiente:

CONTRACCIONES

El tipo de contracciones varía de mujer a mujer. Mientras que algunas mujeres dicen que las contracciones son un dolor que no se puede describir con palabras, otras dicen que son como fuertes cólicos menstruales. Tu proveedor de servicios de salud te dirá cuál debe ser la duración y frecuencia de las contracciones para que señalen el principio del proceso de nacimiento. Al principio del parto, las mujeres pueden tener contracciones regulares o irregulares que duran de 30 a 45 segundos y ocurren cada 5 a 20 minutos. Hay gran variabilidad en lo que informan las mujeres en esta primera etapa del parto. Por lo general, sin embargo, el tiempo entre las contracciones disminuye.

Es común en algunas mujeres tener "contracciones falsas" o contracciones Braxton-Hicks. Estas contracciones son irregulares e intensas pero no señalan que el parto haya comenzado, en cambio sí indican que el cuerpo se prepara para el parto. Es muy difícil distinguir estas contracciones durante las primeras etapas del parto.

SALIDA DE LÍQUIDO

A veces se dice que "se rompió la bolsa de agua", pero es importante anotar que lo que sale no parecerá agua, aunque tiene forma de líquido y la cantidad varía en cada persona. Algunas mujeres despiden mucho líquido mientras que a otras sólo les salen chorritos. Una vez que ha salido el líquido, debes acudir a tu proveedor de servicios de salud, ya que el parto ocurrirá en las 24 horas siguientes. Si se retrasa el parto, hay riesgo de que la mamá o el bebé contraigan una infección.

Después de dar a luz

Éste es un tiempo de muchos ajustes, tus hábitos de dormir cambian ante las necesidades alimenticias del bebé, tus hormonas fluctúan a medida que tratan de regresar a los niveles previos, y tu cuerpo empieza el proceso de regresar a la forma en que lo quieres tener. Algunas mujeres pueden sufrir de depresión después del parto y necesitan ver a un proveedor de servicios de salud mental (véase el Capítulo 13).

Hay que crear una nueva rutina: el cuidado de los otros niños en el hogar, arreglar cambios en el trabajo, obtener ayuda de la familia y de las amistades para cocinar y limpiar la casa. También necesitarás hacer arreglos para asegurar que tendrás la ayuda necesaria para el bebé cuando necesites bañarte, dormir o descansar brevemente.

Algunas latinas empiezan a sentirse amorosas nuevamente. Es mejor, sin embargo, esperar unas cuantas semanas después del parto antes de tener relaciones vaginales para que pueda cerrar el cuello uterino. Esto reduce la posibilidad de infección.

Ahora es el mejor tiempo para empezar a discutir cuántos niños más quieren tener y con cuántos años de separación entre ellos.

La mente y el espíritu

En el transcurso del embarazo, todas tus actividades se enfocaron en traerte paz mental e integridad espiritual. El embarazo es el momento en que debes reflexionar sobre la vida y lo que significa para ti y tu familia. Quizá te quieras educar por medio de lecturas sobre el embarazo, hablar con tu pareja y familia sobre lo relacionado con el cuidado de los niños y prepararte para los ajustes en la vida que trae un nuevo hijo. Independientemente de si es tu primer niño o el quinto, cada nuevo hijo requiere un giro cuidadoso en la familia. Algunas de nosotras veremos esto como la oportunidad para buscar el apoyo de un proveedor de servicios de salud mental.

Las que trabajamos fuera del hogar, tendremos que prepararnos nosotras mismas y a los colegas de trabajo sobre nuestro nuevo horario. Hacer estos cambios cuidadosamente y con tiempo causará la menor cantidad de contratiempos. Aunque los nueve meses del embarazo pueden parecer muy largos, de hecho, son sólo el principio.

El relajamiento, la oración y el trato cariñoso de quienes te rodean te dará el apoyo necesario durante este tiempo de cambio.

Resumen

El mejor modo para sobrevivir más exitosamente este período de cambio es: prepara tu cuerpo para que te apoye a través de tantos cambios físicos, asegúrate de seleccionar un ambiente que te brinde apoyo para tu propio cuidado y para el nacimiento del bebé, haz tiempo para momentos de relajamiento y finalmente, para las latinas que oran, agreguen una oración especial de amor y paz a cada día para su bebé.

RECURSOS
Organizaciones
American College of Obstetricians &
   Gynecologists
Resource Center
Box 96920
409 12th St. SW
Washington, DC 20090-6920
(202) 863-2518 (Resource Center);
   (202) 638-5577 (ACOG) ó (800) 762-2264

National Healthy Mothers/Healthy Babies
   Coalition
121 N. Washington St., Suite 300
Alexandria, VA 22314
(703) 836-6110
www.hmhb.org

March of Dimes Birth Defects Foundation
1275 Mamaroneck Avenue
White Plains, NY 10605
(914) 428-7100 ó
   (888)-MODIMES (663-4637)
www.modimes.org

National Center for Education in Maternal
   and Child Health
2000 15th St. North, Suite 701
Arlington, VA 22201
(703) 524-7802
www.ncemch.org

National Maternal and Child Health
   Clearinghouse
2070 Chain Bridge Road, Suite 450
Vienna, VA 22182
(703) 821-8955

National Women's Health Network and the
   Women's Health Network Clearinghouse
514 10th Street NW, Suite 400
Washington, DC 20004
(202) 347-1140
www.womenshealthnetwork.org

Hotline

The National Hispanic Prenatal Hotline
(800) 504-7081 (Mon-Fri, 9 A.M. to 6 P.M.,
EST)

American Institute for Cancer Research
Nutrition Hotline
(800) 328-7744 ó (800) 843-8114

National Hispanic Prenatal Hotline
National Alliance for Hispanic Health
(800) 504-7081 (Lunes a Viernes, 9 A.M.-
6 P.M, EST)

Su Familia Family Health Helpline
National Alliance for Hispanic Health
866-Su-Familia (783-2645)

Libros

Eisenberg, A., H. E. Murkoff, and S. E. Hatha-
way. *What to Expect When You're Expecting.*
New York: Workman Publishing, 1996.
Lifshitz, Aliza. *Mama Sana, Bebe Sano/
Healthy Mother Healthy Baby*, New York:
Rayo, 2002

Publicaciones y panfletos

"Alimentos Saludables/Bebé Saludable." Eating
healthy during pregancy, in Spanish. Philadelphia Dept. of Public Health, Division of
Maternal and Child Health, 1101 Market
St. 9th Floor, Philadelphia, PA 19107: 1991.
Llama al (215) 875-5927 para obtenerlo.
"Blue Ribbon Babies: Eating Well During
Pregnancy." The American Dietetic Association, 216 West Jackson Blvd., Chicago,
IL 60606-6995: 1992. Llama a la línea telefónica Consumer Nutrition Hotline al (800)
745-0775, ext 5000, para obtenerlo (también está disponible en español).
"Getting Ready for Pregnancy: Things to
think about before you're pregnant." Ame-
rican Academy of Family Physicians, 11400
Tomahawk Creek Pkwy, Leawood, KS

66211-2672; (800) 944-4000, 1999. Para
obtener el panfleto #1551. Otro título:
"During Pregnancy: Taking Care of You
and Your Baby (#1560)."
"Healthy Pregnancy." Published annually by
Parenting Unlimited, Inc., and The American College of Obstetricians and Gynecologists, P.O. Box 96920, 409 12th Street,
NW, Washington, DC 20090. Para obtener
esta publicación, llama al (202) 863-2518.
"How Your Baby Grows." Una publicación
mensual sobre el desarrollo de tu bebé.
March of Dimes, P.O. Box 1657, Wilkes-
Barre, PA 18703: 1995. Llama al (800) 367-
6630 para obtener el panfleto #09–345–00
(también disponible en español). Otros
títulos en inglés y español incluyen:
"Be Good to Your Baby Before It's Born"
(#09–002–00).
"Eating For Two: Nutrition During Pregnancy" (#09–219–00).
"El Parto Prematuro" (#33–205–04).
"Sound Nutrition For Your Pregnancy." Ame-
rican Institute for Cancer Research, 1759 R
Street NW, Washington, DC, 20009. Llama
a la línea telefónica, Institute's Nutrition
Hotline al (800) 843-8114 para obtener
publicaciones gratuitas. www.aicr.org
"Planning Your Pregnancy & Birth," 3rd
Edition, May 2000.
"You and Your Baby: Prenatal Care, Labor
and Delivery, and Postpartum Care." American College of Obstetricians and Gynecologists: 1994. Para obtenerlo, llama al (800)
762-2264 o comunícate al www.acog.org.
Otros títulos incluyen:
"Vaginal Birth After Cesarean" (#5678/
7654, también está disponible en
español #23456/ 87654).
"Pain Relief During Labor and Delivery" (#6789/7654).
"Pregnancy Choices: Raising the Baby,
Adoption and Abortion" (#12345/
76543).

9

De mujer a mujer
La menopausia

La relación que mi madre y yo teníamos era muy rara, considerando cómo son las relaciones entre latinas. Éramos las mejores amigas. Así que, cuando le pregunté a mi madre sobre la menopausia, me sorprendió mucho su respuesta.

Todo lo que dijo mi madre fue que la menopausia le llegó en un momento de su vida cuando lo único que notó fue que su menstruación (regla) era menos frecuente. Sabía que no podía estar embarazada porque no había estado con ningún hombre durante años.

Mi mamá no se preocupó de que algo pudiera estar mal con sus ovarios. Simplemente supuso que lo que le pasaba era parte de la vida. Si tenía cáncer, entonces tendría que enfrentarse a eso. Si era la menopausia, pues entonces la menstruación se le retiraría. Fue por eso que cuando su menstruación por fin se le retiró, ella no pensó en nada. Fue como algo que no había sucedido. Ni siquiera se acordaba de cuándo se le detuvo.

Mi mamá pensó en todo el drama que contaban otras mujeres sobre la menopausia. La verdad es que para mi mamá, la vida había tenido mucho drama. Así que, cuando se trató de su menstruación . . . bueno . . . pues se le retiró y listo. Y ella siguió adelante con su vida.

Durante siglos pasados y hasta en nuestros tiempos, muchas mujeres han definido sus vidas por su capacidad para tener hijos. Históricamente, ni la sociedad ni la medicina han respondido bien al momento de la vida cuando las mujeres entran a la menopausia. Algunas culturas han hecho que las mujeres sientan que la menopausia es el fin de su vida como mujeres. Otras culturas, en cambio, se inclinan a tratar la menopausia como una condición o problema "médico".

Hoy las cosas son diferentes, y tenemos que ver la menopausia desde otro punto de vista: no como el punto final en la vida de la mujer sino como parte del continuo en el que se desenvuelve la vida de la mujer. La menopausia debe verse como un cambio positivo en la vida. Al gozar de vidas más largas y más saludables, la mayoría de nosotras las latinas, pasaremos casi la mitad de nuestra vida adulta en la fase después de la menopausia.

Hablar de la menopausia de manera nueva significa entender que es algo por lo cual hay que pasar. Algunas veces llamado "el cambio de vida" o "el climaterio", la menopausia es el momento en nuestras vidas cuando los ovarios dejan de liberar óvulos, es decir, de ovular. Esto significa que ya no podremos tener hijos biológicos y que podremos disfrutar completamente de la sexualidad como expresión íntima sin temor al embarazo. Tan importante como lo anterior, sin embargo, es un hecho relacionado con nuestra salud: el de que ya no disfrutaremos en la misma medida que antes de tantos factores protectores que el estrógeno (una hormona clave) producía en nuestro cuerpo y que ayudaba a reducir el riesgo de enfermedades cardíacas y a protegernos de la osteoporosis. De manera parecida, ya no sufriremos de los problemas creados por el mismo estrógeno.

Recientemente, el término "perimenopausia" ha sido utilizado para hablar del momento cuando empieza el proceso que lleva a la menopausia. Por muchas razones, éste es un concepto artificial. La perimenopausia puede durar años en algunas mujeres mientras que en otras puede durar un mes; algunas mujeres tienen cambios graduales hasta llegar al último óvulo, mientras que otras tienen la última menstruación de manera repentina y abrupta.

La menopausia es un proceso diferente para cada mujer. Así como el ciclo menstrual de cada mujer es único y exclusivo, la menopausia también es exclusiva en cada mujer. Aunque haya elementos en común, la totalidad de la menopausia se define por las experiencias individuales de cada mujer.

Cuando se pregunta a las latinas sobre la menopausia, sus respuestas varían desde las muchas sonrisas de las mujeres mayores, hasta el silencio de las mujeres más jóvenes del grupo y las miradas de las mujeres que al momento lo están padeciendo que parecen decir, "¿Dónde empiezo?"

Qué es la menopausia

"Tengo tantas preguntas sobre la menopausia"— dijo Anita. "Me da gusto tener una amiga con quien conversar"— agregó antes de empezar con su larga lista de preguntas . . . "¿Qué haces sobre la sequedad? ¿Cómo controlo los calores o bochornos? ¿Se pone peor? ¿Qué hago para que nadie lo note? ¿Estoy muy joven?"

Yo seguía sentada, sorprendida por todas las preguntas de Anita. "¿Sequedad?" pensé para mí misma. Yo no tenía la menor idea de lo que hablaba Anita. Lo único que recordaba era el estar mojada: sudaba durante el día, empapaba las sábanas por la noche con el sudor que venía de no sé donde. Lo último que me preocupaba era estar seca. Ya había pasado por mi propia menopausia y pensé que podría serle útil a Anita, pero comprendí que realmente no sabía qué decirle. Sus experiencias eran muy diferentes a las mías.

DAISY, 54

No hay un momento exacto cuando entras en la menopausia. La menopausia se define técnicamente como el tiempo cuando dejas de menstruar por un año. Esto significa que dejas de ovular y tus ovarios también producen menos estrógeno. Es el momento en que tu cerebro deja de decirle a tu cuerpo que se prepare para el embarazo cada mes. Pero esto no ocurre como un acontecimiento o hecho separado y distinto. En la mayoría de nosotras, es una serie de ajustes psicológicos que deberá hacer nuestro cuerpo y que culmina con la cesación de nuestra menstruación.

Hay varias clases de menopausia: la menopausia natural, la menopausia química, la menopausia quirúrgica y la "menopausia por tensión". En todos los casos, el resultado es que los ovarios dejan de liberar óvulos todos los meses.

• **La menopausia prematura.** Si una mujer llega a desarrollar la menopausia antes de los 35 años de edad, es considerada prematura. Tu proveedor de servicios de salud tendrá que hacer una evaluación completa para descartar cualquier enfermedad del sistema inmunitario o algún problema de los cromosomas. Se puede tratar la causa de la menopausia prematura.

• **Menopausia natural.** Las mujeres nacen con una cantidad limitada de óvulos y llega el día en que el cuerpo ya no tiene óvulos. Este cambio puede ocurrir de repente o puede ocurrir durante cierto período de tiempo. El período que precede el cambio se conoce como la fase perimenopáusica. El período después de la menopausia es llamado fase post-menopáusica.

• **Menopausia química.** Algunos medicamentos que se recetan para tratar una variedad de condiciones, por ejemplo, la endometriosis, hacen que el cuerpo piense que está entrando en la menopausia. Estos medicamentos alteran el equilibrio hormonal del cuerpo e inducen una menopausia química. En la mayoría de los casos, una vez que dejas de tomar el medicamento, tus ovarios empiezan a funcionar nuevamente.

• **Menopausia quirúrgica.** Cuando a una mujer se le extirpan los dos ovarios, se dice que tuvo una menopausia quirúrgica (véase el Capítulo 6). Este procedimiento elimina la posibilidad de liberar un óvulo, ya que la mujer no tiene ya ovarios. Como consecuencia de este tipo de cirugía, el cuerpo se adelanta al proceso de la menopausia. Algunas veces se dan medicamentos para ayudar en la transición.

• **Menopausia por tensión.** A veces las mujeres que se están acercando a los 40 años o que tienen más de esa edad dejan de tener su menstruación por varios meses debido a alguna gran tensión emocional en sus vidas causada, por ejemplo, por enfermedades, depresión o tristeza severa. Cuando éstas son las razones de la cesación de la menstruación, la condición es llamada menopausia por tensión.

Independientemente del tipo de menopausia o de la edad de la mujer, los síntomas de la menopausia son parecidos. En la menopausia quirúrgica o química, lo repentino del comienzo de los síntomas puede requerir un mayor ajuste del cuerpo. Aunque a las mujeres que se someten a la menopausia quirúrgica o química se les anticipe que tendrán síntomas de menopausia, con frecuencia ellas no están preparadas para los síntomas cuando aparecen.

Qué se puede esperar

El mejor modo para entender la menopausia es saber cuáles son los cambios que veremos en nuestros cuerpos y estar preparadas para el impacto que tendrán sobre nuestra mente y espíritu. De acuerdo con la investigación disponible, algunas mujeres informan que no tienen síntomas físicos. Es muy probable, sin embargo, que independientemente de que los síntomas sean leves o severos, la menopausia afectará la manera en que nos sentimos de nosotras mismas y de nuestro espíritu.

Cuando estaba cerca de mis 30 años, tuve que tomar Danazol como tratamiento para la endometriosis. Eso me dejó fuera de funcionamiento por un tiempo. Mis ovarios dejaron de funcionar y dejé de menstruar. Aunque me gustaba no tener la menstruación, yo no había sido adecuadamente preparada por mi proveedor para todos los síntomas que padecería como resultado de esta seudomenopausia.

Sentía todo: me daban bochornos o calores y lo que yo pudiera mejor llamar como "excitación sin la menor razón". Podía a veces estar escribiendo algo bien aburrido, y de repente me sentía muy excitada sexualmente. Miraba a mi alrededor y no había nada. Tenía que ser el Danazol.

Aunque todavía no he pasado por la menopausia natural, ya sé lo que se me espera con la menopausia: cualquier sentimiento extraño que mi cuerpo quiera padecer, cuando mejor le parezca. Definitivamente va a estar fuera de mi control.

GABRIELA, 39

El cuerpo

Como mujeres que somos, nuestro cuerpo vive de las hormonas, inclusive el estrógeno, la progesterona y el andrógeno. Cuando nuestros ovarios empiezan a producir niveles más bajos de estas hormonas, nuestro cuerpo se siente obligado a buscar nuevas maneras de reglamentarse. Mucho de lo que hace nuestro cuerpo en la menopausia se puede describir mejor como intentos por experimentar y adaptarse a este cambio hormonal y errores que se producen en ese intento. Los síntomas que padecemos demuestran la manera en que nuestro cuerpo trata de ajustarse a estos cambios y nada más.

SÍNTOMAS

Con frecuencia, al ayudar a nuestros proveedores de servicios de salud a entender lo que sucede aprendemos a usar el mismo lenguaje de ellos. Más adelante se detallan algunos de los síntomas más comunes de la menopausia y una descripción de las experiencias correspondientes. Ten en cuenta que una vez que tu cuerpo se haya ajustado a la reducción en hormonas, desaparecerán muchos de los síntomas.

• **Menstruaciones irregulares.** Uno de los primeros síntomas que notan las mujeres durante esta etapa es el cambio en su ciclo menstrual. Aquellas latinas que siempre han tenido menstruaciones irregulares, deben enfocarse ahora en menstruaciones que son todavía más irregulares o menos frecuentes de lo normal. Si tu ciclo menstrual era de 27 a 33 días, tal vez ahora vayas a encontrar con que tus ciclos tienen de 21 a 38 días de duración. Quizá hasta se atrase un mes o dos con respecto a tu ciclo menstrual.

• **Bochornos o calores.** Ésta es una de las cosas que cuando nos ocurre, lo sabemos sin lugar a dudas. Podrás estar haciendo lo de costumbre cuando de repente sientes que alguien te sube el control de temperatura interno. La sensación progresará de caliente a más caliente y a todavía más caliente, a pesar de que sabes objetivamente que la temperatura a tu alrededor permanece igual.

Quizá mires a tu alrededor para ver si alguna otra persona está incómoda y verás que los demás siguen como si nada con sus asuntos. El bochorno puede durar unos cuantos segundos o varios minutos.

Algunas mujeres tienen bochornos sólo una vez en toda la menopausia, mientras que otras mujeres los tienen varias veces al día. Algunas latinas los describen como "oleadas de calor" y no como bochornos por la manera en que parecen "bañarlas".

• **Sudores nocturnos.** Ocurren cuando tienes bochornos mientras duermes. Algunas mujeres echan las cobijas a un lado. Otras al despertar encuentran las sábanas humedecidas con su propio sudor. El efecto secundario más molesto de los sudores nocturnos es que interrumpen el período del sueño MOR (movimiento ocular rápido). Al no obtener suficiente sueño MOR durante este período, es probable que estés irritada y tengas cambios de humor. Podrás tener esta experiencia durante meses o quizá nunca.

• **Sequedad vaginal.** Algunas latinas encuentran que varios años después de la menopausia, aunque estén sexualmente excitadas, no lubrican lo suficiente. El uso de un producto lubricante vaginal (por ejemplo, Astroglide), que se puede comprar sin receta médica en las farmacias, podrá aliviar este síntoma. Algunas parejas han encontrado que el uso de un lubricante vaginal contribuye a su placer sexual.

• **Cambios en el deseo sexual.** La menopausia con frecuencia produce cambios en el deseo sexual y los cambios pueden variar. Algunas mujeres indican que su apetito sexual aumenta, mientras que otras indican una pérdida total de deseo sexual. Cada persona sabe cuánto deseo sexual están acostumbradas a sentir. Cuando hay un cambio marcado/grande en deseo, es difícil para nosotras y para nuestra pareja. Por lo general, las parejas se acostumbran a cierto nivel de actividad sexual; cambios fuera de lo común pueden crear tensión en nuestras relaciones.

Fácilmente se rompe el mito de que ningún deseo sexual es suficiente cuando una latina se vuelve más exigente en términos de sus necesidades sexuales. Algunas mujeres tienen lo que llamamos "deseo sexual inapropiado", que significa que se sienten excitadas cuando no hay estímulo. No hay estudios que claramente identifiquen la medida en que este cambio en deseo sexual se debe a nuestros cuerpos y la medida en que se debe a nuestros propios sentimientos con respecto a ser mujeres.

• **Despertar más temprano.** Algunas mujeres reportan que la menopausia afecta sus hábitos de sueño, y que en particular tienden a despertar más temprano por la mañana. El hecho de despertar a las cinco o a las seis de la mañana no es de por sí tan importante. Sólo lo es si representa un cambio en las costumbres que hayas tenido toda tu vida. Tú eres la que conoce mejor que nadie lo que sucede.

• **Problemas en la vejiga.** Algunas mujeres experimentan una ligera pérdida de control de la vejiga durante la menopausia. En realidad, el problema puede no ser la vejiga—ni tener nada que ver con la menopausia—sino que puede deberse a los músculos que controlan la salida de la orina. Algunas veces cuando estornudas o te esfuerzas en formas normales puedes soltar un poco de orina. Esto se llama incontinencia de tensión ligera. Esta debilidad de los músculos que regulan el orinar puede empeorar durante la menopausia. El control de los músculos puede mejorar a través de hacer los ejercicios de Kegel con regularidad (véase el Capítulo 8). El reemplazo de hormonas no corrige esta condición.

• **Sentirte deprimida.** Como los cambios en nuestras hormonas pueden afectar nuestro humor, necesitamos saber que a veces estamos tristes sin motivo. Las mujeres que ya han experimentado los cambios de humor como síntomas premenstruales saben que tanto el aumento como la disminución de hormonas pueden afectar el modo en que nos sentimos, sea emocional o físicamente. De manera parecida, una mujer que está en la etapa de la menopausia podrá ser más sensible a problemas comunes o sentirse más fácilmente deprimida.

Algunos de los otros síntomas, aunque son menos reportados, que pudieran ser parte de la experiencia de la menopausia incluyen: dificultad para concentrarse, dolores de cabeza, dificultad para dormir, orinar frecuentemente y transpirar mucho más de lo normal.

Nadie te puede decir exactamente qué combinación de síntomas tú experimentarás. Algunas mujeres no tienen síntomas, otras tienen sólo unos cuantos síntomas y otras tienen síntomas que hacen imposible seguir su rutina normal.

La menopausia puede presentarse a lo largo de un período que se extiende aproximadamente desde los treinta años hasta llegar a los cincuenta. Se define como la menopausia temprana (incluyendo la quirúrgica y la química) la que ocurre antes de los 45 años. No se sabe cuántas mujeres tienen una menopausia temprana; lo que sí sabemos es que la mitad de las mujeres llegan a la menopausia antes de los 51 años.

La mente

Donna tenía ya casi los cincuenta años. Para ella, la menopausia llegó de repente a principios de los cua-

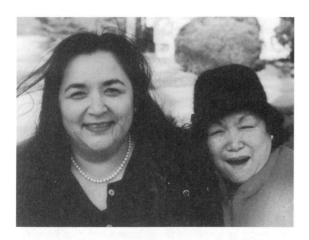

Las mamás deberían compartir con sus hijas lo que pueden esperar al crecer.

renta años. Siempre había trabajado mucho, pero luego un año le pidieron que participara en una gran campaña política. Donna sabía que el trabajo adicional la llevaría a sus límites mentales y físicos.

Ella no se sorprendió cuando dejó de menstruar durante los cinco años que anduvo en la campaña. Ella supuso que tan pronto como terminara la campaña le regresaría la menstruación. No fue así.

Donna se ríe y dice que estaba tan ocupada con la campaña que ni siquiera se dio cuenta de que ya no menstruaba. Donna dice: "Estaba pasando por la menopausia pero yo estaba demasiado ocupada para darme cuenta. Yo creo que, en cierto modo, la menopausia me pasó por alto."

El hecho de que las latinas acepten la menopausia como un hecho dado tiene sus pros y sus contras/tiene sus ventajas y desventajas. Por un lado, impide que nos traumaticemos por este paso natural en nuestro desarrollo como adultas. Por el otro lado, nos desanima a hablar de nuestras experiencias, como si la menopausia fuera algo que deberíamos ocultar.

Quizá lo más importante que podemos hacer por nosotras mismas es hablar entre nosotras, no sólo de lo que sucede con nuestros cuerpos sino también de lo que sentimos. Con demasiada frecuencia, las mujeres más jóvenes sienten que sería un insulto o una violación de la intimidad el preguntar a las mujeres mayores sobre sus experiencias con la menopausia. Esta preocupación tiene sus motivos, ya que muchas mujeres se sienten incómodas al hablar de la menopausia porque hablar significaría que tendrán que reconocer que ya pasaron o que están pasando por esa etapa.

Para explorar cómo la menopausia te ha afectado no sólo físicamente, sino mentalmente, **hazte** las siguientes preguntas:

• **¿Qué significa la menopausia para mí?** Puede no significar nada y puede significar todo. La tarea es reconocer honestamente tus suposiciones sobre este período de tu vida. ¿Es un símbolo de edad o te sientes libre de las demandas de tener hijos o de las preocupaciones de quedar embarazada?

• **¿Me hace menos femenina la menopausia?** Muchas de nosotras hemos sido criadas con una definición de nosotras mismas según la cual ser femenina es equivalente a la menstruación y la fertilidad, es decir, a la existencia de un alto nivel de estrógeno. Para muchos proveedores de servicios de salud, el libro de Robert Wilson, *Forever Feminine (Ser femenina para siempre)*, que en 1966 proponía que las mujeres debían empezar a tomar estrógeno antes de la menopausia y continuar durante todo el transcurso de sus vidas, contribuyó mucho a la importancia que adquirió la presencia del estrógeno con respecto al hecho de ser femenina. El mensaje implícito era que una pérdida de estrógeno significaba una pérdida en el deseo sexual y por lo tanto de nuestra femineidad esencial. Ahora sabemos más sobre este asunto.

• **¿Me siento mal al saber que ya no puedo tener hijos?** Muchas mujeres sienten pesar al perder su función reproductiva porque han sido condicionadas a ver a ésta como una gran parte de su definición como mujeres. Las latinas que han decidido nunca tener hijos al igual que aquéllas que no pueden tener familia pueden sentir tristeza al saber que ahora con la menopausia nunca jamás tendrán hijos biológicos. Hasta las mujeres con hijos pueden sufrir un sentido de pérdida cuando tener hijos ya no es una posibilidad, sienten que perdieron una opción. Pierden la esperanza del milagro y de tener un niño.

• **¿Cómo afecta la menopausia mi vida?** Por muchas razones, la menopausia no debería tener mayor impacto en tu vida. No se trata de que las mujeres dejan a sus parejas y empiezan nuevas relaciones nada más que por haber entrado en la menopausia. Al mismo tiempo, debido al momento en la vida en que ocurre la menopausia, algunas mujeres decidirán tomarlo como una oportunidad para reorganizar sus vidas y hacer los cambios deseados. Al librarse del embarazo y de la contracepción, tienen el espacio y la libertad para reevaluar sus vidas y fijar nuevas metas y prioridades.

• **¿Cómo afectará la menopausia las vidas de los que me rodean?** El impacto sobre la vida de otros dependerá del impacto que tenga en nuestra propia vida. Si tú perteneces al pequeño grupo de mujeres que padecen severos cambios de humor, la menopausia tendrá por lo menos un efecto temporario en tus relaciones. De igual manera con aquellas mujeres que pierden el interés en las relaciones sexuales, el tipo de relaciones que mantengan también cambiará. Hablar con tu pareja, tu familia y tus amistades sobre la menopausia podrá ayudarles a comprender las transiciones por las cuales atraviesas en tu vida.

El espíritu
Olivia se había pasado las últimas décadas definiéndose de acuerdo con las tres "emes" en su

vida: madre, mujer y medicina. Se sentía segura de su persona y de las decisiones que había tomado. Su hija había llegado a ser una hermosa joven, su hijo iba bien en el colegio, ella contaba con apoyo y amor en su relación personal y todavía veía a algunos pacientes.

La menopausia no la sorprendió. Como proveedora de servicios de salud, ella sentía que podía fácilmente aguantar las fluctuaciones físicas de la menopausia. Ella sabía que sus bochornos eran sólo señas de que su cuerpo trataba de controlarse ante los cambios hormonales. Las partes físicas de la menopausia se entendían. Sus pensamientos y espíritu, sin embargo, estaban sin resolverse.

Ella no estaba segura de cómo quería pasar el resto de los años que le quedaran. Quizá continuaría con la medicina y se enfocaría más sobre el arte de la curación. Sabía que por lo menos regresaría a la iglesia.

La experiencia de la menopausia nos puede hacer detener y considerar cómo queremos pasar el resto de nuestra vida. Según nuestra edad, nuestro sentido de la vida puede verse profundamente afectado por la menopausia. Para aquellas latinas que creen en la vida después de la muerte, la menopausia es un paso en esa dirección. Para otras latinas, la menopausia puede ayudarles a estar más consciente de la necesidad de reconciliarse espiritualmente, ya que esta fase de la vida trae nuevas perspectivas a preguntas viejas y el reto constante de integrarnos a un mundo más elevado y más espiritual.

Al pasar por la menopausia

La única cosa en la que todas podremos estar de acuerdo con respecto a la menopausia es que se trata de cambios. Lo que cada una de nosotras tiene que decidir es cómo va a enfrentar esos cambios.

Así como nadie puede predecir el curso que

la menopausia tomará en cualquier otra persona, nadie te podrá decir cuál es el mejor modo de que tú pases por la menopausia. En un buen número de latinas, el paso por la menopausia no es diferente a cualquier otra cosa en la vida. Si nos centramos en nuestras familias y nuestro trabajo y le agregamos un poco de nuestra capacidad para aguantar, pasaremos por la menopausia mejor que nunca. La mayoría de las mujeres tienen pocos, si es que alguno, síntomas de la menopausia y fácilmente se pasa por esta etapa. Sin embargo, otras mujeres tendrán que tomar una actitud proactiva para controlar esta fase de sus vidas.

Hay cosas que podemos hacer para que el cambio sea más fácil. Deberemos saber cuál es la mejor medicina disponible para nuestros síntomas si es que llegan a niveles insoportables, tenemos que crear mecanismos para hablar de las preguntas difíciles que requieren de respuestas y tenemos que reconocer que estamos entrando en una etapa nueva y extremadamente satisfactoria de nuestra existencia.

El cuerpo

La razón de que nuestros cuerpos sufran tantos cambios físicos se debe a las grandes fluctuaciones hormonales. Disponemos de una variedad de opciones para que estos cambios afecten menos nuestros cuerpos. Describimos algunas aquí:

SER NATURAL Y NO HACER NADA

Para la mayoría de las mujeres ésta puede ser la mejor opción. Es posible que la menopausia no cause síntomas intolerables para estas mujeres. La llegada de la menopausia puede ser repentina y no requerir de medicamentos para aliviar los síntomas.

Las ventajas y las desventajas de no hacer nada se debaten con frecuencia ante la ausencia de los datos a largo plazo que serían necesarios para hacer afirmaciones precisas y definitivas acerca de cuál es el mejor curso a tomar. Brevemente, no sabemos con certeza si es mejor no hacer nada o hacer algo. Además, no se sabe si hay una relación entre los síntomas de la menopausia y un mayor riesgo de osteoporosis o enfermedades del corazón. Lo que en realidad sabemos acerca del impacto de los síntomas de la menopausia sobre nuestros cuerpos es muy poco.

Deberemos decidir con nuestro proveedor de servicios de salud lo que haremos. Algunas veces, sin embargo, la decisión de tomar medicamentos queda fuera de nuestro alcance porque algunos planes de salud no incluyen las hormonas de reemplazo como uno de los tratamientos que cubren.

Mientras que algunas de nosotras estamos enamoradas de las cosas naturales, debemos comprender que para algunas latinas no es posible seguir este camino. En la década de 1990, aquellas latinas que atravesaron por la menopausia temprana y se preocuparon por la falta de protección que el estrógeno provee contra enfermedades del corazón y la osteoporosis recibieron hormonas de reemplazo. Hoy, algunas latinas sienten que es mejor no tomar el estrógeno debido a la relación de esta hormona con el cáncer del endometrio o con el cáncer del pecho y cada vez más dudas sobre si la terapia de reemplazo hormonal protege contra las enfermedades del corazón.

Sin embargo, es tu cuerpo y la decisión debe ser tuya en cuanto a cómo resolver algunos de los síntomas físicos de la menopausia.

Desafortunadamente, con demasiada frecuencia se ha animado a las mujeres a que consideren la menopausia como si fuera una enfermedad. Bajo este modelo, la menopausia no es vista como parte del desarrollo normal de la mujer adulta (que en realidad lo es) sino que más bien se le acepta como una condición médica que hay que tratar. Para las mujeres que ven la menopausia como una enfermedad o para quienes los síntomas son muy severos, se prescriben medicamentos, a veces la terapia de reemplazo de hormonas, para proveer un poco de alivio.

TERAPIA DE REEMPLAZO DE HORMONAS

Cassandra había estado preocupada de tomar hormonas que le ayudarían con la menopausia. Ella siempre había pensado que era mejor no tomar pastillas. Cassandra había preferido formas naturales para sanar el cuerpo. Así que le preguntó a su amiga Cándida si ella había tomado hormonas en la menopausia.

Cándida se apresuró a contestar: "Las hormonas han sido la mejor cosa para mí. Nunca dejaré de tomarlas. Empezaba a tener las cosas malas que oyes sobre la menopausia: los bochornos repentinos y los sudores nocturnos. Entonces mi médico me recetó las pastillas para reemplazar las hormonas. Me siento mejor que antes de la menopausia. Han hecho que pueda aguantar todos los cambios."

Cassandra se sorprendió al oír tan enfática recomendación de parte de Cándida. Quizá entonces sería bueno tomar algún medicamento; quizá las pastillas no estarían tan mal. Tendría que considerarlo seriamente.

Sabemos que el estrógeno es bueno para nosotras. Se piensa que el estrógeno es la hormona que provee los factores protectores que detienen la llegada de las enfermedades del corazón en las mujeres. El estrógeno también es responsable de mantener el tono de la piel y la lubricación vaginal. En la década de 1960, se acostumbraba recetar el estrógeno a todas las mujeres que pasaban por la menopausia. En la década de 1970, las investigaciones empezaron a revelar que las mujeres que tomaban estrógeno tenían un riesgo más elevado de contraer cáncer uterino.

Continuó la investigación para encontrar la combinación de hormonas que presentaban menos riesgos y mayores beneficios para las mujeres. Esto fue crucial, ya que había mucha evidencia que documentaba los efectos positivos del estrógeno en reducir el riesgo de la osteoporosis y la posible reducción de las enfermedades del corazón.

Los proveedores de servicios de salud pronto encontraron que la terapia de reemplazo hormonal que combina el estrógeno y la progestina (forma sintética de la hormona progesterona) podría reponer las hormonas que nuestros cuerpos ya no producen, a la vez que no aumenta el riesgo de cáncer uterino. Sabemos que la terapia de reemplazo hormonal reduce los bochornos o calores repentinos, previene la osteoporosis y en algunos casos posiblemente pudiera prevenir las enfermedades del corazón.

Aunque la terapia de reemplazo hormonal ya no es nueva, los efectos que el tratamiento tendría a largo plazo todavía son inciertos. Por ejemplo, aunque se sabe que el estrógeno aumenta los niveles del buen colesterol, las progestinas no sólo disminuyen los niveles del buen colesterol, sino que además aumentan el mal colesterol. Estudios recientes ponen en tela de juicio el que la terapia de reemplazo hormonal ofrezca la protección contra las enfermedades del corazón que antes creíamos.

Algunas mujeres expresan su preocupación con respecto a la terapia de reemplazo hormonal y la posibilidad de un incremento en el cáncer del seno. La investigación actual sugiere que la relación es por lo menos controversial. Hay algunos estudios que documenten que la terapia hormonal aumenta ligeramente el riesgo de cáncer.

La terapia de reemplazo hormonal se administra en dos formas: consecutiva y continuamente. Cada método se planifica de acuerdo a la persona, basándose en discusiones con su proveedor de servicios de salud.

En el método consecutivo tomas estrógeno entre 21 y 25 días y agregas las pastillas de progestina alrededor del día 11 por dos

Consejos

Manténte alerta con respecto a noticias sobre las consecuencias para la salud del ñame silvestre mexicano. Es posible producir, de este ñame, una progesterona natural con la misma estructura química que la progesterona que se produce en los ovarios de la mujer. Hasta este momento no se han realizado estudios clínicos sobre el impacto de la progesterona natural.

semanas. En los últimos 7 días del mes, no se toma ninguna pastilla. Durante este período las mujeres tienen un ciclo seudomenstrual en donde sangran pero no ovulan. A esto se le llama sangrado de retiro. Durante estos 7 días, algunas mujeres vuelven a tener algunos de los síntomas de la menopausia tales como los bochornos.

En el método continuo, las mujeres toman una combinación de estrógeno y progestina cada día. Algunas mujeres tienen sangrados leves e irregulares cuando empiezan a tomar el medicamento pero esto desaparece después de pocos meses. Tu proveedor de servicios de salud podrá ajustar los niveles de estrógeno y progestina para que no tengas sangrado.

Las formas sintéticas de estrógeno (aquellas que se desarrollan al combinar substancias químicas en el laboratorio) son utilizadas en las pastillas de control de la natalidad, mientras que el estrógeno natural, recogida de orina de yegua, es el que más se usa para la terapia de reemplazo hormonal. Aunque la mayoría de las mujeres toman el estrógeno en forma de pastilla, algunas prefieren usar un parche. El parche libera el estrógeno lentamente en el cuerpo de la mujer. Por lo general, se coloca en el abdomen y se renueva una o dos veces por semana. El parche se prescribe, por lo general, a mujeres que tienen problemas del hígado o de la vesícula, ya que

el estrógeno se absorbe directamente a través del cuerpo sin que tenga que procesarlo el hígado. La progestina también se toma en forma de píldora.

La cantidad de hormona que recibas tendrá que decidirse a través del diálogo personal con tu proveedor de servicios de salud. Como la experiencia de la menopausia es tan específica para cada mujer, el tratamiento necesita ajustarse y ser controlado cuidadosamente. Ten presente que es mejor empezar con la terapia de reemplazo hormonal dentro de los primeros tres años de la menopausia y continuar indefinidamente con el fin de mantener el factor protector con respecto a las enfermedades del corazón y de osteoporosis. Para las latinas, quienes se sabe, tienen menor riesgo de enfermedades del corazón y de la osteoporosis, las ventajas y desventajas de la terapia de reemplazo hormonal deben sopesarse cuidadosamente.

Aunque algunas mujeres se benefician con la terapia de reemplazo hormonal, hay evidencia creciente de que no debes recibirla si tienes alguna de las siguientes enfermedades: cáncer del seno, problemas de coagulación de la sangre, cáncer endometrial, problemas de la vesícula, enfermedades del hígado, sangrado vaginal anormal que no ha sido diagnosticado o si tienes historia familiar de cáncer del seno, de los ovarios o endometrial.

También hay otros tratamientos hormonales para aliviar los síntomas durante la menopausia. Algunas mujeres que se quejan de la disminución de su deseo sexual pueden tomar testosterona, la cual pudiera aumentar el deseo sexual. A las mujeres que están preocupadas por la resequedad vaginal algunas veces se les receta una crema vaginal con estrógeno. A las mujeres que usan esta crema vaginal regularmente también pueden recetarles píldoras de progestina para disminuir el riesgo de cáncer uterino.

Las terapias hormonales alivian los síntomas físicos de la menopausia. Arriesgarse o no es

Buenas noticias

Las mujeres que ya pasaron por la menopausia tienen menos probabilidades de estar deprimidas que las mujeres que no han pasado por la menopausia.

una decisión que tendrás que tomar junto con tu proveedor de servicios de salud. La terapia de reemplazo de hormonas implica un compromiso a largo plazo y debe tomarse muy seriamente.

EJERCICIO

De manera creciente, la investigación está apoyando la noción de que el ejercicio moderado (nada de la compulsión de "si no hay dolor, no hay ganancia"), hasta ir de paseo, tiene un beneficio positivo de larga duración sobre el corazón de las mujeres. Por algún motivo, el ejercicio parece mejorar la manera en que nuestro cuerpo y nuestras hormonas funcionan. Además, la falta de los factores protectores que el estrógeno proporciona para el corazón puede ser balanceada con los beneficios que se ganan hasta en los casos en que los incrementos en el ejercicio son modestos.

Si te has pasado en el sofá la mayor parte de tu vida, trata de caminar tres veces por semana por media hora. Cuando el nivel de estrógeno está disminuyendo, tenemos que tomar mejor cuidado de nuestro corazón. Al hacerlo, podrás encontrar que te gusta como te sientes.

La mente y el espíritu

Mucho de lo que pensamos de la menopausia es afectado por lo que sentimos físicamente. A esto agrégale el hecho de que las hormonas tienen efectos sobre nuestro humor. Es posible que en algunos casos, no tengamos algunos de los síntomas de la menopausia debido a que recibimos la terapia de reem-plazo hormonal o antidepresivos para contrarrestarlos.

Independientemente de si estamos o no tomando medicamentos, todas las que estamos pasando por la menopausia tenemos preguntas, pensamientos y sentimientos. Para mejor comprender por lo que estamos pasando, debemos encontrar modos para responder a estos asuntos. A veces la pregunta es fácil y obvia. En otras ocasiones, tenemos que buscarla dentro de nosotras mismas. En la mayoría de los casos, nos beneficia compartir nuestras inquietudes con otras mujeres y encontrar respuestas en las relaciones que ayudan a definir nuestros días.

MITOS Y HECHOS

Mito: Llegaré a la menopausia a la misma edad que mi madre.

Hecho: No hay manera de predecir cuándo una mujer va a entrar en la menopausia.

Mito: Una vez que pasas por la menopausia, ya no es necesario hacerte exámenes de la pelvis con el ginecólogo.

Hecho: Las mujeres necesitan recibir atención de salud con regularidad. Ver al ginecólogo y hacerse exámenes de la pelvis son la clave para la prevención e identificación temprana de problemas de salud.

Mito: No te tienes que preocupar de salir embarazada una vez que entras en la menopausia.

Hecho: Se recomienda que esperes un año completo después de tu última regla antes de dejar de usar el control de la natalidad. Ten presente que todavía hay que usar los condones para protegernos de las enfermedades de transmisión sexual.

Resumen

Las latinas, por lo general, no hablamos de la menopausia. Simplemente la dejamos que ocurra. Aunque ésta pueda ser la forma en que resolvemos el asunto, ahora existen más opciones. Podremos identificar los síntomas de la menopausia y decidir si queremos o no tomar medicamentos, hacer ejercicios Kegel para problemas de la vejiga o simplemente no hacer nada. Cualquier cosa que hagamos, la decisión es nuestra.

Aunque la mayoría de las mujeres no latinas se enfocan en lo que le pasa al cuerpo durante la menopausia, nuestro enfoque es diferente. A medida que nuestros niveles hormonales disminuyen, necesitamos observar la manera en que nuestras emociones y espíritu cambian al tiempo que el cuerpo se prepara para la siguiente fase de nuestras vidas. Nosotras decidiremos hacia dónde nos llevará esta nueva fase.

RECURSOS

Organizaciones

American Association of Retired Persons—
  Women's Initiative
601 E Street NW
Washington, DC 20049
(202) 434-2277 ó (800) 424-3410
www.aarp.org

American College of Obstetricians and
  Gynecologists
P.O. Box 90920
409 12th Street NW
Washington, DC 20090-6920
(202) 638-5577 ó (800) 762-2264
www.acog.org

Association of Reproductive Health
  Professionals
2401 Pennsylvania Ave. NW, Suite 350
Washington, DC 20037-1718
(202) 466-3825
www.arhp.org

National Institute on Aging
9000 Rockville Pike
Bethesda, MD 20892
(800) 222-2225

National Institute on Aging
Information Center
8630 Fenton St.
Silver Spring, MD 20910
www.nih.gov/nia

National Women's Health Network
514 10th Street NW, Suite 400
Washington, DC 20004
(202) 347-1140
www.womenshealthnetwork.org

National Women's Health Resource Center
120 Albany St., Ste 820
New Brunswick, NJ 08901
(877) 986-9472
www.healthywomen.org

North American Menopause Society
PO Box 94527
Cleveland, OH 44101-4527
(440) 442-7550
www.menopause.org

Older Women's League
666 11th Street NW
7th Floor, Suite 700
Washington, DC 20001
(202) 783-6686 ó (800) 825-3695
www.owl-national.org

Hotlines

Planned Parenthood
Mid-Life Services
(800) 230-PLAN

Libros

Greer, Germaine. *The Change*. New York: Alfred A. Knopf, 1993.

Henkel, Gretchen. *Making the Estrogen Decision*. New York: Fawcett Book Group, 1993.

Landau, Carol, Ph.D., M.G. Cyr, M.D., and A.W. Moulton, M.D. *The Complete Book of Menopause*. New York: G.P. Putnam's Sons, 1994.

Notelovitz, Morris, M.D. *Estrogen: Yes or No?*. New York: St. Martin's Press, 1993.

Teaff, Nancy Lee, M.D., and Kim Wright Wiley. *Perimenopause: Preparing for the Change*. Prima Publishing, 1999.

Utian, Wulf H., and Ruth S. Jacobwitz. *Managing Your Menopause*. New York: Prentice Hall, 1991.

Publicaciones y panfletos

"Hormone Replacement Therapy." The American College of Obstetricians and Gynecologists (ACOG), Washington, DC: #3456/7654. Escribe a ACOG, 409 12th St., SW, P.O. Box 96920 Washington, DC 20090-6920 o llama al (800) 762-2264 para obtenerlo; www.acog.org

"Menopause and Perimenopause: A Guide for Patients," 1996. Patient Information Series. American Society for Reproductive Medicine, 1209 Montgomery Highway, Birmingham, AL 35216-2809. Llama al (205) 978-5000 para obtenerlo.

"Menopause: What to Expect When Your Body is Changing," 1999. Panfleto #1549. "Hormone Replacement Therapy" Panfleto #1573. American Academy of Family Physicians (AAFP Family Health Facts), 11400 Tomahawk Creek Pkwy, Leawood, KS 66211-2672; (800) 944-0000.

"Perimenopause: Pathways to Change," 1994. Association of Reproductive Health Professionals, 2401 Pennsylvania Avenue, NW, Suite 350, Washington, DC 20037-1718. Llama al (202) 466-3825, para obtenerlo. Disponible en español.

"Menopause Talk," 2000. Solvay Pharmaceuticals, 901 Sawyer Road, Marietta, GA 30062. Llama al (770) 578-9000 para obtenerlo. Disponible en español.

TERCERA PARTE

Enfermedades

10

El alcoholismo es una enfermedad

Delia y Rodrigo estaban viviendo juntos. Delia estaba locamente enamorada de Rodrigo. Con el tiempo, empezó a notar que estaba celosa de cada minuto que él pasaba lejos de ella. Pero, como su trabajo requería de que Rodrigo viajara bastante, no siempre podían estar juntos.

Una noche, el avión de Rodrigo se retrasó y Delia estaba sentada en casa esperándolo. Para calmar sus nervios, empezó a servirse vino y a tomárselo. Y se sintió mejor. Esto se convirtió en hábito: mientras más esperaba Delia, más tomaba. Y mientras más tomaba, más creía que su Rodrigo estaba con otra mujer. Cuando él llegó, ella estaba loca de celos y lo atacó físicamente. Estaba fuera de control.

———

Durante muchos años, la sabiduría convencional estimaba que las mujeres no tomaban, y que las latinas eran menos propensas a tomar que cualquier otro grupo de mujeres. Pero los tiempos están cambiando, y no necesariamente hacia lo mejor.

No debemos estar sorprendidas. Los anuncios de alcohol y otros que vemos sugieren que alguien que toma se divierte mucho, tiene compañía y buena ropa. Es una señal de éxito poder tomar cierta clase de whisky, y poder tomarse una cerveza y estar feliz y sonriente te da membresía dentro de un grupo de gentes exitosas. Así que, ahora para las latinas también, tomar un buen vino en un buen restaurante es señal de éxito.

Hoy en día, las latinas toman más alcohol que antes. Más importante todavía es que aquellas latinas que hablan inglés y que tienen trabajos que pagan mejor son las más propensas a beber. Las latinas que abusan del alcohol dicen que toman para sentir alivio, para pasar el rato, o para matar el dolor de problemas que el alcohol agravó.

Más que en cualquier otra área de la salud, el diagnóstico y tratamiento del alcoholismo se basa en el conocimiento y la experiencia de los hombres. Sin embargo, las mujeres y los hombres a menudo toman alcohol por razones muy diferentes y cuando toman alcohol se les juzga de maneras muy diferentes. Los hombres toman porque la sociedad les dice que está bien que tomen, incluso en exceso; los verdaderos hombres toman, aguantan el alcohol y cuando hacen algo malo, lo toman a la ligera diciendo: "pues solamente quería ser uno de los muchachos". En las mujeres, el uso del alcohol se ve desde una perspectiva menos perdonable. Generalmente, la sociedad no aprueba que las mujeres tomen en exceso y considera que si una mujer lo hace, lo que le sucede es por su propia culpa.

La información que nosotras, como mujeres y como latinas, necesitamos sobre el alcoholismo, es muy básica —¿qué es?, ¿qué hace?, ¿cómo reconocer los síntomas? y ¿qué hacer? Este conocimiento nos ayudará a controlar el lugar que le damos al alcohol en nuestras vidas y en las vidas de quienes amamos.

Cómo usa el alcohol nuestro cuerpo

Técnicamente, el alcohol pertenece a esa clase de compuestos que son más o menos comunes en la naturaleza. Los compuestos del alcohol tienen propósitos únicos, según su tipo, por ejemplo, el alcohol isopropílico (alcohol de frotación), el metanol (usado en la industria como un solvente), el glicol etileno (anticongelante) y el etanol (el que tomamos). El alcohol que tomamos es un producto de la fermentación natural del azúcar y los granos.

Cuando bebemos alcohol, el alcohol viaja al estómago y a los intestinos, donde es absorbido en la corriente sanguínea. La corriente

sanguínea translada la mayor parte del alcohol al hígado, donde es metabolizado. Nuestro metabolismo incluye todos los complejos procesos por medio de los cuales nuestro cuerpo usa todas las substancias que ingerimos y requiere una variedad de reacciones químicas y físicas.

El estómago y el hígado tienen enzimas especiales que ayudan a descomponer el alcohol en componentes que son más fácilmente utilizados por el cuerpo. Parte del alcohol es metabolizado tan pronto como entra al estómago. Al acumularse el alcohol, ya no puede ser metabolizado en el estómago y pasa a ser absorbido ya sea por el estómago o por el intestino pequeño y transportado al hígado. El intestino delgado está mejor preparado que el estómago para absorber el alcohol. Gran parte del alcohol que tomas es descompuesto en el hígado.

Cuanto más permanezca el alcohol en tu estómago, más será metabolizado por el estómago. Cuando el estómago metaboliza grandes cantidades de alcohol, entonces entra menos alcohol a la corriente sanguínea para luego pasar al hígado a procesarse. Es por eso que cuando bebes con el estómago vacío, sientes los efectos del alcohol más rápidamente que cuando bebes teniendo el estómago lleno.

Las concentraciones de alcohol en la sangre indican la medida en que el cuerpo está absorbiendo el alcohol. Por alguna razón, las mujeres no parecen absorber el alcohol en sus sistemas tan bien como los hombres. Esto significa que las mujeres alcanzan concentraciones más elevadas de alcohol en la sangre más rápidamente que los hombres y podrán ser más vulnerables a dañarse el hígado.

El efecto del alcohol en nuestro cuerpo

Las personas alcohólicas toman más alcohol de lo que su cuerpo puede procesar. Por esta

¿Cuánto alcohol contiene cada bebida alcohólica?

Bebida	% de Alcohol
Cerveza	5%
Vino	12%
80 *proof*	40%
150 *proof*	75%

ADVERTENCIA: Estos son los riesgos que enfrentas si estás embarazada y tomas alcohol

Cantidad/Frecuencia	Riesgo
De vez en cuando	Riesgo de malparto (aborto espontáneo), especialmente en el primer trimestre.
2 bebidas diarias o menos	Bebés de bajo peso, prematuros o con problemas neurológicos.
4 ó más bebidas diarias	Bebés con defectos de nacimiento tales como síndrome de alcoholismo fetal, efectos del alcohol en el feto y defectos de nacimiento relacionados con el alcohol.
Tomar en exceso periódicamente	Es muy peligroso para la mamá y el bebé.

razón, ellas adquieren una deficiencia en ciertos nutrientes, especialmente las vitaminas A, B1 (tiamina), B6, D, E y folato. Las mujeres alcohólicas también tienen ciclos menstruales más irregulares y son más propensas a tener una menopausia temprana. Las mujeres en las etapas más avanzadas del alcoholismo también tienden a perder más peso que los hombres.

Cuando tomas, la bebida afecta cada parte de tu cuerpo. Mientras más tomas, mayor será el impacto sobre tu cerebro, tu hígado, tu corazón y tu páncreas.

El efecto sobre el cerebro

El alcohol mata las células del cerebro. Hay tres categorías de problemas cerebrales orgánicos: el síndrome de Wernicke-Korsakoff, la demencia alcohólica y los desórdenes no amnésicos o no Korsakoff. Estas enfermedades se distinguen por la ocurrencia o no de pérdida de la memoria y por lo extenso de la pérdida de la habilidad intelectual.

El efecto sobre el hígado

El alcohol es tóxico para el hígado y aunque tu hígado puede, hasta cierto punto controlarlo, con el tiempo lo destruye. Cada vez que le pides al hígado que procese el alcohol contenido en la sangre, una parte de tu hígado se muere, para nunca ser repuesta. Al procesar cantidades más grandes de alcohol, se hace más eficiente en su trabajo, y una parte más grande del hígado se muere en el proceso. Cuando el hígado ya no puede funcionar, una persona alcohólica contrae enfermedades del hígado inducidas por el alcohol: hígado grasoso (esteatosis alcohólica), hepatitis alcohólica o cirrosis.

En las mujeres, el efecto del alcohol se magnifica. Aunque las mujeres toman menos alcohol que los hombres, tienen mayores probabilidades de contraer enfermedades del hígado inducidas por el alcohol.

El efecto sobre el corazón

El consumo crónico del alcohol altera el ritmo del corazón y produce enfermedades que afectan el músculo del corazón.

El efecto sobre el páncreas

El alcohol es un factor causante de casi las dos terceras partes de los casos de pancreatitis. En este caso también, la inflamación del páncreas ocurre más rápidamente en las mujeres que en los hombres que toman.

¿Cuánto alcohol contiene una bebida?

Venimos de una familia en la cual se consideraba muy malo tomar alcohol en presencia de las mujeres. Simplemente no se permitía. Esto también significaba que en cierto modo se permitía que los hombres salieran a tomar, pero no en presencia de las mujeres.

Así que cuando llegó el momento de que mi nuevo esposo y yo tuviéramos una cena con toda la familia en nuestra casa, le advertí a mi esposo de la actitud de mi familia sobre los hombres que toman en presencia de las mujeres. Él todavía iba a la escuela de medicina, así que sería una cena muy sencilla. Decidimos no arriesgarnos y ahorrar un poco de dinero no sirviendo vino con la cena.

La cena fue muy exitosa. Después de la cena, cada uno se sentó donde pudo en el poco espacio que teníamos en la sala a mirar la televisión. Noté que mi esposo fue a la cocina. Cuando salió con una botella de cerveza en sus manos, me quedé estupefacta. Y mi mamá, pues, yo sabía lo que significaba su mirada y su silencio.

Después, mi esposo me preguntó qué había pasado. Lo miré incrédula y le dije, "Pensé que estábamos de acuerdo en que no habría alcohol." Su respuesta fue: "Si, yo sé, y yo estuve de acuerdo. Por eso mejor me tomé una cerveza."

La cerveza es alcohol, y también el vino, al igual que las bebidas fuertes. Si tomas más de dos cervezas por lo general, o dos vasos de vino, o dos tragos mezclados durante el día, estás dañando tu hígado.

Aunque el contenido de alcohol de la cerveza es menor que el contenido de alcohol en las bebidas fuertes, el hecho es que la cantidad típica de cerveza (12 onzas) que se toma contiene la misma cantidad de alcohol que una onza de licor fuerte. Es por esta misma razón que cuando tomas 5 onzas de vino (½ taza) consumes la misma cantidad de alcohol que en la onza y media de bebida fuerte.

El contenido de alcohol indicado en la botella o la lata (bote) te da algo de información, pero es la cantidad de onzas que consumes lo que importa. Ten en cuenta que las bebidas antes de la cena, las bebidas de sobremesa para después de la cena, las bebidas que se toman antes de acostarse, los brindis, los aperitivos y los cordiales, la champaña y las "mimosas" todas son bebidas. De igual manera, en términos de consumo de alcohol y del trabajo que tiene que hacer el hígado para procesar el alcohol, no hay diferencia entre el vino rojo o el vino blanco.

Cuánto es demasiado

La cantidad de alcohol que se consume es el factor principal. No importa si es cerveza, vino o licor fuerte. El riesgo de cirrosis es una preocupación seria cuando los hombres toman un promedio de 6.2 onzas (80 gramos) por día, es decir, cuatro latas o botes de cerveza de 12 onzas o cuatro vasos de vino de 5 onzas o cuatro bebidas fuertes de 1½ onzas de alcohol del 80% *proof*. Para las mujeres, la cantidad comparable es de 1.55 onza (20 gramos). Aunque este tipo de actividad tiene que ocurrir durante 10 a 20 años para que se produzca la cirrosis, la evidencia reciente sugiere que las mujeres, y particularmente las mujeres más jóvenes, pueden tener consecuencias negativas más rápidamente que los hombres.

El bebedor ocasional

¿Qué significa lo anterior en términos de tener "sólo una bebida ocasional" o sea, "de

CONCENTRACIÓN DE ALCOHOL EN LA SANGRE (%) DURANTE UNA HORA

Correspondencia entre el peso del cuerpo y el número de bebidas alcohólicas

Peso del cuerpo (libras)	1 bebida	2 bebidas	3 bebidas	4 bebidas	5 bebidas
100	.04	.09	.15	.20	.25
120	.03	.08	.12	.16	.21
140	.02	.06	.10	.14	.18
160	.02	.05	.09	.12	.15
180	.02	.05	.08	.10	.13
200	.01	.04	.07	.09	.12

*Cada bebida es el equivalente de 12 onzas de cerveza (5% de alcohol), 5 onzas de vino de mesa (12% de alcohol), ó 1 ½ onza de licor fuerte de 80 *proof* (40% de alcohol).

Nota: .00–.04 Legalmente, no está bajo la influencia del alcohol. Es posible que haya deterioro. En 2000 se bajó el límite nacional a .08%. Los estados tienen hasta 2007 para adoptar este límite.

Fuente: National Clearinghouse for Drug and Alcohol Information

vez en cuando"? Para las mujeres, significa que si tomas un vaso de vino o una cerveza con la comida y otra con la cena, tienes riesgo de contraer cirrosis hepática, o sea del hígado. Aunque se ha escrito mucho sobre los beneficios del vino, toma en cuenta que los beneficios provienen de la porción correspondiente a la uva del vino y no de la porción que contiene el alcohol. Podrás obtener los mismos beneficios tomando jugo de uva.

Todas estas cifras están basadas en datos promedios. Tú te conoces. Si después de una bebida sientes que pierdes el control o actúas en modos de los cuales después te arrepientes, necesitas considerar lo acertado de tu decisión de tomar. Por lo menos, debes tener cuidado con respecto a las personas que están contigo cuando bebes.

Cómo reconocer a la persona alcohólica

Empieza por mirarte en el espejo. Una persona alcohólica en las primeras etapas de la enfermedad se parece a ti o a mí. El alcohólico que ayudamos pudiera ser nuestra hermana, nuestra madre, nuestra amiga, nuestra pareja o nosotras mismas.

El cuadro de arriba parece muy simple pero es correcto. Al contrario de los estereotipos, el alcoholismo en las primeras etapas puede incluir el cambio de humor o una necesidad pronunciada de beber esa cerveza con la comida. Algunas personas no se irritan ni causan desórdenes cuando toman alcohol. En algunas culturas, el vino con la cena es acepta-

---

Las muchas formas de tomar alcohol definen la enfermedad del alcoholismo

Bebedor de fin de semana	4 bebidas el viernes, 4 bebidas el sábado en la noche, y 3 bebidas el domingo
Con las comidas solamente	1 bebida con la cena cada noche y 1 bebida con cada uno de 4 almuerzos
Bebedor por las noches	2 bebidas cada noche

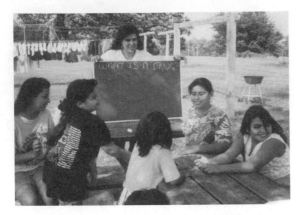

Con frecuencia se nos olvida que el alcohol es una droga.

ble y aunque no todas las personas de una de esas culturas son alcohólicas, los niveles de alcoholismo tienden a ser más altos en ellas. El hecho es que algunas personas desarrollan la enfermedad del alcoholismo.

La razón por la cual tomamos alcohol no es un misterio. En nuestra sociedad, hay muchas oportunidades en las que tomar alcohol es socialmente aceptable. Las comidas de negocios (almuerzos o cenas), los acontecimientos deportivos y las celebraciones son únicamente unas de las pocas veces cuando se consume alcohol. El alcohol es aceptable, si es que no una parte tradicional, de muchas actividades. No es problema que algunas personas se tomen un trago de vez en cuando. A algunas de nosotras nos gusta como sabe el alcohol; otras sienten que el alcohol les ayuda a relajarse.

El problema está en saber cuándo el uso ocasional del alcohol pasa de ser parte de una actividad a ser la razón por la cual una persona participa en una actividad. No es fácil saber cuándo alguien está en las primeras etapas del abuso del alcohol porque cada persona muestra señas diferentes.

Tomarse un trago pudo haber empezado como forma de moderar el día, ahogar los sentimientos o de ignorar cualquier cosa que

estaba sucediendo en nuestra vida. Después de un tiempo, sin embargo, lo único que le importa a la persona alcohólica es saber que habrá acceso a otro trago. ¿Cuándo pasa una latina de la expectativa de ir a la boda a la expectativa del vino que servirán en la boda?

Inicialmente, los cambios de la persona son sutiles e internos; las cicatrices emocionales que hacen tan necesario y calmante al alcohol son cosas que típicamente escondemos. Así como escondemos el dolor, también nos volvemos muy buenas para esconder los síntomas. Ésa es la realidad para muchas de nosotras.

En las primeras etapas del abuso alcohólico, unos cuantos tragos te pueden hacer sentir mejor. A medida que avanza el uso del alcohol y tu cuerpo se hace más dependiente del alcohol, todo sentimiento de bienestar se vuelve secundario al deseo del alcohol. Eso sucede porque una mujer que toma se convierte en una mujer con la enfermedad del alcoholismo.

Así que, ¿cuáles son los síntomas del alcoholismo? Algunas de las cosas claves en que te puedes fijar se describen abajo.

1: Tolerancia. Quizá una de los errores más grandes que cometemos es el de suponer

---

Advertencia: Señales de que el alcohol es un problema

1. Aumento de la tolerancia hacia el alcohol.
2. Síntomas de retiro del alcohol.
3. Disminución del control del comportamiento.
4. Descuido de las actividades normales.
5. Incapacidad para desempeñar las actividades normales.
6. Uso arriesgado.
7. Tiempo excesivo que se pasa tomando alcohol.

que es bueno "sostener o aguantar la bebida". Nuestro cuerpo no aguanta el licor: lo procesa.

Aunque veamos a una persona y estemos admiradas de cuánto alcohol él o ella pueden consumir y todavía verse bien, la realidad es que no están bien. Su hígado tendrá que trabajar más para eliminar las toxinas y con cada esfuerzo que el hígado hace para limpiar el alcohol de la sangre, una parte del hígado se muere.

Además, en el ciclo vicioso del alcoholismo, una persona alcohólica necesita más y más alcohol para obtener el mismo efecto. Descomponerse, tener la cara roja o sentir náuseas después de uno o dos tragos es la manera en que el cuerpo te dice que no puede metabolizar el alcohol. Algunos lo han comparado con una reacción alérgica. Considera que tienes buena suerte si tomas y tu cuerpo te dice que pares.

María llevó a su mamá de viaje a California. Cuando su mamá se estaba vistiendo la primera mañana, María se sirvió una cerveza. La mamá de María se sorprendió de ver a su hija tomando tan temprano. María dijo que no era temprano para ella debido al cambio de tiempo.

La mamá de María desvió la mirada. Quería creer que su hija sabía lo que hacía, pero no podía dejar de pensar en algo. Eran las nueve de la mañana en Los Angeles. ¿Acaso no eran sólo las diez de la mañana allá en Denver? De cualquier forma era muy temprano para tomar . . .

2: Síndrome de absitencia del alcohol. Si no crees que eres alcohólica, entonces deberías poder dejar de tomar sin tener ningún síntoma físico. Si piensas que alguien a quien tú amas es alcohólico, no debería soprenderte si la persona no puede dejar de tomar durante un viaje.

Desafortunadamente, las personas que son alcohólicas se irritan cuando no pueden obtener alcohol. En las etapas más avanzadas del alcoholismo, la abstinencia del alcohol se lleva a cabo bajo supervisión médica a causa de las serias reacciones físicas que una persona puede tener.

Cuando una persona es alcohólica y ha dejado de tomar podrá querer tomar una vez más ya que el trago ayuda a calmarla para no sentir la incomodidad física y psicológica que sintió cuando dejó de tomar.

3: Disminución del control.

"Yo tomo porque me hace sentir bien, porque entonces puedo aguantar todo lo que tenga que aguantar", explicó Alicia, y agregó: "Yo tomo porque quiero. Cuando tomo, puedo tener relaciones sexuales y no me importa. La bebida es la única cosa buena en mi vida y es mía. Yo controlo cuánto tomo."

La disminución del control se refiere a que la alcohólica ya no es capaz de controlar la cantidad que consume o el tiempo que pasa tomando. Su intención puede ser la de tomarse nada más que una bebida, pero una vez que está en la mesa no puede detenerse.

4: Descuido de actividades. A medida que el alcohol toma control de la vida de la persona, él o ella se empieza a descuidar. En las latinas, esto significa que una apariencia limpia, bien presentada deja de ser importante. El cuidado de la casa, trabajo u otras cosas puede empezar a deteriorar. El sentido de orgullo que una vez existía parece desaparecer en la latina alcohólica.

5: Incapacidad para desempeñar actividades.

Mi padre y mi madre eran alcohólicos. Mi abuela tuvo que criarme porque mis padres no me podían atender. No se podían cuidar ni ellos mismos. Y cuando los veía, sabía que no quería ser como ellos.

Cuando llegué a la universidad, lo comprobé. Todos los días, durante un año entero, me tomaba tres tragos, pero de repente paré. Nunca volví a tomar alcohol otra vez. Sabía que no tenía que ser como mis padres. Sabía que ellos tomaban porque querían. La bebida los tenía muy amargados.

Aida, 54

El olvido se convierte en la manera de explicar las cosas que la mujer alcohólica no puede controlar. Una mujer alcohólica tiene problemas para planificar sus actividades y para mantener ese plan. Con el tiempo, una mujer alcohólica empieza a olvidar lo que tiene que hacer y el olvido se convierte en una forma de vivir.

Después de mucho encubrimiento y negación, la persona alcohólica se hunde al punto en que ya no puede hacer las cosas que antes eran sencillas y fáciles. El alcohol que inicialmente usó para ayudarle a hacer las cosas ahora se ha apoderado de ella al grado que lo único que puede hacer es buscar el siguiente trago.

6: Uso arriesgado. La persona alcohólica no entiende que manejar bajo la influencia del alcohol es ilegal y peligroso. Personas alcohólicas podrán sentir que pueden hacer lo que quieren porque ellas no sienten nada, y porque no creen que pueden estar en situaciones peligrosas. Esta reducción de las inhibiciones es lo que hace que las personas participen en comportamientos sexuales riesgosos.

7: El tiempo que se pasan tomando alcohol. Para algunas latinas, el mejor modo de descubrir qué papel juega el alcohol en sus vidas es ver cuánto tiempo se pasan en actividades en las que hay alcohol. Cuando una latina empieza a asistir a o participar en actividades porque eso le da la oportunidad de tomar, el alcohol se ha apoderado de su vida.

De igual manera, una latina que deja pasar oportunidades y acomoda su día para darse más tiempo para tomar (especialmente si es para estar sola y tomar) puede ser una alcohólica.

Tratamiento

Superando la negación

No tengo memorias de mi niñez. No sé si mi madre tomaba, aunque sé que mi padre tenía problemas. Sé que tanto el papá como la mamá de mi madre eran alcohólicos y que hasta varias de las hermanas y hermanos de mi mamá eran alcohólicos. Pero jamás recuerdo haber visto a mi madre con una bebida alcohólica. Nunca la vi así.

Sí, algunas veces se le olvidaban las cosas pero era porque era distraída. Y sí, sus manos tenían ese temblor. Pero nunca la vi con una bebida alcohólica.

Tal vez sí tomaba. Yo no sé. Como dije, no tengo memorias de mi niñez.

Marta, 36

Uno de los grandes obstáculos al tratamiento del alcoholismo es la negación. Las personas que tienen problemas con el alcohol, por lo general, nunca admiten tener ningún problema. Para las latinas, para quienes *aguantar* es el mecanismo cultural por excelencia y en quienes la depresión se da con tanta frecuencia, negar el abuso del alcohol es una alternativa fácil.

Los alcohólicos con frecuencia viven en la creencia falsa de que nadie se va a dar cuenta, siempre que tomen cuando estén solos y continúen con todas sus obligaciones. Como uno de los efectos del alcohol es que adormece los sentidos, los alcohólicos con frecuencia no pueden reconocer cuando no cumplen con las mismas obligaciones que tenían intenciones de cumplir. Además, mientras que las latinas que toman pueden no admitir las consecuencias de tomar, son las personas que las rodean quienes todavía más contribuyen a la situación y equivocadamente tratan de protegerlas, encubriéndolas y haciendo las cosas que ellas deberían haber hecho.

La negación del alcohólico

Si alguien preguntara: "¿Eres alcohólica?" es posible que respondiéramos: "Por supuesto que no", a veces demasiado rápido. Pregúntale a una latina lo que significa ser alcohólica, y con mucha probabilidad, te dará una respuesta estereotipada. Muchas latinas describirán el comportamiento de un borracho, alguien que se anda cayendo, huele mal y se ve desaliñado.

Nuestro estereotipo del alcohólico típico también tiende a describir un comportamiento masculino, tal como arranques de rabia y hasta violencia física o pasarse varias horas tomando cerveza y mirando un juego de fútbol. Pero las mujeres son muy diferentes de los hombres, tanto en lo que toman como en dónde toman, al igual que en la manera de actuar cuando toman. Las latinas consumimos bebidas diferentes a los hombres hispanos, metabolizamos el alcohol de modo diferente y también nos comportamos de manera diferente. Por supuesto, nos podemos tambalear y hasta podemos hacer mucho ruido, pero para muchas latinas el alcoholismo es una ruta solitaria y desesperada que mata los sentidos y adormece el espíritu.

Para saber si eres o no una alcohólica, debes preguntarte a ti misma y a los que te rodean cuánto es lo que verdaderamente tomas. La respuesta está en los números.

La red de apoyo

En la mayoría de los casos, las personas que rodean a la mujer alcohólica tienen buenas intenciones. No ven las señales porque no las quieren ver o porque no las reconocen. Dicen que son los "nervios" o alguna otra condición aceptable para una latina. Así que la familia y las amistades hacen lo que la mujer alcohólica debería hacer y no hizo. El término "habilita-dor" se ha usado para describir algunas de las redes de apoyo, pero para las latinas, hay que reinterpretar el concepto. Si la familia ha tenido una historia de lucha, ¿cómo van a saber que esto es diferente? En la mayoría de las familias, de hecho, ayudar a los familiares en tiempos difíciles es tan natural como respirar.

Para ayudarte a evaluar si un ser querido es alcohólico, deja de hacer cosas para esa persona. Fíjate en lo que hace. Pregúntale cómo se siente. Pudiera ser que por medio de tu falta de asistencia, por difícil que sea para ti, la obligues a buscar tratamiento.

Era bueno poder salir por fin. Joaquín y yo habíamos planeado estas vacaciones por mucho tiempo. Hicimos un almuerzo delicioso y celebramos nuestro fin de semana con una botella de vino fino. Y estaba bien cuando dijo que quería ver el juego. Me fui a caminar lejos.

Para cuando regresé, hacía rato que se había acabado el juego. Joaquín se veía triste. Parecía que el jugador estrella de su equipo favorito se había lastimado y ya no jugaría el resto de la temporada. Joaquín sirvió más vino para los dos.

Y de repente, Joaquín se volvió muy amoroso. No supe lo que pasaba cuando empezó a besar mi cuerpo: se sentía diferente esta vez. Cuando hacíamos el amor, el estaba atento, no sé, simplemente no se sentía igual. Y era obvio que era más afecto de lo que Joaquín estaba acostumbrado a demostrar, porque aunque era todavía temprano, Joaquín parecía exhausto y se fue a dormir.

Yo me salí de la cama desilusionada de que él estuviera tan cansado. Fui a la cocina a tomar agua. Por alguna razón, miré el bote de la basura. Ahí, encima había papeles hechos bola que yo no recordaba haber tirado.

No sé que me impulsó a hacerlo, pero levanté los papeles. Debajo, había seis botellas de cerveza vacías. En el poco tiempo que yo había estado fuera, Joaquín se había acabado casi todo el vino y seis cervezas y había escondido las botellas.

A la mañana siguiente, Joaquín no se acordaba

de que habíamos hecho el amor. Supe entonces
que había un problema.

MARISA, 38

MITOS Y HECHOS

Mito: No hay calorías en el alcohol, sólo en los cocteles.

Hecho: El alcohol tiene calorías y no tiene ningún valor nutritivo.

Mito: No eres alcohólico si no te emborrachas.

Hecho: Las personas que son alcohólicas por lo general pueden tolerar el alcohol mejor que otras.

Mito: La cerveza no se considera una bebida alcohólica.

Hecho: Una lata o una botella de cerveza tiene la misma cantidad de alcohol que una medida (1½ onza) de whisky.

Mito: Podrías consumir hasta tres bebidas alcohólicas y todavía manejar.

Hecho: Si tomas tres bebidas alcohólicas, legalmente se te considera que estás bajo la influencia del alcohol y no debes manejar.

Mito: Las mujeres tienen estrógeno, que les protege el hígado.

Hecho: Las mujeres que toman dañan más rápidamente sus hígados que los hombres.

Mito: Si quieres dejar de tomar, lo único que tienes que hacer es no tomar más.

Hecho: El alcoholismo es una enfermedad que necesita continuo tratamiento físico y psicológico.

Mito: Tomar aspirina te ayuda a no emborracharte.

Hecho: La aspirina hace más difícil que el cuerpo absorba el alcohol y te dará una concentración más elevada de alcohol en la sangre.

Mito: Un examen de la sangre puede determinar si eres o no alcohólico.

Hecho: A diferencia de la mayoría de las enfermedades en que se hace el diagnóstico a través de algún examen objetivo como una radiografía o los resultados de un exa-men de sangre, gran parte del diagnóstico del alcoholismo está basado en la informa-ción que da la persona alcohólica o perso-nas allegadas a ella.

El cuerpo, la mente y el espíritu

Generalmente, todavía se considera a las mujeres como una población especial en los centros que tratan el alcoholismo. Aunque una tercera parte de los alcohólicos son mujeres, menos de la cuarta parte de los alcohólicos en tratamiento son mujeres.

Los resultados de las investigaciones cientí-ficas indican que a las mujeres les va mejor en tratamientos específicamente para mujeres. De ahí se desprende que las latinas deberán buscar tratamiento en instituciones en donde el personal es competente con respecto a sus necesidades culturales y lingüísticas. Indepen-dientemente de que vayas a una clínica parti-cular o te quedes en casa con una familia que te apoya, el tratamiento tendrá que enfocarse en tu cuerpo, mente y espíritu.

EL CUERPO

La parte más difícil de la adicción es el dejar de tomar la substancia a la cual la per-sona es adicta. Todos los programas de trata-miento para alcohólicos son semejantes en que incluyen la detoxificación y la terapia psicológica. El tratamiento empieza cuando decides dejar de tomar. A esto le llaman deto-xificación del alcohólico. Algunas latinas pue-den decidir quedarse en casa, mientras que otras prefieren estar en un centro en donde puedan obtener cuidado médico si es necesa-rio. Algunas veces, se dan medicamentos para controlar los síntomas de supresión del alco-hol; para desalentar el consumo de alcohol debido a la reacción negativa (te puedes enfer-mar al usar medicamentos y tomar alcohol a la vez); o para disminuir el deseo de tomar (por ejemplo, antidepresivos). Tu proveedor de ser-

Advertencia: Puede haber una recaída

Una persona alcohólica a veces entra en tratamiento más de una vez antes de finalmente tener éxito. Cada intento es importante para la persona alcohólica y su familia. Si hay una recaída, no te des por vencida. El siguiente tratamiento pudiera ser el último.

vicios de salud trabajará contigo para decidir cuál es el mejor modo de proceder.

El síndrome de abstinencia del alcohol varía mucho de persona a persona. Los más leves incluyen el nerviosismo, la ansiedad, la intranquilidad y la dificultad para dormir. Además, puede haber una pérdida de apetito al igual que temblores físicos. Es posible que la persona desee el alcohol. Los primeros síntomas ocurren por lo general entre 24 y 36 horas después de la última bebida. Algunas personas hospitalizadas por supresión del alcohol (de 5% a 15%) tienen ataques similares a los epilépticos entre 6 y 48 horas después de su último trago.

En algunos casos, como parte del tratamiento se prescribe la droga llamada disulfirama (antiabusiva) para desalentar todo consumo de alcohol. El medicamento no tiene ningún efecto excepto si la persona toma alcohol. Si consume alcohol, la persona alcohólica sentirá incomodidad física desde náuseas hasta fuertes dolores de cabeza, causando que la persona alcohólica se vuelva alérgica al alcohol. Sin embargo, una desventaja de este tratamiento es que muchos alcohólicos simplemente no toman su medicamento. En todos los casos, si el alcohólico no desea verdaderamente dejar de tomar, el medicamento por sí solo no ayudará.

Una vez que la mujer alcohólica ha pasado por la detoxificación, ella deberá abstenerse de todo alcohol por el resto de su vida. Durante un tiempo algunos investigadores decían que no había problema en que las personas alcohólicas tomaran una bebida ocasional. Estudios a largo plazo muestran que el concepto de "beber controladamente" no funciona. Para muchas personas, el "beber controladamente" es un paso hacia el abuso. Si has tenido éxito en limpiar tu cuerpo del alcohol, manténlo limpio.

La mente

Para algunas latinas, obtener asesoramiento matrimonial y de familia son importantes para el éxito del programa de tratamiento contra el abuso del alcohol. Si una latina ha trascendido la negación de su alcoholismo, puede existir la oportunidad de que ella y su familia se reconstruyan positivamente. La terapia familiar estructural ha sido utilizada con latinas para ayudarles a realinear la familia de una manera más equilibrada.

Otras latinas pueden necesitar el apoyo de los programas del tipo que ofrece Alcohólicos Anónimos, pero específicos para mujeres. Como los hombres y las mujeres se vuelven alcohólicos por diferentes razones, a veces es importante tomar parte en programas que se dirigen a las necesidades de las latinas.

Las mujeres latinas también tendrán que

Alcohólicos Anónimos (AA)

Quizá lo quieras intentar. Si no funciona para ti no significa que eres un fracaso o que no te pueda ayudar el tratamiento o que no tienes un "verdadero" problema. Quizá te convenga intentar intervenciones de orientación más profesional.

Hasta el momento no hay estudios controlados que confirmen el éxito de AA. Lo único cierto es que AA funciona para algunas personas parte del tiempo.

enfrentar las nociones de vergüenza que son más profundas a los que enfrentan las mujeres no latinas debido a que el uso del alcohol es considerado un tabú mayor para las latinas. Encontrar un terapeuta que te pueda ayudar, no sólo a dejar de tomar sino que te ayude a entender cómo te hiciste alcohólica en primer lugar, puede ayudar a resolver esos errónea-mente dirigidos sentimientos de vergüenza.

El espíritu

Para algunas latinas, el retornar a su fe las inspira a dejar de tomar y les da la fuerza para continuar absteniéndose del alcohol. Especial-mente para latinas que han tenido que tratar con asuntos personales muy dolorosos que ellas sienten están muy lejos de la resolución, la reafirmación del espíritu las provee del sus-tento para continuar. Además, muchas iglesias hacen reuniones especiales para alcohólicos en recuperación, con el fin de ayudarlos en los momentos difíciles después del tratamiento o especialmente para animarlos a que se traten después de una recaída.

Resumen

Hay mujeres latinas que son alcohólicas o que viven con el alcohol en sus familias. Los efec-tos del alcohol en nuestros cerebros, hígado y corazón son suficientes para que nos detenga-mos por un momento antes de tomar siquiera ese primer vaso de vino con la cena.

Es muy importante comprender que una cerveza, un vaso de vino o una medida de bebida fuerte son lo mismo en términos de ingestión de alcohol. Esto nos ayuda a definir mejor cuándo es que tomamos de manera aceptable y cuándo tomamos en exceso.

La tarea que espera a las mujeres alcohóli-cas es reconocer la negación que las puede encadenar a una vida de soledad y buscar el mejor tratamiento posible.

El tratamiento para la latina alcohólica debe incluir todos los aspectos de su vida. El cuerpo debe desintoxicarse, la mente debe sanar al res-tablecer nuevas relaciones con seres queridos al igual que consigo mismas, y el espíritu debe ser alimentado para que también pueda sanar.

RECURSOS
Organizaciones
Adult Children of Alcoholics (ACoA)
Box 3216
Torrance, CA 90510
(310) 534-1815 (mensaje únicamente)
www.adultchildren.org

Al-Anon/Alateen Family Group Headquarters
1600 Corporate Landing Parkway
Virginia Beach, VA 23454
(757) 563-1600 ó (888) 4AL-ANON
    (meetings)
www.al-anon.alateen.org

Alcoholics Anonymous
World Services Office
Box 459, Grand Central Station
New York, NY 10163
(212) 870-3400
(212) 647-1680 (información sobre reuniones
    de Nueva York)
www.alcoholics-anonymous.org

Children of Alcoholics Foundation
164 W. 74th St.
New York, NY 10023
(800) 359-2623 ó (212) 595-5810 x 7760
www.coaf.org

Coalition on Alcohol and Drug Dependent
    Women and Their Children
Washington Office of the National Council
    on Alcoholism and Drug Dependence
    (NCADD)
1511 K Street NW, Suite 443
Washington, DC 20005
(202) 737-8122

Center for Substance Abuse Prevention
(CSAP)'s National Women's Resource
Center for the Prevention of Alcohol,
Tobacco, Other Drug Abuse and Mental
Illness in Women
515 King Street, Suite 410
Alexandria, VA 22314
(800) 354-3824

National Association of Perinatal Addiction &
Research Education (NAPARE)
200 N. Michigan, Suite 300
Chicago, IL 60601
(312) 541-1272 (Publicaciónes)
(800) 638-BABY (asistencia orientación
telefónica)

National Clearinghouse for Alcohol and Drug
Information
Box 2345
Rockville, MD 20847-2345
(800) 729-6686
TDD (800) 487-4889
www.health.org

National Clearinghouse on Child Abuse and
Neglect Information
Box 1182
Washington, DC 20013-1182
(703) 385-7565
(800) FYI-3366

National Council on Alcoholism and Drug
Dependence, Inc.
12 West 21st Street, 7th Floor
New York, NY 10010
(212) 206-6770
(800) 622-2255 ó (800) 475-4673
www.ncadd.org

Women for Sobriety
Box 618
Quakertown, PA 18951–0618
(215) 536-8026
www.womenforsobriety.org

Hotlincs
National Drug and Alcohol Treatment
Referral Hotline
(800) 662-HELP
TDD (800) 228-0427

National Help and Referral Line (Adcare
Hospital)
(800) 252-6465

Publicaciones y panfletos
General
"Alcohol and Health: Eight Special Report to
the U.S. Congress." U.S. Department of
Health and Human Services, National Institute on Alcohol Abuse and Alcoholism,
NIH Publication #94–3699: 1994.
"Alcohol-And Other Drug-Related Birth
Defects: NCADD Fact Sheet." Información sobre el abuso del alcohol y las drogas
en relación a los defectos de nacimiento.
National Council on Drug Dependence
(NCADD). New York: 1994. Llama al
(800) NCA-CALL, un servicio gratuito de
referencias por línea telefónica, o llama al
(212) 206–6770 para obtenerlo. Otros hojas
informativas incluyen:
"Alcohol and Other Drugs in the Work-
place: 1994." Información sobre el abuso
del alcohol y las drogas en el sitio de trabajo.
"Alcoholism And Alcohol-Related Problems:
1995." Información sobre el abuso del
alcohol.
"Cómo Cuidar A Su Hijo Antes Del Nacimiento." Información en español sobre
el cuidado prenatal. National Clearinghouse For Alcohol and Drug Information. Rockville, MD. Center for Substance Abuse Prevention. Substance
Abuse and Mental Health Services
Administration. Llama al (800) 662-4357
para obtenerlo.

"Letter to a Woman Alcoholic." Alcoholics Anonymous Publications. New York: 1954. Reprinted by special permission by *Good Housekeeping*. Para obtenerlo, llama al (800) 870-3400/(202) 966-9115 en inglés o al (202) 797-9738 en español.

Prevención

"Alcohol: What to Do if It's a Problem for You." 1999. El folleto provee información general sobre este tema. American Academy of Family Physicians (AAFP). 11400 Tomahawk Creek Pkwy, Leawood, KS 66211-2672; (800) 944-0000.

"Does She Drink Too Much? From Men About Women in Their Lives," 1998. Información sobre servicios relacionados al abuso del alcohol. AL-ANON Family Groups Headquarters, Inc. 1600 Corporate Landing Pkwy, Virginia Beach, VA 23454; www.al-anon.alateen.org.

"Healthy Women/Healthy Lifestyles: Here's What You Should Know About Alcohol And Other Drugs." Center for Substance Abuse and Prevention. Substance Abuse and Mental Health Services Administration. Washington, DC: 1995. DHHS Publication No. SMA 95-7094. Llama al (800) 729-6686 para obtenerlo. Otro título incluyen: "If Someone Close Has A Problem With Alcohol Or Other Drugs." 1992.

"The Disease of Alcoholism." Información sobre cómo el abuso del alcohol te lleva hacia el alcoholismo. National Council On Alcoholism and Drug Dependence, Inc. New York/ Washington, DC. Llama al (800) NCA-CALL Referral Service para obtenerlo. Otros títulos incluyen:

"Use Of Alcohol And Other Drugs Among Women: NCADD Fact Sheet." Información sobre el abuso del alcohol y otras drogas.

"What Are The Signs Of Alcoholism? The NCADD Self-Test." Prueba sobre señales para detectar el abuso del alcohol y el alcoholismo.

"What Can You Do About Someone Else's Drinking?" Información sobre las señales de abuso del alcohol.

"Facing the Challenge of Alcohol and Other Drugs." Información sobre cómo identificar el abuso del alcohol y otras drogas.

"Understanding Ourselves and Alcoholism." AL-ANON Family Group Headquarters, Inc. New York: 1979. Línea de información para jóvenes, AL-ANON Teen Information Line (212) 882-1334 o llama al (800) 344-2666 para obtenerlo.

"Women & Drug Abuse: You and Your Community Can Help," 1994. Información sobre las señales de abuso de drogas. National Institute on Drug Abuse. Llama al National Clearinghouse on Alcohol and Drug Information (800) 729-6686 para obtenerlo.

Tratamiento/Intervención

"AA for the Woman," 1976. Información sobre cómo participar en un programa de Alcohólicos Anónimos para la mujer. Alchoholics Anonymous Publications. New York. Llama al (212) 870-3400/ (202) 966-9115 en inglés o al (202) 797-9738 para obtenerlo en español. Otro título: "Information On Alcoholics Anonymous: Guidelines for Anyone New Coming to A.A. or for Anyone Referring People To A.A."

"National Directory of Drug and Alcohol Abuse Treatment Programs. (2000)" SAMHSA's National Clearinghouse for Alcohol and Drug Information (NCADI), PO Box 2345, Rockville, MD 20847; (800) 729-6686.

11

"Me duelen los huesos"

La artritis es un síntoma

Me gustaba jugar tenis, pero cuando tenía 32 años, comenzó a dolerme el pie derecho. Lo atribuí al hecho de que ya pasaba de los treinta años y no era tan ágil como antes.

Al principio todos creían que mi lesión tenía que ver con los deportes que había jugado. Hasta mi proveedor de servicios de salud diagnosticó que tenía una lesión relacionada con el deporte. Luego se cambió el diagnóstico y me dijeron que tenía una protuberancia en un hueso. El dolor iba y venía.

En la siguiente diagnosis me dijeron que tenía un neuroma en el pie. Nunca supe realmente lo que eso significaba, porque de pronto eliminaron esa posibilidad. Luego, me dijeron que de seguro, tenía gota.

A medida que pasaron los meses, el dolor parecía diseminarse a otras partes y de pronto lo empecé a sentir en el hombro. Después de un rato, me empezó a doler una rodilla y en pocas semanas el dolor había alcanzado las dos rodillas.

Mis rodillas se hincharon bastante. Cuando mi rodilla derecha casi alcanzó el tamaño de una bola de basquet, mi proveedor insertó una aguja larga para extraer el líquido. Analizaron el líquido y regresaron con los resultados: tenía artritis reumatoide.

Cuando por fin determinaron que tenía artritis reumatoide, había pasado un año y me habían visto cinco especialistas desde la primera vez que sentí dolor en mi pie.

TENSIA, 34

Se conoce muy poco sobre la artritis en las latinas. Por ejemplo, no sabemos cuántas latinas tienen artritis, y la razón es que con frecuencia usamos la palabra "artritis" sin mucha precisión. La palabra "artritis" significa "inflamación de las articulaciones (coyunturas)", y por lo mismo sólo describe un síntoma y no la causa del padecimiento.

Erróneamente usamos las palabras "artritis" y "reumatismo", para designar todo lo que en realidad viene siendo más de 100 tipos diferentes de enfermedades. Lo que estas enfermedades tienen en común es que con frecuencia la primera señal que tienes de que algo está mal es un síntoma: dolor en las articulaciones. Ese dolor se debe a la inflamación de las articulaciones y es lo que llamamos "artritis". Este síntoma sugiere que tienes un problema con (1) el sistema de tu musculatura y tu esqueleto (sistema músculo-esqueletal), o (2) con el tejido conectivo del cuerpo. Para hablar sencillamente, es aceptable hablar de enfermedad de las articulaciones para referirte a cualquiera de esos problemas.

Cualquiera que sea la causa, la artritis es la inflamación de las articulaciones, es decir, el área que conecta los huesos. Esta inflamación se debe ya sea a demasiada fricción o a la incapacidad de la articulación para distribuir la presión de manera pareja. Aunque en algunos casos el cartílago puede estar dañado, el problema principal reside frecuentemente en el hueso, los ligamentos, los nervios a su alrededor y los músculos. Es por eso que la artritis es más que una enfermedad del cartílago.

Las enfermedades de las articulaciones quedan incluidas dentro de una variedad de categorías. Algunas de las más comunes son:

- la osteoartritis;
- enfermedad difusa del tejido conectivo, es decir, artritis reumatoide o lupus eritematoso sistémico;
- artritis asociada con la espondilitis, es decir, la artritis soriática;
- infecciones de los huesos y articulaciones, es decir, la artritis infecciosa; y
- condiciones inducidas por la cristalización, como la gota.

Aunque muchas de estas enfermedades que afectan las articulaciones tienen síntomas parecidos, el alcance de los síntomas puede variar. Además, es probable que cada una sea causada por una combinación diferente de factores: genéticos, ambientales, relacionados con el trabajo e infecciosos. En otros casos, la artritis puede atribuirse a más de una enfermedad.

Este Capítulo se enfoca en los tipos de enfermedades de las articulaciones que son más comunes en las mujeres: la osteoartritis, la artritis reumatoide, el lupus eritematoso sistémico y la artritis gonocócica.

> ## ¿Sabes cuál es el efecto que el peso y la potencia del movimiento tienen en las articulaciones?
>
> - Al caminar, de tres a cuatro veces de tu peso pasa por cada articulación de la rodilla.
> - Cuando haces una sentadilla (te pones en cuclillas), hasta diez veces el peso de tu cuerpo pasa por tus rodillas.
> - Cuando te paras, tus caderas sostienen seis veces el peso de tu cuerpo.

Como primer paso para entender la artritis o las enfermedades de las articulaciones, necesitamos entender la función que cumplen las articulaciones.

Lo que hace una articulación

Donde se unen dos huesos, ahí tienes una articulación: las muñecas, los dedos, las manos, la cadera, las rodillas, los codos, la espalda, etc. La articulación es un mecanismo maravilloso que el cuerpo tiene y que permite movimiento de un hueso sobre otro sin que haya fricción y con relativamente poca presión.

Para hacer su trabajo, el área de la articulación se compone de dos tipos principales de material: (1) el cartílago, que absorbe el choque y actúa como un cojín para suavizar o amortiguar el peso y la fuerza que se mueve entre los dos huesos, y (2) el tejido sinovial, que rodea el cartílago y contiene un lubricante cuyo propósito es reducir la fricción.

EL CARTÍLAGO

El cartílago es un tejido conectivo con aspecto de hule, denso y flexible. Debido a que

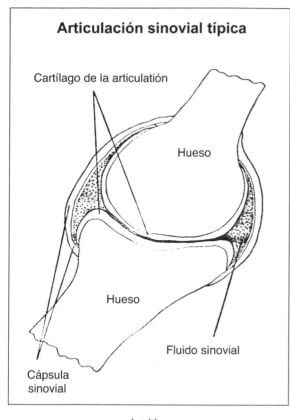

Articulación sinovial típica

Cartílago de la articulatión

Hueso

Hueso

Fluido sinovial

Cápsula
sinovial

Artritis

no tiene nervios ni su propio abastecimiento de sangre, no es el cartílago sino los nervios en el tejido que los rodea lo que nos hace sentir dolor. Por lo mismo, el cartílago no puede sanar por si solo tan bien como otros tejidos. Además, el nuevo cartílago que a veces se forma después de una herida o lesión no es tan fuerte ni resistente como el que repone.

TEJIDO SINOVIAL

El tejido sinovial es una membrana en forma de cápsula llena de una substancia llamada líquido sinovial que actúa como lubricante entre los huesos. La sinovitis es la inflamación de esta membrana.

La osteoartritis

El tipo más común de artritis es la osteoartritis, y sabemos que es particularmente seria en las mujeres. Por razones desconocidas, las mujeres tienen una probabilidad dos veces más alta de contraer la osteoartritis que los hombres, aunque en ciertas partes del cuerpo, como por ejemplo la cadera, se encuentra igualmente en los hombres que en las mujeres. Aunque recientemente se ha efectuado algo de investigación sobre la osteoartritis en las mujeres afroamericanas, no hay información sobre las latinas en conexión con la osteoartritis. Lo único que sabemos es que las mujeres afroamericanas tienen el doble de probabilidad de padecer la osteoartritis que las mujeres blancas no hispanas.

Factores causativos

Típicamente, la osteoartritis se debe a la pérdida de cartílago en la articulación. Dadas las funciones específicas de la articulación, la osteoartritis parece ocurrir como resultado de la fricción continua a través del cartílago dañado. No es sorprendente que las articulaciones, como por ejemplo las rodillas, que reciben el mayor peso continuamente, parezcan gastarse con mayor frecuencia.

La evidencia reciente sugiere que el estrés repetido de algunos trabajos (trabajo de fábrica, de escribir en computadora) puede contribuir a la posibilidad de contraer la osteoartritis.

¿Cómo sé si tengo artritis?

La Fundación de la Artritis dice que las siguientes son señales de alerta de la artritis:

• sentir dolor
• sentirse tiesa
• sufrir de hinchazón ocasional

Una lastimadura previa en la articulación también es un factor de riesgo para la artritis.

Diagnóstico de la osteoartritis

No es posible precisar cuando comienza la osteoartritis, aunque sabemos que las posibilidades de un diagnóstico de osteoartritis aumentan con la edad. Para cuando la mayoría de nosotras llegamos a los cuarenta años, nuestras articulaciones que reciben el peso han sufrido cierto grado de deterioro, aunque no tengamos los síntomas de osteoartritis. Con el tiempo, nuestras articulaciones se gastan todavía más, hasta el punto en que personas mayores de 65 años tienen osteoartritis en una de las articulaciones y cuatro de cada cinco personas mayores de los 75 tienen osteoartritis por lo menos en una articulación.

Durante muchos años, la principal manera para diagnosticar la osteoartritis era a través de una radiografía (rayos X). Pero como las radiografías muestran únicamente los huesos, muchas veces ellas no coincidían con lo que la persona decía sentir. Como resultado, más del 50% de las personas con osteoartritis no tienen síntomas según las radiografías. Típicamente, la deformidad mostrada en las radiografías es más severa que el dolor que la persona siente en la articulación.

Más recientemente, la tendencia es de diagnosticar la osteoartritis mediante el uso de imágenes obtenidas a través de la resonancia magnética *(MRI)*. Las imágenes de este tipo dan más información, ya que muestran los huesos, el tejido que cubre la articulación y el cartílago con mucho más detalle.

Los síntomas de la osteoartritis por lo general se empiezan a ver en alguna área específica (en las articulaciones de la mano, la rodilla, la cadera, el pie o de la columna vertebral). Algunos tipos de osteoartritis afectan articulaciones tales como las de los codos, los hombros o los dedos de los pies. Con frecuencia, la osteoartritis en estas articulaciones se relaciona con factores de trabajo o problemas del metabolismo. Cuando hay síntomas en todo el cuerpo, entonces es necesario hacer otro tipo de diagnóstico ya que el problema es sistémico.

Etapas de la enfermedad

En la primera etapa de la osteoartritis, el cartílago aparece más endurecido que lo normal. Típicamente, hay dolor al usar la articulación y alivio al descansar. En etapas posteriores, se reduce el espesor de la articulación, ya que hay más pérdida y ablandamiento del cartílago. En esta etapa avanzada, el movimiento más mínimo produce dolor—incluso cuando está en reposo. Las personas que tienen osteoartritis en estas etapas señalan que sienten dolor hasta cuando están durmiendo.

Prevención

Como no hay un factor específico que cause la osteoartritis, no existe una sola cosa que puedas hacer para prevenir definitivamente la enfermedad. Lo que sí se sabe es que en las personas que tienen exceso de peso, la pérdida de once libras (5 kg) disminuye en un 50% las probabilidades de desarrollar la osteoartritis en las rodillas. La disminución del peso también reduce la cantidad de peso que pasa a través de la rodilla durante las actividades normales diarias.

Tratamiento

No hay cura para la osteoartritis, pero hay tratamientos y modos para organizar tu vida para que sea más tolerable. Para hacer las cosas que hay que hacer en la vida, muchas latinas aprenden a cambiar su peso o a usar una parte diferente del cuerpo a la que les duele. Por ejemplo, cuando una de las rodillas está enferma, cambiamos el peso a la cadera al sentarnos en una silla y levantarnos de ella. Aunque a corto plazo esto nos alivia y nos permite realizar nuestras tareas, a largo plazo se deteriora la parte del cuerpo que no está estructurada para llevar el peso adicional de la articulación que ya no funciona bien. Es por eso que educar a las personas para que aprendan a cargar su peso en otras articulaciones es una parte importante del tratamiento.

Hay, por supuesto, diferentes cosas que puedes hacer para reducir la incomodidad, dependiendo de cual sea la articulación afectada:

- Las manos: baños calientes, aplicaciones de cera caliente y tratar de evitar cualquier actividad que agrave la situación. Una tablilla temporaria para fijar la articulación cuando hay más dolor puede ser útil.
- La columna vertebral: algunas veces tu proveedor de servicios de salud podrá recomendar un collar para sostener el cuello o tracción. En algunos casos, pueden darte un corsé especial para sostener el abdomen.

Los tratamientos se enfocan sobre tres áreas generales: la terapia física, los medicamentos y en algunos casos la cirugía.

LA TERAPIA FÍSICA

El propósito principal de tales actividades es no permitir el uso excesivo de las articulaciones, pero a la vez promover la participación en actividades que mantengan tu habilidad para mover las articulaciones lo más que sea posible. Se recomienda caminar o usar una bicicleta estacionaria (sin tensión). Si es necesario, el uso de un bastón para caminar es útil para reducir la fuerza del impacto en las extremidades inferiores. Si se usa un bastón, debes sujetarlo con la mano opuesta a la rodilla lastimada.

El descanso y los ejercicios para la cadera o las rodillas recomendados por tu proveedor de servicios de salud podrán ayudarte a mantener la flexibilidad de movimiento. Ejercicios para la rodilla que fortalecen los músculos superio-res del muslo también pueden formar parte de la terapia física habitual.

Además, algunos pacientes han encontrado alivio del dolor con la acupuntura o por medio del quiropráctico para el dolor en la espalda. Independientemente de lo que decidas hacer, asegúrate de discutirlo con tu proveedor de servicios de salud. Ten en cuenta que la mejor terapia física es lenta.

MEDICAMENTOS

El medicamento es un componente importante del tratamiento. Existen tres grandes medicamentos que se usan al tratar la osteoartritis: acetaminofén, aspirina y los agentes antiinflamatorios no esteroides. La aspirina y los agentes antiinflamatorios no esteroides funcionan bien contra el dolor y la inflamación mientras que el acetaminofén funciona mejor contra el dolor. Dado que la inflamación no es la característica predominante de la osteoartritis, siempre será mejor iniciar la terapia con acetaminofén, puesto que tiene muchos menos efectos secundarios que los agentes antiinflamatorios no esteroides. El acetaminofén es además mucho menos costoso.

Si tu proveedor de servicios de salud recomendó inicialmente los agentes antiinflamatorios no esteroides, pregúntale si puedes probar el acetaminofén primero. Si no funciona, entonces puedes tratar los agentes antiinflamatorios no esteroides o la aspirina. El mayor efecto secundario de la aspirina y los agentes antiinflamatorios no esteroides es la irritación del estómago, la cual a veces conduce a la úlcera y al sangrado.

Existe una nueva clase de agentes antiinflamatorios no esteroides llamada inhibidores COX-2 (Vioxx y Celebrex). Los inhibidores COX-2 causan menos irritación estomacal. Por ser mucho más caros, generalmente sólo los usarás si tu proveedor de servicios de salud considera que estás en gran

¿Sabes qué antiinflamatorios sin esteroides se venden sin receta en los Estados Unidos?

Marca del medicamento	Nombre del medicamento
Advil, Motrin IB, Nuprin	Ibuprofen
Aleve	Naproxen sódico
Anacin, Ascriptin, Bayer, Bufferin, Ecotrin, Excedrin	Aspirina (uno de los antiinflamatorios sin esteroides)

riesgo de irritación estomacal, por ejemplo, por tener una historia de úlcera.

En casos extremos, los corticosteroides pueden usarse como medida temporaria de alivio. Al principio cuando se descubrieron estas drogas, parecían ser la curación milagrosa. Semejantes a la cortisona, que es una de las hormonas que produce el cuerpo, parecían aumentar la fuerza y vitalidad del paciente. Sin embargo, a medida que aumentó el uso de los corticosteroides, resultó claro que el uso a largo plazo producía consecuencias negativas significativas tales como el síndrome de Cushings (aumento de peso, cara de luna, piel fina, debilidad en los músculos, huesos quebradizos).

La recomendación actual es que si se usan corticosteroides para aliviar el dolor, deben administrarse infrecuentemente y en la forma de una inyección administrada localmente en el área afectada.

Como todos los medicamentos tienen algunos efectos secundarios, tu proveedor de servicios de salud determinará junto contigo lo que funcione mejor para ti.

CIRUGÍA

Dependiendo de tu salud y edad, tu proveedor de servicios de salud puede sugerir el reemplazo de tu cadera o rodilla si la osteoartritis es tan severa en esas articulaciones que apenas puedes caminar sin tener dolor constante. Dos cosas que hay que considerar con respecto al reemplazo de la cadera o rodilla: (1) el riesgo de complicaciones de la cirugía y (2) las probabilidades de que la prótesis no funcione adecuadamente. Hablando en general, el reemplazo de una articulación funciona mejor en personas menos activas, ya que en las personas activas la articulación artificial puede aflojarse con el tiempo.

Otra complicación del tratamiento es que por lo general unos diez años después de la cirugía el cemento se rompe en partículas pequeñas que sólo se pueden ver bajo el microscopio pero que causan inflamación en el área. Para aliviar este problema, se crearon nuevos procedimientos en la década de 1980 que no usan cemento en las articulaciones. En lugar de usar cemento, se esperaba que el hueso crecería en la superficie porosa de la articulación. Desafortunadamente, este proceso no es tan exitoso en mujeres con osteoporosis. Actualmente se llevan a cabo investigaciones para crear nuevos procedimientos que permitan elaborar un cemento que fije la implantación en su lugar y que dure más tiempo.

Como en cualquier cirugía, el reemplazo de la cadera o rodilla es un procedimiento invasivo que puede causar complicaciones. Dados los posibles riesgos, ésta es una solución sólo para los casos más serios, cuando el movimiento se ha visto seriamente limitado por la artritis.

Artritis reumatoide

La artritis reumatoide es de dos a tres veces más común en las mujeres que en los hombres y ocurre en el 4% de todas las mujeres. Muchas mujeres tienen sus primeros síntomas entre las edades de 25 a 50 años, aunque la enfermedad puede ocurrir a cualquier edad.

Mientras que la osteoartritis por lo general

se enfoca sobre una o dos articulaciones, la artritis reumatoide es una enfermedad que puede afectar al cuerpo entero. La artritis reumatoide resulta en inflamación progresiva, destrucción, deformidad e incapacidad de múltiples articulaciones de manera simétrica. No sabemos cuáles son las causas.

La gravedad de los síntomas varía mucho. Puede haber períodos cuando los pacientes sentirán efectos muy serios, seguidos inmediatamente por un tiempo de remisión que puede durar el resto de la vida o solamente unos cuantos meses.

Todo lo que puedo recordar es lo orgullosa que estaba mi madre de sus hermosas manos. Ella contó tantas veces la historia de cómo una vez había estado esperando el camión y un hombre joven se le acercó y le dijo que tenía las manos más bonitas que jamás había visto para finalmente pedir su permiso para dibujarlas. Ésas eran las manos que ella recordaba, y cuando veía sus manos ahora, ésas eran las manos que buscaba.

Pero mi mamá tenía que hacer todo tipo de trabajo para mantenernos y a medida que envejeció, miraba sus manos con mucha tristeza. No podía enderezar los dedos. Se le caían las cosas al sentir que la fuerza se le escapaba de las manos. Sus manos no eran las mismas. La artritis se había apoderado de ellas.

Sin embargo, al paso de los años, cuando veo sus manos, todavía las encuentro tan bellas . . .

MARTA, 53

Factores causativos

No hay una sola razón que se conozca como la causa de la artritis reumatoide. Aunque la investigación está en sus primeras etapas, existe la hipótesis de que los factores causales son una combinación de agentes infecciosos, genéticos e inmunológicos. También hay cierta influencia hormonal, como se demuestra por el hecho de que los síntomas desaparecen con el embarazo. Además, las mujeres que toman anticonceptivos orales tienen menos probabilidad de padecer de artritis reumatoide.

Diagnóstico

No hay una sola prueba que pueda decir a tu proveedor de servicios de salud si tienes artritis reumatoide o no. Tu proveedor dependerá de lo que encuentre en sus observaciones clínicas (te mirará, te hará preguntas, revisará cuánto movimiento tienes sin dolor) y de los resultados de pruebas de sangre especializadas para determinar si tiene artritis reumatoide o no.

Los proveedores de servicios de salud batallan para diagnosticar la artritis reumatoide porque ésta no se presenta de igual manera en todas las personas. Para algunas personas, la artritis reumatoide incluirá síntomas que se presentarán de repente en todo el cuerpo, causando fiebre y fatiga mientras que en otras personas los síntomas empiezan inicialmente sólo en las coyunturas pequeñas de las manos. La queja más común es que las articulaciones afectadas están sensibles aún cuando nadie las toque y se sienten tiesas.

Tratamiento

Pensé que el mundo entero se había acabado para mí cuando me dijeron que tenía artritis. Por suerte tenía mucho amor y apoyo.

Intenté todo. Fui a los curanderos en la comunidad y me dijeron que mi artritis era tratable. Me dijeron que primero tenía que hacer la paz con Dios. Parecía como que ellos creían que Dios me había mandado una señal de que debía andar más despacio. Sí, todavía tenía que hacer todas las cosas que tenía que hacer en mi vida, pero tenía que tomarme la vida con más calma.

Así es que traté de hacer las cosas más tranquilamente.

Ahora hago todo lo que puedo para mi familia, mi trabajo y yo. Eso quiere decir que tomo mis medicamentos, especialmente ése que tiene el

nombre largo, del que nunca me puedo acordar.
También significa que para mantener el equilibrio,
voy a que me den masaje y acupuntura.

Sé que me tendré que controlar por el resto de
mi vida debido al tipo de condición que tengo.
Quizá tenga suerte y entre en remisión.

YOLANDA, 36

Durante un tiempo, los proveedores de servicios de salud creían que la parte más importante del tratamiento era controlar el dolor. Sin embargo, aunque controlar el dolor es importante, muchas latinas que tienen artritis reumatoide se preocupan más por poder realizar sus tareas diarias. Por lo tanto, quieren recibir un tratamiento que tome esto en cuenta.

El tratamiento también debe enfocarse en encontrar modos para detener la degeneración del cartílago y reducir la inflamación. Esto nos permitirá mejorar o mantener el nivel de actividad al que estamos acostumbradas en nuestras vidas. Cuando se trata de artritis reumatoide, el tratamiento debe ser el adecuado para cada persona.

EJERCICIO FÍSICO

El tratamiento de la artritis reumatoide exige que seas una consumidora bien informada. Si estás teniendo dolores muy severos, te pueden pedir que guardes cama por varios días. Para otros casos menos severos, el uso de una tablilla en la articulación afectada puede darte todo el descanso que necesitas.

Una combinación de ejercicio (prescrito por tu proveedor de salud), descanso, y cuando sea necesaria, terapia ocupacional, es por lo general recomendable. El ejercicio debe limitarse a los períodos en los que no tengas inflamación y debe enfatizar mantener la amplitud del movimiento en las articulaciones al restaurar el tejido musculoso. Con el ejercicio, no deberás sentirte exhausta o cansada. Para algunas latinas con artritis reumatoide, los períodos de descanso se definen como el tiempo cuando no estás usando las articulaciones y puedes tener tiempo para leer, pensar o rezar.

MEDICAMENTOS

Los especialistas que se hacen cargo de la artritis reumatoide han sabido desde hace tiempo que el mayor problema de la artritis reumatoide es que la inflamación inicial de las articulaciones conduce con el tiempo a la destrucción irreversible de las articulaciones y a la descapacidad. La aspirina y los agentes antiinflamatorios no esteroides que se discutieron en la sección de tratamiento de la osteoartritis pudieran reducir la inflamación y el dolor de la artritis reumatoide pero no previenen la destrucción de las articulaciones.

Afortunadamente existen muchos medicamentos nuevos que se conocen como medicinas antirreumáticas que modifican la enfermedad. Las medicinas antirreumáticas que modifican la enfermedad actúan mucho más efectivamente al retardar y prevenir la destrucción de las articulaciones. Entre estas medicinas se cuentan la sulfasalazine, hydroxycloroquine, metotrexate y el factor que inhibe la necrosis del tumor (Etanercept). Estas medicinas funcionan de lo mejor cuando se administran en combinación y funcionan mejor cuando se administran a tiempo en el curso de la artritis reumatoide. Si se te ha diagnosticado la artritis reumatoide y tu proveedor de servicios de salud no está enterado de los medicamentos antirreumáticos que modifican la enfermedad, pídele que te refiera a un especialista.

CIRUGÍA

Debido a que la artritis reumatoide es una enfermedad relacionada con el sistema inmunológico, en su tratamiento se utilizan los medicamentos y no la cirugía aunque la cirugía a veces ayuda para modificar algunas de las coyunturas más dañadas.

MITOS Y HECHOS

Mito: Es mejor ejercitar la articulación cuando hay dolor de artritis.

Hecho: Es mejor descansar y no usar la articulación en exceso.

Mito: Es mejor tratar el dolor de la artritis con compresas frías.

Hecho: Las compresas calientes y baños tibios pueden servir de ayuda.

Mito: La osteoartritis no está relacionada con el peso.

Hecho: Las personas de mayor peso tienen más probabilidades de contraer osteoartritis de la rodilla, la cadera, la espina dorsal, el pie y el tobillo.

Mito: Siempre es más fácil que tu cuerpo controle una carga pequeña.

Hecho: Una carga pequeña pero inesperada (como cuando te tropiezas sobre una superficie plana) puede causar más daño que una carga más grande para la cual estás preparada (cuando brincas tres escalones hacia abajo).

Mito: El reemplazo de una articulación funciona mejor en los individuos que son activos.

Hecho: El reemplazo de una articulación funciona mejor en los individuos que son menos activos.

Mito: No hay tratamiento para la artritis causada por la enfermedad de Lyme o la gota.

Hecho: La enfermedad de Lyme puede ser tratada con antibióticos y la gota puede ser totalmente controlada mediante medicamentos.

Mito: Las personas que sufren de osteoartritis viven menos.

Hecho: La osteoartritis no parece afectar la duración de la vida.

Mito: Las inyecciones de oro son el mejor tratamiento nuevo para la artritis.

Hecho: En la década de 1930, se usaron las inyecciones con oro por primera vez. Desde entonces, se han usado una variedad de medicamentos, por ejemplo, la penicilamina, la hidroxicloroquinina, la metotrexate y la sulfasalazina.

Lupus eritematoso sistémico

El lupus eritematoso sistémico es una enfermedad del sistema inmunológico. Nueve de cada diez personas con lupus eritematoso sistémico son mujeres, y las mujeres adultas jóvenes tienen la mayor incidencia. Sabemos que el lupus eritematoso sistémico es dos veces más común entre las mujeres latinas y afroamericanas que en la población general. El lupus eritematoso sistémico se conoce comúnmente como lupus.

Si les preguntas a tus amigas latinas sobre el lupus, te sorprenderás de ver qué cerca de ti está esta enfermedad. Y el lupus no sólo es artritis, sino que es una enfermedad seria que puede causar la muerte si se le deja sin tratar, ya que puede resultar en complicaciones a largo plazo tales como la enfermedad renal de última etapa y enfermedades crónicas del pulmón.

Factores causativos

No tenemos la menor idea de por qué la gente contrae lupus. Nuestra mejor conjetura es que los genes y el ambiente son importantes. Parte de la dificultad en estudiar el lupus es que, aunque es una enfermedad crónica, sus efectos van y vienen, a veces con largos períodos de remisión. Estudiar a las personas cuando están en la misma etapa de la enfermedad a veces es difícil. Los investigadores todavía están tratando de averiguar si el lupus es causado por un solo factor o por factores múltiples.

Diagnóstico

El lupus es muy difícil de diagnosticar durante sus primeras etapas, ya que se confunde fácilmente con la artritis reumatoide. Las mujeres que sufren de lupus se describen a sí mismas como cansadas, deprimidas y pierden peso sin siquiera intentarlo. Con frecuencia son sensibles a la luz del sol.

En una etapa más avanzada de la enfermedad, por razones desconocidas muchas pacientes presentan una erupción cutánea (en la piel) en forma de mariposa en medio de la cara. Nuevamente, gran parte del diagnóstico dependerá de la evaluación clínica de tu proveedor de servicios de salud según tus síntomas y lo que revelen los exámenes de sangre. El diagnóstico por lo general se hace después de eliminar otras enfermedades parecidas.

Tratamiento

Para fines de tratamiento, el lupus se clasifica como leve o severo. En casos leves los síntomas incluyen fiebre, artritis, dolores de cabeza y erupción cutánea. Generalmente no es necesario tratar los casos leves. No se sabe si todos los casos leves permanecen como casos leves o si se hacen severos. El lupus severo es una enfermedad que amenaza la vida debido a sus complicaciones que afectan la sangre, los riñones, el estómago o los pulmones. En casos tan graves, la terapia por lo general requiere una inyección inmediata de corticosteroides. El lupus puede ser controlado con dos tipos principales de medicamentos: los que reducen la inflamación de los tejidos (antiinflamatorios, cortisona, medicamentos contra la malaria) y quimioterapia citotóxicas (usadas para suprimir el sistema inmunológico que está funcionando mal y del cual se piensa que produce la inflamación del tejido).

La artritis gonocócica

La incidencia más elevada de artritis gonocócica se encuentra en mujeres adultas jóvenes. Lo bueno es que el 95% de los casos recuperan completamente el funcionamiento de la articulación afectada. Como en todos los casos de gonorrea, podría no haber otros síntomas (Capítulo 18) que el dolor en la articulación. La infección parece trasladarse hasta que se fija en una o dos articulaciones. Por lo general, los tendones alrededor de la muñeca y el tobillo parecen ser los más vulnerables.

Factores causativos

En la mayoría de los casos, este tipo de artritis resulta de haber tenido relaciones sexuales con alguien que tiene gonorrea.

Diagnóstico

Si alguien tiene gonorrea y no se la trata, la enfermedad puede progresar y convertirse en artritis gonocócica. Los síntomas aparecerán de manera repentina: fiebre, dolor severo e incapacidad para mover ciertas articulaciones. Las articulaciones afectadas aparecerán hinchadas, sensibles, calientes y rojas.

Tratamiento

La primera forma de tratamiento es un base de medicamentos para tratar la gonorrea. Luego se agregan antiinflamatorios para reducir el dolor de la artritis. Aunque la artritis gonocócica puede curarse completamente con antibióticos, si no se le trata lo suficientemente temprano, podría ocurrir daño irreversible en las coyunturas.

Cuando recién se diagnostica la artritis gonocócica, por lo común se trata de mantener la articulación inmóvil. Tan pronto como sea posible, deben iniciarse ejercicios a base de movimientos pasivos. Si la articulación afectada es la rodilla, entonces por lo general se agregan al programa físico ejercicios para fortalecer la parte superior del muslo. Cuando no hay dolor, los ejercicios se harán dos veces al día para fortalecer más la articulación.

La mente y el espíritu

En algún momento, el 20% de todas las personas con artritis se deprimen. La consecuencia de varios tipos de artritis es el dolor y con frecuencia la incapacidad creciente para cum-

Piénsalo bien: ¿Pulseras de cobre, imanes o uña de gato para la artritis?

En cuanto a la artritis se refiere, todo el mundo parece tener un remedio. Parte de la razón para esto es que la artritis es una enfermedad que va y viene. Es por eso que muchas de las pulseras, bebidas, jugos especiales, joyas u otros objetos parecen funcionar.

Si nos ponemos una pulsera y la artritis desaparece, creemos que se debió a la pulsera. La realidad es que en su curso natural esta enfermedad se mejora y se empeora sin que sea posible predecir dónde estás en el ciclo. Muchos remedios especiales para curar la artritis son por lo tanto sólo un agua de azúcar carísima.

La mente es la parte más poderosa del cuerpo, y si creemos que el imán o la pulsera hicieron que el dolor desapareciera, o que el elíxir es especial, quizá es porque nuestra mente quería creer eso y lo hizo posible. Quizá las medicinas y remedios caseros proveen una llave especial para que nosotras mismas ejercitemos nuestra capacidad para sanar.

El reto es llegar al punto en donde podamos sanarnos sin necesidad de la pulsera: lo único que necesitamos es nuestra mente.

---

plir con nuestras obligaciones diarias. Esto tiene un mayor impacto negativo en nuestra mente y espíritu. No es sorprendente entonces que parte de la investigación muestre que la tensión psicosocial puede causar el empeoramiento de muchas afecciones reumáticas.

¿Qué podemos hacer cuando tenemos un dolor en el cuerpo que no sabemos de dónde vino? Algunas de nosotras empezamos a escuchar nuestros cuerpos y tomamos nota de cuándo sentimos los cambios.

Algunas veces, lo que parece ser algo que ocurrió al azar no es tan al azar como quisiéramos imaginarnos. Dado el papel importante pero indefinido que las hormonas juegan en la artritis reumatoide, tenemos que ver cómo nuestras emociones afectan directamente la manera en que nos sentimos.

¿Qué podemos hacer para sentirnos mejor cuando tenemos artritis? Hay cosas sencillas que podemos hacer:

1. Aceptar nuestras limitaciones. Cuando tenemos artritis, esto se traduce a veces a no poder hacer las cosas de las que antes disfrutábamos. Aceptar estos cambios signi-

fica que podemos pasar a la siguiente etapa de nuestra vida.

2. Aceptar nuevas formas de hacer las cosas. Aunque no podrás hacer las mismas cosas que antes hacías, de todos modos puedes encontrar cosas nuevas para hacer y modos diferentes para hacer lo que antes hacías. Quizá en lugar de correr ahora optes por caminar. Y cuando camines, podrás mirar a la gente que pasa y sonreírles. Cuando cocinas, quizá necesites ayuda para levantar ollas y artículos pesados. Quizá ahora es el tiempo para compartir la cocina con un ser querido y enseñar a otros en la familia a cocinar.

3. Crear un horario nuevo para vivir. Muchas latinas tienen el hábito de hacer todo con un horario fijado por un maestro exigente—nosotras mismas. Ahora debemos pensar en no hacerlo todo, sino hacer nada más lo que podemos.

4. Pedir ayuda. Las palabras más bonitas a veces pueden ser: "Me puedes ayudar?" Está bien pedir ayuda y está bien que los demás digan que no. Lo único que tenemos que hacer es pedirle a otra persona. Y hasta

estaremos sorprendidas de la gente que ayuda con gusto.

5. Ser pacientes. Para que nuestras mentes estén saludables y que nuestros cuerpos sanen, tenemos que aprender a dejar que las cosas se desenvuelvan a su propio tiempo. Eso significa que está bien si las cosas ocupan un poco más de tiempo, que no hay problema si la gente comete errores, y más que nada que está bien si nosotras mismas cometemos errores.

El espíritu

No pude más que sonreír cuando miré la edición de Marzo-Abril 1996 de la revista *Artritis Hoy*. La historia principal en la cubierta era "El factor de la fe: La evidencia sorprendente del poder de la espiritualidad sobre la enfermedad".

Por algún motivo, parece que por lo menos en una área hay una conciencia mayor de que rezar y trabajar con Dios es también parte del proceso de sanar. Cuando se trata de nuestro sistema inmunológico se conoce poco. Poco a poco empieza a haber nueva evidencia de que la fe y los sentimientos positivos parecen tener el efecto de fortalecer el sistema inmunológico. El tema es muy nuevo y desafortunadamente, como nuestras herramientas de investigación no son lo suficientemente precisas para medir el sistema inmunológico, todavía estamos aprendiendo a obtener los beneficios máximos de la oración.

Mientras tanto, cada una de nosotras tiene que seguir esta ruta espiritual en la forma que consideramos mejor. Para algunas de nosotras, esto puede significar que nos unimos a un grupo de oración en nuestra iglesia, para otras puede ser que trabajemos en una agencia local ayudando a aquéllos que son menos afortunados que nosotras y para otras puede ser que simplemente salir de la cama y enfrentarse a un nuevo día sea nuestra oración a Dios. Cada una de nosotras, en su propia forma, mira dentro de su corazón para encontrar la mejor forma de rezar, y con el dolor que es parte de la artritis, encontramos que la oración es a veces la herramienta principal para ayudarnos a controlar una situación que parece estar fuera de nuestro control.

Resumen

La artritis es un síntoma y no una enfermedad. De las diferentes enfermedades de las articulaciones, la osteoartritis, la artritis reumatoide, el lupus, y la artritis gonocócica son las que tienen mayores probabilidades de afectar a las mujeres. Cada una tiene su propio curso de diagnóstico y tratamiento.

Aunque es cierto que con todas las fluctuaciones de enfermedad y remisión de estas enfermedades, mantener una mente sana y un espíritu comprometido es esencial. ¿Y quién mejor para dirigir la lucha contra la artritis, que nosotras como latinas que durante generaciones hemos considerado la mente y el espíritu elementos clave en nuestra salud?

RECURSOS
ARTRITIS
Organizaciones
American College of Rheumatology
1800 Century Place, Ste. 250
Atlanta, GA 30345
(404) 633-3777
www.rheumatology.org

Arthritis Foundation
1330 Peachtree Street
Atlanta, GA 30309
(800) 283-7800 ó (404) 872-7100
www.arthritis.org

National Arthritis and Musculoskeletal and
 Skin Diseases Information Clearinghouse
National Institutes of Health
1 AMS Circle
Bethesda, MD 20892-3675
(301) 495-4484 ó (877) 22-NIAMS
www.nih.gov/niams

Libros
Brewerton, Derrick. *All About Arthritis: Past, Present, Future*. Cambridge, MA: Harvard University Press, 1995.
Lorig, Kate. *The Arthritis Helpbook*. Reading, MA: Addison-Wesley, 2000.

Publicaciones y panfletos
"Arthritis and Employment: You Can Get the Job You Want: Information on Meeting Employment Challenges." Arthritis Foundation, 1860 Peachtree Street, Atlanta, GA: #9070/10–94. Llama al (800) 283-7800 para obtenerlo. www.arthritis.org
Otros títulos incluyen:
 "Arthritis: Facts about Arthritis." December 1993, Pamphlet No. 5786. Información sobre cómo controlar la incomodidad causada por la artritis. Arthritis Foundation.
 "Back Pain." Advice, Information, and Guidance. May 1995. Disease Series.
 "Diet and Arthritis." February 1995. Información sobre una dieta saludable para quienes sufren de la artritis.
 "Exercise And Your Arthritis." June 1995. Información sobre cómo hacer ejercicio para quienes sufren de la artritis.
 "Arthritis Answers." January 1991. Bilingüe (información en inglés y español para quienes sufren de la artritis).
 "Fibromyalgia." July 1995. Serie En Español.
 "Infectious Arthritis." February 1988. Medical Information Series. Pamphlet No. 4360.

 "Managing Your Activities: Using Your Joints Wisely." July 1995. Self-Management Series. Información sobre cómo vivir con la artritis.
 "Managing Your Health." August 1995, Self-Managemente Series. Información sobre cómo vivir con la artritis.
 "Managing Your Pain." March 1995. Self-Managemente Series. Información sobre cómo vivir con la artritis.
 "Managing Your Stress." August 1995. Self-Management Series. Información sobre cómo vivir con la artritis.
 "Rheumatoid Arthritis," March 1995. Información sobre cómo tratar con el padecimiento de la artritis reumatoide.
 "Guide to Intimacy," Facts about sexuality for arthritis sufferers.

LUPUS
Organizaciones
American College of Rheumatology
1800 Century Place Suite 250
Atlanta, GA 30345
(404) 633-3777

Lupus Foundation of America
1300 Piccard Dr., Suite 200
Rockville, MD 20850
(800) 558-0121 (inglés), (800) 558-0231 (español), ó (301) 670-9292
www.lupus.org

National Arthritis and Musculoskeletal and
 Skin Diseases Information Clearinghouse
 (NIH)—National Institutes of Health
1 AMS Circle
Bethesda, MD 20892-3675
(301) 495-4484

Libros
Dibner, Robin, and Carol Colman. *The Lupus Handbook for Women*. New York: Simon and Schuster, 1994.

Wallace, Daniel J. *The Lupus Book*. New York: Oxford University Press, 2000.

Publicaciones y panfletos

"Lupus: Advice Information and Guidance." Arthritis Foundation, P.O. Box 7669, Atlanta, GA 30357-0669. Llama al (800) 283-7800 para pedir el folleto #9052.

"Lupus Erythematosus: A Handbook for Physicians, Patients, and Their Families." 2nd ed. Lupus Foundation of America, Inc., 1300 Piccard Suite 200, Rockville, MD 20850. Llama al (800) 558-00121 o al (301) 670-9292 para obtener esta publicación.

Arthritis: How to Stay Active and Independent, "Pamphlet No. 1511" American Academy of Family Physicians, 11400 Tomahawk Creek Pkwy, Leawood, KS, 66211-2672, (800) 944-0000.

12

El cáncer

Ana sabía todo lo que había que saber sobre la salud y se aseguraba de usar la información para guiarse en lo que tendría que hacer. Se sentía bien con su propio espíritu de disciplina, porque hasta cuando le resultaba molesto el levantarse cada mañana, hacía ejercicio durante media hora.

Su desayuno era una modificación del tradicional. Todavía comía chorizo con huevos, pero lo limitaba a una vez por semana, y cuando se servía cereal, lo acompañaba con leche descremada. Sabía lo importante que era vigilar lo que comía y mantenerse activa.

Al leer brevemente los artículos con consejos que aparecen en los diarios, Ana se sintió aliviada al saber que no tenía nada de que preocuparse en cuestión del cáncer, ya que nadie en su familia tenía cáncer y había leído que las latinas tenían menos incidencia de cáncer que las demás mujeres. Ésas por supuesto eran buenas noticias, porque le daban un motivo menos de preocupación.

Hay buenas noticias sobre el cáncer. Detectado y tratado a tiempo tú *puedes* sobrevivir el cáncer y llevar una vida bien activa. Esto es lo que las latinas debemos saber. A muchas de nosotras nos inmoviliza el miedo, pensando que un diagnóstico de cáncer significa que no hay cura. Así que, a la hora de tratar el cáncer, las latinas parecemos recibirlo como una automática condena de muerte y no respondemos a las señales que nos indican que hay algo malo en nuestros organismos cuando aún es temprano para curarlo. Preferimos creer que si nos esmeramos en gozar de una mente y un espíritu saludables, a nuestro cuerpo le irá igual de bien.

Necesitamos entender qué es el cáncer, cómo se diagnostica y cuáles son nuestras opciones de tratamiento.

El cáncer: Cuestiones básicas, factores de riesgo, protección temprana, diagnóstico y tratamiento

El cáncer se define como el crecimiento ilimitado y la división de células que producen una masa celular conocida como un tumor. A medida que el tumor crece, éste invade y destruye las células, tejidos y órganos vecinos.

Hay dos clases de tumores: benignos y malignos. Un tumor benigno no es canceroso. Algunos de los tipos de tumores benignos más comunes son los pólipos (pequeñas excrecencias) y los quistes (bolsas llenas de líquidos). Ni los quistes ni los pólipos se diseminan a otras partes del cuerpo. Ten presente que la mayoría de las mujeres tienen quistes en sus sistemas reproductores (Capítulo 6). Las variaciones naturales del ciclo menstrual pueden determinar que algunos quistes aparezcan y luego desaparezcan. Según la clase de quistes, en la mayoría de los casos depende de ti decidir si se te extirpan los quistes o no. Si te extirpan el quiste, siempre habrá la probabilidad de que vuelva a crecer.

Si el tumor está formado por células que se dividen rápidamente de maneras que no son normales, entonces es un tumor maligno. El tumor maligno es canceroso. La gran preocupación cuando ataca el cáncer es saber si las células cancerosas del tumor se han trasladado o no a otras partes del cuerpo.

Las células cancerosas se pueden diseminar a los nódulos o ganglios linfáticos, órganos u otras estructuras cercanas. Las células se pueden diseminar por todo el cuerpo usando la corriente sanguínea o el sistema linfático como una autopista. "Metástasis" es la palabra que se usa para referirse al hecho de que se encuentren células cancerosas en otras partes de tu organismo. Si tienes cáncer cervical y se disemina a tus intestinos, no será cáncer intestinal, sino cáncer cervical metastásico.

El desafío para los estudiosos de la medicina consiste en precisar qué es lo que causa que las células se dividan con tanto desorden. La mayoría de los estudios parten de la premisa de que el entender la causa de ese desorden en la producción de las células nos llevará a la curación. Se considera improbable que haya un sólo factor causante del cáncer.

Hay muchas teorías que intentan explicar las causas que cambian el modo en que las células se reproducen: el tabaco, la exposición a peligros ambientales, cambios bioquímicos en nuestro organismo debidos al estrés, la presencia de un virus (el HPV se discute en el Capítulo 18), defectos genéticos y muchas más. Futuras investigaciones seguramente demostrarán que para cada mujer hay una combinación muy singular de factores causales que estimulan a las células a dividirse en forma equivocada.

Los factores de riesgo

El estudio de los factores de riesgo identifica las condiciones que son comunes a aquellas personas que tienen una enfermedad, en este caso cáncer. En la mayoría de los casos todo lo que se puede determinar como factores de riesgo es que pueda haber una predisposición o tendencia; es decir, hay mayor probabilidad de que una enfermedad ocurra. Un factor de riesgo no es algo que cause la enfermedad, sino más bien algo que se asocia con la enfermedad. Por ejemplo aunque el fumar es un factor de *riesgo* para el cáncer pulmonar, el factor *causal* del cáncer pulmonar no es el humo sino la nicotina del tabaco que se inhala.

Detección temprana

No importa el área del cuerpo donde se desarrolla el cáncer, cuanto más temprano se detecte, mayores serán las posibilidades de éxito con métodos menos tóxicos. Los avances científicos también han aumentado el nivel de supervivencia al cáncer que se diagnostica en etapas más avanzadas.

Diagnóstico

En la mayoría de los casos, el primer paso consiste en retirar una pequeña muestra del tejido que forma la zona cancerosa o el tumor a fin de examinarlo detenidamente. A esto se le llama biopsia.

La biopsia requiere la extracción de parte del tejido canceroso o tumor. Este material se envía a un laboratorio para determinar si hay células cancerosas presentes. Si hay células cancerosas presentes, el patólogo que examina la muestra de tejido podrá saber:

- el tipo de cáncer;
- si se encuentra en otro tejido;
- si las hormonas estimularon el crecimiento. Esta importante información ayuda a precisar la clase de medicamento que recibirás con el fin de reducir el tamaño del tumor;
- el ritmo de crecimiento. Si el cáncer crece rápidamente, será importante hacer todo lo posible para detener su crecimiento; y
- la etapa del cáncer.

Después de la biopsia, tu proveedor de servicios de salud te informará de lo que encontró. Si el tumor era benigno (no canceroso), tu proveedor de servicios de salud podría decidir continuar observándote de cerca a manera de precaución. Si la biopsia indicó que el tumor era maligno será importante saber en qué etapa está el cáncer.

La etapa del cáncer se determina a base del tamaño del tumor y de realizar estudios de imagen (rayos X, MRI, etc.) y posiblemente otras biopsias quirúrgicas que permitan determinar cuántas células cancerosas se hallan en las zonas cercanas (por ejemplo, el cirujano puede obtener muestras de los nódulos linfáticos adyacentes) así como en otras partes del cuerpo. Es importante precisar si el cáncer se ha diseminado a los nódulos linfáticos—pequeñas estructuras en forma de frijol que se encuentran por todo el cuerpo y que producen y almacenan células para combatir las infecciones. En cada tipo de cáncer la etapa o la magnitud de la enfermedad tendrá sus propias implicaciones con respecto al tratamiento y las probabilidades de recuperación.

Si te encuentran cáncer, recuerda que necesitas darte tiempo para pensar, organiza tus pensamientos en relación a la situación, y consulta con otros proveedores de servicios de salud (para obtener una segunda opinión), con tu familia y tus amigos antes de que te sometas a tratamiento. Podrías incluso contactar a algunas de las organizaciones indicadas en la sección de recursos de este Capítulo. Es importante obtener una segunda opinión sobre tu tratamiento. Algunas veces necesitarás hasta una tercera y una cuarta opinión. Tendrás que considerar todos los pros y contras de lo que cada persona te diga. Al hacerlo, recuerda que para poder cuidarte debidamente tienes que tener la mejor información posible. Si buscas una segunda opinión no estarás siendo desleal a tu proveedor/proveedora de servicios de salud o mostrando falta de respeto a su opinión. Tú estás tratando de asegurarte que lo que ocurra *sea por tu propio bien.*

Tratamiento

El tratamiento para el cáncer puede utilizar cirugía, medicación (quimioterapia o terapia hormonal) y/o terapia de radiación. El término "terapia auxiliar" se usa para describir la terapia adicional que se administre después de una cirugía exitosa. La terapia auxiliar destruye las células cancerosas que no hubieran sido detectadas por las pruebas de diagnóstico existentes.

Los pasos más importantes a seguir son: (1) obtén una segunda opinión, e (2) infórmate con certeza sobre la etapa en que está la enfermedad.

El grado o etapa del cáncer determinará el tipo de tratamiento que optes por tomar. Recuerda que la decisión sobre el tipo de tratamiento deberá hacerse en común acuerdo por la mujer y su proveedor de servicios de salud. Algunos de los factores a tomar en cuenta incluyen si la mujer quiere o no tener hijos, su edad y su estado de salud.

Hay grandes variaciones en los efectos

Preguntas clave sobre el tratamiento:

1. ¿Cuáles son los efectos secundarios del tratamiento?
2. ¿Cuánto tiempo durará el tratamiento?
3. ¿Cuánto tiempo tardarás en regresar a tu horario normal?
4. ¿Qué me recomiendas que haga después del tratamiento?

secundarios que produce cada uno de los tratamientos. Cada mujer presentará una combinación diferente de efectos secundarios y habrá considerable variación en su intensidad.

CIRUGÍA

Dependiendo de cuánto se hayan diseminado las células cancerosas, la cirugía será local o más extensa. Algunas veces tu cirujano tendrá que extraer algunos nódulos linfáticos cercanos para verificar que no contienen células cancerosas—es decir, para asegurarse de que los ganglios o nódulos linfáticos estén sanos.

MEDICAMENTOS

En una buena parte de los tratamientos del cáncer se utilizan medicamentos que pertenecen a una de las tres categorías siguientes:

1: Terapia hormonal. Como algunos tumores crecen más rápidamente ante la presencia de hormonas, estos tumores pueden reducirse en tamaño al disminuir la cantidad de hormonas disponible. La terapia hormonal bloquea el acceso de las hormonas a la célula cancerosa.

2: Quimioterapia. Estas medicinas actúan sobre aquellas células cancerosas que se dividen rápidamente. También actúan sobre las células no cancerosas que se dividen normal-

mente, lo cual explica su capacidad para ocasionar efectos secundarios. Cuando algo tiene un impacto de tanta magnitud se le conoce como un tratamiento sistémico.

Lo bueno del tratamiento sistémico es que destruirá las células cancerosas por todo el organismo. Lo malo es que las demás células que se dividen rápidamente (glóbulos sanguíneos, folículos del pelo, células que cubren las vías digestivas) pero que no son cancerosas podrían también resultar dañadas. Este daño a las partes sanas es lo que produce los efectos secundarios. Hay efectos secundarios serios aunque temporarios, como la pérdida del pelo y la disminución de la habilidad del cuerpo para combatir las enfermedades como resultado de la disminución de los glóbulos blancos.

Típicamente, la medicación sigue el tratamiento y un patrón en el que se alternan la recuperación: tratamiento, recuperación, y así sucesivamente. Es importante comer bien durante el tratamiento ya que aquellos pacientes que comen bien están mejor equipados para tolerar los efectos de los tratamientos. Éste no es el momento para ponerse a dieta.

3: Terapia biológica. Este tipo de terapia fortalece el sistema inmunológico del organismo. El uso de interferón es el método más común de tratar el cáncer cervical con pacientes ambulatorias. Algunas pacientes experimentan síntomas parecidos a los del catarro, los cuales pueden ser severos pero que al final del tratamiento desaparecerán.

El índice de supervivencia es una unidad de medida que usan los investigadores para comparar el valor de un tratamiento con otro. Generalmente significa que la persona está con vida por lo menos cinco años después del tratamiento. No incluye información sobre la calidad de la vida.

LAS LATINAS Y EL CÁNCER

Los cinco tipos de cáncer que se diagnostican con mayor frecuencia		Los cinco tipos más comunes de muertes debidas al cáncer	
(Estos índices son el "promedio anual" por 100,000 casos)		(Estos índices son el "promedio anual" por 100,000 casos)	
Del seno o mama	69.4	Del seno o mama	15.27
Del colon y recto	24.0	Del pulmón y del bronquio	11.01
Del pulmón y del bronquio	19.6	Del colon y recto	8.36
Del cuello del útero (cervical)	15.8	Del páncreas	5.43
Del útero (uterino)	13.3	Del ovario	4.92

Fuente: Programa SEER del Instituto Nacional del Cáncer, Datos de 1990–1996.

TERAPIA DE RADIACIÓN O RADIOTERAPIA

La radiación detiene el crecimiento de las células cancerosas al reducir la capacidad de las células para reproducirse. Hay dos formas de recibir la radiación como parte de tu tratamiento: externa o internamente. En el método externo, acudes al tratamiento en un día designado para pacientes ambulatorios por un período de hasta seis semanas, cinco días a la semana. Cada sesión durará aproximadamente una hora durante la cual el sitio del cáncer será expuesto a la radiación. Se pondrá atención especial para limitar el área del cuerpo que queda expuesta a la radiación ya que podría dañar otras áreas.

El método interno es relativamente nuevo y no toca tu tejido sano. En este tratamiento, en el cual se interna al paciente, se implanta una cápsula de material radiactivo en el sitio del cáncer y se deja en el paciente por un período de tiempo. Durante este tiempo, el paciente puede permanecer en el hospital.

Durante el tratamiento de radiación, es común sentirse cansado. El cansancio podría aumentar con el tratamiento. Es importante adecuar tu actividad a tu nivel de energía. También es común perder el pelo y tener cierta irritación de la piel, pero estos síntomas generalmente se pueden revertir cuando se interrumpe o termina el tratamiento. A fin de hacerte sentir más cómoda al corto plazo, se sugiere que uses ropa ligera para que no te roce la zona tratada.

DESPUÉS DEL TRATAMIENTO

Cada año seguimos aprendiendo más sobre el cáncer, y como resultado de ello, las posibilidades de recuperación mejoran. La sección de recursos en este Capítulo incluye muchas organizaciones que te pueden ayudar a regresar a la manera en que acostumbrabas pasar tu tiempo.

Necesitarás atenderte e ir a consultas con regularidad. La experiencia para algunas mujeres indica que hay que vivir la vida completamente y amar a los que nos rodean; para otras significa un tiempo doloroso de cambio. Lo importante es reconocer que tu tratamiento significó un paso enorme . . . y que hay muchos más pasos positivos por tomar.

Los hechos: El cáncer del pulmón, del seno, colorrectal, del cérvix, del útero, de los ovarios y del páncreas

Con un conocimiento básico del cáncer podemos discutir esos sitios del cáncer que causan más preocupación a las latinas—el seno, el colon y el recto, el pulmón y los bronquios, la cérvix, el útero y los ovarios. Además del área cancerosa, el factor más importante es que la detección temprana es esencial porque cuanto antes ocurre el tratamiento, más vidas son las que se salvan.

El cáncer del pulmón

Elisa había fumado por 30 años. Creía que nadie lo sabía porque nunca dejaba que la gente la viera. Cuando su amiga Ana se quejó del olor de cigarro que la rodeaba, Elisa se sorprendió. Elisa pensó que a lo mejor Ana tenía una nariz muy sensible. ¿Qué quería decir Ana al comentarle que su pelo y su ropa y hasta su chamarra olían a cigarros?

Pero no le importó a Elisa. Ella sabía que el fumar la mataría pero no le importó, por lo menos sabría qué había sido lo que la había matado.

Cada año desde 1987, hay más mujeres blancas no hispanas que mueren de cáncer del pulmón que de cáncer del seno. Las latinas, que somos el grupo que menos fumamos, seguimos siendo el grupo con más probabilidad de morir por cáncer del seno que por cáncer del pulmón. Pero estamos perdiendo nuestros buenos hábitos de salud. Estamos viendo un cambio mortífero en nuestro comportamiento debido a la publicidad agresiva de la industria tabacalera: hoy en día, las jóvenes latinas integran el grupo con más probabilidades de fumar.

Si no ponemos alto a esta tendencia, veremos que las muertes prematuras de latinas debido al cáncer del pulmón sobrepasarán las muertes por cáncer del seno. Ya existe evidencia de esta nueva tendencia. De acuerdo a la Asociación Americana del Pulmón, el índice de mortalidad por cáncer del pulmón subió de 4.8 a 10.8 para las latinas. La tragedia es que los cánceres del pulmón, en su mayor parte,

> ### Recuerda. . . .
> - Hay más mujeres blancas no hispanas que mueren de cáncer del pulmón que de cáncer del seno.
> - Fumar cigarros (cigarrillos) es la causa principal del cáncer del pulmón.
> - La manera más efectiva para reducir tu riesgo de contraer cáncer del pulmón es no fumar.
> - Las células precancerosas, por lo general, regresan a la normalidad si la persona deja de fumar.

pudieron haberse evitado simplemente con no fumar.

Otras causas del cáncer del pulmón incluyen haber estado expuesto al radón, al asbestos, al humo del tabaco en el ambiente o de segunda mano, a la contaminación del aire, y a la radiación de fuentes ocupacionales, médicas y del ambiente.

La detección temprana del cáncer del pulmón por lo general no es posible ya que los síntomas sólo aparecen cuando la enfermedad ya está en una etapa más avanzada, lo cual hace que el tratamiento sea menos efectivo. El nivel de supervivencia para todas las etapas combinadas del cáncer del pulmón es de 14%. Los avances en el tratamiento han aumentado el nivel de supervivencia al 49% de los casos, siempre y cuando el cáncer no se haya diseminado y se encuentre en un solo sitio.

El dato más importante que se debe recordar sobre el cáncer del pulmón es que fumar es lo que más lo causa.

Cáncer colorrectal

Nuestro sistema digestivo empieza en la boca y termina en el recto. El propósito de este sistema es extraer de los alimentos las substancias que el cuerpo necesita y eliminar lo que no se

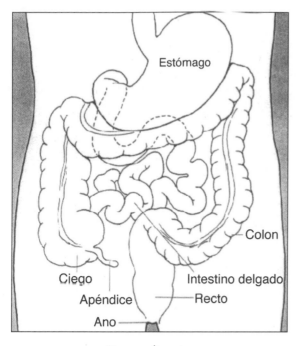

Sistema digestivo

usa. Los alimentos son descompuestos en el estómago y en el intestino delgado y viajan a través del colon (de 5 a 6 pies) y del recto (las últimas 6 a 8 pulgadas), el cual absorbe el agua sobrante. El material de desecho que queda es un producto sólido (excremento) que se elimina a través del ano. El cáncer colorrectal ocurre cuando las células cancerosas se originan en el colon o en el recto.

Los factores de mayor riesgo asociados con el cáncer colorrectal son: tener más de 50 años; tener un hermano o hermana, padre o hijo que ha padecido o padece de cáncer colorrectal; la enfermedad hereditaria conocida como poliposis adenomatosa de familia; las dietas altas en grasas y bajas en fruta, verduras y alimentos altos en fibras (panes y cereales); antecedentes de pólipos; tomar alcohol en exceso; llevar un estilo de vida sedentario; y, tener colitis ulcerosa o la enfermedad inflamatoria de los intestinos. Aparte de ser mayores

de 50 años de edad, no se conocían factores de riesgo para casi las tres cuartas partes (75%) de todos los casos nuevos de cáncer colorrectal.

Detección temprana

Como siempre tú eres la mejor persona para notar cambios que merecen la atención de tu proveedor de servicios de la salud. Asegúrate de reconocer los síntomas que siguen y consulta con tu proveedor de servicios de salud para que obtengas un diagnóstico sobre estos síntomas, ya que también pueden ser causados por úlceras, inflamación del colon o hemorroides.

- un cambio en los hábitos de defecación
- diarrea o estreñimiento
- sangre en o alrededor del excremento (ya sea de color rojo encendido o muy obscura de color)
- excremento más líquido que el normal
- molestias generales en el estómago (inflamación, hinchazón y/o cólico)
- dolores frecuentes causados por gases
- sensación de no haber terminado de defecar
- pérdida de peso sin que haya motivo
- cansancio continuo

Diagnóstico

La detección a tiempo se logra por lo general con la combinación de las siguientes pruebas. Tu proveedor de servicios de salud deberá discutir contigo los exámenes físicos y pruebas a las que debes someterte.

- Examen digital del recto. En este examen tu proveedor de servicios de salud inserta en el recto un dedo enguantado y lubricado para ver si toca algo fuera de lo normal.
- Examen de sangre oculta en el excremento. Esta prueba determina si hay sangre oculta en el excremento. Varias condiciones pueden producir sangre en el excremento. Para

muchas de nosotras, este examen será parte de nuestro examen anual a partir de los 50 años. Esta prueba requiere una cantidad pequeña de tu excremento, se coloca en un portaobjetos de plástico y se analiza en el laboratorio.

- Sigmoidoscopía Flexible. Para esta prueba tu proveedor de servicios de salud usa un instrumento especial (llamado sigmoidoscopio) para observar el interior de la parte inferior del colon y del recto para ver si hay pólipos, tumores u otras anomalías.

El sigmoidoscopio es un tubo de plástico flexible que se inserta a través de tu recto para llegar al colon. Dentro del tubo hay una luz de fibra óptica y un aparato de aumento. A veces si el proveedor de servicios de salud encuentra un pólipo, ahí mismo lo puede sacar usando instrumentos que pasan a través del tubo y no tendrás que someterte a cirugía abdominal. La mayoría de los pólipos extraídos son enviados al laboratorio para hacer una biopsia.

Sentirás incomodidad y hasta dolor durante este procedimiento pero por lo general sólo dura unos cuantos minutos. Después de los 50 años de edad, tu proveedor de servicios de salud te pedirá que repitas este examen cada 3 a 5 años.

Si alguna de las pruebas anteriores es motivo de preocupación, entonces se recomiendan los siguientes exámenes.

- Serie de exámenes gastrointestinales inferiores o enema de bario de doble contraste. Para hacerte esta prueba, tu proveedor de servicios de salud te mandará con el radiólogo a tomarte radiografías del colon y del recto, es decir, del área gastrointestinal inferior. Es necesario que el colon y el recto estén lo más limpios posible para conseguir la mejor imagen del área. Se te aconsejará que durante 24 horas observes una dieta especial (una dieta líquida o de residuos bajos) seguida por laxantes y enemas. Se te pedirá que tomes mucha agua y líquidos durante todo este tiempo.

Se requieren 20 a 30 minutos para realizar esta prueba. Te darán un enema de bario mientras estás acostada de lado, te voltearás ligeramente de izquierda a derecha y luego te pedirán que te pongas de pie para que el bario llene el colon y el recto con el fin de perfilarlos en la radiografía. A veces cuando se hayan tomado las radiografías y el bario ya se haya eliminado, se bombea aire al colon para que sea más fácil ver si está cubierto de lesiones. Cuando se le agrega aire se le llama un contraste de aire o enema de bario de contraste doble.

Estarás incómoda durante este procedimiento, sobre todo si bombean aire en el colon. El dolor dura poco tiempo.

- Colonoscopía. Con mayor frecuencia este examen está reemplazando la serie de exámenes gastrointestinales inferiores como prueba diagnóstica para el cáncer colorrectal. Si te van a someter a este procedimiento, te darán una combinación de laxantes y enemas para prepararte. En este examen el proveedor de servicios de salud podrá observar una parte mayor del colon por medio de un instrumento parecido al sigmoidoscopio flexible pero más largo. Te darán un calmante pero estarás despierta durante este procedimiento desagradable pero importante. Si encuentran un tumor lo extirpan con el mismo instrumento y lo envían al laboratorio para una biopsia.

- La colonoscopía virtual. Esta es una técnica relativamente nueva en la cual se combina la información de la tomografía computada (TC) para producir una imagen del revestimiento del colon. Aunque tendrás que preparar al colon (con laxantes y enemas), no te darán calmantes al realizar este examen que toma menos de un minuto. La efectivi-

> ## Recuerda. . . .
>
> Los pólipos del colon y del recto deberán extirparse ya que pueden volverse cancerosos.
>
> Solamente un pequeño porcentaje de personas con cáncer rectal requerirán una colostomía en donde se trae la porción superior del colon a la piel y se remueve completamente el recto.

dad de este método deberá comprobarse después de que se haya usado más ampliamente.

Se puede determinar cuán avanzado está el cáncer colorrectal, es decir, la etapa del cáncer, por medio de una variedad de técnicas de utilización de imágenes que permiten ver si el cáncer se ha diseminado a los pulmones o al hígado. Se usan las radiografías, la tomografía computada (TC) y la ultrasonografía para determinar si el cáncer colorrectal se encuentra en otra parte. Algunos proveedores de servicios de salud también piden que se haga un examen especial de la sangre (antígeno carcinoembriónico o el assay CEA) de la muestra sanguínea. Los niveles de CEA están más elevados de lo normal en algunas personas en quienes el cáncer colorrectal se ha diseminado.

Datos adicionales sobre el cáncer del colon

Si tienes cáncer colorrectal es probable que tengas que someterte a una cirugía abdominal.

Las etapas del cáncer colorrectal son:

Etapa 0	Carcinoma en el sitio. El cáncer sólo se localiza en el revestimiento interior del colon.
Etapa 1	El cáncer se ha diseminado a la segunda y tercera capa y sólo incluye la pared interior del colon. A veces se le llama cáncer del colon Dukes A.
Etapa II	El cáncer se ha diseminado a la pared exterior del colon pero no a los ganglios o nódulos linfáticos. A veces se le llama cáncer del colon Dukes B.
Etapa III	El cáncer se ha diseminado al tejido cercano y a los ganglios linfáticos. A veces se le llama cáncer del colon Dukes C.
Etapa IV	El cáncer se ha diseminado al tejido cercano y a los ganglios linfáticos y a otras partes del cuerpo. A veces también se le llama cáncer del colon Dukes D.
Recurrente	El cáncer regresa después del tratamiento y se encuentra nuevamente en el colon o alguna otra parte del cuerpo, con frecuencia el hígado y/o los pulmones.

Hay varias clases de cirugía, dependiendo de la etapa del cáncer. A continuación hay algunas palabras clave para ayudarte a comprender lo que puede ocurrir en la cirugía.

La colectomía	Extirpación de una parte del colon y del recto cancerosos y de una parte del tejido sano que los rodea.
La anastomosis	Reconexión de las partes saludables del colon o del recto.
Colostomía	Cuando no se pueden conectar las partes sanas, el cirujano deja una abertura (estoma) en el abdomen por donde se elimina el excremento. A veces se hace esto temporalmente para permitir que el colon inferior o el recto sane antes de volver a intentar la anastomosis.

Si te hacen una colostomía tendrás que usar una bolsa especial desechable para recolectar los desechos del cuerpo. La Asociación Unida de la Ostomía tiene grupos de apoyo que enseñan a los pacientes cómo ajustarse a la colostomía.

Cuando los cánceres colorrectales son detectados en una etapa primaria, localizada, el nivel de supervivencia cinco años después del diagnóstico es del 90%. Desgraciadamente, sólo el 37% de los cánceres del colon y del recto son detectados en estas primeras etapas. El nivel de supervivencia en la etapa III sin embargo es del 65% con cirugía apropiada. La detección temprana es clave.

Cáncer del seno (mama)

Casi 50,000 mujeres mueren cada año de cáncer del seno. A pesar de estas altas cifras, la realidad es que nuestro conocimiento acerca del cáncer del seno aumenta al igual que nuestro optimismo en cuanto a su tratamiento.

Las latinas no se preocupan demasiado por el cáncer del seno ya que han leído que las latinas padecen niveles más bajos de cáncer del seno que otras mujeres. Aunque esto sea cierto, lo triste es que el nivel de supervivencia de cinco años para las latinas que son diagnosticadas con cáncer del seno es menor que para las mujeres blancas no latinas con el mismo diagnóstico.

Muchas latinas creen que no tienen que preocuparse del cáncer del seno porque nadie en su familia ha tenido cáncer del seno. A pesar de ello, más del 80% de las mujeres con cáncer del seno no tienen ningún familiar que haya padecido de cáncer del seno. Estos hechos necesitan un poco más de explicación.

La investigación muestra claramente que aquellas mujeres que tienen cáncer del seno en la familia corren mayor riesgo de padecer de cáncer del seno. También es cierto que el cáncer del seno no existe en las familias de la mayoría de las mujeres que lo padecen. Además, incluso en aquellas familias en las cuales alguien tuvo cáncer del seno, es muy probable que ni los miembros de la familia lo sepan.

Ha habido mucho en la prensa popular acerca del riesgo relacionado con los genes de la familia. Desgraciadamente, cuando oímos que el cáncer del seno se repite en las familias, la mayoría de nosotras llegamos a conclusiones erróneas. Pareciera que algo en los genes de la familia fuera a causar que todas tuviéramos cáncer del seno. De hecho, en la mayoría de los casos, lo único que tratamos de decir es que hay más probabilidades de contraer cáncer del seno dentro de esa familia. No significa que cada mujer en la familia contraerá cáncer del seno.

Enfocarse en los factores de riesgo ayuda a identificar aquellos aspectos de nuestro propio comportamiento que podemos cambiar para estar más sanas. Por ejemplo, reducir nuestra exposición a la radiación es una buena forma

---

Las mujeres que tienen mayor riesgo de contraer el cáncer del seno son aquellas que:

- su madre, hermana o hija tienen cáncer del seno.
- han padecido cáncer del seno (ya tuvieron cáncer del seno).
- tienen más de 50 años.
- nunca han estado embarazadas.
- tuvieron su primer embarazo que llegó a término después de los 30 años de edad.
- tuvieron su primera menstruación antes de los 12 años de edad.
- empezaron la menopausia después de los 50 años.
- tienen más del 10% de exceso de peso.
- toman más de dos bebidas alcohólicas al día.

para disminuir el riesgo de cáncer del seno. También hay factores de riesgo que no se pueden controlar en la vida normal, tales como la edad, es decir, cuando la persona es mayor de los 50 años. Otros factores de riesgo son las cosas que no podemos cambiar acerca de nosotras, tales como el número de hijos que tuvimos, etc. Lo importante es tener presente que los factores de riesgo sirven de guía y no para predecir.

No está clara la relación que guardan estos factores de riesgo en las latinas. De lo que sí estamos seguras es de que a pesar de que el cáncer del seno ocurre menos frecuentemente en las latinas, los niveles de cáncer del seno están aumentando más entre las latinas que entre otras mujeres.

La detección temprana es importante

Miré hacia la regadera (ducha) donde había colgado la tarjeta con instrucciones sobre la forma correcta de examinar mis senos. Cada día, veía las figuras que me indicaban lo que tenía que hacer. Las flechas apuntaban en todas las direcciones que debía tocarme para examinar mis senos con cuidado.

Y siempre hacía la misma cosa. Veía la tarjeta junto a la regadera, me tocaba los senos con firmeza y suspiraba de alivio al no sentir nada. Me sentía segura al pensar que no había nada de que preocuparme.

MILENA, 35

A veces el solo hecho de mirarnos los senos nos resulta difícil. Hasta cuando nos bañamos o nos ponemos el corpiño o sostén, nosotras las latinas a menudo ni siquiera nos fijamos en nuestros senos. Y luego, al fijarnos, nos quejamos del tamaño, de la forma o del ángulo en que caen.

Si se nos hace difícil a las latinas mirar nuestros propios senos, es doblemente difícil tocarlos. Quizá sea razonable decir que otras personas les han tocado los senos más que lo

que ellas mismas se los han tocado. Las razones para esto son complejas. Para algunas, tocarse los senos representa algo sexual y a las mujeres se les enseña a no tocarse los órganos sexuales. Para otras, el temor de encontrar "algo" las inmoviliza y hace imposible que se toquen los senos.

Sin embargo, el conocimiento es esencial, especialmente cuando algo anda mal. Cuanto más pronto encontremos un problema, menos extenso será el tratamiento (una lumpectomía en lugar de una mastectomía) y mayores serán las posibilidades de supervivencia. Para asegurar la detección a tiempo, hay tres cosas que debes hacer:

1. Autoexamen (examinarse una misma) cada mes;
2. Examen anual del seno con el proveedor de servicios de salud; y
3. Mamogramas según sea apropiado.

Como primer paso tenemos que aprender a observar y tocar nuestros senos.

MIRAR Y TOCAR NUESTROS SENOS

Tus senos son parte de tu cuerpo. Como mujeres, estamos acostumbradas a ver nuestros senos en relación al tamaño y a la forma en que caen, pero no los hemos observado en términos de salud. Al mirar nuestros senos regularmente, aprendemos a reconocer sus cambios.

El tocar nuestros senos nos hace conscientes de cómo se sienten, teniendo presente que los cambios normales de nuestras hormonas durante el mes cambiarán la manera en que los sentimos. Una vez que nos sentimos cómodas en mirar y tocar nuestros senos, el siguiente paso consiste en aprender a tocarlos sistemáticamente al igual que las áreas a su alrededor.

Al empezar a darle pecho a su nuevo hijo, Iris sabía que algo estaba mal. Cuando tocaba su seno algo se sentía redondo y duro. No sabía lo

Tamaño promedio del bulto o bolita que se
encuentra al hacerse mamogramas con regularidad

Tamaño promedio del bulto o bolita que se
encuentra en el primer mamograma

Tamaño promedio del bulto o bolita que se encuentran las mujeres
que practican el autoexamen del seno o mama con regularidad

Tamaño promedio del bulto o bolita que se encuentran las mujeres
que practican el autoexamen del seno o mama ocasionalmente

Tamaño promedio del bulto o bolita que se encuentran las mujeres
que no han sido entrenadas en el autoexamen del seno o mama

Tamaño del tumor y cómo se le encontró
Fuente: Instituto Nacional de Cáncer

que era, pero sabía que no debía tenerlo. Tenía que ir a consulta y decidió decirle a su proveedor de servicios de salud lo que le preocupaba.

Tenía miedo y le dijo en voz baja que tenía algo en sus senos. El proveedor la examinó y le tocó suavemente el seno. No era motivo de preocupación, le dijo, ese tipo de abultamiento es común en las madres que dan pecho (seno) a sus bebés. Ella sintió alivio al saber que la bolita no era algo para preocuparse.

Pero los meses pasaron y la bolita todavía seguía ahí. Ella sabía que algo estaba mal. Decidió conseguir una segunda opinión.

AUTOEXAMEN: EXAMINARSE UNA MISMA LOS SENOS MENSUALMENTE: TODAS LAS MUJERES MAYORES DE 20 AÑOS.

Examinarse una misma los senos toma menos de quince minutos una vez al mes. El autoexamen del seno tiene tres partes: bañándote, mirándote en el espejo y estando acostada. No importa el orden en que las hagas. Lo importante es que hagas las tres cosas el mismo día, ya que cada aspecto te da información sobre una parte diferente de tu seno y las áreas a su alrededor. Recuerda que el 50% de todas las bolitas que se encuentran se localizan en la parte superior de la axila.

Algunas mujeres enseñan a sus parejas a realizar la parte del examen mensual del seno que deben realizar acostadas.

Si todavía menstrúas (tienes la regla), debes hacerte tu examen mensual de los senos unos cuantos días después de terminar la regla. Las mujeres que ya no menstrúan deben escoger un día de cada mes para hacerse el examen y repetir éste el mismo día de cada mes.

1: Bañándote. Esta parte del examen se centra en tus senos y los pezones. El agua y el jabón hacen que la piel se sienta resbalosa y por lo mismo es más fácil examinar tus senos.

- Examen del seno derecho: Empieza levantando tu mano derecha por encima de tu cabeza y usando tu mano izquierda para examinar tu seno derecho. Usa las puntas de los dedos de tu mano izquierda para presionar el seno derecho ligera y profundamente ya sea en forma de espiral siguiendo el movimiento del reloj o hacia arriba y hacia abajo como si hubiera una rejilla. Si cierras los ojos a veces te puedes concentrar mejor en lo que sientes. Asegúrate de abarcar todo el seno y el área de la axila.

- Examen del seno izquierdo: Levanta tu mano izquierda por encima de tu cabeza y usa tu mano derecha para examinar tu seno izquierdo en la misma forma. Usa las puntas de los dedos de la mano derecha para presionar ligera y profundamente en forma de espiral o de rejilla sobre el seno izquierdo.

La figura ilustra algunas formas comunes para realizar la parte del examen de los senos que harás mientras te bañas. Podrás obtener una tarjeta para el baño solicitándola de la Sociedad Americana del Cáncer (*American Cancer Society*).

Si sientes una bolita en tu seno, debes

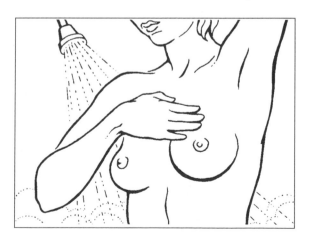

Autoexamen del seno o la mama en la ducha o regadera

consultar con tu proveedor de servicios de salud. Ten presente que los senos de algunas mujeres pueden tener más bolitas no cancerosas que los de otras. Además, en diferentes tiempos del mes, tus senos podrán sentirse con más bolitas que de costumbre. Una vez que formas el hábito de auto examinarte regularmente, podrás saber cómo se sienten tus senos normalmente y cuándo sientes algo anormal.

2: Mirándote en el espejo. Esta parte del autoexamen de los senos te permite observar todas las diferencias entre tus senos en su conjunto. Debes mirar tus senos desde tres posiciones diferentes: (1) con las manos a los costados, (2) con las manos detrás de la cabeza, y (3) con las manos en la cadera mientras mueves los músculos del pecho. En cada una de estas posiciones debes observar:

- Cualquier cambio en el tamaño del seno;
- Si un seno está mucho más bajo que el otro;
- Cambios en la piel del seno;
- Cualquier cambio en la forma o la piel del pezón; o
- Cambios en la coloración de la piel (rojiza o descolorida).
- Líquido del pezón

3: Estando acostada. Esta parte del autoexamen de los senos te ayuda a tocar mejor las áreas que van desde el seno hasta la axila y hasta la clavícula.

La Sociedad Americana del Cáncer recomienda que te examines el seno y la axila estando acostada. Para esta parte del examen, debes acostarte y colocar una almohada debajo de tu hombro izquierdo. Pon tu mano derecha debajo de tu axila izquierda y con las puntas de los dedos haz espirales pequeñas del tamaño de las puntas de tus dedos hasta el seno izquierdo. Podrás hacer las espirales pequeñas en sentido circular hacia abajo, en dirección al

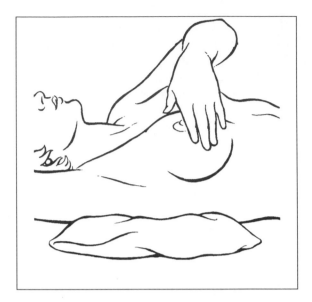

Autoexamen del seno o la mama en posición de acostada

seno y al pezón. Enseguida mueve tu mano derecha hacia la clavícula izquierda y nuevamente con las puntas de los dedos haz pequeñas espirales hacia abajo hasta llegar al seno izquierdo. Una vez que has hecho esto para el área que va desde la clavícula y la axila izquierda hasta el seno izquierdo, repite los mismos pasos con el seno derecho.

Coloca la almohada debajo de tu hombro derecho y usa tu mano izquierda y repite el examen en el área desde la clavícula y la axila derecha hasta tu seno derecho.

Debes presionar con firmeza, lo suficiente como para mover la piel. Fíjate en cómo se mueve la piel y cómo se siente al hacer las espirales con las puntas de los dedos.

Asegúrate de ver a tu proveedor de servicios de salud si notas:

- Una inflamación en la parte superior del brazo.
- Un aumento en el tamaño de los pequeños ganglios o nódulos linfáticos de forma ovalada que están en el área de tu axila.

NO TODAS LAS BOLITAS EN EL SENO SIGNIFICAN CÁNCER

En cuatro de cada cinco mujeres, las bolitas en los senos no están relacionadas con el cáncer. La Sociedad Americana del Cáncer subraya que la responsabilidad de la mujer consiste sólo en encontrar un cambio y no en intentar hacer un diagnóstico. Tu proveedor de servicios de salud podrá diagnosticar algunos tipos de bolitas como:

- Quistes: bolsas llenas de líquido que se encuentran por lo general en ambos senos. Varían desde muy firmes hasta muy blandos y son sensibles al tocarse justamente antes de la menstruación (típicamente ocurren en mujeres de 35 a 50 años).
- Fibroadenomas: consisten en diferentes clases de tejidos. Se sienten sólidos, redondos y resbalosos. A veces se mueven fácilmente y por lo general no producen dolor y ocurren con más frecuencia en mujeres jóvenes.
- Bolitas fibroquísticas: cambian de tamaño según el ciclo menstrual. Se encuentran en casi la mitad de las mujeres. Deben ser diagnosticadas por tu proveedor de servicios de salud ya que son difíciles de distinguir de las bolitas malignas. Las bolitas disminuyen en tamaño al empezar la menopausia (entre los 35 y 50 años de edad).
- Papilomas en los conductos lácteos: pequeños nódulos debajo del área de los pezones. Pueden causar que los pezones sangren (aparecen en las mujeres a los 40 años). Cualquier sangrado del pezón es motivo para ver a tu proveedor de servicios de salud.
- Lipomas: están compuestos de tejido graso. Estas bolitas pequeñas varían en tamaño desde $1/4$ de pulgada hasta $1/2$ pulgada de diámetro. Se mueven libremente y crecen lentamente. El diagnóstico se basa en la biopsia. (Afectan principalmente a mujeres mayores de edad.)

EXAMEN DEL SENO POR TU PROVEEDOR DE SERVICIOS DE SALUD (EXAMEN CLÍNICO DE LOS SENOS) POR LO MENOS CADA 3 AÑOS ENTRE LOS 20 Y 40 AÑOS DE EDAD Y CADA AÑO DESPUÉS DE LOS 40.

El examen de los senos es una parte importante de tu consulta anual con tu proveedor de servicios de salud. El examen de los senos que hace tu proveedor de servicios de salud será parecido al examen que tú practicas con la diferencia de que tu proveedor de servicios de salud tiene más práctica para detectar irregularidades. Durante el examen, si tu proveedor de servicios de salud toca un abultamiento, él o ella tratará de determinar su tamaño y la facilidad con que se mueve. Toda esta información es importante para determinar el tipo de bolita que es.

Aunque estés incómoda y te sientas vulnerable cuando tu proveedor de servicios de salud te examina los senos, recuerda que esto es parte del examen. Algunas mujeres indican que cuando sienten pena o vergüenza es más fácil fijarse en la parte superior de la cabeza

---

Advertencia: Posibles señales de cáncer del seno

1. Una bolita en el seno.
2. Cualquier cambio en el tamaño del seno.
3. Que un seno esté mucho más bajo que el otro.
4. Cambios en la piel del seno.
5. Cualquier cambio en la forma o en la piel del pezón.
6. Aumento en el tamaño de los pequeños ganglios o nódulos linfáticos de forma ovalada que están en el área de la axila.
7. Líquido turbio o sangriento que salga del pezón.

del proveedor de servicios de salud o no fijarse en la parte que está examinando.

A pesar de la habilidad de tu proveedor de servicios de salud para detectar algo, él o ella no sabrá inmediatamente si la bolita o bulto es normal o anormal para ti. Tú, sin embargo, debes conocer tus senos mejor que nadie después de hacerte los exámenes mensuales y podrás indicar lo que es normal y lo que no es normal para ti.

MAMOGRAMA O MAMOGRAFÍA

Las mujeres de 40 años de edad y mayores deben hacerse un mamograma cada año. En 1987, las latinas fueron el grupo menos propenso a realizarse un mamograma, pero para 1992 las latinas se convirtieron en el grupo con más probabilidad de hacerse un mamograma gracias a las actividades comunitarias de la Sociedad Americana del Cáncer y de la La Alianza Nacional (La Alianza) para la Salud Hispana.

Un mamograma consiste en una radiografía (rayos X) del seno. Un mamograma de alta calidad puede identificar una bolita antes de que sea detectada por medio del examen manual del seno. A pesar de ello, es importante recordar que un mamograma es incapaz de detectar todos los tumores ya que algunos tumores no aparecen claramente en las radiografías.

Por ser un tipo especializado de rayos X, es sumamente importante que la mamografía sea conducida de forma segura y confiable. Esto quiere decir que el mamograma debe ser hecho por técnicos entrenados que usan equipo en buen estado y que deberá ser visto por un especialista. Aunque muchas personas suponen que esto es lo habitual, para 1992 quedó claro que aunque las mujeres se estaban haciendo mamogramas, el mamograma por si solo no siempre era tan seguro o tan confiable como se esperaba. Fue por eso que el Congreso asignó a la Administración de Alimentos y Fármacos, que tiene la responsabilidad de supervisar la seguridad y efectividad de los equipos médicos, la responsabilidad principal de imponer la ley de Normas de Calidad de la Mamografía.

Conseguir un mamograma de calidad. La ley de Normas de Calidad de la Mamografía tiene el propósito de asegurar el crecimiento de centros de alta calidad por medio del desarrollo de normas y evaluaciones anuales de los 11,000 centros en el país. En 1994, la Administración de Alimentos y Fármacos (FDA) publicó las normas que debían reunir los proveedores de servicios de salud y centros para conseguir certificación ante los cuerpos de acreditación de la Administración de Alimentos y Fármacos. Para operar un centro de mamografía legalmente, un establecimiento deberá exhibir en un lugar prominente el certificado otorgado por la Administración de Alimentos y Fármacos. Cuando tu proveedor de servicios de salud pide que te hagas un mamograma, asegúrate de llamar y preguntar si tal establecimiento tiene ese certificado.

¿Quién debe hacerse un mamograma? Ha habido mucha discusión acerca de la edad en que una mujer debe hacerse su primer mamograma y sobre la frecuencia con la que debe hacerse los siguientes mamogramas. Según los Centros Para el Control de las Enfermedades y la Prevención (CDC), el mamograma no provee tanta información en el caso de las mujeres menores de los 30 años como en el caso de las mujeres de más edad. La Sociedad Americana del Cáncer ha indicado que todas las mujeres deben hacerse un mamograma cada año (se recomienda que las mujeres con antecedentes de cáncer del seno en la familia vayan a una edad más temprana). Las recomendaciones para los mamogramas en las mujeres entre los 40 y los 50 años de edad es en este momento el tema de mayor discusión.

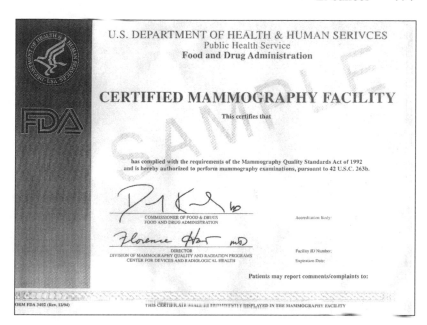

U.S. DEPARTMENT OF HEALTH & HUMAN SERIVCES
Public Health Service
Food and Drug Administration

CERTIFIED MAMMOGRAPHY FACILITY

This certifies that

has complied with the requirements of the Mammography Quality Standards Act of 1992
and is hereby authorized to perform mammography examinations, pursuant to 42 U.S.C. 263b.

COMMISSIONER OF FOOD & DRUGS
FOOD AND DRUG ADMINISTRATION

Accreditation Body:

DIRECTOR
DIVISION OF MAMMOGRAPHY QUALITY AND RADIATION PROGRAMS
CENTER FOR DEVICES AND RADIOLOGICAL HEALTH

Facility ID Number:

Expiration Date:

Patients may report comments/complaints to:

FORM FDA 3402 (Rev. 12/94)   THIS CERTIFICATE MUST BE PROMINENTLY DISPLAYED IN THE MAMMOGRAPHY FACILITY

Ejemplo de un certificado de mamografía

Las recomendaciones para estas edades están siendo estudiadas. Tu departamento local de salud te puede decir a donde puedes ir para obtener un mamograma a bajo costo. Para mujeres mayores de los 65 años, el Medicare cubre los gastos de un mamograma, pero únicamente cada dos años.

¿Qué sucede cuando vas a hacerte un mamograma? Te pedirán que te quites todas las joyas y la ropa de la cintura para arriba. Te darán una bata que se abre por el frente para que te cubras y no tengas frío.

Te llevarán a un cuarto en donde una técnica te pedirá que abras la bata y coloques uno de tus senos sobre una lámina de plástico. La técnica moverá tu seno suavemente para ponerlo en la posición correcta sobre la lámina. Una segunda lámina sobre la parte superior del seno ayuda a aplanar el seno lo más posible. El seno se pone en posición y se presiona para obtener las mejores radiografías—se toma una imagen desde arriba y otra del lado. Después de haber tomado las imágenes de uno de los senos, la técnica repite el mismo procedimiento con el otro seno.

En la mayoría de los casos, te pedirán que esperes mientras la técnica revela las radiografías. Si no están claras, la técnica tendrá que tomar un segundo conjunto de imágenes.

Recuerda que la posición para tomar la mamografía podrá no sentirse natural y hasta incómoda pero *te puede salvar la vida*. Asegúrate de hacerte los mamogramas con la frecuencia indicada para tu edad.

Los resultados del mamograma. Las imágenes de tu seno serán estudiadas por un proveedor de servicios de salud entrenado en leer lo que para el ojo no entrenado parece ser solamente sombras. A veces es necesario tomar imágenes adicionales. El proveedor de servicios de salud que interpreta tus radiografías dará un informe al proveedor de servicios de salud que te envió.

Algunas bolitas resultan ser quistes llenos de líquido y otras bolitas contienen depósitos ásperos de calcio (que resultan de golpes, cambios en las arterias de los senos debido a la edad o a la inflamación). A veces las bolitas contienen cantidades pequeñísimas de calcio (micro-calcificación). Estas pequeñas calcificaciones pueden sugerir la presencia de un cáncer.

Si tu proveedor de servicios de salud identifica un abultamiento y no puede decir que no es canceroso, el siguiente paso es averiguar exactamente qué es. Según el Instituto Nacional del Cáncer, la única forma segura de diagnosticar el cáncer es por medio de una biopsia.

OTROS MÉTODOS

El uso del ultrasonido para obtener imágenes del seno ha permitido que haya más información sobre los tumores. El ultrasonido puede distinguir entre una bolita (bulto) sólida y una que es líquida. Mientras que un bulto líquido sea probablemente un quiste benigno lleno de líquido, una masa sólida podría ser un cáncer. Desgraciadamente, el ultrasonido no puede detectar pequeños depósitos de calcio o tumores pequeños.

Con mayor frecuencia se siguen aprobando nuevas tecnologías que mejoran o complementan a la mamografía. A pesar de eso, en este momento el procedimiento diagnóstico más común para el seno es la mamografía.

BIOPSIA

En el pasado, se pedía por lo general a las mujeres que dieran permiso al cirujano para que realizara la mastectomía si encontraba cáncer al hacer la biopsia. Hoy en día, el diagnóstico y el tratamiento son dos partes distintas del proceso en la mayoría de los casos (en algunas ocasiones el cirujano realiza la lumpectomía durante la biopsia). Por lo general, primero se hace la biopsia para diagnosticar y luego, después de cierto período que pudiera llevar desde varios días hasta una semana, inicia el procedimiento. Sin embargo, en la mayoría de los casos se aprovecha el tiempo entre la biopsia y el principio del tratamiento para considerar cuidadosamente todas las opciones de tratamiento y para prepararte para las consecuencias del tratamiento. La investigación ha mostrado que este retraso no produce efectos perjudiciales.

Hay dos formas para obtener tejido de un bulto:

1. Aspiración/biopsia con aguja.
• Aspiración con aguja fina. Se anestesia el seno y se inserta una aguja delgada y larga en el bulto para sacar una parte. Será obvio si el bulto es líquido o de tejido sólido. Si el bulto está lleno de líquido, entonces es un quiste. Esto significa que no hay células cancerosas presentes y tu proveedor de servicios de salud sacará el líquido indeseado. Si el bulto está sólido, entonces retirará parte del tejido para examinarlo. Por lo general, este procedimiento se realiza sin necesidad de hospitalizar a la paciente.

La aspiración es una técnica muy efectiva mientras se haga correctamente. Si una mujer tiene senos grandes y la bolita está cerca de la pared del tórax, este procedimiento no es recomendable ya que no siempre es posible llegar hasta la bolita. Tampoco se recomienda la aspiración si la bolita no se puede ver en el mamograma, ya que el cirujano tendrá que dirigir la aguja hasta la bolita.

• Biopsia básica por medio de aguja (biopsia estereotáctica del seno/prueba de la mama). Se anestesia el seno y se inserta una aguja en la bolita para extraer un poco de tejido. Se guía la aguja por medio de una técnica de radiografía computarizada. El uso de este procedimiento va en aumento ya que es muy preciso y a diferencia de la biopsia quirúrgica no deja cicatrices.

2. Biopsia quirúrgica.
Ésta requiere extraer parte de la bolita (biopsia incisional). Si el bulto parece "sospechoso", el cirujano sacará un centímetro (alrededor de media pulgada) de tejido sano del

área contigua a la bola (biopsia excisional) para ver si hay células cancerosas en los tejidos que le rodean. Si el bulto parece benigno, entonces el cirujano extraerá una porción menor del tejido sano que le rodea.

Etapas del cáncer del seno (mama)

• Carcinoma in situ. El cáncer está localizado en un sólo sitio y se lo encuentra solamente en unas cuantas capas de células. Las posibilidades de curación para este tipo de cáncer del seno son superiores al 90%.

Etapa I	Las células cancerosas se encuentran en el área del seno y debajo de los brazos en los ganglios o nódulos linfáticos. El tamaño del tumor es menor de una pulgada (2.5 cm).
Etapa II	Las células cancerosas se encuentran en la zona del seno y debajo de los brazos en los ganglios o nódulos linfáticos. El tamaño del tumor es de entre una y dos pulgadas (2.5–5.0 cm).
Etapa III	A veces conocido como "cáncer avanzado localmente", en esta etapa el tumor es de un tamaño mayor de dos pulgadas (5.0 cm) y las células cancerosas están presentes en la mayoría de los ganglios o nódulos linfáticos y otras zonas cercanas al seno.
Etapa IV	En esta etapa el cáncer se ha diseminado (metastasiado) a otras partes del cuerpo.

Cáncer recurrente   Si has tenido cáncer y has sido tratada, algunas veces el cáncer de todas formas regresará. Esto se considera un cáncer recurrente.

Consejos

La mayoría de las mujeres pueden someterse a una lumpectomía. Asegúrate de discutir esta opción.

Cirugía

Esta es siempre difícil de sobrellevar y, sin embargo, en lo que se refiere al cáncer del seno la cirugía ofrece las mejores probabilidades de curación. Estudios recientes muestran que cuando una mujer se somete a una lumpectomía, no hay diferencia en sus probabilidades de supervivencia en comparación a las mujeres que han tenido una mastectomía. A continuación se describen las diferentes clases de cirugía.

LUMPECTOMÍA

Se remueve el tumor junto con algo del tejido de la zona circundante. El cambio en el aspecto de los senos será leve. Se extraerán algunos de los ganglios o nódulos linfáticos de las axilas.

MASTECTOMÍA PARCIAL O SEGMENTADA

Se remueven el tumor, hasta un cuarto del tejido del seno y todos o algunos de los ganglios o nódulos linfáticos.

MASTECTOMÍA TOTAL O SENCILLA

Se remueve el seno entero y a veces unos cuantos ganglios o nódulos linfáticos.

MASTECTOMÍA RADICAL MODIFICADA

Se remueven el seno entero, todos los ganglios o nódulos linfáticos de las axilas y el tejido que cubre los músculos del pecho.

MASTECTOMÍA RADICAL (RADICAL HALSTED)

Se remueven el seno entero, todos los ganglios o nódulos linfáticos de las axilas y los músculos del pecho. Antiguamente considerado el tratamiento favorito para el cáncer del seno, ahora sólo se usa en casos donde el cáncer esté adherido a la pared del pecho.

El seguimiento y los nuevos exámenes

Es de gran preocupación el hecho de que grandes números de latinas no regresan para hacerse nuevos mamogramas que pudieran detectar cambios anormales en el pecho al largo plazo. El mamograma inicial establece la base sobre la cual se compararán los futuros mamogramas. Al monitorear los cambios a largo plazo, las latinas y sus proveedores de servicios de salud pueden darse cuenta de anormalidades que requieren de más exámenes o tratamiento. El seguimiento oportuno le ayudará al proveedor de servicios de salud a lograr una resolución en el diagnóstico y podrá hacer recomendaciones futuras que pudieran potencialmente salvar la vida de la mujer.

Aunque las latinas tienen de los más bajos niveles de cáncer del pecho, sus niveles de mortalidad son de los más elevados y es más probable que mueran de la enfermedad que las mujeres blancas no hispanas. Los niveles más elevados de mortalidad se deben en parte a que los diagnósticos se efectúan en etapas

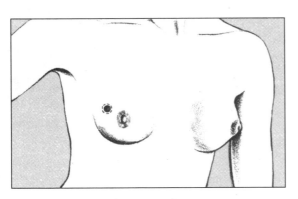

Lumpectomía

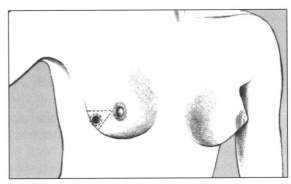

Mastectomia parcial

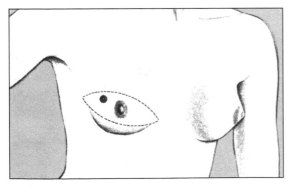

Mastectomia total

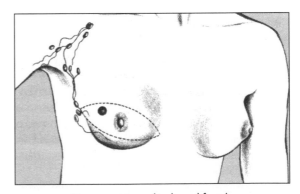

Mastectomia radical modificada

tardías cuando las opciones de tratamiento son limitadas y menos exitosas. Muchas veces se detectan resultados sospechosos, pero se pierde contacto con las mujeres para su debido seguimiento. Esto significa que no regresarán a la clínica, aún cuando se haya encontrado algo sospechoso o anormal.

Cáncer cervical, uterino y ovárico

Necesitamos escuchar muy atentamente todo lo que nos diga nuestro proveedor de servicios de salud. Al tratarse de nuestro sistema reproductor siempre nos invade el temor de que se nos diga que tenemos un tumor. Algunas nos tapamos los oídos cuando oímos que alguien dice "tumor", pero necesitamos escuchar atentamente ya que no todos los tumores son malos. A veces los quistes fibromas y funcionales (véase Capítulo 6) son equivocadamente llamados tumores y en nuestra imaginación pensamos que es cáncer y que moriremos. Con nuestra imaginación desbordándose a saltos cuánticos, nos resulta difícil comprender qué pasa en nuestro organismo.

Sabemos que las latinas tienen más problemas que otras mujeres con los ovarios, el útero y el cuello del útero (cerviz o cérvix). Los problemas que tenemos son por lo común un reflejo de lo complejo que normalmente es nuestro sistema reproductor femenino. A veces, sin embargo, ocurren problemas que son mucho más serios. El cáncer del cuello del útero, el cáncer del útero y el cáncer de los ovarios son algunas de las cosas que pueden andar muy mal. A menudo por error usamos esos términos indistintamente, ya que pensamos que podemos atender nuestros ovarios, cuello del útero y útero con una simple prueba. Una latina dijo: "Yo me hago mi prueba de Papanicolau cada año y si me sale bien ya no me preocupo de nada." La realidad

Advertencia

Las mujeres que fuman tienen índices más altos de cáncer cervical. Cuantos más cigarrillos fume una mujer al día y cuanto más tiempo lleve fumando, mayor será el riesgo de contraer cáncer del cérvix, el estómago, el esófago, la vejiga, el pulmón, la garganta y la laringe.

es que nada puede estar más alejado de la verdad puesto que un examen de Papanicolau sólo nos da información sobre el cuello del útero y no sobre nuestros ovarios o nuestro útero.

Necesitamos tener información sobre el cáncer del cuello del útero, el cáncer del útero y el cáncer de los ovarios—lo único que tienen en común es que cuanto más pronto sepamos del problema, mayor será el éxito del tratamiento.

El cáncer cervical

María sabía que trabajaba duro. Tanto estrés del trabajo le hace pasar muchas noches en vela. Y ahora, para empeorar las cosas comenzaba a tener serios cólicos y a veces sangraba mucho. No encontraba explicación a lo que le pasaba.

Estaba segura que era sólo algo raro con su menstruación y que mejor debía ignorarlo. Ella siempre había tenido dolor e incomodidad, pero sabía que en algún momento desaparecería. Tomaba tés para calmarse.

Días después, María cenaba con su amiga Clarissa. María le dijo a Clarissa lo que pasaba con su menstruación. María le dijo a Clarissa su propio diagnóstico, asegurándole que su inusual sangrado era probablemente resultado del estrés.

Clarissa escuchó atentamente los comentarios de su amiga y se quedó mirándola. Clarissa meció la cabeza y le dijo a María: "Yo sé como es el estrés; lo miro cada día en el espejo cuando me miro a mí misma. Pero cuando miro tu cara—tú no te ves como alguien que sólo tiene estrés. Tú te ves como que hay algo muy grave contigo."

El cáncer cervical típicamente llega sin síntomas. Su detección a tiempo nos ayuda a determinar cuando hay condiciones precancerosas. Ya que las condiciones precancerosas no causan dolor debemos ver a nuestros proveedores de servicios de salud de manera habitual aunque no nos sintamos enfermas o con dolor.

El dolor no es un síntoma de cáncer cervical sino hasta que éste ha avanzado al punto de ser invasivo. El síntoma más común del cáncer cervical es el sangrado anormal. Esto es, que tengamos demasiado o poco sangrado en el momento en que no nos corresponde menstruar. El momento en que no le toca es cualquier momento cuando no tenemos nuestra regla ordinaria, como después de las relaciones sexuales, el lavado vaginal o entre las reglas. Al mismo tiempo, no todo caso de sangrado anómalo es señal de problemas, ya que también se encuentra en mujeres que atraviesan por la menopausia.

El examen de Papanicolau es el método más efectivo para la detección temprana del cáncer cervical o del cuello del útero. Lo poco de información que hay acerca del cáncer cervical en las latinas indica que las latinas son el grupo con menos probabilidades de ir a hacerse un examen de Papanicolau (también conocido como frotis de Pap o prueba Pap) y al mismo tiempo el grupo de mujeres con más probabilidades de contraer cáncer cervical. Por estas razones, es cuestión de vida o muerte para nosotras el que consigamos vencer nuestra resistencia y nuestros prejuicios contra los exámenes de Papanicolau.

Algunas latinas piensan que sólo si se hallan activas sexualmente necesitan hacerse el examen de Papanicolau. Lo cierto es que todas las latinas mayores de 18 años deben hacerse una prueba anual de Papanicolau. Esto tam-

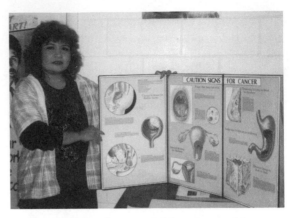

Necesitamos tener la mejor información posible en todo momento.

bién es así si eres mayor de 60 años de edad. Si tu prueba de Papanicolau es normal por tres años seguidos, tu proveedor de servicios de salud te sugerirá cuándo deberás regresar por la siguiente. A la mayoría de las mujeres se les recomienda un examen anual de Papanicolau. Además, las latinas menores de 18 años que sean sexualmente activas deben también hacerse exámenes regulares de Papanicolau.

Varios estudios indican que las mujeres creen equivocadamente que la necesidad de hacerse los exámenes de Papanicolau disminuye con la edad. De hecho, la muerte por cáncer cervical ocurre a un nivel más elevado en las mujeres mayores de los 65 años de edad (9 de cada 100,000) en comparación a las mujeres entre los 18 y 64 años de edad (2 de cada 100,000). El Medicare cubre exámenes de detección del cáncer cervical cada dos años y exámenes anuales para aquellas mujeres que tienen alto riesgo.

Más recientemente, los investigadores se han centrado en estudiar el papel que juegan los virus en el cáncer cervical. Hay evidencia fuerte de cierta relación entre los virus del papiloma humano (VPH) y el cáncer cervical. El VPH está considerado como una enfermedad transmitida por vía sexual (véase el Capítulo 18). Las mujeres que tengan VPH o que tengan parejas con VPH tienen un riesgo más alto de contraer cáncer cervical. La relación entre el VPH y el cáncer cervical no es una relación de uno a uno, ya que la mayoría de las mujeres que se exponen al VPH no llegan a sufrir de cáncer cervical.

Las estadísticas sugieren que hay un mayor riesgo de cáncer cervical cuando el sistema inmunológico de las mujeres no funciona bien. De ahí que las latinas que sean VIH positivo tengan más altos índices de cáncer cervical que las demás mujeres. De forma similar, aquellas mujeres que toman medicamentos para suprimir sus sistemas inmunológicos (típicamente, estas son mujeres que han recibido transplantes de órganos) también parecen estar en mayor riesgo de sufrir de lesiones precancerosas.

Lo que sabemos indica que son diversos los factores que interactúan para causar cáncer cervical. Algunas veces es muy difícil comprender la relación entre un factor específico y el cáncer cervical. Por ejemplo, las mujeres que fuman tienen índices más altos de cáncer cervical. Los índices más altos de cáncer cervical en las fumadoras están en proporción directa al número de cigarrillos que fuma la mujer al día y del número de años durante los cuales ha fumado. Cuanto más intenso es el hábito de fumar, mayor será el riesgo de cáncer cervical.

Hasta hace poco, las latinas fumaban menos que las demás mujeres, pero las agresivas campañas publicitarias de las compañías tabacaleras hacia las mujeres latinas está cambiando todo, y esto en el futuro podría tener que ver con nuestros ya elevados índices de cáncer cervical. Lo cierto es que: fumar es perjudicial para nosotras en muchas maneras.

Si bien sabemos que fumar nos hace daño, también hay evidencia de que el ácido fólico (que se halla en las verduras de hoja de color verde obscuro, jugo de naranja, chícharos secos, arvejas, frijoles y lentejas) juega un papel importante al protegernos contra el cáncer cervical. Algunas mujeres también toman un suplemento dietético diariamente o comen cereales vitaminados o mineralizados. Todavía está por precisar qué cantidad es la correcta. Apenas se empieza a estudiar seriamente éste tipo de protección.

Diagnóstico

La prueba del Papanicolau se usa para diagnosticar el cáncer del cuello del útero o cáncer cervical. No es tan confiable para diagnosticar el cáncer del útero y no puede diagnosticar el cáncer de los ovarios. En la primavera de 1996, la Administración de Alimentos y Fármacos autorizó la Especuloscopía Plus Pap por tener mayor sensibilidad para detectar las anomalías cervicales que el examen de Papanicolau cuando éste se emplea solo.

Una condición precancerosa es una zona con células anormales en la cual las células anormales están sólo en la capa superior. No se sabe qué causa estas condiciones. La designación técnica de estas anomalías celulares es lesiones escamosas intraepiteliales. Existen dos categorías de estas lesiones:

1: Lesión intraepitelial escamosa: de bajo grado, también conocida como displasia moderada o neoplasma intraepitelial cervical 1 (NIC 1), se encuentra típicamente en mujeres de entre 25 y 35 años de edad. En algunos casos, éstas células anormales se van por sí solas y en otros casos crecen y se convierten en lesiones intraepiteliales escamosas de alto grado. Tu proveedor de servicios de salud puede decidir seguir de cerca tu estado de salud y podría recomendar que te hagas una segunda prueba Pap en menos de un año.

2: La lesión intraepitelial escamosa de alto grado también se llama displasia moderada o severa, NIC 2, NIC 3 o carcinoma *in situ*. En la lesión de alto grado, las células se ven muy diferentes de las células normales y hay muchas más células precancerosas. Estas células anormales se encuentran aún localizadas en el cuello uterino.

Los resultados de las pruebas se basan ahora en el sistema Bethesda, el cual clasifica los resultados como lesiones intraepiteliales escamosas de bajo grado a lesiones intraepiteliales escamosas de alto grado. El sistema usado previamente clasificaba las células usando una escala de cinco puntos en la cual el 1 significaba normal y el 5 significaba el cáncer invasivo.

El cáncer cervical invasivo es aquél en el cual las células anormales del cuello del útero han invadido los tejidos u órganos contiguos. A fin de determinar si tienes cáncer cervical invasivo, es importante extraer células de los otros tejidos y órganos y mirarlos mediante un microscopio. ¿Qué significa tener una prueba positiva de Papanicolau? Si tu Papanicolau es positivo, entonces hay anomalías celulares. Probablemente se te pedirá hacerte una segunda prueba para confirmar los primeros resultados (véase el Capítulo 6 para saber cómo prepararse para el examen pélvico y la prueba Pap). Asegúrate de preguntar a tu proveedor de servicios de salud qué sistema se usó para medir los resultados.

Si la prueba del Pap resulta anormal, tu proveedor de servicios de salud quizá trate de obtener más información a fin de entender con más claridad la magnitud de lo que te está pasando, valiéndose de uno o más de los siguientes exámenes.

• Colposcopía. Los proveedores de servicios de salud deben indicar una colposcopía si las células son anormales o los resultados de una serie de exámenes de Papanicolau muestran una ligera anormalidad. Este procedimiento es similar a la especuloscopía, excepto que después de usar una solución avinagrada para cubrir el cuello del útero, tu proveedor de servicios de salud usará un colposcopio (algo así como un microscopio) para mirar más de cerca las células del cuello uterino. La colposcopía es un medio para medir las lesiones con mayor precisión y, de ser necesario, para indicar el área donde haya que hacer una biopsia.

• La prueba de Schiller. Tu proveedor de servicios de salud puede indicar una Prueba de Schiller además de la colposcopía. Cuando el colposcopio está en su lugar, el proveedor de servicios de salud cubre el cuello uterino con una solución de yodo y mira atentamente el cuello uterino. Las células anormales se ponen blancas o amarillas, mientras que las células normales se ponen de color café.

• Biopsia. Para hacer una biopsia, se saca un pequeño pedazo de tejido del cuello uterino. Hay dos tipos importantes de biopsia: la biopsia de superficie y la biopsia de debajo de la superficie.

Las biopsias de superficie se hacen generalmente en la oficina del proveedor de servicios de salud. Hay varias formas diferentes de obtener esta biopsia. Una es aquella en la cual tu proveedor de servicios de salud utiliza un instrumento para cortar pedazos pequeñitos del cuello uterino. Otro método es el procedimiento de excisión electroquirúrgica circular. Para este procedimiento, se usa anestesia local y luego se inserta un alambre circular delgadito a través de la vagina para cortar un pedazo redondo y fino de tejido.

Generalmente tendrás un poco de sangrado o flujo después de estos procedimientos. Aunque duela, sana pronto.

Las biopsias debajo de la superficie generalmente requieren anestesia local o general. En el método de conización ("biopsia de cono"), se saca una muestra de tejido en forma de cono. Para algunas condiciones precancerosas, las conizaciones se usan a manera de tratamiento si se extirpa toda la zona precancerosa.

Datos adicionales sobre el cáncer cervical

CONDICIONES PRECANCEROSAS

Si tu estado es precanceroso, entonces tu proveedor de servicios de salud podría indicar que, a fin de sacar el tejido anormal, se trate la zona afectada mediante lo siguiente: congelación (criocirugía), cauterización (diatermia o quemadura), láser (el cual destruye el tejido anormal dejando intacto el tejido normal), o procedimiento de excisión electroquirúrgica circular o conización. Aunque es de esperarse que sientas alguna incomodidad, aparte de un poco de sangrado por un par de días, no habrá más efectos secundarios.

CIRUGÍA

La histerectomía (sacar el útero y el cuello uterino) se hace si se encuentran células anormales en el interior del cuello uterino y la mujer no quiere tener niños en el futuro. Cuando sólo se sacan el útero y el cuello uterino, no se presentan síntomas de menopausia, ya que los ovarios siguen produciendo hormonas. Si se sacan las trompas de Falopio y los ovarios (salpingo-ooforectomía), se presenta la menopausia. Conviene recordar que la histerectomía no afecta el deseo sexual ni la capacidad de gozar fisiológicamente de las relaciones sexuales (véase el Capítulo 6).

RADIACIÓN

Los cánceres cervicales más avanzados con frecuencia se tratan con radiación. Algunas mujeres indican que sienten que su vagina se estrecha y se hace menos flexible como resultado del tratamiento de radiación. Si esto te ocurre a ti, tu proveedor de servicios de salud te podría ofrecer orientación sobre cómo usar dilatadores vaginales y lubricantes a base de agua para aumentar la flexibilidad y el tamaño de tu vagina.

MITOS Y HECHOS

Mito: Sólo las mujeres sexualmente activas necesitan hacerse la prueba Pap cada año.

Hecho: Todas las mujeres mayores de 18 años necesitan hacerse la prueba Pap cada año. Esto es importante sobre todo para las mujeres de mayor edad.

Mito: La histerectomía reduce mi capacidad de tener orgasmos.

Hecho: La histerectomía no te cambia el clítoris y, por lo tanto, no hay razón fisiológica para que no se produzcan los orgasmos. Quizá debas examinar tus emociones y tu amor propio.

Mito: Si tengo una histerectomía, me llegará inmediatamente la menopausia.

Hecho: Tu menopausia llegará sólo si se te sacan los ovarios.

Cáncer uterino

Hay dos clases principales de cáncer uterino: (1) el cáncer endometria, y (2) el sarcoma. El cáncer endometrial es responsable de la gran mayoría de cáncer uterino y se encuentra por lo general entre mujeres post-menopáusicas. Se inicia con el crecimiento de células anormales en el endometrio (capa interior del útero). A veces hay pocas señales que indiquen la presencia de un problema. Con el tiempo, el crecimiento en las paredes del útero se puede extender a otras partes del útero y zonas contiguas.

No está claro qué causa que las células crezcan de manera anormal o se diseminen fuera del útero. De manera preliminar, se estudia el papel que tienen el estrógeno y la progesterona. La investigación no dice con certeza cuál es el impacto de éstas hormonas, más bien sugiere que la exposición prolongada al estrógeno por sí solo, como por ejemplo, la terapia de reemplazo de estrógenos (TRE) en vez de la terapia de reemplazo de hormonas (TRH), podría ser un factor en el desarrollo del cáncer endometrial y las progestinas actúan para protegerte del cáncer endometrial. La investigación del cáncer endometrial se encuentra en una fase incipiente—los científicos empiezan apenas a ver cuáles son los posibles factores causales de su desarrollo.

Puesto que la mayoría de las mujeres que tienen cáncer endometrial son mayores de 60 años, los investigadores asumen que es un cáncer de crecimiento lento. Dada la escasez histórica de investigación con respecto a mujeres mayores de 60 años, no se espera que los nuevos estudios logren responder a algunas de las preguntas básicas relacionadas con esta enfermedad antes del año 2010.

El sarcoma se encuentra en sólo el 5% de los casos de cáncer uterino y se inicia en las paredes del útero, en los músculos lisos. Con el tiempo, el sarcoma se puede diseminar y llegar hasta la capa endometrial del útero. Se sabe poco sobre los sarcomas.

Diagnóstico

No hay prueba alguna que permita la detección temprana del cáncer uterino. El ultrasonido y la biopsia del útero se utilizan en la detección temprana del cáncer uterino. El cáncer uterino sucede con mayor frecuencia a mujeres que tienen entre 55 y 70 años de edad.

El patrón para las mujeres en riesgo no es uniforme. Lo que se sabe es que el riesgo es mayor para aquellas mujeres que sean obesas, que tengan pocos niños o no hayan tenido ninguno, que empezaron a menstruar a edad muy joven, o que empezaron su menopausia a edad tardía. El grupo de mayor riesgo también incluye a mujeres de ingreso y educación altos. No se puede predecir con exactitud la cantidad de riesgo que cada uno de estos factores contribuye.

Hechos adicionales sobre el cáncer uterino

Para el cáncer endometrial, tu proveedor de servicios de salud determinará el tratamiento o las combinaciones de tratamientos dependiendo de la etapa en que se encuentre el cáncer.

Etapa I	El tumor está limitado al endometrio; el índice de supervivencia para un período de 5 años está entre 64% y 95%.
Etapa II	El tumor llega al cuello del útero.
Etapa III	El tumor se disemina por toda la zona pélvica.
Etapa IV	El tumor se disemina a la vejiga o al recto o a órganos más distantes tales como los pulmones, el hígado, etc.

La cirugía por lo general obliga a una histerectomía (véase el Capítulo 6).

Cáncer ovárico

Lo que hace que el cáncer ovárico sea una enfermedad particularmente difícil es el hecho de que sus síntomas son vagos o no existen en las primeras fases. Desgraciadamente, ya que es difícil detectar el cáncer en las primeras fases, cuando se le detecta es por lo general en las etapas más avanzadas, en momentos en que es más difícil de tratarse. Por esta razón, el cáncer ovárico es la principal causa de muerte por cáncer ginecológico para las mujeres de los Estados Unidos. Se estima que cada año hay 23,000 casos nuevos de mujeres diagnosticadas con cáncer ovárico. En 1996, casi 15,000 mujeres murieron de esa enfermedad. Esto significa que una de cada 58 mujeres contraerá cáncer ovárico en su vida. Aunque los casos sobre los que leemos en la prensa popular perfilan a mujeres jóvenes, el cáncer ovárico se encuentra generalmente en mujeres post-menopáusicas mayores de 60 años.

Si bien hay factores de riesgo asociados al cáncer ovárico, es importante recordar que la mayoría de las mujeres que contraen este cáncer no tienen los factores de riesgo.

Las mujeres que corren mayor riesgo de cáncer ovárico son mujeres que no han tenido hijos al igual que mujeres que dieron a luz por primera vez después de los 30 años de edad. Al igual que en otras formas de cáncer, existe un riesgo aún mayor cuando haya en la familia historia de cáncer ovárico, síndrome de cáncer del seno y los ovarios o cáncer colorrectal no poliposo hereditario. Una historia personal de cáncer o un diagnóstico de cáncer del seno o la mama también se considera factor de riesgo.

Por otro lado, al parecer, las mujeres que han estado embarazadas así como aquellas que han amamantado (dado el seno o pecho a sus bebés) están menos propensas a contraer la enfermedad y también lo están las mujeres que usan píldoras anticonceptivas. Desgraciadamente, es difícil descifrar los vínculos entre estos factores y la enfermedad.

Diagnóstico

Los síntomas de las primeras etapas del cáncer ovárico van desde no existentes a vagos y por lo tanto a menudo se les ignora. Estos síntomas consisten en algo de incomodidad en la parte baja del abdomen o problemas digestivos. Además, no hay forma precisa de diagnosticar el cáncer ovárico en sus primeras etapas.

Se ha escrito mucho sobre un examen de la sangre conocido como CA–125. Este es un examen para un marcador de tumores (CA–125) que se encuentra donde haya células de cáncer ovárico. Desafortunadamente, al CA–125 le falta suficiente confiabilidad como marcador y por lo tanto no es bastante preciso para un análisis. El CA–125 no sólo se ha hallado en mujeres que tienen estados benignos en el ovario,

sino también ha fallado en casos en los cuales las mujeres tenían cáncer ovárico.

Está de más decir que las técnicas de detección del cáncer ovárico necesitan mejorar substancialmente. La falta de procedimientos de análisis precisos tiene como resultado que la mayoría de los diagnósticos no ocurran hasta después de que las células cancerosas se han diseminado al abdomen, el colon, el diafragma y el estómago.

Aunque hay varias formas de cáncer ovárico, los tipos más comunes se presentan en las paredes del ovario y se les llama carcinomas epiteliales. Las demás clases de cáncer ovárico son muy raras.

Si se sospecha que hay cáncer ovárico, se hace uso de una técnica de análisis más exacta conocida como ultrasonido transvaginal. El uso del ultrasonido (ondas de alta frecuencia que rebotan en los órganos internos) y las sombras que producen los ecos creados por los órganos internos te pueden decir si hay una bolita en el ovario. Saber exactamente qué significa esa bolita sólo se puede lograr a través de la laparotomía o la cirugía abdominal.

Durante la laparotomía, se extrae una biopsia del ovario. Si se encuentra cáncer, entonces se procede a sacar el ovario entero. Durante la laparotomía, podrían extirparse algunos ganglios o nódulos linfáticos así como algunos fluidos del abdomen. Todas estas muestras de tejido y fluidos son esenciales para determinar la etapa del cáncer ovárico. Determinar la etapa es crucial para proporcionar el tratamiento adecuado.

Datos adicionales sobre el cáncer ovárico

Hay cuatro etapas de progreso del tumor:

Etapa 1   La enfermedad se localiza dentro de uno o los dos ovarios. El 95% de las mujeres tienen un índice de supervivencia de cinco años después de haber sido diagnosticadas, es decir, viven cinco años después del tratamiento.

Etapa II
La enfermedad se localiza en los ovarios y estructuras pélvicas contiguas. El 79% de las mujeres logran el índice de supervivencia de cinco años.

Etapa III
La enfermedad se localiza en los ovarios, estructuras pélvicas y el abdomen medio o superior. El 28% de las mujeres afectadas tienen un nivel de supervivencia de cinco años.

Etapa IV
La enfermedad se localiza en los ovarios, estructuras pélvicas, abdomen y otras partes del cuerpo. El 10% de las mujeres afectadas tienen un índice de supervivencia de cinco años.

La falta de técnicas de diagnóstico temprano resulta en que el 60% de las mujeres que son diagnosticadas con cáncer ovárico ya están en la Etapa III o Etapa IV. Aproximadamente el 70% de las mujeres que son diagnosticadas en la Etapa III o la Etapa IV, recaen con tumores después de que aparentemente se extirpó el tumor original. Para tratar de ayudar a sobrevivir a las mujeres con cáncer ovárico en la Etapa III o IV, por lo general se les administra quimioterapia después de remover quirúrgicamente toda la enfermedad posible.

Cáncer pancreático

Se sabe muy poco de este tipo de cáncer. El páncreas tiene dos componentes principales, las glándulas exocrina y endocrina, mide alrededor de 6 pulgadas y se localiza atrás del estómago. El área exocrina es responsable de ayudarte a digerir la comida y el área endocrina produce hormonas (como la insulina) que ayudan al cuerpo a almacenar y usar los alimentos. El 95% de los cánceres pancreáticos empiezan en el área exocrina.

> Para recibir más información sobre los ensayos clínicos, llama al 1-800-4-CANCER.

Diagnóstico

La detección temprana del cáncer pancreático es casi imposible ya que cuando empieza a causar síntomas tales como dolor o ictericia, se ha desparramado mucho más allá del páncreas hasta los tejidos y órganos cercanos. Deberás ver a tu proveedor de servicios de salud cuando tengas cualquiera de los siguientes síntomas: náusea, pérdida de apetito, pérdida de peso no intencional, dolor en la parte superior o en medio del abdomen o color amarillento de la piel (ictericia).

El diagnóstico definitivo puede incluir una variedad de procedimientos: técnicas de utilización de imágenes, CPER (colangiopancreatografía endoscópica retrógrada), en donde te tomas un calmante mientras insertan un tubo flexible por la garganta, a través del estómago y dentro del intestino delgado. Cuando tu proveedor de servicios de salud mira por el tubo se inyecta un tinte para ver hacia dónde va. Usando el mismo tubo, el proveedor de servicios de salud usa instrumentos especiales e inserta una aguja fina en el páncreas para extraer las células para una biopsia o utiliza otros procedimientos que permiten insertar una aguja delgada en el páncreas para extraer células.

Datos adicionales sobre el cáncer pancreático

Etapa I
El cáncer se encuentra únicamente en el páncreas o ha comenzado a diseminarse a los tejidos junto al páncreas,

tales como el intestino delgado o el conducto biliar.

Etapa II   El cáncer se ha diseminado directamente al estómago, el bazo, el colon o los vasos sanguíneos que quedan alrededor.

Etapa III   El cáncer se ha diseminado a los ganglios o nódulos linfáticos de la región.

Etapa IV   El cáncer se ha diseminado a sitios más alejados del páncreas tales como al hígado o los pulmones.

Recurrente   El cáncer ha vuelto a ocurrir después de la cirugía en el área del páncreas u otra parte del cuerpo.

Hay diferentes procedimientos quirúrgicos que se utilizan para intentar extraer el tumor y muchas de las áreas que rodean el páncreas, pero a menudo fracasan porque el tumor se ha diseminado más allá del alcance de la cirugía.

Según el Instituto Nacional del Cáncer, "La mayoría de los pacientes que tienen cáncer del páncreas no se curan con la terapia estándar y algunos tratamientos estándar podrían acarrear más efectos secundarios de los esperados … Actualmente se llevan a cabo ensayos clínicos en la mayoría de las regiones del país para todas las etapas del cáncer pancreático". Nuevos estudios están considerando la posibilidad de que la terapia biológica sea un tratamiento para el cáncer pancreático.

La mente

Sonia sentía algo por ahí. Sentía su seno izquierdo inusualmente adolorido y algo le hacía sentir como el filo de una mesa. A lo mejor desaparecería solo.

Se puso a pensar constantemente en lo que significaría tener ahí una bolita que fuera algo. ¿Cómo podría ella seguir adelante? No era una mujer particularmente atractiva y sabía que terminaría desfigurada si resultaba ser algo. Ni siquiera se podía poner a pensar en lo que pudiera ser.

¿Cómo la vería Alfonso? ¿Cómo se atrevería a ir a los vestidores de las tiendas? Algunos no tienen cortinas. En el verano nunca le ha gustado mucho que digamos andar en traje de baño. Pero si esto fuera ahora algo de verdad . . . No, era mejor esperar que desapareciera.

Para las latinas, quizá lo que hace todo más difícil es la creencia que el cáncer es una sentencia de muerte. Necesitamos aceptar las múltiples evidencias que prueban que el cáncer, en muchos casos, tiene tratamiento y posibilidades de curación.

Aunque nuestro amor propio sea desafiado por los cambios que nos traiga la cirugía curativa o el tratamiento, será el sistema de apoyo que establezcamos lo que resultará vital para nuestra recuperación. Las parejas que realmente nos quieran nos seguirán apoyando y dando cariño durante y después del tratamiento. Estas parejas compartirán nuestro estrés mientras pasamos por este momento difícil de nuestras vidas. Aquéllas que no tengamos parejas seguiremos contando con el apoyo de nuestra familia y nuestros amigos.

Para algunas latinas, el formar parte de un grupo de apoyo resulta algo importante como parte de su red de apoyo. Muchas de las organizaciones que aparecen en la sección de recursos tienen grupos organizados de mujeres que comparten experiencias mutuas y se apoyan mutuamente durante el proceso de tratamiento y recuperación. Este tipo de grupos tiene un efecto positivo en la supervivencia ya que los miembros comparten entre sí todo lo que han aprendido.

Algo muy importante para el tratamiento es tu preparación mental. Los estudiosos no comprenden por qué, pero existe la certeza de que una actitud positiva es mucho más benéfica para todos los afectados.

Susana estaba consciente que no podía tener hijos. Le había dicho a todos sus amigos pues según ella, sabía que estaba bien no tener hijos, que había más cosas en su vida. Tenía sobrinas y sobrinos y cantidad de primos a los que quería.

Sin embargo, Susana sabía que durante muchos años había deseado y rezado que algo mágico ocurriera en el momento menos pensado. Si Dios disponía, tal vez resultaría embarazada.

Pero ahora tenía que tener esta histerectomía. Sabía que todas las esperanzas que había abrigado de tener su propio hijo pronto se esfumarían. Cualquier fantasía que había alimentado de que quizá algún milagro ocurriría y que de alguna forma se llegaría a embarazar iba a desaparecer para siempre. Una cosa era estar infértil porque sus órganos reproductores no funcionaran y otra situación muy diferente era que le sacaran sus órganos.

Su esperanza secreta de tener un niño nunca podría hacerse realidad ahora.

La mayoría de nosotras nos esforzamos durante nuestras vidas por equilibrar nuestros sentimientos con la realidad en que vivimos. Pero quiénes somos es algo más que nuestros órganos: es la totalidad de nuestras experiencias y nuestras relaciones.

El espíritu

El cáncer nos asusta y nos hace sentir vulnerables. Nos sentimos invadidas, como si algo se nos hubiera metido por dentro y destruído el alma. Pudiéramos tratar de entender porqué somos nosotras quienes tenemos que pasar por esto. Pudiéramos vernos obligadas a encarar nuestras creencias sobre la muerte y el acto de morir.

En estos momentos, aún con el apoyo de nuestros amigos y de nuestros proveedores de servicios de salud, tendremos que ir a lo más profundo de nosotras mismas para responder a nuestra alma adolorida. Quizá tengamos temor de lo que se nos presente en esta vida.

Debemos permitirnos llorar nuestras pérdidas. Debemos permitirnos llorar pero también alegrarnos de la gran fuerza y recursos interiores que nos da el hecho de ser latinas, esto es, lo que nos hace seguir adelante en la *vida*.

Las latinas sabemos muy bien que la fe y las oraciones pueden sostenernos en nuestros momentos más solitarios. Algunas veces, cuando las decisiones que tenemos que tomar son abrumadoras y estamos asustadas, debemos poner atención a nuestras voces interiores y escucharlas.

Si tenemos cáncer, tendremos la tendencia a culparnos a nosotras mismas por errores del pasado. Pudiéramos pensar que ésa es una cruz que Dios nos ha mandado cargar. No obstante, si crees en un Dios de amor, entonces concluirás que el cáncer sólo es una parte más de la condición humana. Dentro del concepto de redención se halla la creencia en el tratamiento y la curación. Así que, sé positiva y optimista.

Debes pensar en la idea de que Dios nos dio cerebro a fin de que pudiéramos resolver nuestros problemas. El tratamiento, la atención y la atención posterior son todas parte de los regalos que nos podemos brindar mutuamente. Dáte fuerza y poder a ti misma mediante la oración y el conocimiento. Las latinas sabemos que eso nos llevará muy lejos.

Resumen

Para la mayoría de las latinas, la sola mención de cáncer es suficiente para ahuyentarlas de las conversaciones. Sin embargo, hablar en la vida real del cáncer nos ofrecerá la información que necesitamos. Aunque las latinas teníamos antes una baja incidencia de cáncer, ahora nuestro grupo tiene crecientes índices de diversos tipos de cáncer. El cáncer del seno, del colon, del pulmón, cervical, uterino, ovárico y pancreático son de la más alta preocupación para las latinas.

El mensaje importante es que si no fumamos, si estamos atentas a nosotras mismas, si hacemos que nuestro proveedor de servicios de salud conduzca los exámenes anuales de rigor, estaremos en buena posición en la lucha contra el cáncer. Todo indica que, cuanto más temprano es el diagnóstico, mejores serán los resultados que lograremos del tratamiento.

Recuerda: la detección y el tratamiento a tiempo dan oportunidad para extender o alargar la sobrevivencia y hasta la curación puede ser excelente.

RECURSOS
CÁNCER (DEL SENO, CERVICAL, COLORRECTAL, DEL PULMÓN, OVÁRICO, PANCREÁTICO Y UTERINO)
Organizaciones
American Association of Retired Persons (AARP)
601 "E" Street NW
Washington, DC 20049
(202) 434-2277 ó (800) 424-3410
www.aarp.org

American Cancer Society
1599 Clifton Rd. NE
Atlanta, GA 30329
(800) ACS-2345 (227-2345)
www.cancer.org

Make Today Count, Inc. (MACC) Mid America Cancer Center
1235 E. Cherokee
Springfield, MO 65804
(417) 885-2588

National Cancer Institute
Cancer Information Service
Building 31, Room 10A-03
31 Center Dr. MSC 2580
Bethesda, MD 20892-2580
(800) 4CANCER (422-6237)
CancerFax: (301) 402-5874; (800) 624-2511 (para recibir asistencia sobre el uso de CancerFax)
CancerNet: cancernet@nci.nih.gov.

National Institutes of Health
Clinical Center
Recruitment and Referral Service
Warren Grant Magnusen Center
NIH
Bethesda, MD 20892-2655
(800) 411-1222
www.cc.nih.gov

National Coalition for Cancer Survivorship
1010 Wayne Avenue
Ste. 770
Silver Spring, MD 20910
(877) 622-7937
www.cansearch.org

National Women's Health Network & the Women's Health Network Clearinghouse
514 10th Street, NW Ste. 400
Washington, DC 20004
(202) 347-1140
www.womenshealthnetwork.org

Hotlines
American Cancer Society
(800) 227-2345

National Cancer Institute
(800) 4CANCER (422-6237)

Libros
Cook, Alan R., and Peter D. Dresser, eds. *Cancer Sourcebook for Women.* Detroit, MI: Omnigraphics, 1996.

CÁNCER DEL SENO
Organizaciones
(Tanbién American Cancer Society y National Cancer Institute, citados antes.)
The Breast Cancer Resource Committee
2005 Belmont St.
Washington, DC 20009
(202) 463-8040
www.afamerica.com/bcrc

LatinaSHARE
1501 Broadway, Ste. 1720
New York, NY 10036
(212) 719-4454 (Español) ó (212) 382-2111
www.sharecancersupport.org/latina.html

Look Good . . . Feel Better Cancer Program
1101 17th Street NW, Ste. 300
Washington, DC 20036
(202) 331-1770 ó (800) 395-LOOK
   (395-5665)

My Image After Breast Cancer
6000 Stevenson Avenue, Ste. 203
Alexandria, VA 22304
(703) 461-9595

National Alliance of Breast Cancer
   Organizations
9 E. 37th Street, 10th Floor
New York, NY 10016
(212) 719-0754 ó
   (888) 80-NABCO (806-2226)
www.nabco.org

National Alliance for Hispanic Health
1501 16th Street NW
Washington, DC 20036
(202) 387-5000
www.hispanichealth.org

National Breast Cancer Coalition
1707 L Street NW, Ste. 1060
Washington, DC 20036
(202) 296-7477
www.natlbcc.org

Susan G. Komen Breast Cancer Foundation
5005 LBJ Freeway, Ste. 370
Dallas, TX 75244
(972) 855-1600
www.komen.org

Y-ME National Breast Cancer Organization
212 West Van Buren
Chicago, IL 60607
(312) 986-8228
(800) 221-2141
www.yme.org

YWCA Encore Plus Program
Office of Women's Health Initiatives
624 9th Street NW, 3rd Floor
Washington, DC 20001-5305
(202) 628-3636 ó (800) 95-EPLUS
www.ywcaencore.org

HOTLINES
My Image After Breast Cancer
24-Hour HOPEline
(800) 970-4411
(703) 461-9616

Su Familia Family Health Helpline
National Alliance for Hispanic Health
866-SUFAMILIA (783-2645)

Y-ME National Breast Cancer Organization
(800) 221-2141 national office
(800) 986-2505 Español (24 horas)

Libros
American Cancer Society. "A Breast Cancer Journey: Your Personal Guidebook." 2001. Atlanta, GA. American Cancer Society.

Kahane, Deborah Hobler. *No Less A Woman: Feminity, Sexuality, and Breast Cancer.* 2nd revised edition. Alameda, CA: Hunter House, 1995.

Komarnicky, Lydia, and Anne Rosenberg, with Martin Betancourt. *What to Do If You Get Breast Cancer: Two Breast Cancer Specialists Help You Take Charge and Make Informed Choices.* Boston: Little, Brown, 1995.

LaTour, Kathy. *The Breast Cancer Companion..* New York: Avon, 1994.

Love, Susan M., M.D., and Karen Lindsey. *Dr. Susan Love's Breast Book.* 2nd ed. New York: Addison-Wesley, 1995.

Pressman, Peter, and Yashar Hirshaut. *Breast Cancer: The Complete Guide.* New York: Bantam, 1993.

Robinson, Rebecca Y., and Jeanne A. Petrek. *A Step-by-Step Buide to Dealing with Your Breast Cancer.* Secaucus, NJ: Carol Publishing, 1994.

Swirsky, Joan, and Barbara Balaban. *The Breast Cancer Handbook.* New York: HarperCollins, 1994.

Publicaciones y panfletos

"Breast and Cervical Cancer Resource Kit." Guía para la detección temprana del cáncer del seno y cáncer cervical entre mujeres hispanas. 1997. National Alliance for Hispanic Health, 1501 16th St., NW, Washington, DC 20036. Llama al (202) 387-5000 para obtenerlo.

"Breast Cancer Fact Sheet." U.S. Public Health Service's Office on Women's Health, Dept. of Health and Human Services, 200 Independence Avenue, SW, Rm. 730-B, Washington, DC 20201. Llama al (202) 690-7650 para obtenerlo.

"Breast Cancer: Information and Support." Información general sobre el tratamiento del cáncer del seno en mujeres. A Y-ME Publication. The National Breast Cancer Organization, Chicago, IL. Para obtenerlo, llama al (800) 221–2141 en inglés o al (800) 986–9505 en español. Otros títulos incluyen:

"Cuando la mujer que tu amas tiene cáncer del seno." Información en español sobre cómo obtener tratamiento para mujeres que padecen el cáncer del seno. 1998.

"For Single Women With Breast Cancer." Información sobre el tratamiento para el cáncer del seno para mujeres solteras. 2000. Disponible en español.

"Just for Teens! The Teen Guide for Breast Care." Teen Guide on how to monitor breast cancer. A Y-ME Publication. 1995.

"A Woman's Guide For Breast Care." Información general sobre el cáncer del seno para mujeres. A Y-ME Publication. 1995.

"When the Woman You Love Has Breast Cancer." Una guía para quienes conocen a alguien que padece del cáncer del seno. A Y-Me Publication. 1998.

"Preguntas y respuestas sobre el cáncer del seno." Para obtener este panfleto #4595-PS, llama al American Cancer Society al número (800) ACS-2345. www.cancer.org

Otras publicaciones disponibles en español incluyen:

"How to do Breast Self-Examination" (#2674)

"Mammography: What Every Woman Needs to Know" (#5024)

"Cancer Facts for Women" (#2623).

"Preguntas para hacerle a su médico sobre el cáncer del seno." National Cancer Institute: May 1993. Información en español sobre el cáncer del seno. Para obtener más información y pedir este folleto gratuito, llama al (800) 422-6237. Otros títulos incluyen: "What You Need to Know About Breast Cancer." July 1993.

CÁNCER DEL COLON Y DEL RECTO

(También American Cancer Society y National Cancer Institute, citados antes.)

Organizaciones

United Ostomy Association
19772 McArthur Blvd., Suite 200
Irvine, CA 92612
(800) 826-6826
www.uoa.org

CÁNCER DEL PULMÓN
Organizaciones
(También American Cancer Society y
National Cancer Institute, citados antes.)
American Lung Association
1740 Broadway
New York, NY 10019
(212) 315-8700
www.lungusa.org

CÁNCER UTERINO Y CERVICAL
Organizaciones
(También American Cancer Society y
National Cancer Institute, citados antes.)
LatinaSHARE
1501 Broadway, Suite 1720
New York, NY 10036
(212) 719-4454 (español)
www.sharecancersupport.org/latina

National Alliance for Hispanic Health
1501 16th Street NW
Washington, DC 20036
(202) 387-5000
www.hispanichealth.org

YWCA Encore Program
Office of Women's Health Initiatives
624 9th Street NW
Washington, DC 20001
(202) 626-0700 ó (800) 953-7587
www.ywca.org

Publicaciones y panfletos
"Preventing Cancer." American College of
Obstetricians and Gynecologists, Sept. 2000.
Llama al (800) 762-2264 para obtener este
y otros títulos de panfletos. Otros títulos
incluyen:
"Disorders of the Cervix." Sept. 2000.
"Uterine Fibroids." Mar. 2000.
"What You Need to Know About Cancer of
the Cervix." National Cancer Institute,
9000 Rockville Pike, Bethesda, MD 20892:
July 1994. Llama al 800-CANCER para
pedir el panfleto #95-2047. Otros títulos
incluyen:
"What You Need to Know About Cancer
of the Uterus." December 1992.
"La prueba pap: Un método para
diagnosticar el cáncer del cuello del
utero." January 1993. #93-2694S.
"¡Permanezca saludable!: Instrúyase sobre el
cáncer uterino." American Cancer Society,
1599 Clifton Road NE, Atlanta, GA 30392:
1995. Llama al (404) 320-3333 ó al (800)
ACS-2345 para obtener el panfleto #9442.
Otros títulos incluyen: "Your Life, Your
Choice."
"Pap Smears," 1999. American Academy of
Family Physicans (AAFP), 11400 Tomahawk
Creek Pkwy, Leawood, KS 66211-2672;
(800) 944-0000. Panfleto #1539.
"Cancer Facts for Women" (#2623), 1998.
American Cancer Society, 1599 Clifton
Road NE, Atlanta, GA 30392; (800) ACS-
2345, (800) 227-2345, (404) 320-3333.

CÁNCER DE OVARIO
Publicaciones y panfletos
"Cancer of the Ovary." American College of
Obstetricians and Gynecologists, Enero
1992. (800) 762-2264 para obtener este y
otros títulos de panfletos. www.acog.org.
Otros títulos incluyen: "Ovarian Cysts."
June 1993.
"Cancer Facts for Women." (# 2623), 1998.
American Cancer Society, 1599 Clifton
Road NE Atlanta, GA 30329; (800) ACS-
2345, (800) 227-2345.
"What You Need to Know About Ovarian
Cancer." National Cancer Institute, 9000
Rockville Pike, Bethesda, MD 20892: 2000.
Llama al 800-4-CANCER para pedir el
panfleto #94-1561.

13

La depresión . . . es algo más que una tristeza

Sonia y Anita habían sido amigas cercanas durante años. Compartían cada aspecto de sus vidas. Les alegraba darse apoyo a través de todos los eventos felices y trágicos que habían sucedido en sus vidas.

Sin embargo, durante los últimos meses, Sonia sentía que algo había pasado. Ahora, cada vez que llamaba a Anita, sentía que las cosas eran diferentes. A Sonia se le hacía difícil hablar con Anita.

Antes, siempre estaban a gusto en sus largas pláticas, en las cuales compartían sus sueños y reconocían que algunos nunca serían realidad. Durante años, Sonia había sido buena amiga y escuchaba a Anita comentar sobre los altibajos de su relación con Alfredo. Una vez más parecía que Alfredo no tenía tiempo para Anita. Siempre estaba trabajando. La pasión que una vez llenó sus vidas había pasado a ser no más que una nota al margen.

Sonia había oído todo esto por años, pero ahora se oía diferente. Ahora al hablar con Anita, oía que Anita lloraba. Anita le decía lo inútil que se sentía. Pese a haber recorrido buena parte de su vida, le parecía que a fin de cuentas tenía pocos logros que mostrar. Era demasiado para ella.

Luego, la última vez que Sonia vio a Anita, se sorprendió de lo que vio. Anita no se veía normal. Sonia le preguntó a Anita si había intentado bajar de peso. Anita dijo que no. Simplemente no quería comer. Y lo peor era que, últimamente, notaba que no podía ni dormir en la noche. Anita le confió que despertaba en la madrugada. Acostada junto a Alfredo, lloraba quedamente.

Anita no había querido molestar a Sonia con todo esto porque creía que todo pasaría. Sonia, sin embargo, sabía que esto era algo más que las acostumbradas lamentaciones. Tenía miedo de que algo muy malo le pasara a Anita. No supo qué hacer.

La depresión es una enfermedad. No es algo que sólo existe en nuestras mentes o que se nos pasa. Y para aquellas latinas que están clínicamente deprimidas, el estigma que frecuentemente acompaña el diagnóstico hace difícil aceptar la enfermedad o buscar tratamiento.

Lo que sabemos de todos los datos existentes es que la depresión es más probable entre las latinas que entre otras mujeres. Por lo mismo, no nos sorprendió cuando el Fondo Commonwealth condujo su encuesta nacional sobre la salud de las mujeres y más de la mitad de las latinas reportaron que sufren de depresión severa. Trágicamente, al mismo tiempo y por razones desconocidas, las latinas son el grupo con menos probabilidades de utilizar servicios mentales de salud.

La situación es peor para las latinas jóvenes. Las latinas adolescentes tienen niveles más elevados de intentos de suicidio que cualquier otro grupo de adolescentes: el 19.7% de las latinas han hecho por lo menos un intento de suicidio en comparación al 11.2% de las afroamericanas y el 11.3% de las adolescentes blancas no hispanas. Estas cifras respaldan lo que encontramos cuando miramos dentro de nuestros corazones y espíritus. La depresión no es nueva para nosotras. Es un producto secundario natural del "aguantar". Para algunas de nosotras, "aguantando" es como permanecemos en relaciones o matrimonios que son mucho menos que satisfactorios.

En 1999 investigadores de la UCLA documentaron que los hombres y las mujeres responden de manera diferente al estrés. La tendencia hacia "pelear o volar" que se suponía describía a todos, parecía referirse más a los hombres. Las mujeres que pasaban por estrés tendían más a "atender o hacer amistad," por ejemplo, se enfocaban más sobre los niños o buscaban la amistad de otras mujeres que les brindaban apoyo.

En recientes grupos de estudio, a algunas latinas se les preguntó si les dieran un millón de dólares, ¿seguirían con sus esposos? La gran mayoría de las mujeres dijeron que no.

Una latina matizó su respuesta diciendo que dejaría a su esposo, pero que le daría la mitad del dinero por haber sido un buen padre.

Lo conmovedor de estas mujeres es que decidieron permanecer con sus esposos porque sentían tener pocas opciones. Estas mujeres dijeron muy claramente: "estoy aguantando". Como el principal guardián de sus familias, ellas sabían que debían ser fuertes y aguantar por el bien de todos excepto el de ellas mismas. Desde la niñez, aprendemos a poner a todos los miembros de la familia por delante de toda necesidad nuestra. Muchas mujeres reportan que aún cuando saben que hay otras opciones, se sienten incapaces de cambiar las circunstancias que contribuyen a su depresión. Estos temores que nos congelan en una situación mala con frecuencia son alimentados por nuestra baja autoestima, que sofoca cualquier deseo que tengamos de hacer un cambio.

La depresión de las latinas podrá parecer diferente a la de otras mujeres, porque de acuerdo a nuestros valores culturales, hemos desarrollado habilidades para sobrevivir que esconden la profundidad de nuestra desesperación. Además, las relaciones que nos definen son a menudo el nudo que ata nuestra capacidad para tomar control de nuestras vidas. Temerosas de la realidad del cambio en nuestras vidas, y al no reconocer cómo nuestras relaciones más importantes e íntimas contribuyen a nuestros sentimientos de desesperación, cerramos nuestras mentes, silenciamos nuestros corazones y rezamos para que nuestra obediencia a Dios o nuestro sentido espiritual nos sostenga. Pero la fe exige más que obediencia: requiere que enfrentemos honestamente nuestros sentimientos y temores. Hasta que no hagamos esto nuestra desesperación sólo empeorará conforme pasa el tiempo y no pudiendo controlar el llanto de nuestras voces interiores, empezamos a caminar despiertas en medio de nuestras actividades diarias en un último intento desesperado por ignorar lo que sentimos.

Lo que una vez fueron actividades agradables resultan ser menos estimulantes que la anestesia que circula por nuestras venas. No nos permitimos sentir nada, porque el sentir sería muy doloroso. El acto sexual se convierte no en fuente de disfrute y placer sino en algo que hacemos por obligación. El resultado es la depresión, la cual alimentamos con nuestra incapacidad de ver que no importa cuán desesperadas nos sintamos, la realidad es que podemos crear nuevas oportunidades para nosotras y nuestros seres queridos. La depresión es la que nos mantiene en donde estamos y nos hace sentir que no tenemos a donde ir.

Pero podemos sobreponernos a la desesperación. Hay esperanza y no estamos impotentes. Afortunadamente, de todas las enfermedades mentales, la depresión es la que tiene mayor éxito en su tratamiento. El primer obstáculo en nuestra recuperación es reconocer cuando estamos deprimidas y empezar a tomar los pasos necesarios para deshecharla.

¿Cómo sabemos que estamos deprimidas?

La tristeza es un color en la paleta de la vida. Algunas veces nos sentimos tristes o sentimos como que nadie nos quiere. No nos gusta la manera en que se siente estar triste, pero es parte de ser humano. Es importante entender que está bien y es hasta normal sentirse triste—por un ratito. Pero a veces nos sentimos tristes por más de un rato, con el resultado de que no podemos desempeñar nuestras actividades cotidianas. En esas ocasiones podemos estar deprimidas.

Recuerda que la depresión es diferente de simplemente estar infeliz o triste. Sufrimos de la depresión cuando el color de la tristeza se apodera del lienzo de nuestras vidas con su

Consejos
Síntomas de la depresión
EN EL CUERPO
- Dormir mucho o muy poco, o despertar demasiado temprano en la mañana.
- Perder peso y/o apetito o comer excesivamente y aumentar de peso.
- Menos energía en un período extenso de tiempo, incluyendo quejas de fatiga, sentirse lenta.
- Síntomas físicos persistentes que no responden a tratamiento, tales como dolores de cabeza, desórdenes digestivos y dolor crónico.

EN LA MENTE
- Sentirse constantemente triste, ansiosa, o vacía.
- Pérdida de interés o placer en actividades, incluyendo las sexuales.
- Pensamientos de muerte o suicidio o intentos de suicidio.
- Intranquilidad, irritabilidad.
- Dificultad para concentrarse, para recordar o para tomar decisiones.

EN EL ESPÍRITU
- Sentimientos de desesperación, pesimismo.
- Sentimientos de culpabilidad, inutilidad, debilidad.

obscuridad y no deja campo para ningún otro color o para que entre la luz. La depresión penetra cada parte de nuestra vida y no deja ningún pensamiento o sentimiento sin tocar. Afecta cómo funcionan nuestros cuerpos, cómo nos sentimos nosotras mismas, nuestras relaciones y nuestro trabajo. La depresión toca nuestro espíritu y nos hace sentir que no hay esperanzas de que mejore la vida.

Para algunas de nosotras, la depresión puede ocurrir sólo una vez durante un período particularmente difícil en nuestras vidas. Para otras, puede recurrir varias veces en nuestras vidas.

Las latinas necesitamos comprender a fondo cómo los síntomas de la depresión afectan nuestro cuerpo, mente y espíritu. Dentro del marco de nuestras vidas, los síntomas deben tener sentido. Los siguientes son los síntomas básicos de la depresión.

El cuerpo

• **Dormir mucho o muy poco, o despertar excesivamente temprano.** Sabemos cuánto sueño necesitamos para sentirnos bien. Algunas nos sentimos descansadas con dormir sólo seis horas, pero otras necesitan ocho horas seguidas. Cuando estamos deprimidas, nuestros hábitos de dormir cambian: algunas de nosotras usamos el sueño como un escape y dormimos más de lo normal de una manera que interfiere con nuestras vidas. Otras pueden tener insomnio recurrente y se encuentran con que el sueño las elude. Para algunas latinas, una de las señales más claras de la depresión es que empiezan a despertarse temprano en la mañana.

• **Perder peso y/o apetito o comer excesivamente y subir de peso.** Un cambio en la manera de alimentarse y el cambio respectivo en nuestro peso es otra forma que nuestro cuerpo nos señala que estamos deprimidas. Los cambios en la alimentación varían desde comer demasiado hasta no comer lo suficiente. Una latina estaba tan deprimida que no se dio cuenta cuando se comió una caja entera de chocolates—y no tenía particular gusto por el chocolate. Otra latina que siempre había tratado de mantener su peso sabía que algo andaba mal cuando además de otros síntomas, notó que había bajado trece libras sin siquiera hacer el intento. Cuando veas que tú o tus amigas están bajando o subiendo de peso sin intentarlo, es importante considerar la depresión como posible factor.

• **Energía disminuida, fatiga, sentirse funcionar con lentitud.** Cuando afirmaciones tales como: "Me siento sin ánimo", "Tengo fatiga", "Estoy muy cansada", se vuelven costumbre en nuestra conversación con una amiga o un ser querido, esto puede indicar un problema que necesita atención más seria. Es natural sentirse cansada parte del tiempo, pero cuando esta reducción de energía es constante y debilitante, necesitamos escudriñar más profundamente para buscar la raíz del problema.

• **Persisten síntomas físicos que no responden a tratamiento, tales como dolores de cabeza, desórdenes digestivos y dolor crónico.** Algunas veces, no nos permitimos sentir el dolor emocional o espiritual y, por lo tanto, nuestro cuerpo resulta afectado por todas nuestras preocupaciones. Los problemas mentales que tratamos de ignorar exigen atención o de lo contrario brotarán en otras formas.

La mente

• **Sentirse constantemente triste, ansiosa, o vacía.** Una persona deprimida no necesariamente está triste todo el tiempo. En el caso más común, la persona deprimida encuentra que ha pasado por un cambio de humor, y de repente se siente repleto de sentimientos recurrentes de ansiedad, o se muestra excesivamente preocupada por cosas que no se pueden controlar. A veces las latinas deprimidas describen la pérdida de sentimientos como uno de los síntomas que padecen. Es importante notar cualquier cambio notorio de humor y actitud para determinar si tú o un ser querido están deprimidas. No tenemos que estar tristes cada día de nuestras vidas para concluir que estamos deprimidas. Lo que tenemos que identificar es el cambio de nuestra actitud, para ver cuándo hay un cambio y quizá veamos que no la pasamos siempre tristes. Para algunas de nosotras, el cambio puede ser un sentimiento de ansiedad. Para otras, puede ser que después de estar acostumbradas a sentirnos felices o tristes, ahora no sentimos nada. La ausencia de sentimientos es lo que reconocemos en algunos casos como uno de los síntomas de la depresión.

• **Pérdida de interés o placer en las actividades, incluyendo las sexuales.** Algunas veces, las actividades que una vez nos daban placer ya no nos hacen sonreír. En estas ocasiones podemos sentirnos inconsolables, como si las actividades y las personas que antes apreciábamos fueran insignificantes. De manera mecánica, continuamos el trabajo, jugamos con nuestros niños, hasta tenemos relaciones sexuales con nuestra pareja.

• **Pensamientos de muerte o suicidio o intentos de suicidio.** Si tú o una amiga piensan en el suicidio deben hablar con un proveedor de servicios de salud mental. Aunque sólo el 15% de personas deprimidas se suicidan, los pensamientos sobre el suicidio están entre los síntomas más comunes asociados con la depresión. Algunos investigadores han sugerido que las latinas con fuertes creencias católicas tienen menos probabilidades de considerar el suicidio debido al tabú religioso. Cuando sufres de un desorden depresivo, sin embargo, tienes menos probabilidades de formular juicios razonables. Como resultado, más de la mitad de los suicidios los cometen personas que tienen un desorden depresivo.

• **Intranquilidad, irritabilidad.** Hasta las mujeres que típicamente son calmadas pueden volverse intranquilas conforme aumentan sus sentimientos negativos. Irritaciones pequeñas o molestias que antes pudieron haberles pasado desapercibidas o de las que se habrían reído, de repente parecen intolerables y muestran que estamos a disgusto con nuestras vidas.

• **Dificultad para concentrarse, recordar o tomar decisiones.** La depresión puede disminuir nuestra capacidad para recordar o tomar decisiones y, por lo tanto, la persona deprimida puede tener dificultades para concentrarse en las tareas de rutina. Una persona deprimida pudo haber sido muy decidida, pero conforme aumenta la depresión, se vuelve incapaz de actuar o siquiera de recordar lo que intentaba hacer.

El espíritu

• **Sentimientos de desesperación, pesimismo.** Hay momentos en que cada una de nosotras siente que no hay modo de superar una dificultad en nuestras vidas. Lo que separa la depresión clínica de las subidas y bajadas diarias en la vida es el hecho de que estos momentos ocurran más frecuentemente y se hagan parte constante de nuestras vidas. Este sentido constante de desesperación es reforzado por la incapacidad para cumplir con lo que antes eran tareas rutinarias.

• **Sentimientos de culpabilidad, inutilidad, debilidad.** Las latinas con frecuencia nos definimos por las relaciones con los demás y es por eso que a veces se nos hace difícil aceptar que nosotras tengamos valor por nosotras mismas. Nuestros sentimientos de inutilidad y debilidad se pueden exacerbar por la realidad de que no nos hemos permitido ser individuos.

Tipos de depresión clínica

Todas hemos tenido estos síntomas alguna vez en nuestras vidas y, sin embargo, quizá no nos consideramos deprimidas. Muchas personas que son diagnosticadas con depresión tienen por lo menos cinco de estos síntomas por un período extenso. En verdad, como se explicó anteriormente, la depresión clínica no es cosa de tristeza o malestar temporario. En cambio, es un padecimiento en el cual los síntomas duran tanto que interfieren con nuestras vidas. Además, los tipos de depresión clínica (descritos después) no necesariamente se excluyen mutuamente. Por ejemplo, una persona a la que se diagnostica distimia puede pasar por episodios de depresión mayor en diferentes momentos de su vida. En consecuencia, es difícil decir en términos absolutos cuán común es cada tipo de depresión. Lo que sí sabemos es que, relativamente hablando, la depresión mayor es la más común y la enfermedad maniacodepresiva es la menos común.

Depresión mayor

Estoy tan cansada de todo. No quiero vivir más. Estoy poniendo todo en orden porque no quiero dejar mis cosas desordenadas. Tengo una amiga que cuidará a mi gato.

Voy a trabajar y hago mi trabajo. Nadie sabe lo que me pasa. Es fácil para mí hacer mi trabajo porque lo he hecho por tanto tiempo que no tengo ni siquiera que pensar para hacerlo. Voy, reviso algunos papeles en el escritorio y hago unas cuantas llamadas telefónicas.

Por estos días ni hambre me da. Esta es la primera vez en mi vida que he perdido peso sin siquiera intentarlo. Mi ropa se está haciendo más grande y yo me estoy haciendo más pequeña. No importa. Nada importa.

Llego a casa y lloro. Nadie me escucha y a nadie le importo. Lo único que quiero es morirme.
                                        EVELYN, 45

La depresión mayor (también llamada desorden unipolar) ocurre cuando una persona tiene, mínimamente, cinco de los síntomas señalados arriba durante por lo menos dos semanas y, como resultado de ello, no puede ser productiva en su vida. Aunque estos son los síntomas clásicos de la depresión, a veces, como por ejemplo al estar de luto, se pueden observar todas las señales de depresión mayor, pero no será tratada inicialmente como depresión mayor. Si después de varios meses tu manera de ser no ha cambiado, pudiera ser que entonces sí estés sufriendo de un episodio de depresión mayor.

Recientemente hemos reconocido que algunas mujeres sufren de un tipo especial de depresión mayor: Desorden Afectivo de Temporada. Este ocurre en el otoño y el invierno, en la primavera hay mejoría en los síntomas. Los síntomas típicos de esta depresión consisten en un aumento en las horas de dormir y comer, al igual que un retiro de las actividades sociales. Generalmente para ser diagnosticada con desorden afectivo de temporada, una mujer debe haber pasado por este cambio dos de cada tres años consecutivos. Se cree que la reducción en luz solar tiene un efecto negativo en algunas personas. Se ha demostrado que la exposición a la luz fluorescente (sin rayos ultravioletas), por ejemplo, la terapia de luz, es efectiva en el tratamiento de muchos casos de este desorden.

Además, algunas mujeres sienten un cambio de humor después de dar a luz (la depresión después del parto). La depresión después del parto se debe a la combinación de cambios que ocurren después del parto, las mismas consisten en alteraciones en los niveles hormonales de la mujer, la necesidad de adaptarse a nuevas responsabilidades, menos horas de sueño a causa de tener que cuidar al recién nacido.

La distimia

No puedo recordar ningún momento verdaderamente feliz en mi vida. Sin duda que hubo cosas buenas pero no las puedo recordar. En realidad casi no recuerdo mi niñez. Pero esas son sólo memorias—o la falta de ellas. Lo que sea.

Pues sí, hay veces que duermo mucho. Y a

veces como demasiado. Pero todo esto pasa. Sim-
plemente no soy una persona feliz. Ni siquiera sé
qué pudiera ser eso.

MILLIE, 28

La distimia tiene los mismos síntomas que la depresión mayor. La diferencia está en que los síntomas son más leves pero duran más. Por ejemplo, aunque puedas trabajar, no puedes desenvolverte a tu nivel máximo. La distimia usualmente dura por lo menos dos años.

Enfermedad maniacodepresiva

Cuando me sentía maníaca siempre parecía como que tenía mucho qué hacer y sentía una energía que me llegaba de no sé dónde. Sentía que podía hacer lo que fuera y a la vez, todo. Corría por toda la oficina y les decía a todos lo que debían hacer, a veces me iba de compras aunque sabía que mis tarjetas de crédito estaban al límite. Mi energía parecía infinita.

Ahora me doy cuenta de que lo único que hacía era distanciar a mis compañeros de trabajo y me endeudaba más. Cómo hubiera querido haber sido más constructiva cuando estaba en la fase maníaca. He aprendido que aunque parecía que movía montañas, en realidad sólo creaba desorden.

ELENA, 31

En la enfermedad maniacodepresiva (también llamada desorden bipolar) los síntomas de la depresión se alternan con los síntomas de los episodios maníacos. Es importante notar que la depresión mayor y la distimia se encuentra más comúnmente entre mujeres, mientras que la enfermedad maniacodepresiva se encuentra igualmente entre hombres como en mujeres. Las personas en una fase maníaca no son muy productivas. Hacen muchas cosas rápidamente, pero no logran sus metas.

MITOS Y HECHOS

Mito: Puedo sacudirme la depresión.

Hecho: La depresión clínica es una enferme-

dad seria que no se puede nada más sacudirse. Con la combinación apropiada de la psicoterapia y los medicamentos, la persona se puede sobreponer a la depresión.

Mito: Hay pastillas que curan la depresión.

Hecho: Aunque ha habido grandes avances en el desarrollo de medicamentos efectivos, la complejidad de los factores que crean y mantienen la depresión hacen poco probable que un medicamento por si solo pueda resultar en una curación a largo plazo.

Mito: No hay nada malo en sentirse triste todo el tiempo.

Hecho: Aunque tu vida sea difícil, no es aceptable que te sientas triste todo el tiempo. Si siempre estás triste, entonces debes buscar el tratamiento apropiado.

Mito: Esto no es depresión, acabo de pasar por un divorcio difícil.

Hecho: Para cada individuo, la depresión se debe a una combinación de factores genéticos, bioquímicos, sociales y ambientales. Los factores causantes no son los que determinan si estás o no deprimida. La depresión se define funcionalmente (por lo bien que puedes desarrollar tus tareas día con día), físicamente (por los cambios en tus hábitos de comer y dormir) y emocionalmente (sentimientos de tristeza, de inutilidad). El tiempo que dures con esta combinación de síntomas, no los factores causantes, es lo que determina si estás o no deprimida.

Mito: Todas las personas con tendencias suicidas están deprimidas.

Hecho: No todas las personas con tendencias suicidas están deprimidas.

Causas de la depresión

Sería más fácil tratar la depresión si hubiera sólo un factor que la determinara. Sin embargo, hay por lo menos tres factores principales. Además, la combinación de factores y la manera en que contribuye cada factor al episodio depresivo varía en cada individuo. Por lo tanto, para cada persona deprimida, la causa y en consecuencia el tratamiento serán diferentes. Los tres factores principales son:

Genéticos

La investigación genética trata de identificar dos cosas principales: si la depresión pudiera ser hereditaria y si existen defectos genéticos ligados a la depresión.

Con respecto a la herencia, la evidencia no es fuerte. La investigación indica que las gemelas idénticas (que comparten los mismos genes) tienen ligeramente más probabilidades de sufrir el desorden bipolar que las gemelas fraternales (aquellas que comparten algunos de los mismos genes). Con respecto a la transmisión de la distimia (unipolar) o la depresión mayor, la evidencia de un factor genético es débil. Esto significa que, en la mayoría de los casos, aún cuando haya una historia familiar de depresión, sólo algunos miembros de la familia desarrollarán la enfermedad. De hecho, aún cuando la composición genética de la familia te predispone en un grado no determinado a la depresión, no es seguro que sufrirás de depresión.

La investigación continúa para determinar cuáles son los factores en los genes que cambian la composición química en el cerebro o cuerpo y que conducen a la depresión.

Bioquímicos

La investigación inicial de la base bioquímica de los desórdenes psiquiátricos surgió de hallazgos que indicaban que el tratamiento químico de ciertos estados físicos producían cambios en el humor de los pacientes. Por ejemplo, algunas de las personas tuberculosas tratadas con isoniazida se ponían eufóricas. Con el tiempo, los científicos empezaron a comprender la relación entre una variedad de drogas y el cerebro.

Los Institutos Nacionales de Salud nombraron la década de 1990 como La Década del Cerebro. Con ese mandato, se hizo mucho para seguir estudiando el cerebro y aumentar nuestro entendimiento de cómo funciona. Lo que hemos confirmado es que hay diferentes substancias químicas en nuestros cerebros que afectan nuestro comportamiento.

Algunas de esas substancias químicas, llamadas neurotransmisores, son responsables de enviar mensajes de una parte a otra del cerebro. La serotonina y la norepinefrina son dos substancias químicas claves dentro de este sistema. Las personas que están deprimidas, no importa cuáles sean las causas, tienen un desequilibrio de estas substancias químicas en el cerebro. Algunas personas se pueden deprimir cuando tienen demasiada serotonina, mientras que otras se deprimen cuando tienen muy poca. La depresión también parece ir de la mano con otros cambios en el cuerpo. Por

Consejos

El hecho de tener una verdadera razón para estar deprimida no significa que no estés clínicamente deprimida.

Muchas de nosotras creemos que la depresión clínica no es una verdadera enfermedad, que sólo existe en la cabeza y que si uno puede encontrar lo que produjo algunas de las señales de la depresión—la pérdida de una relación, un cambio grande inesperado en la vida, etc., entonces no estás realmente deprimida. Esto no es cierto. Aunque puede haber algún suceso que inicia los síntomas de la depresión, es la duración de los síntomas lo que determina si estás clínicamente deprimida o no.

ejemplo, los niveles de la hormona cortisol tienden a ser más elevados por la noche en las personas deprimidas. Como resultado, la persona deprimida no puede dormir en los momentos que descansaría más. Esto explica por qué las personas deprimidas, por lo general, reportan que están cansadas aunque duermen más horas de lo acostumbrado.

Al momento de escribir este libro todavía no sabemos si los desequilibrios químicos son la causa o el producto de la depresión. Lo que sí es cierto es que cuando carecemos del equilibrio correcto de estos niveles químicos, que varían según el individuo, se presentan los síntomas que llamamos depresión.

Ambientales

El nacimiento, matrimonio, divorcio y muerte son los puntos principales de la vida. Estos eventos, al igual que la violencia, la lucha económica y el abuso producen ansiedad. Y cuando la ansiedad inherente en cualquiera de estos eventos no se resuelve, el resultado puede ser la depresión.

La depresión es muy común entre las mujeres. Hasta la edad de los sesenta y cinco años las mujeres padecen el doble de la depresión que los hombres. El perfil es peor para las latinas, quienes reportan dos veces la cantidad de síntomas depresivos en comparación a mujeres no hispanas. Se ha desarrollado una serie de teorías para explicar varios factores ambientales que pudieran causar que un individuo se sienta deprimido. Abajo describimos algunos factores.

Todos sabían que Elena era una buena hija, una buena esposa y una buena trabajadora. Toda su vida había hecho todo para todos. Con frecuencia se sentía halada en diferentes direcciones pero lo único que hacía cada día era tratar de cumplir con todas las nuevas demandas. Sabía que no había salida y que no había nadie que le ayudara—su hermano apenas podía controlar su propia vida y su esposo, aunque un hombre decente, no era par-

ticularmente servicial. Lo hacía todo ella porque sabía que no había manera de escapar de las responsabilidades que siempre aumentaban. Simplemente lo aceptaba todo como parte de lo que la vida le había deparado.

El aguantarse le permitía aceptar todas las responsabilidades que le caían encima.

Ella estaba tan cansada. Elena se sentía tan exhausta que no tenía energía ni siquiera para una sonrisa pero a la vez la intranquilidad no la dejaba dormir. Lo atribuyó a todas las cosas que le preocupaban. Pero últimamente, le parecía que también tenía dificultad para concentrarse. Y cuando se vio llorando, creyó que se debía a todas sus frustraciones. Esta era su vida y ella la aceptaba.

LA DEBILIDAD APRENDIDA

La investigación del Dr. Martín Seligman sobre cómo aprendemos a ser débiles se usa con frecuencia como el mejor ejemplo de cómo los factores experimentales conducen a la depresión. En estos estudios, pusieron perros en cajas con dos compartimentos y los entrenaron para que cuando se encendiera una luz, brincaran de una caja a la otra para evitar el choque eléctrico. Después de varios intentos, los perros aprendieron a brincar tan pronto como veían encender la luz y por lo tanto evitaban el choque eléctrico. En la siguiente parte del experimento, se colocó un obstáculo visible, para impedir que los perros saltaran de la caja cuando se encendiera la luz.

Al principio, los perros trataban de brincar el obstáculo, pero después de un rato de encendida la luz, ya no trataban de salirse. Simplemente se acostaban en las cajas y aceptaban el dolor. Después, cuando una vez más quitaron el obstáculo y los perros podían ver que ya no estaba, seguían sin intentar brincar para evitar el choque eléctrico.

Seligman usó el término de "debilidad aprendida" para explicar el comportamiento de los perros. Era claro que al principio los perros habían mostrado señas de ansiedad e intentaron toda clase de acciones para saltar el obstáculo y escapar la situación desagradable. Al estar claro que no había salida posible, los perros aprendieron a simplemente aceptar el choque eléctrico. Seligman dedicó la mayor parte de su carrera a documentar la evidencia de esta teoría y relacionarla a asuntos humanos de control personal.

Para Seligman y muchos de sus colegas, la extrapolación a los seres humanos era directa: cuando hay barreras que cree insuperables, la gente aprende a ser débil y tolerar condiciones inaceptables. Por lo tanto, las personas en estas situaciones aprenden, después de un tiempo, que la única manera de sobrevivir es haciéndose dócil y sometiéndose a las barreras que la sociedad coloca. Y para mucha gente la debilidad lleva a la depresión.

A las mujeres, y especialmente a las latinas, se nos presentan obstáculos que creemos que somos incapaces de cambiar en el lugar de trabajo, en la educación y con mucha frecuencia dentro de las relaciones. Las experiencias de Elena muestran cómo la debilidad aprendida puede llevar a la depresión clínica.

FACTORES PSICODINÁMICOS

La depresión ha sido definida por algunos teóricos como coraje (ira, onojo, rabia) internalizado. La causa de este coraje típicamente es algún conflicto de la niñez de la persona que no ha sido resuelto. Estos conflictos por lo general se relacionan con las dificultades en las relaciones entre padres e hijos.

Una interpretación psicodinámica de Elena enfocaría sobre el coraje interno que siente hacia su familia por haber sido la persona que cuidaba a todos, conflicto que no ha sido resuelto. En lugar de enfrentar el coraje que siente hacia los demás, lo internaliza y se deprime. Identificar la razón de su coraje y buscar la resolución saludable es un componente importante del tratamiento.

FACTORES COGNOSCITIVOS Y DE COMPORTAMIENTO

Se considera que la depresión se debe a las creencias no razonables y a veces irracionales, por ejemplo: "Tengo que hacer a todo mundo feliz", "Soy una persona inútil" o "Siempre debo ser una buena hija." Estos pensamientos o elementos cognoscitivos entonces producen comportamientos que después de un tiempo se vuelven derrotistas, en la medida en que tratamos de seguir una serie de creencias imposibles de cumplir. Con el tiempo nos deprimimos porque somos incapaces de vivir en la manera no razonable que nos hemos propuesto.

Por lo tanto, Elena estructura su tiempo haciendo las tareas que le piden los demás, olvidándose completamente de sí misma.

Tratamiento

Aunque siempre es bueno tener empatía por un ser querido que sufre, tu ánimo por sí solo no curará al individuo deprimido. De igual manera, si sospechas que estás clínicamente

---

Consejos

La psicoterapia es más que simplemente hablar.

En la psicoterapia se le pide a la paciente hablar de diversos aspectos de su vida. Conforme la paciente habla, el psicoterapeuta escucha y toma nota sobre las implicaciones de lo que dice, analizando las palabras de la paciente, reestructurando los pensamientos en formas saludables y desarrollando posibles estrategias de intervención. Con todo esto en la cabeza de la terapeuta, no nos debe sorprender que su respuesta a las afirmaciones de la paciente sea: "Hmmmm . . ."

deprimida, confiar en una amiga o pariente es sólo una medida temporaria y a fin de cuentas no resuelve el problema. Si piensas que estás deprimida o si tienes una amiga que crees está deprimida, entonces es importante buscar tratamiento profesional. Existe un mayor riesgo de depresión durante el embarazo y el período del posparto comparado al estado de no embarazo.

El tratamiento profesional típicamente incluye tanto los medicamentos como la psicoterapia. Los medicamentos se pueden requerir para aliviar los cambios bioquímicos que ocurren con la depresión y la psicoterapia ayuda a la paciente a entender y cambiar los comportamientos derrotistas que con frecuencia ocurren con la depresión.

Medicamentos

A menudo deseamos que hubiera una píldora que pudiéramos tomar para sentirnos bien. Aunque hay nuevos tratamientos exitosos para la depresión, todos llevan tiempo para surtir efecto y algunas veces tienes que cambiar de medicamentos varias veces antes de que tu proveedor de servicios de salud encuentre el que funciona mejor para ti. Para complicar las cosas, no sabemos todo lo necesario sobre las mujeres y los medicamentos.

Lo que sabemos sobre las mujeres y los medicamentos es limitado por dos razones. Primero, mucha de la investigación que se hace para determinar si un medicamento funciona o no excluye a mujeres en edad de tener hijos (eso es, mujeres entre las edades de quince a cuarenta y cuatro años). En segundo lugar, la mayoría de las mujeres que sufren de depresión están en edad de tener hijos. Lo que sí indica la investigación existente, sin embargo, es que las mujeres, y especialmente las latinas, responden a los medicamentos de manera muy diferente a la población general. Por ejemplo, las latinas tienen más efectos secundarios con los antidepresivos y quizá requieran dosis menores.

> ## Consejos
> ### ¿Por cuánto tiempo tendré que tomar el medicamento?
> Muchas personas que están deprimidas tomarán medicamentos por lo menos un año; las personas con desorden bipolar continuarán tomando medicamentos el resto de sus vidas. Tú y tu proveedor de servicios de salud necesitan decidir por cuánto tiempo tomarás el medicamento.

Si te recetan medicamentos para la depresión, es importante que tu proveedor de servicios de salud se mantenga al tanto de cómo vas reaccionando al medicamento. En general, los medicamentos y tratamientos que se usan durante el embarazo para tratar la depresión son seguros en el período del embarazo y la lactancia. Es recomendable que durante este período te mantengas en contacto cercano con tu proveedor de servicios de salud y te sometas a tratamiento médico para la depresión ya que las consecuencias de la depresión que no se atiende te pueden poner a ti y a tu bebé en mayor riesgo. Ten en cuenta que no hay una sola prueba que determina la naturaleza exacta del desequilibrio bioquímico en el caso de tu depresión. Es de esperarse que tomarás varias clases diferentes de medicamento antes de encontrar la que funcione mejor para ti. Algunas veces tendrás que esperar varias semanas para ver si un medicamento te hace sentir mejor. Si tu proveedor de servicios de salud decide cambiar tus medicamentos, quizá tengas que estar sin medicamento durante unas cuantas semanas antes de que te den la nueva medicina.

Asegúrate de anotar toda la información sobre cómo te sientes en tu diario de salud (véase el Apéndice B). El diario se utilizará para determinar si un medicamento es efectivo o no, basado en lo que tú le digas al proveedor de servicios de salud.

Por lo general, los medicamentos se venden de forma genérica o no genérica. (Véase el Capítulo 22 para la discusión sobre las medicinas genéricas y no genéricas.) Como con cualquier medicamento, es particularmente importante estar consciente de las posibles interacciones adversas de los antidepresivos con otras medicinas que estés tomando. Esto es especialmente cierto cuando estás tomando inhibidores de monoamina oxidasa (mira el punto 3 más adelante).

El medicamento que se te prescriba estará basado en lo que tu proveedor de servicios de salud cree será más beneficioso para ti. Hay cuatro clases principales de medicamentos que se recetan para la depresión y los desórdenes bipolares:

1: Los Inhibidores Selectivos Serotonina *Re-uptake* son la última adición al tratamiento químico de la depresión. Estas drogas hacen que haya más serotonina a la disposición al impedir su destrucción. El medicamento mejor conocida de este tipo es Prozac (fluoxetina). Hay varias otras que son más nuevas y que se cree tienen efectos más positivos a la vez que reducen la cantidad de reacciones adversas. Entre estas se cuentan: paroxetina (marca Paxil), sertalina (marca Zoloft) y venlafaxina (marca Effexor), y la fluvoxamine (Luvox). Además, Venlafaxine (Effexor) y Nefazodone (Serzone) tienen su efecto sobre la serotonina y la norepinefrina.

2: Los tricíclicos antidepresivos aumentan la disponibilidad de los neurotransmisores, por ejemplo, la norepinefrina. Incluyen: amitriptilina (marcas Elavil, Endep), amoxapina (marca Asendin) desipramina (marcas Norpramin, Pertofrane), imipramina (marca Tofranil) y nortriptilina (marcas Aventyl, Pamelor).

3: Los inhibidores de monoamina oxidasa también aumentan la disponibilidad de los neurotransmisores, pero deben vigilarse cuidadosamente ya que pueden causar serias interacciones con otras drogas (lo mismo con receta que substancias que se consiguen sin receta) y requiere de restricciones dietéticas. Estos medicamentos con frecuencia son exitosos con personas que presentan síntomas de depresión como el aumento en la alimentación y las horas de dormir. Estos medicamentos incluyen: isocarboxazida (marca Marplan), fenelzina (marca Nardil) y tranilcipromina (marca Parnate).

4: El litio inhibe la salida de ciertos neurotransmisores. Es más probable que este medicamento se dé a personas que tienen un desorden bipolar. Se necesitará suministrar un tratamiento continuo con litio para maniacodepresivos por toda la vida. Así como algunos diabéticos tienen que tomar insulina para el resto de su vida a fin de controlar la diabetes, algunas personas con desorden bipolar necesitarán tomar litio toda su vida.

Finalmente, cuando otros medicamentos no son exitosos, también se usan medicinas tales como buproprion (marca Wellbutrin), maprotilina (marca Ludiomil) y trazodona (marca Desyrel) para tratar la depresión debido a su efecto sobre substancias específicas. Por ejemplo, buproprion (Wellbutrin) tiene mayor efecto sobre la norepinefrina y la dopamina que sobre la serotonina. Tú y tu proveedor de servicios de salud decidirán cuál medicina funciona mejor para ti.

Psicoterapia

Lo que vemos en las películas sobre la psicoterapia con frecuencia es una caricatura de lo que pasa en la realidad. Desafortunadamente, los estereotipos que se describen con frecuencia producen expectativas excesivas sobre la naturaleza de la psicoterapia. Como resultado podemos empezar la terapia con la expectativa de que seremos perdonadas por nuestros errores, o que nos van a dar soluciones para acabar con nuestros problemas y todo en una sola visita. Con frecuencia buscamos una cura instantánea y esperamos sentirnos completamente mejoradas tan pronto como salimos.

Si todo fuera así de fácil. Toma en cuenta que no nos deprimimos instantáneamente y por lo tanto no hay que sorprenderse si la cura lleva tiempo. Los beneficios de la psicoterapia no son el resultado de una sola visita o de una solución mágica. La psicoterapia requiere trabajo emocional tanto de parte de la paciente como de parte de la terapeuta. También requiere entregarse al auto-análisis y al cambio, entrega que va más allá de la sesión terapéutica. La terapia puede durar desde unas cuantas semanas hasta varios años.

Para estructurar el proceso de psicoterapia hay una variedad de enfoques, cada uno con su propia concepción para explicar y afectar el comportamiento del paciente. Muchos terapeutas siguen una de las tres categorías de terapia que se presentan más adelante.

LA TERAPIA PSICODINÁMICA

El psicoanálisis clásico está basado en las enseñanzas de Sigmund Freud y sus seguidores. Para las latinas, esta terapia, que está basada en el tratamiento de mujeres europeas de clases medias y altas puede parecer ajena a sus propias experiencias. De hecho, algunas mujeres han afirmado que muchos de los conceptos freudianos clave (envidia del pene, ansiedad de castración) han sido perjudiciales para las mujeres.

El psicoanálisis requiere un compromiso a largo plazo en tiempo y dinero. Típicamente, las pacientes ven a su psicoanalista por lo menos dos veces por semana por varios años. Por lo general, este enfoque requiere un ambiente en donde la paciente habla de cualquier cosa que trae en la mente. Con frecuencia, el analista se sienta atrás de la paciente y no hay contacto visual para que así la paciente hable más libremente. Esta es una manera de llegar al subconsciente de la paciente. El análisis de los sueños también juega un papel importante en esta terapia como otra forma de mirar los pensamientos subconscientes de la persona.

Los principios subyacentes del psicoanálisis clásico han llevado al desarrollo de muchas modalidades derivadas de tratamiento, como por ejemplo, las jungianas. En muchas de

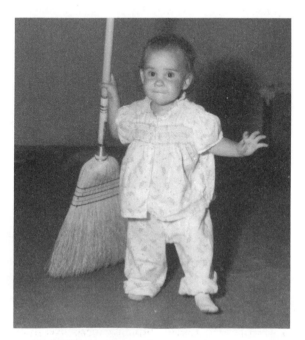

Esta bebé llegó a ser psicóloga cuando creció.

éstas, el psicoanalista ocupa un papel más activo y la terapia requiere menos sesiones.

Clarisa Pinkola Estés en su histórico libro *Women Who Run With the Wolves* (*Mujeres que corren con los lobos*) ejemplifica cómo las teorías psicodinámicas pueden ser pertinentes a las experiencias de las latinas para que la terapia sea exitosa. Estés utiliza en su terapia las historias y cantos que forman parte de la cultura hispana como entrada hacia la psiquis de la mujer latina. Esto provee un medio para comprender el comportamiento de una misma.

LA TERAPIA COGNOSCITIVA Y DE COMPORTAMIENTO

Esta terapia está basada en investigaciones que indican que hay una relación directa entre lo que pensamos y la manera en que nos comportamos. Cambiar lo que pensamos para que nuestro comportamiento cambie también es el propósito de esta terapia. Las sesiones se llevan a cabo por medio de una serie de pasos: (1) identificar los comportamientos que quieres cambiar, (2) evaluar las creencias y pensamientos que sostienen el comportamiento, (3) establecer la relación entre lo que piensas y cómo te comportas, (4) evaluar las consecuencias positivas y negativas de tus pensamientos y creencias, y (5) desarrollar una estrategia para examinar la situación desde otro punto de vista para poder cambiar el comportamiento futuro.

La terapia del comportamiento puede ser relativamente breve (20 semanas), aunque en el proceso de la terapia a veces surgen otros asuntos que hay que tratar. Con frecuencia, como parte de la terapia, se requiere que las pacientes hagan tareas, mantengan un diario o realicen otras actividades en apoyo a las discusiones de la sesión.

TERAPIA ECLÉCTICA

La realidad es que muchas terapeutas han sido entrenadas en más de un método y estructuran su propia terapia al combinar los mejores elementos de las intervenciones descritas. La terapia ecléctica no se enfoca sobre una sola técnica o procedimiento sino en los conocimientos, experiencia y características personales de la terapeuta.

Clases de proveedores de servicios de salud mental

Hay varias clases de proveedores de servicios de salud mental, cada una con diferentes áreas de especialidad, niveles de experiencia y técnicas. La lista que sigue es un resumen de los requisitos educativos y de licencia para algunas de las profesiones. Hay gran variabilidad entre los estados en relación al título de los proveedores de servicios de salud mental al igual que en cuanto a quién puede prescribir medicamentos. Si tu proveedor de servicios de salud mental puede o no prescribir medicinas, debe tener experiencia extensa en trabajar con internistas u otros proveedores de servicios de salud para asegurar que sus pacientes reciban la mejor combinación de medicamentos y psicoterapia.

• **Consejera.** Las calificaciones para consejera varían según el estado. Algunos estados requieren que la consejera tenga la licencia.

• **Consejera Pastoral.** Hay gran variabilidad en el entrenamiento y los reglamentos mínimos de consejeros pastorales.

• **Psicoanalista.** Anteriormente, la mayoría de los psicoanalistas eran psiquiatras. En años recientes, para incrementar la cantidad de psicoanalistas con entrenamiento formal, se ha animado a otros proveedores de servicios de salud mental a participar en el entrenamiento ofrecido por los institutos psicoanalíticos. Como parte de la preparación, este proveedor de servicios de salud deberá someterse al psicoanálisis para aprender a resolver sus propios asuntos.

• **Psicólogo.** Hay gran variedad de estado a estado en cuanto a las calificaciones para el título de psicólogo. En algunos estados, sólo se requiere un título a nivel de maestría, mientras que en otros estados se requieren cursos más avanzados.

• **Psicóloga clínica** recibe su título de doctorado en el área de la psicología clínica. Las materias cursadas incluyen la licenciatura (cuatro años de universidad), más cuatro años de materias, investigación y trabajo clínico directo además de un año adicional de internado clínico. Los requisitos para la licencia varían según el estado.

• **Psicoterapeuta (terapeuta).** Muchos estados no son exigentes con este título y las personas pueden practicar sin reunir requisitos de educación formal o entrenamiento. Por lo tanto, hay una gran variedad de profesionales sin licencia que practican bajo este nombre.

• **Psiquiatra.** La preparación incluye 4 años en la escuela de medicina, seguido por una residencia de 3 a 4 años en psiquiatría. Los requisitos para la licencia son muy estrictos. Recientemente, algunos psiquiatras se han centrado menos en métodos terapéuticos y más en el uso de medicamentos para controlar la depresión y otras enfermedades mentales. A estos especialistas se les llama psicofarmacólogos o biopsiquiatras.

• **Trabajador social.** Un trabajador social con licencia usualmente ha recibido por lo menos el título de maestría en trabajo social. El grado de experiencia clínica directa varía bastante.

Consejos
Cómo seleccionar a un terapeuta

1. Hacer una lista de nombres.
• Pedir recomendaciones de amistades.
• Pedir recomendaciones a tu proveedor de servicios de salud.
• Pedir sugerencias a la sección local de la Asociación de Salud Mental u otras sociedades profesionales.
• Pedir sugerencias a tu sacerdote, pastor o rabino.

2. Fijar una visita introductoria. Toma en cuenta que muchos proveedores de servicios de salud mental no cobran por esta primera visita. El propósito de la visita es determinar si esta persona es alguien con quien puedes trabajar.

3. Formular una lista de preguntas para hacer durante la visita, tales como:
• ¿Habla español la persona?
• ¿Durante cuánto tiempo ha visto pacientes?
• ¿Qué tipo de enfoque usa este terapeuta?
• ¿Qué experiencia tiene con respecto a las latinas?
• ¿Cuál es el tiempo promedio de tratamiento?
• ¿Cuáles son los honorarios que cobra?

4. Preguntas para hacerte a ti misma después de la primera visita.
• ¿Te sientes a gusto con este proveedor de servicios de salud?
• ¿Confías en esta persona?
• ¿Esta persona muestra conocimiento y aprecio de tu cultura?

Pasos para seleccionar a tu proveedor de servicios de salud mental

Al someterte a tratamiento para la depresión, el idioma que te resulta más confortable hablar, al igual que tu cultura forman una parte integral de tu evaluación y tratamiento. A diferencia de una enfermedad física donde un proveedor de servicios de salud puede leer una radiografía y mirar un hueso roto, la habilidad para comunicarse y entenderte es la única forma en que un proveedor de servicios de salud mental puede ser útil en tu tratamiento. Asegúrate no sólo de que la terapeuta sea alguien que te cae bien, sino alguien que entiende lo que dices y tu dinámica cultural. Hay que seleccionar un proveedor de servicios de salud mental cuidadosamente, ya que el establecer una alianza terapéutica requiere que te sientas a gusto con la persona con respecto a tu cuerpo, mente y espíritu.

El primer paso para seleccionar a un proveedor de servicios de salud mental es hacer una lista de nombres de posibles proveedores de servicios de salud. Consigue los nombres y referencias de tus amistades, proveedor de servicios de salud, secciones locales de la Asociación de Salud Mental y otras sociedades profesionales, tu sacerdote, pastor, o rabino y del centro de salud mental comunitario.

Una vez que tengas tu lista, debes llamar y conseguir información básica con respecto al seguro y los idiomas que hablan. Dada la importancia de poder establecer una relación, muchos proveedores de servicios de salud mental ofrecen una visita inicial a bajo costo o gratuita. El propósito de la visita es determinar si ésta es una persona con la que puedes trabajar.

Durante la visita quizá quieras hacer algunas preguntas más específicas.

- ¿Cómo determinarán la necesidad de medicamento?
- ¿Cómo medirán el impacto del medicamento?
- ¿Cuánto tiempo tiene esta persona tratando pacientes?
- ¿Qué tipo de enfoque toma esta terapeuta, por ejemplo, psicoanalítico?
- ¿Qué experiencia tiene la terapeuta con las latinas?
- ¿Cuál es el tiempo promedio de tratamiento?
- ¿Qué honorarios cobra?

Después de la visita inicial, piensa en si te sientes a gusto hablando con esta persona. Los factores más importantes incluyen poder hablar cómodamente con esta persona, tener confianza en su habilidad, sentir que puedes llegar a confiar en ella, demostrar conocimiento y aprecio porque eres latina. Ten en cuenta que un proveedor de servicios de salud mental no es ni amigo ni miembro de la familia sino un profesional respetado, con habilidades para trabajar contigo y ayudarte a sanar de la depresión.

Una vez que has identificado a tu proveedor de servicios de salud mental debes tomar en serio el tratamiento. Esto significa que debes ser honesta y hablar verazmente con tu proveedor de servicios de salud mental. Con mucha frecuencia, los pacientes tienen que revelar aspectos de sus vidas o relaciones que han tratado de ignorar.

En una relación mutuamente honesta y respetuosa con tu proveedor de servicios de salud mental, irás en camino a tu recuperación de la depresión.

El espíritu

Alicia no podía decirle a nadie cómo se sentía. Estaba triste, pero era más que eso. Cada día y a cada momento se sentía completamente abrumada. Dormía más de lo normal y no le sorprendía el ver que aumentaba de peso.

Con cada día que pasaba, la vida se hacía más y más desesperante. El vacío espiritual al principio había sido como un dolor apagado pero ahora parecía envolver todo su ser.

Empezó a ir a la iglesia todos los días y rezaba para que Dios le diera la fuerza para aguantar. Lloraba cuando pensaba que Dios la había abandonado durante estos días tan difíciles.

Con mucha frecuencia pedimos que nuestra fe intervenga cuando la ciencia y la razón nos han ayudado a entender lo que estamos padeciendo. Para muchas de nosotras negar que la depresión es una enfermedad tiene sus raíces en la creencia que la enfermedad no afecta nuestro cuerpo, que está sólo en nuestra cabeza. Y que las cosas que están en nuestra cabeza son el resultado de la debilidad de nuestro carácter moral o una prueba de Dios para ver cuán obedientes somos.

La realidad es que a veces buscamos refugio en nuestra fe porque queremos protegernos de la posibilidad de que tengamos una enfermedad mental. Una enfermedad mental es tratable y nuestra responsabilidad para tener un espíritu sano requiere que busquemos el cuidado apropiado para nuestro padecimiento.

Aunque la oración nos da fuerza y para muchas de nosotras sirve de guía para aceptar lo que la vida nos trae, debemos comprender que a veces la respuesta está en nuestra habilidad para usar los recursos disponibles. La oración en combinación con la psicoterapia y el medicamento pueden ser la combinación poderosa necesaria para aliviar o sobreponernos a la depresión clínica.

Resumen

La depresión es una enfermedad tratable causada por una combinación de factores: genéticos, bioquímicos y ambientales. La depresión de cada persona es el resultado de la combinación singular de estos factores.

Los síntomas específicos de la depresión, la intensidad de los síntomas, al igual que el tiempo que tenemos con esos síntomas proveen la información básica para el diagnóstico. Una vez que se hace el diagnóstico usualmente se requiere una combinación de psicoterapia y medicamento para un tratamiento exitoso.

Aunque hay varias escuelas de psicoterapia, el elemento crucial para el éxito en la terapia está en identificar a un proveedor de servicios de salud mental en quien puedas confiar y que además estés comprometida a tomar en serio la intervención terapéutica.

RECURSOS
Organizaciones
American Psychiatric Association
Division of Public Affairs Department SG
1400 K Street NW
Washington, DC 20005
(888) 357-7924 ó (202) 682–6000
www.psych.org

Depressive/Awareness, Recognition and
    Treatment Program
National Institute of Mental Health
6001 Executive Blvd. Rm 8184 MSC 9663
Bethesda, MD 20892
(800) 421-4211 ó (301) 443-4513
www.nimh.nih.gov

Knowledge Exchange Network Center for
    Mental Health Services
Box 42490
Washington, DC 20015
(800) 789-2647
www.mentalhealth.org

National Alliance for the Mentally Ill
Colonial Place 3
2107 Wilson Blvd., Ste. 300
Arlington, VA 22201-3042

(800) 950-NAMI (950-6264) ó
  (703) 524-7600
www.nami.org

National Depressive and Manic Depressive
  Association
730 N. Franklin, Ste. 501
Chicago, IL 60610
(312) 642-0049 ó (800) 826-3632
www.ndmda.org

National Foundation for Depressive Illnesses,
  Inc.
PBox 2257
New York, NY 10016
(800) 234-1265
www.depression.org

National Mental Health Association
1021 Prince Street
Alexandria, VA 22314-2971
(703) 684-7722 ó (800) 969-6642
www.nmha.org

National Mental Health Consumers'
  Self-Help Clearinghouse
1211 Chestnut Street, Ste. 1207
Philadelphia, PA 19107
(215) 751-1810 ó (800) 553-4539
Para solicitar materiales en español o discutir
  asuntos de los hispanos en relación a salud
  mental, llama al (800) 553-4539, ext. 290.

National Women's Health Network
514 10th Street NW, Ste. 400
Washington, DC 20004
(202) 347-1140
www.womenshealthnetwork.org

Libros
Carter, Rosalyn. *Helping Someone With Mental
  Illness.* New York: Times Books, 1999.
Formanek, R. *Women and Depression.* New
  York: Springer, 1987.

Gilligan, Carol. *In a Different Voice: Psychological Theory and Women's Development*, Cambridge, MA: Harvard University Press,
  1993.
Jack, D. *Silencing the Self: Women and Depression.* Cambridge, MA: Harvard University
  Press, 1993.
Wells, K.B., Strum, R., Sherbourne, C.D.,
  and Meredith, L.S. *Caring for Depression.*
  Cambridge, MA: Harvard University Press,
  1996.

Publicaciones y panfletos
"Clinical Depression in Women." National
  Mental Health Association Information
  Center, 1021 Prince Street, Alexandria, VA
  22314-2971. Llama al (800) 969-6642 para
  solicitar este folleto y otros títulos (hay
  materiales también en español). Otros
  títulos incluyen "Depression Fact Sheets" y
  "Depression in the Latino Community."
"Depression is a Treatable Illness." Pub. #93-
  05, U.S. Department of Health and
  Human Services, Public Health Service,
  Agency for Health Research and Quality,
  Executive Office Center, 2101 East Jeffer-
  son St., Suite 501, Rockville, MD 20852.
  Llama al (800) 358-9295 para obtenerlo ó
  www.ahrg.org.
"Depression: What Every Woman Should
  Know." National Institutes of Health,
  National Institute of Mental Health.
  Llama al (800) 421-4211 para obtener
  folletos gratuitos (disponibles en español).
  www.nimh.nih.gov
"Depression: You Don't Have to Feel this
  Way," 1999. Panfleto #1547. American
  Academy of Family Physicians (AAFP),
  Family Health Facts, 11400 Tomahawk
  Creek Pkwy, Leawood, KS 66211-2672.
"Desórdenes del estado de ánimo o de talento:
  depresión y psicosis maníaco-depresiva."
  Para solicitar copia de este panfleto,
  comunícate a: National Alliance for the

Mentally Ill (NAMI), Colonial Place 3, 2107 Wilson Blvd., Suite 300, Arlington, VA 22201-3042. www.nami.org. NAMI Helpline: (800) 950-6264 ó (703) 524-7600. Otros títulos incluyen: "Understanding Major Depression: What You Need to Know About This Medical Illness."

"Let's Talk Facts About Depression." American Psychiatric Association, Division of Public Affairs, 1400 K St. NW, Washington, DC, 20005: 1994 Llama al (202) 682-6220 o al (888) 352-7924, para obtener éste y otros folletos (materiales en español también están disponibles).

"Women and Mental Health: Issues for Health Reform," June 1995. The Commonwealth Fund, (888) 777-2744, para pedir este reporte.

14

La diabetes

Mi tío tenía diabetes, mi mamá tenía diabetes, y yo creo que a mí también me va a dar. Parece darse en la familia. Mi tío perdió su pie pero mi mamá tuvo más cuidado. Yo creo que no hay nada que yo pueda hacer, excepto aceptar que a mí también me va a dar.

RINA, 28

Las latinas tienen el doble de probabilidades de contraer diabetes que la población en general. De acuerdo al Instituto Nacional de la Diabetes y Enfermedades Digestivas y del Riñón, hay 1.2 millones de hispanos a quienes se les ha diagnosticado diabetes y alrededor de 675,000 hispanos que tienen diabetes y no lo saben. Pregúntale a cualquier latina y te podrá nombrar varios parientes que tienen diabetes. Y luego empiezan las historias acerca de cómo un miembro de la familia casi perdió la vista, o como a otro le tuvieron que amputar un pie o una pierna. Le echaron la culpa—por lo menos en las historias– a todos los dulces que comía la persona. La discusión da por hecho que a nosotras también nos pasará lo inevita-ble—que nosotras también contraeremos diabetes.

Algunas mujeres latinas recuerdan haber leído u oído que la diabetes se debía a sus oríge-nes indígenas y que literalmente lo llevan en los genes. Sin embargo, las latinas que tienen su ori-gen en Cuba o Puerto Rico también tienen nive-les altos de diabetes y en la región caribeña los conquistadores españoles casi exterminaron las poblaciones indígenas nativas antes de que ocu-rriera ninguna mezcla de sangre.

Aunque no sabemos la causa o causas res-ponsables del nivel más elevado de diabetes en latinas, sabemos que la diabetes es una enfer-medad crónica muy controlable. Así que la tarea que tenemos por delante es: 1) la de aprender cómo prevenir esta enfermedad, ya que cuando se deja sin tratar puede ser devasta-dora y 2) cómo podemos controlar la diabetes una vez que la tenemos. El primer paso es obte-ner alguna información sobre la enfermedad.

¿Qué es el azúcar?

Catalina sabía que sus ansias por cosas dulces se debían a toda el azúcar que le habían dado cuando era bebé. Alguien le había dicho a su mamá que los niños que no tomaban el pecho necesitaban leche dulce. Como consecuencia, su mamá le había dado mamaderas (mamilas, botellas) llenas de leche condensada azucarada cuando todavía no caminaba.

Así era como Catalina se explicaba su amor por lo dulce. Le encantaban los dulces y el chocolate y como había consumido dulces toda su vida, sabía que contraería diabetes. Así que se echaba otro chocolate a la boca, sabiendo que la diabetes es causada por haber tenido demasiada azúcar cuando niña.

Los carbohidratos son compuestos de carbón, hidrógeno, y oxígeno generalmente a razón de dos átomos de hidrógeno por cada átomo de oxígeno. El azúcar es un carbohidrato dulce en forma de cristal.

Carbohidratos simples son: el azúcar blanca común, la fructosa, la glucosa y azúcares naturales. Los azúcares son absorbidos fácilmente porque están compuestos de sólo una o dos moléculas de azúcar. Los carbohidratos complejos (como los que se encuentran en el arroz, los frijoles, las papas y el pan) demoran más tiempo en ser absorbidos porque están compuestos de muchas moléculas de azúcar en forma de hilera.

Para funcionar eficientemente, tenemos que consumir los tipos diferentes de compuestos que el cuerpo necesita para funcionar adecuadamente. El cuerpo necesita carbohidratos simples y complejos, proteínas (compuestos complejos de nitrógeno que contienen amino ácidos), y grasas (un compuesto complejo). Necesitamos los tres, pero cada uno en un nivel diferente—principalmente carbohidratos, algo de proteína y cantidades relativamente pequeñas de grasa adicional.

¿Qué es la diabetes?

Todas necesitamos azúcar para que el cuerpo funcione adecuadamente. La diabetes es parte

Consejos
¿Azúcar o edulcorante (dulcificante) artificial?

El azúcar contiene sólo 16 calorías por cucharilla. Gramo por gramo, es relativamente baja en calorías si se considera toda la energía que provee. Y lo que es más importante es que es un producto natural.

Si no eres diabética, no hay verdadera razón para usar los endulcorantes artificiales. Los efectos secundarios a largo plazo (conocidos y no conocidos) de las sustancias químicas contenidas en los endulcorantes artificiales deben preocuparte más que el número de calorías que vas a consumir.

Para mantener nuestro peso bajo control, quizá nos hemos acostumbrado a tomar refrescos con endulzadores artificiales, pero si realmente te preocupa tu salud y apariencia, toma agua embotellada. El agua es buena para tu piel y tu cuerpo.

Piénsalo.

del grupo de problemas médicos que ocurren cuando tu cuerpo no puede usar el azúcar adecuadamente. No es que tengas demasiada azúcar, sino que el cuerpo no puede utilizar el azúcar que consumes. Esto crea una situación en la que hay más azúcar de la que el cuerpo puede usar y en vez de que el azúcar sea usada por las células del cuerpo, ella permanece en la sangre.

La hormona llamada insulina, que en un cuerpo saludable se produce naturalmente en el páncreas juega un papel crítico en la habilidad del cuerpo para usar el azúcar. El páncreas libera la insulina en la corriente sanguínea, usando la sangre como medio para transportar la insulina por todo el cuerpo. Una vez que la insulina llega al sitio designado, actúa como guardián, permitiendo que el azúcar entre en las células y provea el combustible necesario para que las células funcionen correctamente. Cuando una persona tiene diabetes, este proceso no se produce correctamente.

La diabetes puede presentar tres forma principales:

Diabetes tipo 1 (anteriormente conocida como diabetes mellitus dependiente de la insulina o diabetes juvenil) representa entre el 5% y el 10% de casos diagnosticados. Se supone que factores de auto inmunidad, genéticos y ambientales causan este tipo de diabetes. No está claro cuáles son los factores específicos de riesgo.

Diabetes tipo 2 (anteriormente conocida como diabetes mellitus no dependiente de la insulina o diabetes que se inicia en la edad adulta) representa entre el 90% y el 95% de los casos diagnosticados.

Diabetes gestacional se puede desarrollar durante el embarazo y ocurre entre el 2% y el 5% de los embarazos.

DIABETES TIPO 1
(LA DIABETES DEPENDIENTE DE LA INSULINA)

La diabetes dependiente de la insulina o tipo 1 se produce cuando el páncreas no puede producir la cantidad necesaria de insulina. A finales de la década de 1980, los investigadores empezaron a formular la hipótesis de que el tipo 1 es una enfermedad del sistema inmunológico. Esto cambió la definición de la diabetes en la que se consideraba que había una parte del cuerpo que no estaba funcionando bien, es decir, el páncreas, y se pasó a una definición más sistémica que sugiere que el problema está en el sistema inmunológico.

El sistema inmunológico es el mecanismo por medio del cual el cuerpo rechaza las enfermedades. Cuando este sistema no funciona bien, puede atacarse a sí mismo en lugar de atacar a los cuerpos extraños. En la diabetes de tipo 1 el sistema inmunológico destruye las células que producen insulina en el páncreas. La causa exacta de esto no ha sido determinada, pero la teoría actual es que se debe a una combinación de virus y factores genéticos. La diabetes tipo 1 se encuentra igualmente en hombres como en mujeres.

DIABETES TIPO 2
(LA DIABETES NO DEPENDIENTE DE LA INSULINA)

La diabetes de tipo 2 es probablemente el resultado de células que no aceptan la insulina como guardián. El páncreas produce la insulina en cantidades normales, pero el cuerpo no reconoce los mensajes transmitidos por la insulina.

El tipo 2 usualmente se encuentra en adultos mayores de 40 años. Es más común en las mujeres que en los hombres, y casi siempre se encuentra en personas que están sobrepeso. Todavía se necesitan estudios más definitivos sobre la relación entre el sobrepeso y esta enfermedad. Lo que sabemos es a veces confuso. Por ejemplo, aunque las latinas tienden a estar sobrepeso, las mujeres afroamericanas tienden a pesar más que las latinas pero tienen niveles más bajos de diabetes de tipo 2. Lo que sí es cierto es que estar sobrepeso es un factor que añade una complicación a la diabetes tipo 2 y puede de hecho acelerar el avance de la enfermedad.

DIABETES GESTACIONAL

No sabemos qué causa la diabetes en mujeres embarazadas saludables, pero lo que sí sabemos es que ocurre con doble frecuencia en las latinas (véase el Capítulo 8).

Independientemente del tipo de diabetes que tengas, debe ser controlada y tratada regularmente. Cuando la diabetes no se diagnostica o no se trata; puede haber muchas complicaciones a largo plazo: enfermedades cardiovasculares, apoplejía, hipertensión, ceguera, problemas del riñón (afección renal de la fase final), pérdida de sensaciones en los pies y las piernas y amputaciones. El principio de estas enfermedades no siempre es gradual, sino que puede ser repentino y severo; la diabetes es la razón principal de ceguera en adultos mayores de 30 años y la causa principal de la afección renal de la fase final. Es también uno de los principales factores contribuyentes a las amputaciones de los pies y las piernas.

Señales de la diabetes:

- Tener mucha sed
- Orinar con frecuencia
- Sentir mucha hambre o cansancio
- Bajar de peso sin intentarlo
- Tener llagas que tardan en sanar
- Padecer comezón o sequedad en la piel
- Adormecimiento o sensación de hormigueo en los pies
- Tener la vista borrosa

¿Cómo se diagnostica la diabetes?

Debido a que las mujeres hispanas tienen alto riesgo de contraer diabetes, tú como latina, debes familiarizarte con los síntomas de la enfermedad. Asegúrate de decirle a tu proveedor de servicios de salud si tienes esos síntomas. Además, trata de averiguar si ha habido miembros de tu familia que han tenido diabetes, ya que se cree que hay cierto grado de predisposición genética dentro de una misma familia. Compartir información entre los miembros de la familia acerca de las condiciones de salud es una buena forma para ayudarse unos a otros. Tu proveedor de servicios de salud deberá tener un expediente clínico detallado de tu familia, pero, como buena medida práctica, debes recordar, sin embargo, cuáles son las realidades del cuidado de la salud en el ambiente de hoy. Es posible que la información no esté a la mano en el archivo de tu proveedor de servicios de salud, y que debido al tiempo limitado de éste probablemente no alcance a leer todo tu expediente de salud.

Para mantener la buena salud hoy en día, es necesario que trabajes conjuntamente con tu proveedor de servicios de salud y lo alertes sobre síntomas que te preocupen y sobre la historia de diabetes en tu familia, ya que en las primeras etapas de la diabetes, los síntomas pueden pasar desapercibidos o ser semejantes a los de otras enfermedades.

Sólo tu proveedor de servicios de salud puede diagnosticar si tienes o no diabetes. Para poder confirmar el diagnóstico de diabetes, tendrás que hacerte una prueba que mida la cantidad de azúcar que contiene tu sangre.

Sandra se sentía bien. Estaba bajando de peso y veía que su programa de ejercicio le estaba dando buenos resultados. Pero sentía que tenía que descansar porque se sentía cansada. "Demasiado ejercicio", pensaba entre ella.

También sabía lo que la haría sentirse mejor— no más refresco. Solamente tomaría más agua. Y eso estaba muy bien porque siempre andaba con sed. Sandra se reía porque toda el agua que tomaba parecía salir enseguida. Ella sabía que eso significaba que todas las toxinas en su cuerpo estaban saliendo.

Fue así que cuando en el trabajo participó en una de las pruebas gratuitas para detectar la diabetes, no podía creer los resultados. Parecía que los niveles de azúcar en su sangre estaban más elevados que lo normal—estaba diabética.

Diferentes tipos de pruebas

El nivel de azúcar presente en la sangre puede medirse por medio de exámenes de orina o de sangre. Muchas de nosotras preferimos los exámenes de la orina porque aunque son incómodos no duelen. Desafortunadamente, los exámenes de orina no son la mejor manera de medir los niveles de glucosa, ya que hay una gran variabilidad entre las personas con diabetes en cuanto a la cantidad de glucosa que sale en su orina. Un examen más preciso para la diabetes es el análisis de tu sangre. Algunas veces es necesario pinchar (picar) tu dedo pero otras veces tu proveedor de servicios de salud decidirá obtener una muestra más grande y sacar sangre de una vena.

PRUEBAS DE DETECCIÓN

Esta clase de pruebas se hacen aunque la persona no muestre síntomas de cierta enfermedad. Los proveedores de servicios de salud están cada día más conscientes del problema de la diabetes en las comunidades hispanas. Como resultado, muchas ferias comunitarias y otras actividades locales incluyen pruebas de detección gratuitas para la diabetes. Estas pruebas te ayudan a determinar rápidamente si tienes más glucosa en la sangre de la que tu cuerpo puede procesar.

En una típica prueba de detección, te preguntarán cuándo comiste por última vez y otra serie de preguntas. Pincharán uno de tus dedos para sacar una gota de sangre que colocarán sobre un papel tratado químicamente. Se pone el papel en una máquina para analizarlo y, en cuestión de minutos, te dan los resultados.

La mayor parte del tiempo, los resultados son negativos, es decir, que no tienes mucha glucosa en la sangre. Si la prueba sale positiva, entonces tu proveedor de servicios de salud te debe administrar exámenes de diagnóstico.

EXÁMENES DE DIAGNÓSTICO

Una prueba de diagnóstico se hace cuando el proveedor de servicios de salud está más o menos seguro de que tienes diabetes. Los tres exámenes mejor conocidos para la diabetes son la prueba de glucosa en la sangre hecha en ayunas (el examen preferido para diagnosticar la diabetes tipo 1 o tipo 2), la prueba de glucosa en la sangre hecha al azar y la prueba oral de tolerancia a la glucosa (únicamente para la diabetes gestacional.) La diabetes se diagnostica cuando una de estas pruebas es positiva y una segunda prueba sale positiva en un dia diferente.

Prueba de glucosa en la sangre hecha en ayunas. Antes de administrar esta prueba, te piden que no comas ni tomes nada excepto agua por lo menos 10 horas antes, pero no más de 16 horas antes. Si la prueba está fijada para la mañana, usualmente esto significa no comer nada después de la cena y no comer nada por la mañana. Te sacan sangre y la mandan al laboratorio para análisis. En algunas oficinas, estos servicios están localizados unos cerca de otros y podrás esperar en la oficina por los resultados. Si tu nivel de glucosa en la sangre está sobre 126 mg/dl (miligramos por decilitro), te pedirán que te hagas una segunda prueba. Si las dos pruebas salen sobre 126 se te diagnostica que tienes diabetes. Tu proveedor de servicios de salud no tendrá que hacerte exámenes adicionales para confirmar el diagnóstico.

Prueba de glucosa en la sangre hecha al azar. Para personas que tienen algunos de los síntomas de diabetes, puede ser más fácil y más rápido tomar una muestra de sangre al azar sin que tengan que ayunar. Cuando se obtiene sangre después de consumir una comida grande, es aceptable tener un nivel de glucosa en la sangre de 140 mg/dl hasta 200 mg/dl. Si los números están más elevados, entonces tu proveedor de servicios de salud puede diagnosticar que tienes diabetes.

Prueba oral de tolerancia a la glucosa. En el pasado ésta se consideraba la mejor forma de conseguir información acerca de la capacidad de la persona para usar la glucosa. Esta prueba ha sido reemplazada por la prueba de glucosa en ayunas. Hoy día, la prueba oral de tolerancia a la glucosa se usa principalmente durante y después del embarazo.

Lo que se espera en el futuro

Los científicos están más cerca de encontrar formas menos invasivas para medir los niveles de glucosa en la sangre. Muchas de estas tecnologías no requieren una muestra de sangre. En su lugar, usan un rayo de luz dirigido al ojo o al dedo para detectar los niveles de glucosa en tu sangre. En el futuro cercano, algunos de estos aparatos de diagnóstico serán usados por los proveedores de salud.

Cuál es el impacto de la diabetes en la salud de las latinas

La diabetes es una enfermedad tan devastadora porque a veces no atendemos los síntomas hasta que llegan a afectar una parte importante de nuestro cuerpo. Como todas nuestras células utilizan el azúcar para funcionar adecuadamente, si no reciben la cantidad necesaria se crean problemas, algunas de los cuales se discuten más adelante.

Problemas en los ojos

Casi la mitad de todas las personas con diabetes contraen hasta cierto grado afecciones de los ojos causadas por la diabetes. Las afecciones de los ojos asociadas con la diabetes son la causa principal de ceguera en personas mayores de treinta años de edad. Házte la prueba en la siguiente página para ver cuánto puedes aprender sobre la diabetes y la afección de los ojos de las respuestas que siguen.

RESPUESTAS

1: Verdadero. La afección diabética de los ojos incluye la retinopatía diabética—causa principal de ceguera en los adultos—cataratas y glaucoma. Mientras más tiempo tenga diabetes una persona, hay más probabilidades de que contraiga la afección diabética de los ojos.

2: Falso. A veces no hay ninguna señal en las primeras etapas de la enfermedad. La visión quizá no cambie hasta que la enfermedad se agrave.

3: Verdadero. Cada persona con diabetes debe hacerse un examen de la vista a través de la dilatación de las pupilas por lo menos una vez al año. Como la afección diabética de los ojos usualmente no tiene síntomas, hacerse exámenes de los ojos con regularidad es importante en la detección temprana y el tratamiento a tiempo.

4: Verdadero. En algunas personas, las vías sanguíneas en la retina pueden hincharse y soltar fluido. En otras personas, crecen nuevos vasos sanguíneos anormales en la superficie de la retina.

5: Falso. Las personas con diabetes tienen mayor riesgo de contraer glaucoma que las que no tienen diabetes.

6: Verdadero. En la cirugía con rayo láser, se utiliza un rayo intenso de luz para encoger los vasos sanguíneos anormales o para sellar los vasos sanguíneos que tienen fuga. Se ha demostrado que la cirugía de láser reduce en un 90% el riesgo de pérdida severa de la vista causada por la retinopatía diabética avanzada.

7: Verdadero. Un examen de ojos a través de la dilatación de las pupilas, el cual usa gotas para agrandar las pupilas, es el mejor modo

¿Cuánto sabes acerca de las afecciones de los ojos causadas por la diabetes?

1. Las personas con diabetes son más propensas que las personas sin diabetes a contraer ciertas afecciones de los ojos.
   Verdadero   Falso   No estoy segura
2. Las afecciones de los ojos causadas por la diabetes usualmente tienen señales tempranas de alerta.
   Verdadero   Falso   No estoy segura
3. Las personas con diabetes deben hacerse exámenes anuales de los ojos.
   Verdadero   Falso   No estoy segura
4. La retinopatía diabética es causada por cambios en los vasos sanguíneos del ojo.
   Verdadero   Falso   No estoy segura
5. Las personas con diabetes tienen bajo riesgo de contraer glaucoma.
   Verdadero   Falso   No estoy segura
6. Se puede usar la cirugía láser para detener el progreso de la retinopatía diabética.
   Verdadero   Falso   No estoy segura
7. Las personas con diabetes deben hacerse regularmente exámenes de los ojos por medio de dilatación de las pupilas.
   Verdadero   Falso   No estoy segura
8. Las cataratas son comunes en las personas con diabetes.
   Verdadero   Falso   No estoy segura
9. Las personas que tienen su diabetes bien controlada no tienen alto riesgo de contraer la afección diabética de los ojos.
   Verdadero   Falso   No estoy segura
10. Se puede reducir el riesgo de ceguera causada por una afección diabética de los ojos.
    Verdadero   Falso   No estoy segura

Fuente: National Eye Health Education Program, National Eye Institute, National Institutes of Health, 2020 Vision Place, Bethesda, Maryland 20892–3655.

para detectar la afección diabética de los ojos. Esto permite que el proveedor de servicios para los ojos vea mejor el interior del ojo para detectar señales de enfermedad.

8: Verdadero. Las personas con diabetes tienen mayor riesgo de desarrollar cataratas desde una edad más temprana en comparación a quienes no tienen diabetes.

9: Falso Aunque un buen control de la glucosa en la sangre puede reducir significativa-

mente el riesgo de contraer una afección de los ojos causada por la diabetes, no lo puede prevenir en todos los casos. Todas las personas con diabetes deben hacerse un examen de la vista a través de dilatación de las pupilas por lo menos una vez al año.

10: Verdadero. El riesgo de ceguera causada por la afección diabética del ojo puede ser reducida por medio de la detección temprana y el tratamiento oportuno.

Infecciones

Las latinas diabéticas tienen más probabilidades de desarrollar infecciones de hongos. Los microorganismos que existen en la vagina de toda mujer saludable se reproducen más rápidamente cuando hay un nivel elevado de azúcar en la corriente sanguínea. Afortunadamente, hay una variedad de medicamentos que se pueden comprar sin receta para tratar estas infecciones. (Véase el Capítulo 6 para más información sobre las infecciones de hongos.)

Las mujeres que tienen diabetes padecen del doble o el triple de infecciones en las vías urinarias y también las complicaciones de la infección son más serias en las mujeres diabéticas. Como resultado, cuando las latinas con diabetes contraen una infección en los riñones reciben tratamientos más agresivos con antibióticos, incluyendo cantidades más grandes sobre un período más largo de tiempo.

Irónicamente, los antibióticos que se usan para el tratamiento de una infección en las vías urinarias también pueden matar las bacterias naturales y necesarias que se encuentran en la vagina, aumentando por lo tanto la probabilidad de infecciones vaginales. Estas infecciones vaginales son tratadas típicamente con cremas que se aplican en el área afectada o supositorios con fórmula de crema, ambos medicamentos que se pueden obtener sin receta.

Las infecciones cambian la composición de nuestra sangre y hacen difícil controlar los niveles de glucosa en la sangre. Por eso es importante tratarlas rápidamente.

Enfermedades del corazón

La diabetes tiene un impacto negativo en el sistema cardiovascular. Por lo tanto las latinas que están en la premenopausia y son diabéticas parecen no disfrutar de los mismos factores de protección con respecto a las enfermedades del corazón. De hecho, las mujeres que atraviesan la premenopausia y que son diabéticas tienen mayor riesgo de enfermedad del corazón que los hombres diabéticos de la misma edad. Las mujeres diabéticas deben seguir las mismas recomendaciones dietéticas que se indican cuando hay enfermedades del corazón (véase el Capítulo 15).

Enfermedad del riñon

La diabetes es la causa más frecuente de la enfermedad renal de la última etapa. La enfermedad renal de la última etapa se controla a base de diálisis.

Neuropatía

La diabetes no controlada altera la manera en que funcionan los nervios que dan sensación a nuestros brazos y piernas. La falta de sensación en nuestros pies, sobre todo cuando se combina con el mayor índice de bloqueo de los vasos capilares de las personas con diabetes, puede conducir a llagas que no sanan. Estas llagas que no sanan muchas veces solo podrán tratarse mediante la amputación del pie o la parte baja de la pierna.

Uso de hormonas

La interacción entre las hormonas y la diabetes no ha sido aclarada aún, pero las escasas investigaciones realizadas hasta el momento sugieren que las mujeres diabéticas deben evitar tomar hormonas sintéticas. La investigación de la terapia de reemplazo hormonal ha dado conclusiones definitivas sobre este asunto.

Embarazos de alto riesgo

Se recomienda a las latinas que tienen diabetes de tipo 1 que hablen con su proveedor de servicios de salud antes de quedar embarazadas. Es importante que a la mujer diabética se le aconseje cómo puede reducir los altos riesgos que presentaría el embarazo.

Aunque algunas latinas ya eran diabéticas antes de quedar embarazadas, otras latinas se vuelven diabéticas durante el embarazo. A esto se le llama diabetes gestacional. Muchos proveedores de servicios de salud administran una prueba para la diabetes entre la vigésimo cuarta semana y la vigésimo octava semana del embarazo. Sin embargo, dado el alto número de casos de mujeres latinas con diabetes gestacional, puede ser aconsejable que la prueba se administre antes.

Si estás embarazada y tienes diabetes del tipo 1, 2, o diabetes gestacional, es importante mantener bajo control los niveles de glucosa en la sangre durante el embarazo por medio de medicamentos, buena nutrición y ejercicio. Cuando los niveles de glucosa no son aceptables, el bebé puede nacer demasiado grande.

La diabetes no controlada al principio del embarazo puede llevar al desarrollo de un feto con anormalidades congénitas. Existe un mayor riesgo de que el bebé desarrolle un defecto del tubo neural, un defecto cardíaco y muchas otras clases de defectos genéticos. La diabetes no controlada durante el embarazo también coloca a la mamá en riesgo de desarrollar otras complicaciones tales como la enfermedad de la tiroides, la hipertensión, problemas cardiovasculares y un mayor riesgo de complicaciones al momento del parto. Para proteger tanto la salud de la madre como la del bebé, se aconseja a las mujeres embarazadas que tienen diabetes que midan sus niveles de glucosa de cuatro a cinco veces diariamente usando un glucómetro que puede comprar en cualquier farmacia para este fin. Es necesario hacer esto debido a las fluctuaciones hormonales que ocurren durante el embarazo. En algunos casos, el proveedor de servicios de salud puede recetar inyecciones de insulina a las mujeres que tienen diabetes tipo 2 durante el embarazo.

El desarrollo de la diabetes gestacional o diabetes durante el embarazo es una fuerte señal que predice si la paciente habrá de desarrollar la diabetes dentro de los próximos cinco años. Si una paciente desarrolla diabetes gestacional, esto debería verse como una señal de que es el momento de cambiar la dieta y la actividad física para toda la vida a fin de postergar el progreso de la diabetes.

Pasos para mantenerse saludable

Las latinas estamos conscientes que la diabetes es un problema muy común en nuestra comunidad. La mejor manera de enfrentar la diabetes es tratar de prevenir su aparición, como primer paso. Esto es más fácil de hacerlo con la diabetes tipo 2. Aún cuando sus causas no se entiendan debidamente, el ejercicio insuficiente y el sobrepeso son los mayores factores de riesgo para nosotras.

En la medida que hagamos ejercicio con regularidad y mantengamos un peso saludable haremos así muchísimo por impedir la aparición de esta enfermedad. Si a pesar de estos esfuerzos, la diabetes se desarrolla, necesitamos entender que muchas de las complicaciones de la diabetes se pueden prevenir prestando minuciosa atención a la manera en que nos cuidemos y colaborando muy de cerca con nuestro proveedor de servicios de salud. Ante la diabetes, más que ante casi cualquier otra enfermedad, será nuestra actitud cotidiana la que al final determine cómo afecte la enfermedad la calidad de nuestras vidas.

Como latinas con diabetes, debemos concentrarnos en tomar control de la situación por medio del control diario de nuestros niveles de glucosa en la sangre usando un glucómetro, estando bien informadas acerca de cómo la diabetes afecta nuestra salud y manteniéndonos saludables a través de una dieta apropiada y del ejercicio. Sabiendo lo que puede esperarse y lo que podemos hacer, estaremos preparadas para cualquier reto.

Monitoreo continuo

Cuando tienes diabetes, es importante que midas tu nivel de glucosa diariamente. Tu proveedor de servicios de salud puede pedirte que

Consejos

Los extremos son malos para los diabéticos. Aprende a conocer las señales.

Hiperglucemia o **hiper**glicemia: Niveles muy **altos** de glucosa en la sangre
1. Tener sed excesiva.
2. Orinar frecuentemente.
3. Sentirse débil, confusa.
4. Tener los labios y la lengua secas.
5. Tener las manos y los pies fríos.

Hipoglucemia o **hipo**glicemia—Niveles muy **bajos** de glucosa en la sangre

1. Sentirse nerviosa, temblorosa y débil.
2. Sudar.
3. Sentir hambre.
4. Tener dolor de cabeza.

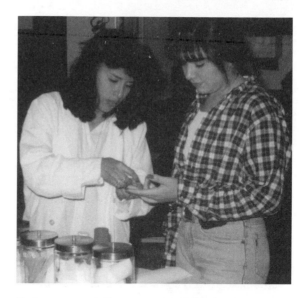

Es importante vigilar nuestro nivel de glucosa.

la midas varias veces al día para ayudarte a determinar cómo las diferentes comidas, las actividades, las emociones y/o los pensamientos hacen que tus niveles de glucosa en la sangre fluctúen.

El método más efectivo es el de usar medidor portátil, es decir, un glucómetro. Los glucómetros son fáciles de usar, simplemente se pincha o pica el dedo para que caiga una gota de sangre sobre la tira de papel. La tira de papel se inserta en el medidor, el cual analiza el papel y te dice el nivel de la sangre. Basándote en el nivel de glucosa en la sangre puedes decidir cambiar tu dieta o cambiar la cantidad de medicamento que tomas para controlar mejor la diabetes. Si el nivel de glucosa en tu sangre es muy alto puedes decidir tomar más insulina o más medicamento. Cuando el nivel de glucosa en tu sangre es muy bajo puedes tomar jugo de naranja o comer un dulce (caramelo) para subir los niveles de azúcar.

Una vez que sepas que eres diabética, entonces debes monitorear y controlar tu diabetes cada día de tu vida. Eres la única que puede estar segura de mantenerte en línea y controlar la ingestión de glucosa. Algunas tratamos de saltarnos días sin medir la glucosa como debíamos. Pero a la larga saldrá. Una prueba de hemoglobina alicosilada o hemoglobina (A1-C (HgA1-C) de una muestra de sangre te permitirá a ti y a tu proveedor de servicios de salud saber hasta qué punto has controlado tus niveles de glucosa en las ocho a doce semanas anteriores.

Con la diabetes es importante controlar el nivel de glucosa en tu sangre ya que el daño a los nervios y a los vasos sanguíneos causado por altos niveles de glucosa es acumulativo y usualmente no reversible. En los días en que tu diabetes esté fuera de control, las células de tu cuerpo se están dañando. Es este daño el que lleva a todas las complicaciones de la diabetes—por ejemplo, a la ceguera, a las enfermedades del corazón y a la insuficiencia renal.

Tomando tu medicamento

Los hipoglucémicos orales son pastillas que tomamos para reducir la cantidad de glucosa en la sangre. Actualmente hay varias pastillas que pueden reducir los niveles de glucosa en la sangre. Cada una funciona de manera diferente en el cuerpo. Tu proveedor de servicios de salud recetará las pastillas que sean mejores para ti. Estas pastillas no se recetan a mujeres embarazadas o que dan pecho. Las pastillas se recomiendan para las mujeres que tienen diabetes del tipo 2.

Las pastillas son efectivas únicamente si se toman tal como fueron recetadas, en combinación con buenos hábitos de alimentación (véase el Capítulo 19) y con ejercicio de intensidad leve a moderada.

Algunas personas con diabetes tipo 2 son mejores candidatas para controlar la glucosa de su sangre por medio de inyecciones de insulina. Si esto fuera necesario, tu proveedor de servicios de salud te indicará cómo hacer esto de la mejor manera.

Controlar la hipertensión

Aunque el control de la hipertensión es importante para nosotros, lo es aún más si tienes diabetes. Numerosos estudios demuestran que el cuidadoso control de la presión de la sangre cuando se combina con el control de la glucosa de la sangre puede prevenir el inicio de la enfermedad del riñón en los diabéticos.

No fumar

Como latinas, éramos antes el grupo con menores probabilidades de fumar y eso era muy bueno. En la actualidad, las cosas están empeorando ya que un número mayor de nosotras fuma. Nuestro mantra colectivo de salud debería ser "Si fumas, déjalo; si no fumas, no empieces".

No está claro cómo el fumar afecte a las mujeres diabéticas, sin embargo, está claro que las personas con diabetes que fuman tienen más probabilidades de contraer enfermedades del corazón que las personas diabéticas que no fuman. Como las mujeres diabéticas ya tienen mayor riesgo de enfermedades del corazón y la relación entre fumar y enfermedad del corazón está bien documentada, resulta bien claro que el fumar es bastante peligroso para la persona diabética.

Alimentación cuidadosa

Si tienes diabetes, lo que comas afectará la cantidad de glucosa que haya en tu sangre. Para quienes no son diabéticos lo que comen tiene poco efecto en la glucosa contenida en la sangre. Es necesario comprender dos aspectos de cómo la diabetes cambia nuestra forma de comer. Una tiene que ver con mantener un peso confortable y la otra tiene que ver con reducir la cantidad de azúcar que consumimos.

Un peso cómodo

Necesitas hablar con tu proveedor de servicios de salud para determinar cuál es un buen peso que puedes mantener. A veces no es bueno fijar estas metas una misma porque podemos enfocarnos en el aspecto de la apariencia en lugar del aspecto saludable del peso. Esto es cierto particularmente para las jóvenes que tienen diabetes del tipo 1, que se pueden volver anoréxicas o bulímicas con tal de controlar su peso. El Capítulo 20 provee algunos enfoques sencillos para considerar este asunto.

Mitos y hechos

Mito: La fructosa, que se encuentra en la miel y la fruta, es mejor que la sucrosa (azúcar de caña, azúcar de betabel o remolacha y azúcar de arce).

Hecho: No hay ventaja en consumir fructosa en lugar de sucrosa.

Mito: Si eres diabética, debes restringir la cantidad de sal que consumes.

Hecho: Las personas diabéticas deben seguir las mismas recomendaciones para el consumo de sal que las personas no diabéticas.

Mito: Puedo comer todo el pan que quiero, pero no puedo consumir azúcar.

Hecho: Tanto el azúcar como el pan son carbohidratos que se convierten en glucosa en la sangre y su consumo debe limitarse.

Mito: Las comidas cocidas son mejores para ti.

Hecho: Los alimentos crudos y sin pelar aumentan el nivel de glucosa en la sangre menos que los alimentos cocidos.

Mito: Lo único que tienes que hacer es tener dos comidas bien espaciadas durante el día.

Hecho: Es mejor consumir varias comidas más pequeñas durante el día.

Mito: Si te empiezas a sentir hipoglucémica (hipoglicémica), debes tomar agua.

Hecho: Si alguien se siente débil, dale algo con azúcar, por ejemplo jugo de naranja.

Mito: Nunca puedes hacer demasiado ejercicio.

Hecho: Si haces mucho ejercicio y estás tomando pastillas para reducir los niveles de glucosa en la sangre, te puedes sentir hipoglucémica (hipoglicémica).

Mito: Si tomo mis pastillas para controlar la diabetes, puedo comer cuando sea y lo que quiera.

Hecho: Cuando tomes pastillas para controlar la diabetes, debes continuar pensando cuidadosamente en lo que comes y en cuándo comes.

COMER LAS COMIDAS A HORAS ADECUADAS

Como latinas, nos gusta la comida sabrosa. Con un poco de creatividad, podemos comer comidas apropiadas y todavía disfrutarlas. Muchas personas se sentirán animadas a consumir una dieta que tenga del 50% al 60% de carbohidratos, del 12% al 20% de proteína y menos del 30% de grasa. Las dietas que ya vienen impresas son muy difíciles para la mayoría de nosotras, ya que usualmente tenemos que preparar comidas para toda la familia.

Una buena forma de enfocar el asunto de la comida es pensar que estás tratando de preparar comidas saludables para toda la familia a la vez que adaptas algunas de tus comidas favoritas de acuerdo a los porcentajes indicados arriba. El Capítulo 19 provee muchas ideas para lograr esto. La persona que sufre de diabetes tiene que vigilar su dieta con especial cuidado para reducir la cantidad de carbohidratos y para combinar los carbohidratos sencillos y los complejos.

Comer a la hora apropiada significa espaciar varias comidas (entre cuatro y cinco) más pequeñas en el curso del día para que los niveles de glucosa en la sangre no se eleven demasiado (como cuando comes en exceso) o bajen extremadamente (como cuando no comes).

Más actividad

La actividad y el ejercicio son buenos para todos. Esto es especialmente cierto si somos diabéticas, ya que la actividad y el ejercicio ayudan a nuestros cuerpos a usar la insulina y la comida de una manera más adecuada.

Hay muchas cosas que podemos hacer para ser más activos de lo que somos. Tener más actividad no significa que tengamos que tomar una clase o sacar tiempo de nuestro horario. Lo que significa en muchos casos es reorganizar nuestras actividades diarias para que sean más beneficiosas para nosotras. Algunas de las cosas que podemos tener en mente incluyen:

1: Hacer las cosas un poco más rápidamente. Esto significa que si vamos a la tienda, si subimos escalones o andamos limpiando, trataremos de movernos un poco más rápidamente y en el proceso terminamos usando un poco más de energía y eso es beneficioso.

2: Agregar ejercicios incidentales. El ejercicio incidental resulta del tipo de actividad que hacemos como parte de nuestras actividades diarias y no porque hemos planeado el ejercicio. Usar los escalones en lugar de usar la escalera mecánica o caminar en lugar de manejar (conducir) son formas en que podemos incrementar nuestro ejercicio incidental.

Podemos aumentar conscientemente nuestro ejercicio incidental si tomamos las escaleras en lugar de la escalera mecánica, si no siempre nos estacionamos en el lugar más cercano a donde vamos y si es posible, vamos caminando a cualquier sitio que vayamos.

Una vez que has aumentado tu nivel de actividad, quizá quieras hacer algunos ejercicios más formales. El mejor modo para hacer esto es (1) haz algo que te gusta, (2) empieza lentamente, y (3) aumenta la velocidad y cantidad de los ejercicios con el tiempo.

Como latinas, aunque tenemos la tendencia de orientarnos hacia los demás, preferimos hacer algunas cosas nosotras solas. El ejercicio definitivamente es una de esas cosas. Hacer ejercicio en casa es una buena manera de comenzar, ya que tenemos cierto grado de intimidad. Puedes probar bailar con música o hacer ejercicios de suelo (véase el Capítulo 21).

Para quienes prefieren el entusiasmo y apoyo que puede dar una actividad de grupo, hay oportunidades para hacer eso también. Podemos investigar lo que ya está organizado gratuitamente o a costo razonable en nuestros centros comunitarios, iglesias, o centros de ejercicio e inscribirnos para participar.

Como parte de nuestra vida diaria podemos ser más activas con los niños y jóvenes. Si hay niños, es bueno que todos participen en un juego activo en vez de sentarse frente a la televisión.

A pesar de que la actividad y el ejercicio son importantes, ten en cuenta que reducen el nivel de glucosa en la sangre. Así que asegúrate de no tomar mucho medicamento antes de hacer ejercicio y de hacerlo en moderación pero no al punto de que te vuelvas hipoglucémica.

La mente y el espíritu

Como latinas que vivimos en los Estados Unidos, estamos más predispuestas a experimentar tensión que otras mujeres, ya que tenemos que negociar las presiones de vivir en dos culturas que no parecen entremezclarse. ¡No es sorprendente que las latinas sufran más depresión que otras personas! Para las latinas que somos diabéticas, controlar los niveles de tensión no sólo es importante sino que es una parte esencial de nuestra existencia diaria. La tensión aumenta los niveles de glucosa en la sangre, así que tenemos que aprender a vigilar el efecto de las fluctuaciones en nuestras vidas para que nuestros cuerpos no envíen más glucosa a las células.

Debemos aprender a reconocer las cosas que nos molestan. Y si nos observamos honestamente podemos identificar en nuestras vidas las cosas que hacen que los niveles de glucosa en la sangre aumenten y apreciar completamente lo que nos ayuda a llenar el espíritu.

Al observarnos, estamos más consciente de la relación que mantienen entre sí nuestro cuerpo, nuestra mente y nuestro espíritu. Nuestro nivel de glucosa en la sangre puede revelar cómo los que están más cerca de nosotras afectan nuestras vidas. Los resultados nos pueden sorprender. Y pudiera ser que un proveedor de servicios de salud mental nos pueda enseñar cómo controlar las relaciones más exigentes que aguantamos.

Resumen

La diabetes es una preocupación de primer orden en la salud de las latinas y necesitamos tener la mejor información sobre cómo prevenir la diabetes, reconocer los síntomas iniciales, y cómo vivir con la diabetes cuando sabemos que la tenemos. Al observarnos cuidadosamente, incluso durante el período del embarazo, podemos controlar la diabetes y vivir plena y completamente.

RECURSOS

Organizaciones

American Association of Diabetes Educators
100 West Monroe Street, Ste. 400
Chicago, IL 60603-1901
(800) 832-6874
(312) 424-2426
www.adanet.org

American Diabetes Association
ADA National Service Center
1660 Duke Street
Alexandria, VA 22314
(800) 232-3472 ó (703) 549-1500
www.diabetes.org

Juvenile Diabetes Foundation International
120 Wall Street, 14th Floor
New York, NY 10005-4001
(800) JDF-CURE (533-2873)
(212) 785-9500
www.jdf.org

National Diabetes Information Clearinghouse
1 Information Way
Bethesda, MD 20892-3560
(301) 654-3327
www.nidak.nih.gov/health/diabetes/ndic.htm

Hotline

Diabetes Information and Action Line
American Diabetes Association
(800) 232-3472 (cuenta con personal bilingüe)

Su Familia Family Health Helpline
National Alliance for Hispanic Health
866-Su Familia (783-2645)

Libros

Jovanovic-Peterson, Lois. *The Diabetic Woman: All Your Questions Answered.* New York: Tarcher, 1996.

Publicaciones y panfletos

"Diabetes and Your Body: How to Take Care of Your Eyes and Feet." American Academy of Family Physicians AAFP Family Health Facts, 11400 Tomahawk Creek Pkwy, Leawood, KS 66211-2672. Llama al (800) 944-0000 para obtener el panfleto #1553. También hay otros panfletos disponibles sobre la diabetes.

"Diccionario de la diabetes." National Diabetes Information Clearinghouse, 1 Information Way, Bethesda, MD 20892-3560. Llama al (301) 654–3327 para obtener NIH booklet #91-3016S (también está disponible en español, NIH Publication #94-3016). Muchas publicaciones disponibles en español. Otros títulos incluyen:

"Insulin-Dependent Diabetes," 1994. NIH Pub. 95-2098

"Noninsulin-Dependent Diabetes," 1992. NIH Pub. 95-291.

"Gestational Diabetes: A Practical Guide to a Healthy Pregnancy," 1993. NIH Pub. 93-2788.

"Facts About Hispanics and Diabetic Eye Disease." Ojo Con Su Visión Program, National Eye Health Education Program, 2020 Vision Place, Bethesda, MD 20892-3655. Llama al (301) 496-5248 para obtener esta hoja de datos y el folleto "¡Ojo Con su Visión!", NIH Publication #96-4032.

"Living With Diabetes." Juvenile Diabetes Foundation International, Diabetes Research Foundation, 432 Park Avenue South, New York, NY 10016-8013. Llama al (212) 889-7575 para obtener éste y otros panfletos sobre la diabetes (también hay panfletos en español).

"La diabetes entre los latinos," 1992. American Diabetes Association, 1660 Duke Street, Alexandria, VA 22314: 1992. Llama al (800) 232-3472 para obtener éste y otros títulos de panfletos: www.diabetes.org.

15

"Me duele el corazón"
Las enfermedades del corazón

"Mi corazón . . ." Las palabras en español parecen indicar más de lo que dicen en inglés. "Corazón". Pronunciarlo casi te hace suspirar. Ninguna parte de nuestro cuerpo está más cerca de nuestra alma que nuestros corazones. Para las latinas, la pasión, los sentimientos profundos y nuestro centro espiritual residen en nuestros corazones.

Y como sabemos que el dolor que sentimos en nuestros corazones muchas veces se debe a los problemas que residen en nuestra mente y espíritu, con frecuencia ignoramos los primeros síntomas que indican problemas del corazón. Decimos que nos duele el corazón porque sentimos dolor espiritual o emocional. Y como atribuimos lo que sentimos a algo no físico, lo ignoramos y seguimos aguantando, continuamos a nuestro paso, como parte de lo que nos trae la vida. Sin embargo, si escuchamos cuidadosamente, podemos descubrir que nuestro cuerpo nos quiere decir algo.

Lo bueno con respecto a las latinas y las enfermedades del corazón es que al parecer tenemos menos enfermedades del corazón que otras mujeres. A pesar de eso, las enfermedades del corazón todavía son la causa principal de muerte para las latinas mayores de sesenta años de edad.

¿Cómo cambia nuestra vida cuando sufrimos de enfermedades del corazón? Desgraciadamente, como las enfermedades del corazón son típicamente un proceso gradual que ocurre después de la menopausia, con frecuencia pensamos de manera equivocada que los síntomas son parte del envejecimiento. Así que atribuimos el cansancio o el quedarnos sin aliento al envejecimiento y no le hablamos a nuestro proveedor de servicios de salud de estos síntomas que son tan importantes. Dada la importancia de la prevención y del tratamiento temprano para evitar causar daño al corazón debemos aprender a reconocer los cambios graduales en nuestra vida.

Aunque sólo tu proveedor de servicios de salud te puede decir con seguridad si tienes o no problemas del corazón, tú debes saber cómo funciona tu corazón, cómo reconocer cuando hay problemas y cómo entender las opciones de tratamiento que tienes si se diagnostica un problema. Desafortunadamente, mucho de lo que sabemos sobre las enfermedades del corazón entre las mujeres lo hemos inferido de información obtenida de estudios previos hechos principalmente con hombres. No hay duda de que algunos problemas relacionados con las enfermedades del corazón afectan a las mujeres de manera diferente que a los hombres y lograremos entender esto mejor a partir de estudios que se harán en el futuro. El libro de Marianne Legato, *El corazón de la mujer* (*The Female Heart*), ofrece muchos detalles acerca de lo que sí sabemos ahora de las enfermedades cardiovasculares en lo que respecta a las mujeres. De gran preocupación es el hecho de que mucho de lo que suponemos es cierto en los hombres puede ser muy diferente en el caso de las mujeres.

Hay todavía menos información y datos científicos sobre las enfermedades cardiovasculares entre nosotras, las latinas. De los pocos estudios de alguna extensión sobre las enfermedades cardiovasculares que incluyen mujeres, ninguno trató de describir lo que sucede en el corazón de las latinas. Aún a mediados de la década de 1990, cuando los Institutos Nacionales de la Salud empezaron un ambicioso estudio de diez años sobre la salud de las mujeres, incluyeron a las latinas en una proporción mínima. Aunque la información de la Iniciativa de Salud sobre Mujeres debiera ser un paso grande para comprender lo que les sucede a las mujeres que padecen de enfermedades del corazón, debemos seguir presionando para que se hagan más estudios sobre la manera exclusiva en que las enfermedades del corazón nos afectan. Por lo tanto, tenemos que educarnos nosotras y aprender una de otra.

Cómo funciona el corazón

Todas hemos oído decir alguna vez que el corazón es una bomba. Si somos honestas, también reconocemos que, aunque muchas sabemos lo que es una bomba, pocas entendemos realmente cómo funciona una bomba, y aún menos somos las que sabemos cómo cuidar una bomba.

El corazón es el núcleo de un sistema que transporta oxígeno y alimentación a las células a través de nuestro cuerpo y retira todo el desecho que producen las células. La sangre es el medio que recoge el oxígeno fresco en los pulmones, entrega el oxígeno a todos los órganos del cuerpo y a cambio lleva el producto del oxígeno usado, conocido como dióxido de carbono (CO_2) de regreso a los pulmones para ser eliminado. La sangre también lleva la glucosa de la comida a todas partes del cuerpo donde se utiliza para energía y a su vez lleva de regreso los productos de deshecho del metabolismo al hígado y a los riñones para que sean eliminados. El corazón es la máquina que mueve la sangre por todo el cuerpo para que puedan funcionar todas estas tareas.

El corazón está compuesto de tejido musculoso (miocardio) muy fuerte el cual está dividido en cuatro secciones (cámaras). Las dos cámaras superiores se llaman aurículas: hay una aurícula del lado derecho y otra del lado izquierdo. Las dos cámaras inferiores son los ventrículos, uno del lado derecho y el otro del lado izquierdo. Entre estas cámaras están las válvulas que funcionan para mantener la sangre fluyendo en la dirección apropiada. La sangre viaja a través de las cuatro cámaras como resultado de la acción coordinada que abre y cierra válvulas que separan las cámaras del corazón. El movimiento de abrirse y cerrarse de las válvulas del corazón es determinado por las contracciones del músculo del corazón.

El corazón se contrae en respuesta a pequeños impulsos eléctricos generados por un grupo de células localizado en la aurícula derecha. La pequeña descarga eléctrica producida por esas células estimula el corazón a contraerse siguiendo un patrón fijo. Las cámaras superiores se contraen una fracción de segundos antes que las cámaras inferiores. Esto permite que las cámaras inferiores se llenen de sangre.

Las emociones fuertes, al igual que cambios

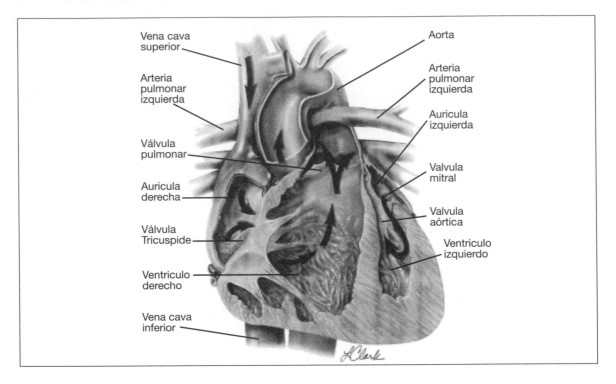

Vena cava superior

Arteria pulmonar izquierda

Válvula pulmonar

Auricula derecha

Válvula Tricuspide

Ventriculo derecho

Vena cava inferior

Aorta

Arteria pulmonar izquierda

Auricula izquierda

Valvula mitral

Valvula aórtica

Ventriculo izquierdo

El corazón

en nuestras hormonas, pueden alterar la velocidad de los impulsos eléctricos. El ritmo básico del corazón está determinado por programas internos, pero estos ritmos pueden alterarse por medio de mensajes químicos que los nervios llevan al corazón. Es por eso que nuestro corazón se acelera en momentos de estrés causado por cansancio, emociones o temores y anda más lentamente cuando estamos descansando.

Mirando el diagrama en esta página, imagínate la ruta que sigue una gota de sangre cuando viaja a través del corazón. La sangre que lleva dióxido de carbono y otros desechos de las células viaja a través de las venas y se recibe en el corazón por medio de la cámara superior derecha (atrio). Conforme se contrae el atrio, la válvula que conecta las cámaras derechas superior e inferior se abre, permitiendo que se llene el ventrículo derecho inferior.

Cuando el corazón late, bombea la sangre del ventrículo derecho hacia los pulmones en donde la sangre cambia el dióxido de carbono que lleva por oxígeno fresco. La sangre luego pasa a la cámara izquierda superior (aurícula izquierda) y viaja a través de la válvula mitral hacia la cámara izquierda inferior (atrio izquierdo).

De ahí la sangre pasa del ventrículo izquierdo al vaso sanguíneo más grande del cuerpo, la aorta, la cual la envía al cuerpo entero para que la sangre pueda entregar su oxígeno y sus nutrientes.

Cuando medimos la presión de la sangre, básicamente estamos midiendo la cantidad de trabajo que hace el corazón para empujar la sangre a través de las arterias. Entre más alta esté la presión de la sangre, determinada por el tamaño relativo de las arterias, más es el trabajo que tiene que hacer el corazón. Las arterias se pueden dilatar y contraer de acuerdo a una variedad de factores tales como nuestra composición genética, la cantidad de sal que consumimos y la cantidad de ejercicio que hacemos. Cuando la presión de la sangre está muy elevada podemos terminar con un músculo del corazón cansado, lo que conocemos como insuficiencia cardíaca.

Cada día, el corazón promedio late a un ritmo de 100,000 palpitaciones, distribuyendo 2,000 galones de sangre a través del cuerpo. Todo este trabajo es logrado por un órgano del tamaño de un puño. Además, el corazón y las arterias coronarias de la mujer son más pequeños que los del hombre.

Manteniendo el corazón saludable

1: **No fumes.** Muchas latinas saben que fumar no es bueno para sus pulmones. Ahora que sabes cómo trabajan el corazón y los pulmones juntos es más fácil ver la directa y cercana relación que tienen. Si fumas, para, y si no fumas por favor no empieces.

2: **Come sal y grasas en moderación.** Cuando el cuerpo retiene agua (esto se puede deber al consumo excesivo de grasas saturadas) o cuando las arterias se bloquean o tapan es más difícil que el corazón trabaje. Este uso y desgaste constante hace difícil que el corazón bombee. Trata de no agregarle sal a tu comida y sigue los consejos nutritivos del Capítulo 19.

3: **Sé más activa.** No tienes que correr un maratón o nadar cinco millas. Considera honestamente cuánto movimiento o ejercicio haces y trata de aumentarlo gradualmente en las próximas semanas hasta que logres tu meta. El aumento en actividad debe ser gradual, pero la meta que alcances debe ser mantenida por el resto de tu vida. El Capitulo 21 ofrece buenos ejercicios para latinas.

4: **Toma tus medicinas según las indicaciones.** Si te recetaron medicamentos para el corazón, es importante que tomes tus medicinas tal como te las recetaron incluso cuando te sientas bien. Algunas medicinas, si dejas de tomarlas de repente, tienen efectos secundarios negativos; otras, como las medicinas para controlar la hipertensión, no funcionan si no se mantiene cierto nivel en el cuerpo. Si crees que los medicamentos te hacen sentir mal, comenta esto con tu proveedor de servicios de salud.

5: **Toma una actitud más positiva hacia la vida.** La investigación muestra que estar contenta con la vida anima al corazón a mantenerse saludable. Así que disfruta lo que puedas y deja de lado lo que no puedes controlar.

6: **Aprende a relajarte.** Las latinas trabajan tan duro haciéndose cargo de los demás que a veces lo más difícil para ellas es hacer tiempo para relajarse. Pero la relajación es parte de lo que necesita el corazón.

7: **Concéntrate en tu fe.** Independientemente de si perteneces a una iglesia organizada o sientes que el mundo es la casa de Dios, tienes tu propia fe. Tu fe debe darte paz—y la paz mantiene tu corazón saludable.

Cuando el corazón no funciona bien

Luisa sabía que debía estar más animada. Siempre trabajaba en la casa y hacía todos sus quehaceres. Sin embargo, en los últimos meses parecía cansada. Simplemente no podía hacer las cosas que acostumbraba a hacer, pero sabía que esto era solamente un aspecto de tener más años.

Peor aún que estar cansada era que últimamente parecía tener asma. No podía respirar como antes. Pero había aprendido a controlar esto. Veía que si descansaba un poco, su sensación de quedarse sin aliento y no poder respirar le pasaba.

Luisa continuaba haciendo todo su trabajo porque tenía tantas cosas que hacer. Y sin embargo, no parecía ser la misma. Ella pensó: "Pues no hay nada que pueda hacer, yo creo que eso es lo que pasa con el tiempo".

La mayoría de nosotras creemos en las imágenes de los ataques al corazón que los medios de comunicación han grabado en nuestra mente. En una escena, una persona perfectamente saludable se agarra el pecho, hace gestos de dolor, cae y muere antes de que llegue la ambulancia.

La segunda escena la has visto innumerables veces. Una persona está en el hospital y de repente te das cuenta que el corazón ha dejado de latir porque lo único que muestran es una pantalla, en la cual se ve una línea recta. Al suceder eso, suena un timbre que avisa a los empleados lo que ha sucedido. La enfermera pide una mesita con instrumentos y hace saber a todos que se trata de una situación de emergencia. El personal del hospital llega corriendo al lugar donde está el

paciente acostado. Un proveedor de servicios de salud toma un cargador eléctrico y grita: "¡Retírense!" y todos se retiran mientras aplica los cojines eléctricos sobre el pecho del paciente. Para agregarle drama, por lo general nada sucede.

Entonces el proveedor de servicios de salud se ve preocupado, empieza a transpirar ante la posibilidad de perder un paciente, y otra vez grita: "¡Retírense!" y da una segunda descarga eléctrica al paciente. En este momento, la pantalla muestra con una pequeña señal que el corazón empieza a latir y todos sienten alivio.

La intención de estas escenas es que sean dramáticas. No están basadas en la realidad y no representan lo que sucede en la vida. Contrario a la creencia popular, los ataques al corazón no siempre son un acontecimiento tan dramático y esto hace que su diagnóstico a veces sea difícil.

Las formas en que se siente la mujer que tiene un ataque al corazón son muy variadas y van desde sentir que tiene acidez estomacal o indigestión hasta dolores intensos del pecho. Más de una tercera parte (35%) de las mujeres que sufren ataques al corazón no se dan cuenta o los síntomas son tan leves que no sienten necesidad de informar sobre ellos.

Es difícil definir los síntomas de un ataque al corazón, ya que según los datos, estos síntomas pueden ser diferentes para las mujeres que para los hombres, en quienes se ha realizado gran parte de la investigación. La Asociación Americana del Corazón dice que es probable que el cuerpo presente uno o más de estos síntomas:

- Presión incómoda, sensación de estar lleno, compresión o dolor en el medio del pecho que dura por más de unos cuantos minutos o se retira y luego regresa.
- Dolor que se extiende a los hombros, cuello o brazos.
- Incomodidad en el pecho acompañada de

mareos, desmayos, sudoración, náuseas o respiración entrecortada.

Señales de advertencia menos comunes de un ataque al corazón:

- Inusuales dolores en el pecho, estómago o abdomen.
- Náuseas o mareos (sin dolor en el pecho).
- Respiración entrecortada y dificultad para respirar (sin dolor en el pecho).
- Inexplicable ansiedad, debilidad o fatiga.
- Palpitaciones, sudores fríos o palidez.

Si tienes estos síntomas, debes llamar al 911 ó a tu sistema médico de emergencia o consigue a alguien que te lleve a la sala de emergencia para recibir atención. Ten en cuenta que cuanto más pronto recibas el medicamento para ayudar al corazón, menor será la magnitud del daño a tu corazón.

Un ataque cardíaco, por lo general, el resultado del bloqueo agudo de una de las arterias que suministra sangre al músculo cardíaco. En la mayoría de los casos, este bloqueo total ocurre junto con arteriosclerosis, en el cual el diámetro de las arterias se va cerrando poco a poco en el transcurso de varios años. Estas estrechas arterias todavía pueden transportar suficiente sangre al corazón para que siga haciendo su trabajo en condiciones normales. Sin embargo, a veces estas estrechas arterias no pueden transportar el mayor volumen de sangre que el resto del cuerpo exige del corazón. En estas circunstancias el corazón envía mensajes de dolor avisándonos que mejor nos calmemos ya que el corazón no está recibiendo la debida circulación sanguínea. Este dolor se llama angina. Estos dolores que sentimos al hacer ejercicio con frecuencia señalan la enfermedad de arteriosclerosis de las arterias coronarias.

Si por obra de superimposición llega a presentarse un bloqueo agudo en las arterias estrechadas y hay oclusión en un 100 por ciento de la circulación sanguínea, ocurre un ataque de corazón. El ataque cardíaco es más peligroso que la angina porque el músculo del corazón puede sufrir daños permanentes. El músculo cardíaco dañado hace menos eficiente la actividad de bombeo del corazón, lo cual produce la insuficiencia cardíaca.

El bloqueo agudo que causa la insuficiencia cardíaca es resultado de un coágulo de sangre que se forma en la superficie de las lesiones ateroscleróticas en los conductos sanguíneos del corazón. Si llegamos rápidamente al hospital y se nos da medicina en el momento que esto ocurra, el coágulo de sangre puede ser disuelto y esto impedirá que el músculo se dañe de manera permanente. Es muy importante prevenir este daño. Como la aspirina puede interferir con la formación de coágulos de sangre, si crees que estás teniendo un ataque al corazón, llama al 911 ó a tu sistema médico de emergencia y toma una aspirina inmediatamente.

Los hombres que se hallen en riesgo de ataque cardíaco desarrollan arteriosclerosis de sus arterias en sus años 40s y 50s mientras que entre las mujeres esto no aparece sino hasta después de la menopausia, en sus años 60s.

Como las mujeres empiezan a desarrollar las enfermedades del corazón a una edad más avanzada, es más probable que tengan otros problemas de salud que pueden afectar el curso del tratamiento. Esto es especialmente cierto para las latinas, que tienen más probabilidades que otras mujeres para desarrollar la diabetes al envejecer. Se sabe que la diabetes contribuye al debilitamiento de las paredes de las arterias y reduce la utilidad de los angiogramas (exámenes de diagnóstico) o la angioplastia (tratamiento).

Arteriosclerosis y aterosclerosis. Un buen abastecimiento de sangre requiere que la sangre fluya al corazón fácilmente a través de

Consejos

La angina es dolor en el pecho.

Todo el mundo oye que una persona con dolor en el pecho puede tener angina, que es un síntoma de los problemas del músculo del corazón. La pregunta es: ¿En qué se diferencia este tipo de dolor de otros dolores? ¿En qué se diferencia de la indigestión? Para muchas mujeres, los síntomas son tan parecidos que es difícil saber lo que sucede.

Los proveedores de servicios de salud no siempre ven la diferencia tampoco. Por eso es que tienen que hacer una serie de exámenes de diagnóstico para ver si hay más evidencia que corrobore la presencia de una enfermedad del corazón.

Las latinas debemos escuchar lo que nos dice el cuerpo cuidadosamente y fijarnos en las pequeñeces que nos indican lo que está pasando. Si sientes dolor y si estás preocupada, asegúrate de ir a la sala de emergencia. Si te da un ataque al corazón, la pronta intervención médica puede salvar la mayor parte del músculo cardíaco.

arterias que no estén bloqueadas. Al envejecer la persona, es frecuente que las arterias se endurezcan, volviéndose menos flexibles y haciendo más difícil que la sangre pase a través de ellas. El proceso de enfermedad que lleva hacia el endurecimiento de las arterias se llama arteriosclerosis.

Otros problemas surgen cuando el interior de las arterias queda bloqueado o tapado. Este padecimiento se llama arteriosclerosis. Las arterias se bloquean cuando la capa interior que les sirve de protección se daña y permite que se acumulen substancias en el interior de la pared de la arteria. Esta acumulación está formada por colesterol, materiales de desecho de las células, materias grasas y otras substancias.

La placa aterosclerótica se forma en personas que están en mayor riesgo de ataque cardíaco debido sobre todo a factores genéticos. Sin embargo, hay por lo menos cinco factores conocidos que causan que se acumule más rápidamente: fumar cigarrillos, alta presión sanguínea, altos niveles de colesterol, diabetes y falta de ejercicio.

• Fumar. Cuando muchas latinas piensan en fumar se enfocan en el efecto que el humo tiene en los pulmones. Pero los pulmones no están aislados del cuerpo sino que son una parte importante del trabajo de nuestros corazones, ya que los pulmones son responsables de cambiar el dióxido de carbono por el oxígeno en la sangre. A pesar de esto, los investigadores no se pueden explicar todas las razones por las cuales el fumar aumenta el nivel de obstrucción en las arterias. Sin embargo, los productos derivados del tabaco dañan la capa interior de las arterias y aunque dejemos de fumar, nuestros pulmones se limpian en unos cuantos años, pero el depósito de materiales que se formó en las arterias permanece. Lo bueno es que el riesgo que esto implica para el corazón disminuye entre uno y tres años después de que la persona deja de fumar.

• Alta presión sanguínea. La alta presión de la sangre hace que el corazón trabaje más aprisa y que todo el sistema necesite mayor esfuerzo para funcionar. La presión de la sangre hace posible que la capa interior de la arteria se dañe y con el tiempo se vuelva propensa a bloquearse. La alta presión de la sangre es particularmente perjudicial para el corazón, el cerebro y los riñones. En el 95% de los casos, no se conoce la causa de la hipertensión.

• Colesterol. El cuerpo necesita un poco de colesterol para funcionar bien. En muchos casos, el hígado produce todo el colesterol que el cuerpo necesita. Sin embargo, debido a su estructura, el colesterol no se disuelve en la sangre. En consecuencia, el cuerpo utiliza otra substancia (las lipoproteínas) que se une al colesterol para que la sangre pueda llevarlo por todo el cuerpo. La sangre transporta el colesterol de dos formas: como lipoproteína de baja densidad y como lipoproteína de alta densidad. Cuando hay demasiada lipoproteína de baja densidad, parte del colesterol se queda en las arterias. Por contraste, se cree que la lipoproteína de alta densidad mantiene las arterias libres de depósitos grasos.

Optimamente, una persona tendrá niveles bajos de lipoproteína de baja densidad junto con niveles altos de lipoproteína. El riesgo de arteriosclerosis se mide al tomar en cuenta la proporción entre los niveles bajos de lipoproteína de baja densidad y los niveles altos de lipoproteína de alta densidad. Afortunadamente, las mujeres que están atravesando por la premenopausia tienden a tener niveles más elevados de lipoproteína de alta densidad que los hombres. Se supone que los niveles de estrógeno comunes durante la premenopausia ayudan a producir niveles más elevados de lipoproteína de alta densidad.

- Diabetes
- Falta de ejercicio

Dado que la angina es una señal de advertencia que indica que las arterias se han estrechado, debes evaluarte muy pronto. Recuerda que la mejor manera de definir la angina es como un dolor en el pecho que se presenta cuando se hace ejercicio y desaparece rápidamente al descansar. Si tienes angina, muchas veces esto significa una señal de alerta de que se avecina un ataque cardíaco. Si tienes estos síntomas, consulta a tu proveedor de servicios de salud inmediatamente.

Otros problemas del corazón son:

1: Problemas de las válvulas. Las cuatro válvulas del corazón son importantes para que la sangre fluya en la dirección correcta y las mujeres tienden a tener más problemas con las válvulas del corazón que los hombres. En más del 5% de todas las mujeres (en comparación al 3% de los hombres), la válvula que comunica las dos cámaras izquierdas no cierra correctamente, causando una condición que se llama prolapso de la válvula mitral. La causa de esta condición es usualmente genética y por lo general no tiene consecuencias serias. Al no presentar generalmente síntomas, resulta difícil entenderla claramente. Cuando hay síntomas, éstos pueden consistir en mareos, palpitaciones (latido rápido del corazón), fatiga o dificultades para respirar. En raros casos, se asocia esta condición con ritmos significativamente anormales de los latidos del corazón. Las personas que tienen prolapso de la válvula mitral tienen un riesgo más elevado de endocarditis infecciosa (una infección de las válvulas del corazón o de la membrana interior del corazón) y un riesgo an poco más elevado de embolia.

A fin de reducir estos riesgos, debes tomar antibióticos antes de cualquier procedimiento dental.

2: Latidos irregulares del corazón. El corazón late de una manera muy sistemática. Algunas veces late más rápidamente, como cuando nos estamos esforzando y otras veces late más lentamente, como cuando estamos descansando. Cuando el corazón late demasiado rápido, demasiado lento o de manera irregular, tiene lo que llamamos arritmia. Muchas arritmias son inofensivas pero si están asociadas con síntomas de mareos o respiración entrecortada, comunícate con tu proveedor de servicios de salud.

Exámenes de diagnóstico

Como parte de tu examen anual o si te aqueja algún problema, tu proveedor de servicios de

Consejos

La embolia no es un ataque al corazón. La embolia ocurre cuando el cerebro no recibe suficiente sangre.

Tu cerebro necesita sangre para funcionar. Algunas veces la sangre no llega al cerebro porque la vía de acceso está bloqueada o porque la vía ya no existe, como por ejemplo cuando se rompe una arteria o se tiene una pérdida. Cuando esto sucede, el área del cerebro que no puede obtener sangre se muere y la parte de tu cuerpo controlada por esa parte del cerebro tampoco puede funcionar. Quizá no puedas caminar, moverte, hablar y/o comprender el idioma hablado. Este estado se llama embolia o apoplejía.

La embolia se debe ya sea a un bloqueo causado por un coágulo de sangre que se forma en el cerebro (trombosis cerebral) o un coágulo de sangre que se forma en otra parte del cuerpo y viaja al cerebro (embolia cerebral). A veces, la embolia ocurre cuando una arteria del cerebro se rompe (hemorragia cerebral). Otras veces ocurre cuando la superficie del cerebro sangra en el espacio que queda entre el cerebro y el cráneo (hemorragia subaracnoide).

En uno de cada diez casos, el cuerpo nos da una señal temprana de que sufriremos una embolia. Estos síntomas iniciales de alerta se conocen como ataques pasajeros de isquemia (falta de irrigación sanguínea). Estos ataques pasajeros son mejor reconocidos como versiones leves y temporales (por lo general de menos de cinco minutos) de los síntomas que acompañan a la embolia. Aunque el ataque pasajero de isquemia te hace saber que hay una mayor posibilidad de tener una embolia, no predice cuándo va a ocurrir. Si tienes un ataque pasajero debes avisarle inmediatamente a tu proveedor de servicios de salud.

Entre las señales de alerta de la embolia están:

- Adormecimiento repentino o debilidad de la cara, el brazo o la pierna, especialmente en un lado del cuerpo.
- Confusión repentina, dificultad para hablar o comprender.
- Dificultad repentina para ver con uno o ambos ojos.
- Dificultad repentina al caminar, mareos, pérdida del equilibrio o de la coordinación.
- Dolor de cabeza repentino y severo sin que se sepa la causa.

salud puede hacer algunos exámenes y tomar medidas para tener mejor idea de cómo está funcionando tu corazón. Mientras que algunos exámenes son rutinarios y sencillos, otros son más sofisticados.

Las latinas prefieren estar informadas de lo que un examen de diagnóstico implica, para así poderse preparar. Esto es especialmente cierto cuando tenemos que explicarle el procedimiento a uno de nuestros padres o algún familiar mayor que estemos cuidando. Necesitamos prepararlos a ellos y prepararnos nosotras mismas para la incomodidad que algunos de estos procedimientos producen.

Se emplea una gran variedad de exámenes de diagnóstico, desde los que son fáciles de usar y que no causan dolor hasta los más invasivos e incómodos. Es importante recordar que el propósito de los exámenes de diagnóstico no es el de hacerte sentir mejor, sino el de saber si algo anda mal para que se pueda tratar correctamente. Lo siguiente es parte de un buen examen del corazón.

TOMAR TU PULSO

Ésta es una medida básica de la intensidad con la que trabaja tu corazón. Es decir, cuántas veces tiene que bombear para abastecer al cuerpo de una cantidad suficiente de sangre.

ESCUCHAR TU CORAZÓN

En la mayoría de los casos, tu proveedor de servicios de salud empezará escuchando tu corazón con un estetoscopio. Te pedirá que respires para que los sonidos de tu corazón se puedan escuchar desde diferentes puntos del pecho donde coloca el estetoscopio. Un buen proveedor de servicios de salud podrá reconocer los sonidos de un corazón saludable y podrá discernir sonidos que indiquen un corazón dañado.

PRESIÓN DE LA SANGRE

Tu proveedor de servicios de salud usará un instrumento especial (esfigmomanómetro) para medir la presión de la sangre, es decir, la intensidad con que trabaja el corazón al bombear la sangre. Se coloca una banda en la parte superior de tu brazo y se infla. Tu proveedor de servicios de salud pondrá el estetoscopio debajo de esa banda y escuchará el ruido de tu sangre al pulsar por la arteria. A algunas nos molesta la presión en el brazo, pero dura muy poco tiempo.

EXAMEN DE LA SANGRE

Cuando sufres un ataque al corazón, se liberan enzimas del músculo del corazón a la sangre. Si estás teniendo dolores de pecho, tu proveedor de servicios de salud puede medir estas enzimas para determinar si el dolor se debe a un ataque de corazón.

Lo que significan los números de nuestra presión sanguínea . . .

Cuando nos dicen que la presión de nuestra sangre está dentro de lo normal, por lo general respiramos con alivio y apenas recordamos los dos números que nos dijeron. ¿Pero qué significan?

La mayoría de las veces la presión de la sangre se registra como un número sobre otro número, por ejemplo 120 sobre 72. El primer número es la medida de la presión sistólica, que es la presión de la sangre en las arterias cuando late el corazón y las llena con sangre. El segundo número es el de la presión diastólica, que es la presión de la sangre en las arterias entre los latidos. El primer número siempre es mayor que el segundo.

La presión de la sangre varía mucho de persona a persona, dependiendo de la edad y otros factores. Por eso es que cuando se evalúa la presión de la sangre, sólo se dan escalas aceptables y no un número fijo.

Lo que nos dicen los números es muy importante: cuanto más elevado el número, más difícil es para la sangre fluir por el cuerpo. En las personas adultas, si el primer número es 140 ó más o el segundo número es 90 ó mas, se dice que tienen alta presión o hipertensión. Dentro de ciertos límites, cuanto más baja sea tu presión sanguínea, mejor. La presión sanguínea óptima con respecto al riesgo cardiovascular es menor de 120/80. Sin embargo, hay que evaluar las mediciones cuando sean inusualmente bajas, para descartar causas médicas. Si tu presión sanguínea es menor de 90/60, debes pedirle a tu proveedor de servicios de salud que te examine.

ELECTROCARDIOGRAMA

En este procedimiento que no causa dolor, se colocan electrodos sobre tu cuerpo para medir los impulsos eléctricos naturales producidos por tu corazón. Estos impulsos siguen por lo general cierta secuencia. Un cambio en la secuencia normal de los impulsos eléctricos de tu corazón se llama arritmia. Cuando tu corazón late a menos de 60 latidos por minuto (bradicardia), o más de 100 latidos por minuto (taquicardia), sufres de arritmia. La duración de tales episodios y la velocidad con que late tu corazón determinarán lo serio o grave del estado. Algunos episodios son tan cortos que sentimos sólo una ligera palpitación. Los episodios más largos pueden causar un daño más permanente. Algunas veces la señal eléctrica indica la presencia de un viejo o nuevo ataque al corazón o de un esfuerzo excesivo del corazón. El electrocardiograma documenta el tipo de señal eléctrica que tu corazón emite.

ECOCARDIOGRAMA

Una varilla que produce ondas de sonidos, se pasa por encima del pecho para producir una imagen del corazón sobre una pantalla. Esta imagen es producida por las ondas del sonido que rebotan del corazón. La imagen muestra la estructura del corazón, el movimiento de las válvulas, el tamaño del corazón, los latidos del corazón y otro tipo de información.

MUGA, ESCINTIGRAFÍA CON UTILIZACIÓN DE TALIO, ETC. (THE MUGA—MULTIGRATED GRAFT ACQUISITION SCAN)

En esta categoría de pruebas de diagnóstico, el funcionamiento del corazón se mide siguiendo el movimiento de radionúclidos que se inyectan en la corriente sanguínea del paciente. El movimiento de los radionúclidos se sigue a través del cuerpo en un monitor que

---

La circulación colateral del corazón

Además de las arterias principales del corazón, la evidencia sugiere que en algunas personas un sistema secundario de arterias microscópicas pueden desarrollarse alrededor del área bloqueada.

No está claro qué es lo que causa que estos vasos sanguíneos se generen o se abran, creando de esa manera una desviación natural alrededor de las arterias donde puede haber un bloqueo en el corazón.

Este proceso puede jugar un papel clave en el desarrollo de nuevos tratamientos para las enfermedades del corazón. La investigación preliminar sugiere que la condición que causa dolor en el pecho (-angina) puede estimular el crecimiento de estos vasos sanguíneos. Desgraciadamente, muchos exámenes de diagnóstico que se emplean actualmente todavía no tienen la capacidad para medir este sistema.

---

muestra imágenes generadas por computadora. Las imágenes muestran en detalle el funcionamiento de las diferentes cámaras del corazón y si la sangre está llegando bien al músculo del corazón. En las mujeres, los tejidos de los senos pueden crear sombras que hacen más difícil interpretar las imágenes, disminuyendo por lo tanto la precisión de este examen.

ANGIOGRAFÍA CORONARIA (CATETERISMO CARDÍACO Y ANGIOGRAMA)

No se puede negar que éste puede ser un procedimiento desagradable. Si necesitas este procedimiento, asegúrate de que tu proveedor de servicios de salud lo haya realizado muchas veces con mujeres anteriormente. Habla con tu proveedor de servicios de salud para saber si tú podrías ser una buena candidata para la angioplastia, un procedimiento quirúrgico para el tratamiento de pasajes bloqueados que se puede realizar con el mismo catéter cardiaco que se usó en el procedimiento diagnóstico. Las mujeres cuyas arterias son débiles o quebradizas no son buenas candidatas para la angioplastia y esto se aplica especialmente a mujeres diabéticas.

Si tu proveedor de servicios de salud piensa que eres una buena candidata para el cateterismo, asegúrate de que cuando se finalice el procedimiento de diagnóstico (angiograma), el cardiólogo que hizo el procedimiento esté preparado para decidir en ese mismo momento si tu condición puede ser tratada realizando la angioplastia a la misma vez. Esto previene que tengas que someterte al cateterismo una segunda vez. Desgraciadamente, algunas veces no se ofrece la posibilidad de hacer los dos procedimientos simultáneamente debido a una variedad de razones que deben ser inaceptables para ti (horario, el proveedor de servicios de salud no conoce ambos procedimientos, resistencia a pedir que un especialista esté disponible, etc.).

El cateterismo cardíaco típicamente se hace en el hospital. Un proveedor de servicios de salud limpia y adormece la zona donde hay una arteria principal en la ingle o en un brazo y luego hace un corte en la piel. El siguiente paso consiste en insertar lentamente un delgado tubo plástico por la abertura y guiarlo por la arteria hacia el corazón hasta que llega a las arterias que abastecen de sangre al corazón.

Un tinte, visible mediante rayos-X, se inyecta por el catéter y se libera en las arterias del corazón. Al ver a través del monitor cómo avanza el tinte, es posible ver dónde está la obstrucción. Es así como una imagen llamada angiograma se puede obtener mediante el cateterismo cardíaco.

Al hacer un angiograma para investigar el tamaño de las arterias en individuos que presentan angina, el cardiólogo muchas veces optará por efectuar un procedimiento terapéutico llamado angioplastia con colocación de una férula. En este procedimiento, se utiliza un globo para dilatar el área del estrechamiento y se inserta una férula de plástico para impedir que el estrechamiento vuelva a ocurrir. A veces hay demasiada obstrucción para que resulte la angioplastia y entonces hay que considerar otras terapias, inclusive la cirugía.

Tratamiento

Por sí solo, el tratamiento no necesariamente significa que te sentirás mejor, ni siquiera que regresarás a tu antiguo nivel de actividad. Debes discutir cuidadosamente las consecuencias de cada tratamiento con tu proveedor de servicios de salud.

Para algunas personas, los medicamentos en combinación con cambios de dieta y estilo de vida mejoran la manera en que funciona su corazón. A otros, la cirugía les brinda una nueva época y más energías para vivir. En algunos casos el resultado del tratamiento puede no ofrecer la calidad de vida que el paciente esperaba obtener.

Cuando consideres alternativas quirúrgicas de tratamiento, debes prestar atención especial para informarte del nivel de éxito de algún procedimiento determinado al utilizarse con mujeres y especialmente con mujeres latinas de una edad cercana a la tuya. Los proveedores de servicios de salud están obligados a proveer esta información, para obtener tu consentimiento informado. Asegúrate de que te lo expliquen a ti de una manera que comprendas. Tú eres quien tiene que decidir si la calidad de la vida que se puede esperar después de la cirugía justifica el riesgo que conlleva el tratamiento.

Enfermedad coronaria del corazón, enfermedad coronaria de las arterias, alta presión de la sangre

Las enfermedades coronarias del corazón y las enfermedades coronarias de las arterias son enfermedades del corazón en un caso y de los vasos sanguíneos en el otro. El resultado final de estos problemas podría ser un ataque al corazón (infarto del miocardio). Esto ocurre cuando parte del corazón no recibe sangre (isquemia). Cuanto más tiempo permanezca la sangre bloqueada sin poder llegar al corazón, mayores son las posibilidades de que el corazón sufra daños irreversibles.

Para los que padecen de alta presión de la sangre, lo más importante es recordar que la alta presión de la sangre dañará las arterias del cerebro y corazón. Este daño ocurre en el transcurso de muchos años. Es también esencial recordar que es posible tener alta presión de la sangre a niveles peligrosos y no estar consciente de ello físicamente. Por eso muchas veces se le llama el "asesino silencioso." El daño se puede prevenir completamente si se mantiene la presión sanguínea a un nivel normal a base de ejercicio, un peso saludable, meditar y tomar medicamentos, si son necesarios.

Algunas latinas tienen alta presión de la sangre y otras tienen enfermedades del corazón. Algunas tienen ambos. Como las enfermedades del corazón y la alta presión sanguínea están mutuamente relacionadas, se asigna a ambos grupos de latinas una estrategia semejante para mejorar su corazón. Esta estrategia incluye tres componentes: medicación, nutrición y ejercicio, además de maneras de controlar el estrés. Los detalles de cada estrategia serán determinados por el proveedor de servicios de salud junto con la paciente para ver cuál es la combinación que funciona mejor.

Soluciones no quirúrgicas
1: Medicamentos

Hay muchos medicamentos que se pueden usar para bajar la alta presión. Los medica-

Advertencia

Aunque pensamos que sabemos cómo nos sentimos cuando la presión de nuestra sangre está alta, a veces la presión de sangre está alta y no hay síntomas. Asegúrate de tomar tu medicamento para controlar la presión de la sangre independientemente de cómo te sientas. Hacerlo te puede salvar la vida.

mentos que reducen la presión de la sangre se llaman antihipertensivos.

Cada uno de los medicamentos tiene un propósito específico que mejorará a la vez el funcionamiento del corazón y la circulación: los diuréticos reducen la cantidad excesiva de agua y sal en el cuerpo; los bloqueadores beta reducen el nivel del funcionamiento cardíaco; los inhibidores del sistema nervioso simpático reducen la constricción de los vasos sanguíneos; los vasodilatadores relajan los vasos sanguíneos; las enzimas inhibidoras de la angiotensina o inhibidores ACE bloquean la producción de la substancia química que causa que los vasos sanguíneos se contraigan; los antagonistas del calcio reducen la velocidad del corazón y relajan los vasos sanguíneos.

MITOS Y HECHOS

Mito: Las latinas se dan cuenta cuando están enfermas del corazón.

Hecho: A veces los síntomas de las enfermedades del corazón son tan leves que hasta un ataque al corazón puede pasar desapercibido.

Mito: Si tienes alta presión, sufrirás un ataque del corazón.

Hecho: No está clara la relación entre la alta presión de la sangre y un ataque al corazón.

Mito: Si sufres un ataque al corazón, no podrás tener relaciones sexuales durante por lo menos seis meses.

Hecho: Tu proveedor de servicios de salud te

dirá cuando puedes tener relaciones sexuales nuevamente. Pudiera ser incluso cuestión de unas cuantas semanas.

Mito: Beber vino tinto ayuda a prevenir las enfermedades del corazón.

Hecho: Hacer ejercicio y alimentarse saludablemente es la mejor manera de prevenir las enfermedades del corazón.

Si a una persona le da un ataque al corazón, las guías federales de atención médica recomiendan que se administre a los pacientes elegibles uno de los medicamentos que disuelven los coágulos dentro de los primeros 30 minutos de su llegada a la sala de emergencia, como por ejemplo el activador plasminógeno de tejido o la estreptoquinasa. Estas drogas se llaman trombolíticas y se venden como Activase o Steptase. Cuando se administran con prontitud, disuelven los coágulos presentes en la sangre y por lo mismo disminuyen el daño al corazón. Para que estas revolucionarias drogas funcionen, debes llegar a la sala de emergencia rápidamente. Hay ciertos estados de salud de la persona que impiden administrarle trombolíticos. Tampoco se pueden administrar a quienes llegan tarde a la sala de emergencia.

Después de un ataque al corazón, tu proveedor de servicios de salud trabajará contigo para seleccionar el mejor medicamento para tu situación. No importa cual medicina te receten, el error más grande que cometemos muchas mujeres es que dejamos de tomar los medicamentos cuando nos sentimos mejor. Es importante que tomemos los medicamentos tal como se nos indicó para que sean totalmente efectivos.

2: Nutrición y ejercicio

Muchas personas, especialmente aquellas que tienen hipertensión o problemas del corazón, necesitan reducir la cantidad de sodio de su dieta. El primer paso es no agregarle sal a las comidas que guisamos o comemos. El

segundo es que practiquemos la buena nutrición (véase el Capítulo 19).

Para aquéllas de nosotras que tenemos exceso de peso, la pérdida de peso nos ayudará a reducir el estrés en el corazón y hasta puede reducir la presión de la sangre, ya que un peso más moderado ayuda a nuestro corazón a trabajar menos (véase el Capítulo 20). La actividad física moderada también se considera parte importante del plan de tratamiento para ayudar a fortalecer nuestro corazón y controlar la alta presión de la sangre (véase el Capítulo 21).

Si tu nivel de colesterol está elevado, tendrás que recibir consejos sobre métodos dietéticos para reducirlo. Si a pesar de los cambios dietéticos, tu nivel de colesterol sigue

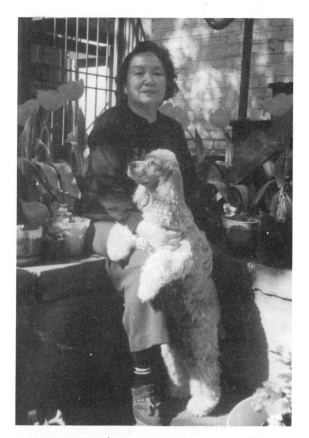

Manténte activa y haz ejercicio—el sólo acto de llevar a tu perro a caminar es beneficioso para tu corazón.

demasiado alto, es posible que se te aconseje tomar medicinas para reducirlo. Los medicamentos más comunes se conocen como "statins."

Tomo baños de burbujas. A donde quiera que voy, a quien sea que visite, siempre llevo la loción para las burbujas y algo para leer. Me siento a gusto después de un largo baño y la lectura de un buen libro.

No sé cuando empecé a hacer esto. No me importa lo que haya sucedido durante el día, cuando tomo mi baño de burbujas simplemente descanso.

GUADALUPE, 54

3: Control del estrés

Las latinas parecen sobrevivir muy bien y sin embargo eso no significa que nos vaya bien. Con demasiada frecuencia, las latinas llevan toda la carga de las preocupaciones que campean en las familias y por lo mismo debemos aprender a controlar eso. Encontrar la paz emocional y espiritual al igual que los modos de volver a inspirarnos es parte esencial del control de la alta presión. Investigaciones recientes indican que el estrés mental está asociado con niveles más elevados de ataques al corazón y por lo tanto es esencial reducir el estrés mental.

Algunas mujeres asisten a un grupo de oración en la iglesia mientras que otras simplemente se quedan en casa y leen. Sea lo que sea, la actividad que realices debe ser una actividad que relaje tu mente y renueve tu espíritu. Una latina dijo que el saber que estaba enferma del corazón le hizo reconocer su propia vulnerabilidad y sirvió para orientar sus esfuerzos en beneficio de su comunidad.

Cada una de nosotras define el control del estrés en sus propios términos. Después de todo, esto es algo que tiene que resonar dentro de nosotras mismas ya que somos nosotras las únicas que sabemos cuáles son esas necesidades.

La intervención como solución para la enfermedad coronaria/enfermedad de las arterias del corazón

Una vez que te han diagnosticado isquemia del corazón, la primera opción puede ser la de seguir una solución médica. Cuando esta última no ha sido exitosa, podrán enviarte a un cirujano que ofrezca una solución quirúrgica. Estas soluciones se discuten a continuación.

1: Angioplastia

La angioplastia, conocida como el "procedimiento del globo", usualmente se hace junto con el angiograma. En este procedimiento, después de guiar el catéter a las arterias coronarias, aquél sirve como túnel para insertar un segundo catéter más pequeño con un globo desinflado en la punta. Cuando el segundo catéter llega a la parte bloqueada, se infla para comprimir el material que causa el bloqueo y de esa manera abre el espacio. Se coloca entonces una férula de plástico para impedir que la arteria se cierre nuevamente.

A pesar de que la angioplastia es menos traumática que la cirugía de puente coronario, siempre existe la preocupación de tener que repetir la cirugía ya que los depósitos a veces se vuelven a formar aún con una férula. Si la angioplastia no funciona, quizá se te recomiende someterte a una cirugía de puente coronario. La mayoría de las personas se van a casa sin cirugía el mismo día que se someten al procedimiento de la angioplastia.

Uno de los factores más importantes a considerar es con qué frecuencia y éxito ha realizado la angioplastia tu proveedor de servicios de salud.

2: Desvío coronario

Era el día antes de su cirugía. El cardiólogo de Estela había tomado bastante tiempo explicándole cómo sería su recuperación después de la cirugía. Le dijo que tendría algo de incomodidad cuando saliera de la cirugía, pero al final se sentiría mejor.

Más tarde, esa noche, Estela pensaba en la cama sobre su cirugía. Colocó sus manos suavemente sobre su pecho. Sabía dónde estaba su corazón— ahí, debajo de su seno izquierdo—pero cuando presionaba hacia abajo, lo único que sentía era hueso. Empujó más fuerte en su pecho y sintió su pecho con los dedos. Sí, hueso—eso era lo que sentía.

Ahí, acostada, trató de entender cómo llegaría su cardiólogo a su corazón. Lo único que sabía era que su corazón estaba debajo del hueso.

Hay mucha experiencia médica con respecto a la cirugía de desvío coronario. El problema es que la mayoría (70%) de esas experiencias ha sido con hombres y hombres de edades menores que las de muchas de las mujeres que se someten al procedimiento. Ésta es una cirugía mayor—requiere varias horas de cirugía, cortar a través de los huesos del pecho, mantenerte en una máquina para el corazón y el pulmón durante la cirugía, y luego apoyo físico al igual que emocional después de la cirugía.

En este tipo de cirugía, se quita un vaso sanguíneo saludable de una parte de tu cuerpo (pierna o pecho) y se pone (injerta) en tu corazón de forma que la sangre pase por otra vía, alrededor del área bloqueada. La cantidad de veces que se requiera una nueva ruta dependerá del tipo y número de obstrucciones que tengas. El desvío coronario puede ser sencillo, doble, triple o cuádruple.

Consejos
Nuevos métodos quirúrgicos para curar el corazón que son menos invasivos.

La investigación reciente sugiere que se podrán utilizar nuevos instrumentos para realizar la cirugía del corazón con sólo hacer una abertura de 3 pulgadas en el tórax. Hasta abril de 1997, casi 1500 pacientes se habían sometido a este procedimiento.

A las mujeres no les va tan bien como a los hombres en la cirugía de desvío coronario; las mujeres tienen el doble de probabilidades de morir durante la operación que los hombres. Para aquellas mujeres que salen del hospital, su supervivencia a largo plazo es igual que para los hombres, aunque es muy probable que tengan más complicaciones que los hombres. Sin embargo, no hay ningún estudio que se haya dedicado a examinar los resultados de las latinas.

Este tipo de cirugía tiene un período de recuperación difícil y las mujeres que se operan deben prepararse sabiendo que van a necesitar ayuda por varias semanas después de la cirugía.

3: Reparación o reemplazo de válvula

Algunas veces una válvula del corazón no cierra (insuficiencia). Esto hace que la sangre fluya en dirección contraria (regurgitación o fuga) y hace que el corazón tenga que esforzarse más. En otras ocasiones, una válvula no puede abrirse completamente (estenosis). Esto también hace que el corazón se esfuerce. Las válvulas artificiales se hacen de plástico o metal o pueden ser adaptadas especialmente de la válvula de puerco.

Este procedimiento requiere algo más que simplemente cambiar piezas o partes; se trata de una operación grave del corazón. Es esencial que discutas las varias opciones con tu cardiólogo y tu cirujano antes de decidir si ésta es la opción que quieres seguir.

4: Implantes de marcapaso

Si tu corazón no está produciendo los impulsos eléctricos necesarios para que funcione adecuadamente, tu proveedor de servicios de salud puede recomendar que se implante un marcapasos para que tu corazón trabaje mejor. Para algunos pacientes puede ser deseable implantar un desfibrilador automático que genera un choque eléctrico cuando detecta un problema en el latido del corazón, como por ejemplo un latido muy rápido del corazón.

Tu cardiólogo y tu cirujano te ayudarán a determinar lo que hará que tu corazón trabaje mejor.

5: Transplante de corazón

Cuando ni la medicina, ni cambios en el estilo de vida, ni otras opciones quirúrgicas han tenido éxito, tu cirujano puede recomendar que recibas un transplante de corazón. El transplante de corazón es la terapia de último recurso cuando hay problemas serios del corazón y puede ser efectivo en algunos casos. Ésta puede ser una opción viable a considerar. El procedimiento es extremadamente difícil y hay muy poca información sobre el éxito que este procedimiento tiene si se aplica a las mujeres. Los centros varían en cuanto a resultados así que asegúrate de obtener información sobre los resultados con latinas que hayan tenido la cirugía.

La mente y el espíritu

Sé que me oigo ridícula pero desde que murió mi madre siento que me he enfermado del corazón. Primero, pensé que me estaba volviendo hipocondríaca o que era demasiado dramática. Pero lo que siento es verdadero y estoy demasiado avergonzada para contárselo a alguien. Cuando estoy muy trastornada me da un dolor en el pecho. Lo siento del lado izquierdo, debajo del pecho.

Sé que cuando le hicieron la operación a mi mamá, ahí le hicieron uno de los injertos. Y ahora siento que tengo dolor en el mismo sitio cuando pasa algo que me duele mucho. De alguna manera el dolor espiritual o emocional que según yo puedo controlar está causando este dolor en mi pecho.

Ya que me ha pasado muchas veces, sé que es demasiado real para que sean solamente imaginaciones mías o cosas que existen solamente en mi cabeza. Al mismo tiempo he aprendido que si cierro mis ojos y me concentro en las cosas buenas en la vida, el dolor se retira.

JUANITA, 44

Debemos aprender a cuidar nuestra mente y nuestro espíritu. Los impulsos eléctricos que controlan el latido del corazón son solamente una parte del corazón. A nuestro corazón lo gobierna además la forma en que nos sentimos.

La muerte es una parte natural de la vida. Eso es lo que nos dicen nuestra vida espiritual y religiosa. Así que, saber que la enfermedad del corazón es la causa número uno de muerte en las mujeres latinas no nos debe alarmar tanto como nos debe informar. Hay maneras de hacer que nuestros corazones y el sistema que apoyan trabaje mejor y se mantenga saludable por más tiempo. Necesitamos volver a pensar en cómo vivir mejor.

El corazón está al centro de nuestro ser y si hemos de cuidar de nuestros corazones, entonces debemos cuidarnos nosotras y nuestro espíritu. Muchas de las estrategias para ir más allá del "aguantar" (véase el Capítulo 1) necesitan ser parte de cualquier programa de prevención para mantener el corazón saludable. Saber cómo fijar límites en las responsabilidades que aceptamos también es importante para nuestra salud mental.

Con respecto a nuestro espíritu tenemos que enfocarnos en nuestra fe como fuente de alegría y comprensión. Guardar resentimiento, rencor u otros sentimientos negativos sólo tendrá un efecto perjudicial en la salud de nuestro corazón.

Debemos aprender a hacer estas cosas no sólo cuando sabemos que estamos enfermas del corazón, sino además cuando sea posible para prevenir enfermedades del corazón. Un espíritu saludable (véase el Capítulo 2) es esencial para que el corazón funcione lo mejor que pueda.

Resumen

Para tener un corazón saludable, sabemos que no es bueno fumar, que no debemos agregar sal a la comida, que nuestro peso debe estar a un nivel moderado, que el ejercicio practicado regularmente es esencial y que es beneficioso reducir la cantidad de grasas que consumimos. Aunque hay guías específicas para cuidar los aspectos físicos de nuestros corazones, también debemos alimentar nuestro corazón emocional y espiritual.

Sin embargo, a veces hay señales de que nuestro corazón no está muy bien. Actualmente se cuenta con varias pruebas diagnósticas para ayudar a identificar la naturaleza del problema y encaminar al paciente y su proveedor de servicios de salud en la dirección correcta para tratarse. Existe una variedad de tratamientos para la hipertensión y las enfermedades del corazón todos los cuales incluyen alguna combinación de medicamentos, dieta y ejercicio además de control del estrés, todo según las necesidades del paciente.

En los casos más avanzados de una enfermedad del corazón, puede ser necesaria la cirugía. La decisión con respecto a la intervención quirúrgica deberán hacerla el cardiólogo, el cirujano y la paciente trabajando juntos para diseñar el plan de tratamiento que pudiera tener las mejores perspectivas de éxito.

RECURSOS
Organizaciones
Alliance for Aging Research
2021 K Street NW, Ste. 305
Washington, DC 20006
(202) 293-2856
www.agingresearch.org

American Heart Association, National Center
7272 Greenville Avenue
Dallas, TX 75231-4596
(800) 242-8721
www.americanheart.org
www.women.americanheart.org

National Heart, Lung, and Blood Institute
Information Center
Box 30105
Bethesda, MD 20824-0105
(301) 592-8573
www.nhlbi.nih.gov

National Institute on Aging
Information Center
Box 8057
Gaithersburg, MD 20898-8057
(800) 222-2225 ó (301) 496-1752
www.nih.gov/nia

National Women's Health Network
514 10th Street NW, Ste. 400
Washington, DC 20004
(202) 347-1140
www.womenshealthnetwork.org

Hotline
(888) MYHEART (694-3278)
Información para las mujeres sobre
    enfermedades del corazón.

Su Familia Family Health Helpline
National Alliance for Hispanic Health
866-Su Familia (783-2645)

Libros
Cambre, Suzanne. *Lady Killer: Heart Disease. Women at Risk*. Atlanta, GA: Pritchet & Hull, 1995.

Diethrich, Edward B., and Carol Cohan. *Women and Heart Disease: What You Can Do to Stop the Number-One Killer of American Women*. New York: Ballantine, 1994.

Legato, Marianne J. *The Female Heart: The Truth about Women and Coronary Artery Disease*. New York: Avon, 2000.

Pashkow, Frederic J., and Charlotte Libov. *The Women's Heart Book: The Complete Guide to Keeping Your Heart Healthy and What to Do If Things Go Wrong*. New York: Dutton, 1993.

Publicaciones y panfletos

"Activity After a Heart Attack." American Academy of Family Physicians AAFP Family Health Facts, 11400 Tomahawk Creek Pkwy, Leawood, KS 66211-2672, 1997. Llama al (800) 944-0000 para obtener el folleto #1528. Otros títulos incluyen: "High Blood Pressure." Panfleto #1541.

"Caring for Your Heart," 2000. National Alliance for Hispanic Health, 1501 16th St. NW, Washington, D.C. 20015 (202) 387-5000. (Tambien está disponible en español.)

"The Healthy Heart Handbook for Women." National Heart, Lung and Blood Institute, P.O. Box 30105, Bethesda, MD 20824-0705: 1992. Llama al (301) 592-8573 para obtener la publicación de NIH #92-2720. Otros títulos incluyen:

"Heart Disease and Women: So You Have Heart Disease." September 1995. NIH #95-2645.

"La Angina de Pecho Inestable." Panfleto #94-0605 (también está disponible en inglés). Agency for Health Care and Quality. Llama al (800) 358-9295 para obtener este panfleto #94-0605 (también está disponible en inglés). Otros títulos:

"La Insuficiencia Cardíaca." #94-0615 (también está disponible en inglés).

"Heart Failure Patient Guide."

"What You Should Know About Stroke Prevention."

"Silent Epidemic: The Truth About Women and Heart Disease." American Heart Association, National Center, 7972 Greenville Avenue, Dallas, TX 75231-4596. Llama al (800) 242-8721 para obtener éste y otros panfletos. También hay materiales disponibles en español. www.women.americanheart.org.

16

VIH/SIDA

Margarita sabía desde hacía mucho tiempo que su matrimonio no había sido el mejor. Pero también sentía que no tenía el tipo de libertad como para dejar a Patrick y punto. Después de todo, tenían dos niños a los que amaban, y más importante aún, sabía que los niños nunca entenderían. Si dejaba a Patrick, su familia nunca lo aceptaría.

Así es que por eso se quedó con Patrick. Conforme los niños fueron creciendo ella supo que, con el tiempo, terminaría por dejar a Patrick, y así lo hizo. Sin embargo, no podía menos que sentir tristeza por la forma en que habían terminado las cosas.

Para empeorar las cosas, todos le hablaban de lo mal que se veía Patrick, y de lo mucho que la necesitaba. Siempre había estado delgado, pero ahora estaba enflaqueciendo todavía más. Además, estaba bebiendo en exceso. Pero ella ya no vivía con él. Por supuesto, seguía siendo su esposa, pero ahora gozaba algo del consuelo que le hizo falta durante tantos años. Por fin estaba en paz consigo misma. Su apartamento tenía un solo cuarto y una cocina en un armario, pero era de ella y lo podía disfrutar.

Y luego una tarde sonó el teléfono. Se trataba de Patrick. Estaba en la sala de emergencias y había declarado que ella era su esposa. Margarita corrió a verlo, a contestar preguntas, a llenar un sin fin de formularios y luego esperó. Toda la noche, mientras el personal del hospital trataba de controlar los signos vitales de Patrick, ella se preguntaba qué le habría sucedido esta vez que estaba tan enfermo.

Sacudió la cabeza con tristeza: tantos años de fumar cigarrillos y tomar cerveza. Se recostó en la silla y suspiró, mientras lentamente apoyaba su cabeza sobre la pared. Hasta sentada sentía que necesitaba apoyo para pasar esta noche.

Por la mañana, cuando el proveedor de servicios de salud de turno llegó a buscarla sólo le hizo una pregunta, "¿Por qué no nos dijiste que tu esposo era VIH positivo?" No salieron bien las palabras de sus labios, el proveedor de servicios de salud se dio cuenta de que había cometido un error. La expresión en la cara de Margarita le reveló que ella no lo sabía.

Nunca hay forma de prepararse para lo que sucede cuando el VIH/SIDA golpea nuestras vidas. Con demasiada frecuencia, las latinas

Advertencia

Según los Centros para el Control y la Prevención de las Enfermedades, la mayoría de las latinas que son VIH positivas se han infectado al tener relaciones sexuales con un hombre de quien no sabían era VIH positivo. La mayoría de las latinas que son VIH positivas están casadas y son monógamas.

ven al SIDA como algo que sucede a los hombres homosexuales blancos. Y sin embargo, los números, la investigación y las muchas vidas de latinas que han sido tocadas por el VIH/SIDA cuentan una historia diferente.

Podemos esconder nuestras cabezas y pensar: "Nosotras no, yo no, ni mis amigas". Pero si miras a tu alrededor, es obvio que el VIH/SIDA es una preocupación para las latinas—no sólo como madres, hermanas y amigas de las personas que son VIH positivas, sino además porque nosotras mismas estamos infectadas con el VIH.

Desde principios de la década de 1980, cuando los Centros para el Control y la Prevención de las Enfermedades comenzaron a monitorear lo que después sería conocido como VIH/SIDA, los hispanos han estado excesivamente representados en la incidencia de casos de VIH/SIDA. Además, la proporción de latinas que son VIH positivas ha aumentado de manera constante. No sólo aumentan los números sino que también la magnitud es impresionante. En 1993, se publicó *Las mujeres y la epidemia del SIDA: Una crisis inminente para las américas (Women and the AIDS Epidemic: An impending crisis for the Americas)* de la Organización Panamericana de la Salud. En 2000, las latinas representaban sólo el 12% de la población general, pero hasta un 20% de las mujeres con SIDA, y las cifras van empeorando.

Comportamientos de alto riesgo

Durante los primeros días del VIH/SIDA, los funcionarios de salud pública hablaban de grupos que presentaban alto riesgo de contraer el VIH/SIDA. Era más fácil decir que el VIH/SIDA ocurría a personas en esas comunidades. Y nos consolábamos con decirnos que esas personas no eran nuestros hombres, ni nuestra comunidad y menos las latinas.

Hoy conocemos la realidad. Todos están en riesgo de contraer el VIH/SIDA: ser miembro

Cómo prevenir la exposición al VIH

1. No participes en actividades en las cuales tu sangre entre en contacto con la sangre de otra persona. Esto significa que no debes participar en:
   • relaciones sexuales en las que haya contacto entre la vagina y el pene sin adecuada protección.
   • relaciones sexuales en las que haya contacto entre el ano y el pene sin adecuada protección.
   • relaciones sexuales en las que haya contacto entre la boca y el pene sin adecuada protección.
   • uso compartido de agujas cuando se perforan los oídos o el cuerpo, o cuando se inyectan drogas (legales o ilegales).
2. Usa un condón y úsalo correctamente. Si te resulta incómodo hablar con tu pareja sobre el uso de un condón, entonces pregúntate por qué te sientes a gusto de tener relaciones sexuales con él.
3. Comparte información acerca del VIH/SIDA con tu familia y amistades.

de cierto grupo no es lo que lo pone a uno en alto riesgo de contraer el VIH/SIDA. Lo que lo pone a uno en riesgo de contraer el VIH/SIDA es practicar ciertos comportamientos.

El mensaje de prevención del VIH/SIDA es todavía muy difícil de comunicar por varias razones. Primero, la mayoría de los comportamientos que aumentan la posibilidad de exponerse al VIH son comportamientos sexuales privados, o comportamientos ilegales (inyectarse drogas ilegales y compartir agujas) y, por lo tanto, no son fáciles de discutir abiertamente. En segundo lugar, como estamos tratando con comportamientos privados, la precisión sobre lo que alguien dice acerca de su situación con respecto al VIH y sus riesgos pueden ser cuestionables. Muchas personas no saben cuál es su estado o niegan participar en actividades que los ponen en riesgo. En otras palabras, la gente o no sabe o miente. Finalmente, es difícil admitir que tenemos preocupaciones con respecto al VIH/SIDA cuando sabemos que nuestra familia y amistades desaprueban nuestras costumbres sexuales o nuestras relaciones íntimas con hombres y mujeres que comparten agujas cuando se inyectan drogas.

Para empeorar las cosas, en sus primeros días la educación sobre el VIH/SIDA asumió a veces un tono moral negativo, y se aprovechó de la oportunidad para juzgar el comportamiento de las personas, y a la vez cerraba los ojos ante la realidad de cómo vive la gente. Los mensajes eran: "No seas promiscua" y "No te inyectes drogas." Un enfoque opuesto era el de referirse a la vida de personas reales: "Nada más acostumbra a tener relaciones seguras, o sea que no te pongas en riesgo" y "No compartas agujas." Mientras tanto, curiosamente los mensajes que se estaban transmitiendo acerca del VIH/SIDA no incluían a las latinas.

¿Cómo iban a hablar las latinas acerca de seguridad en sus relaciones sexuales cuando ni siquiera hablaban de la vida sexual? Podemos

Consejos
El condón te puede salvar la vida.

De la siguiente lista, ¿cuáles cosas has hecho?
1. Compraste condones.
2. Sacaste los condones del paquete y los revisaste.
3. Desenrollaste el condón sobre tu dedo y comprobaste cómo se siente.
4. Antes de que te comprometieras a participar en una actividad sexual, hablaste con tu pareja sobre cómo usar el condón.
5. Cuando los dos decidieron tener relaciones sexuales, te aseguraste de que los condones estuvieran a la mano.
6. Dijiste: "No, gracias" a una persona que te dijo que te amaba pero quería tener relaciones sexuales vaginales (-vagina-pene) o anales (pene-ano) sin protección.
7. Encontraste modos de incorporar el uso del condón en las caricias anteriores a las relaciones sexuales.
8. Decidiste esperar antes de tener relaciones sexuales con alguien hasta conocer mejor la historia de la persona.
9. Decidiste no tener relaciones sexuales con alguien porque ninguno de los dos tenía condones.

Si estás sexualmente activa y contestaste "sí" a menos de cinco de las afirmaciones anteriores, no conoces el condón y probablemente estás participando en comportamientos de alto riesgo.

tener una vida sexual activa, pero no hablamos de ella. Y si hablamos, lo comentamos con otras latinas, pero no con nuestros compañeros masculinos. Además, para muchas de nosotras, el uso del condón evoca un sinnúmero de tabúes. Algunas de nosotras sentíamos que su uso contradecía nuestras creencias religiosas, a la vez que otras pensaban que un hombre sólo usa un condón cuando está con una mujer "sucia". La idea de que quizá el hombre con quien tenía relaciones íntimas pudiera ser el portador del VIH/SIDA no sería considerada por la mujer que confía y obedece a los hombres de su vida. Para complicar las cosas, aunque pudieras tener el valor de preguntar, ¿cómo puedes obligar a un hombre a que use condón?

Muchas latinas todavía evitan tratar el tema de compartir jeringas. ¿Cómo le haremos para no compartir agujas con nuestras parejas? Por supuesto, éstas son actividades relativamente privadas, y para nosotras las latinas, lo privado permanece privado.

Todavía estamos batallando con estos asuntos mientras que el número de latinas expuestas al VIH continúa aumentando. El VIH/ SIDA nos ha obligado en diversas maneras a sostener discusiones que posiblemente la costumbre y la tradición habían silenciado. Sin embargo, cuando se trata del VIH/SIDA, es importante conocer la realidad: nuestras vidas y las vidas de nuestras familias pueden depender de ello.

Diagnóstico

Angela pudo seguir la huella hasta Steve.

Conoció a Steve hace tres años. Era bien parecido. Tenía buen trabajo y, como decía su mamá, se veía "muy limpio". Angela sentía que lo conocía muy bien. Él había sido muy honesto al hablar de los problemas de su juventud, su familia, y hasta de las muchas parejas sexuales que había tenido. Y le dijo lo especial que ella era para él. Después de un tiempo, empezaron a hacer el amor regularmente. Ella lo amaba de verdad y esperaba compartir toda una vida con él.

A veces, sin embargo, las cosas no parecían

resultar como uno quiere y Angela comenzó a notar que él se volvía distante. Un día desapareció. Ella se puso muy triste y siguió esperando que él regresaría cuando resolviera lo que le molestaba.

Pasaron los meses y ella seguía pensando en él. Años después, comenzaron sus molestias: no podía dormir. Y aunque no tenía relaciones sexuales con nadie, comenzó a padecer infecciones de hongos con más frecuencia.

Después de usar las medicinas que usualmente le aliviaban las infecciones de hongos, consultó a su proveedor de servicios de salud, quien le ordenó una serie de pruebas. Poco después supo la verdad. Había salido positiva del VIH. Fue presa del temor: "¿Tengo SIDA?" y junto con el temor, cayó en cuenta: tuvo que haber sido Steve.

El síndrome de la inmunodeficiencia adquirida (SIDA) es el nombre de un grupo de enfermedades que resultan de haber sido expuesto al virus de la inmunodeficiencia humana (VIH). Estas enfermedades ocurren porque el sistema inmunológico, que es el mecanismo que nuestros cuerpos tienen para combatir naturalmente las infecciones y otros tipos de cáncer, ya no puede hacer su trabajo. Como resultado, el cuerpo se vuelve vulnera-

---

Una mujer tiene SIDA cuando es VIH positiva y tiene por lo menos uno de los siguientes:

- una o más infecciones oportunistas que amenazan su vida;
- resultados de un examen de sangre con una cuenta de CD4 menos de 200 (véase la sección "Lo que hace el VIH" en la página 265);
- cáncer cervical invasivo;
- un cáncer relacionado con el SIDA, deterioro severo o demencia;
- úlceras severas del herpes simple en la zona genital.

ble a una variedad de enfermedades causadas por los virus, bacterias, parásitos y hongos.

A estas enfermedades se les llama infecciones oportunistas. Durante muchos años, el diagnóstico del SIDA se centró en las enfermedades más comunes. Como la mayoría de las personas con SIDA eran hombres, sólo había un ligero interés en lo que estaba pasando con las mujeres que salían VIH positivas. No fue sino hasta enero de 1993 que los Centros para el Control y la Prevención de las Enfermedades expandieron la definición de enfermedades oportunistas para incluir un proceso de enfermedad específico de las mujeres que incluía el cáncer cervical invasivo.

Cuando una persona se expone por primera vez al VIH, no presenta síntomas. Y así se la puede pasar por un tiempo. Hoy día, el promedio es de diez años sin mayores síntomas. Después de cierto tiempo, los primeros síntomas que presentan las mujeres son parecidos a los de los hombres: dolores, fiebres, dolor de garganta a causa de los ganglios inflamados. Al debilitarse el sistema inmunológico, las latinas tienen frotis anormales de Papanicolau, infecciones de hongos frecuentes y que no parecen responder al tratamiento, o casos de herpes bastante severos. Las mujeres también tienen otros síntomas que son comunes en las personas que tienen más VIH en su sistema: sudoración nocturna, pérdida rápida de peso, tos seca que no se quita, inflamación de los nódulos linfáticos del cuello, axilas e ingles, articulaciones hinchadas y fiebres inexplicables.

En las etapas más avanzadas del SIDA, es probable que las latinas también sufran de neumonía. Mientras que la neumonía que contraen los hombres, la PCP o neumocystis carinii neumonía, es rara entre las personas que no tienen SIDA. Mujeres que tienen SIDA padecen de neumocystis carinii neumonía y, con más frecuencia que los hombres, neumonía bacteriana. Las neumonías bacterianas son más comunes en la población general. A una persona que lleva o tiene el VIH se le diagnostica el SIDA al padecer de tres o más neumonías bacterianas en un período de un año. Con el tiempo, tanto en los hombres como en las mujeres, se produce un deterioro creciente a medida que avanza la enfermedad y el cuerpo no puede combatir las infecciones oportunistas.

Transmisión

Para contraer el SIDA, una persona debe entrar en contacto directo, de sangre a sangre, con el virus de la inmunodeficiencia humana (VIH). Teóricamente, el VIH es un virus que difícilmente se transmite de una persona a otra. No se transmite por medio del aire y no puede sobrevivir por sí solo. No se contagia por contacto ocasional, como darse la mano para saludar o compartir utensilios. Se transmite por medio de la sangre, el semen y la leche de una madre VIH positiva que amamanta a su bebé. Aunque el VIH se encuentra también en la saliva, no se contagia por medio de la saliva.

Lo que hace el VIH

El VIH es un retrovirus porque se reproduce sólo usando la enzima llamada "transcriptasa inversa". Cuando el VIH entra al cuerpo, infecta células especiales llamadas células CD4. A las células CD4 también se les llama células T o linfocitos T. Las células CD4 son las que utiliza nuestro cuerpo para combatir las infecciones y ciertos tipos de cáncer. Cuando el VIH pasa a una célula CD4 comienza a reproducirse usando partes de la célula CD4. Con el tiempo, el VIH consume la célula CD4 hasta tal punto que la mata. Mientras tanto, logra reproducirse varias veces.

Una vez infectado, nuestro sistema inmunológico entra en acción y trata de mantener bajo control al VIH a base de anticuerpos. Sin embargo, a diferencia de muchos otros virus, el VIH logra esconderse del sistema inmunológico usando diferentes disfraces, ya que mientras que muchos virus permanecen idénticos, el VIH es un artista experto en cambios rápidos y es capaz de modificar la capa de proteínas que lo cubre.

Con el tiempo, el sistema inmunológico no puede continuar luchando contra el VIH y la persona infectada empieza a sentirse peor. A medida que se debilita el sistema inmunológico, la persona se vuelve más vulnerable a las infecciones oportunistas.

Exámenes para detectar el VIH— diagnóstico y tratamiento

El diagnóstico que establece si una persona ha sido expuesta o no al VIH se basa en una prueba de sangre. Puedes hacerte el examen para detectar el VIH en lo privado de tu hogar, usando una prueba casera, o por medio de tu proveedor de servicios de salud o en algún centro de salud local, sin costo alguno. Algunos sitios ofrecen pruebas anónimas (te sacan sangre y te dan un número) o pruebas confidenciales (la información se mantiene confidencial, aunque en muchos casos esto significa que la pueden comunicar a un servicio de archivos médicos). Cada método ofrece algún tipo de asesoramiento confidencial para aquellas personas que resulten positivas. Hay dos pruebas principales para determinar si la persona es VIH positiva o no:

• La prueba ELISA (ensayo inmunosorbente ligado a enzimas) mide si tu cuerpo ha producido o no el anticuerpo que señala la presencia del VIH. El término "seroconversión" se usa para describir el punto en que el cuerpo produce el nuevo anticuerpo. Como el VIH es un virus muy especial, puede tardar hasta un año antes de que el organismo produzca el anticuerpo que señala la presencia del

VIH. La mayoría de las personas (95%) produce este anticuerpo en las primeras seis semanas después del contagio. Los resultados de este examen están listos en el término de algunas horas.

• La Prueba Western Blot es una prueba más sofisticada y se hace después de haber obtenido un resultado positivo mediante ELISA. Se le considera una prueba de confirmación.

Las pruebas de la carga viral se utilizan para monitorear el efecto del tratamiento y no están aprobadas por la FDA en el diagnóstico de VIH. Las pruebas de la carga viral calculan la cantidad de VIH presente en la sangre al medir cuánto material genético, es decir, ARN, del VIH está presente en la sangre. No fue sino hasta finales de la década de 1990 que esta prueba estuvo disponible. Estudios recientes indican que es imperante medir regularmente el cambio en la carga viral de un individuo que ha sido diagnosticado con VIH/SIDA. La meta del tratamiento contra el VIH es de minimizar la carga lo más bajo posible.

> ## Consejos
>
> El régimen de medicamentos para el VIH/SIDA es complejo, y va evolucionando. Es buena idea asegurar que tu proveedor de servicios médicos sea especialista en VIH/SIDA o tenga acceso o otros que lo sean.

Tratamiento

Actualmente no hay cura para el SIDA. Lo que hemos logrado acumular en un tiempo relativamente corto ha sido una despensa llena de medicinas para: 1) reducir la carga viral y

2) tratar las infecciones oportunistas que ocurren cuando alguien es VIH positivo. Algunos de estos medicamentos se toman para prevenir enfermedades y otros se toman para tratar las enfermedades.

El tratamiento del VIH/SIDA ha ido mejorando con el tiempo. Los medicamentos de finales de los 80s nos trajeron toda una familia de inhibidores reversos transcriptasos (para evitar que se reproduzca el VIH) llamados análogos nucleósidos. Para mediados de 1990 había inhibidores de proteasa (que inhiben la producción de proteasa—una enzima que necesita el VIH para duplicarse) y una nueva clase de inhibidores reversos transcriptasos llamados análogos no nucleósidos. La combinación de estos poderosos medicamentos resultó en la combinación triple de substancias de la terapia altamente activa antiretroviral o la terapia tipo "coctel."

La terapia altamente activa antiretroviral ha sido hasta ahora la terapia más efectiva aunque consista en una secuencia estricta y complicada de pastillas (hasta 21 pastillas por día) que deben tomarse en horas específicas del día. La terapia generalmente requiere de una variedad diaria de medicinas que consisten en un inhibidor de proteasas y dos substancias más que son los inhibidores reversos transcriptasos. Las medicinas que se usan más comunmente se describen a continuación:

Todos éstos son medicamentos muy fuertes y relativamente nuevos. El AZT, el primer medicamento utilizado en el tratamiento del SIDA, parece estar asociado con niveles más elevados de enfermedad en el hígado en las mujeres que lo toman. Al mismo tiempo, las mujeres infectadas por el VIH que están embarazadas y toman una terapia combinada, reducen el riesgo de transmisión a su bebé a menos del 5%. En etapas más avanzadas del VIH, el riesgo al bebé es mayor. Además aunque los bebés puedan tener anticuerpos para el VIH, no siempre desarrollan el virus mismo. No está claro cómo es que esto sucede, pero sí se sugiere que los bebés sean examinados por su proveedor de servicios de salud a partir de las dos semanas de vida, cada mes durante los primeros seis meses, y cada tres meses después de esa fecha hasta que cumplan los dos años. Los proveedores de servicios de salud ponen atención especial a los primeros descubrimientos físicos del VIH pediátrico. Basta con decir que apenas estamos aprendiendo a monitorear los efectos de los medicamentos. La información que existe sobre el efecto de otras drogas en las mujeres es mínima.

Hasta finales de la década de 1990, el control del VIH/SIDA se centraba en el número de células CD4. Cuando el número de células CD4 se reducía a menos de 300, el riesgo de

Inhibidores reversos transcriptasos

Análogos nucleósidos	análogos no nucleósidos	Inhibidores proteasas
AZT, Retrovir® (zidovudine)	Rescriptor® (delavirdine)	Agenerase™ (amprenivir)
ddi, Videx® (didanosine)	Sustiva™ (efavirenz)	Crixivan® (indinavir)
ddc, Hivid® (zalcitabine)	Viramune® (nevirapine)	Fortovase™ (saquinarin)
d4T, Zerit® (stavudine)		Invirase™ (saquinavir)
3TC (lamivudine)		Norvir™ (ritonavir)
Ziagen™ (abacavir)		Viracept® (nelfinavir)

infecciones oportunistas aumentaba y por lo tanto era necesario ser más agresivo con el tratamiento. Ahora que existe la prueba de carga viral, el tratamiento se puede ajustar con más precisión de acuerdo a la carga viral. Esta es una parte muy importante para monitorear el efecto de los nuevos cócteles de medicamentos que combinan los inhibidores de la proteasa y los medicamentos anteriores. Tu carga viral será monitocada cada 3-4 meses. Como es relativamente nuevo, pasarán unos cuantos años antes de que sepamos su efecto sobre la salud de las mujeres en general o de las latinas que son VIH positivas en particular.

Sabemos muy poco de cómo funcionan la mayoría de estos medicamentos en las mujeres: no fue sino hasta el primero de abril de 1993 que la Administración de Alimentos y Fármacos dijo que todo nuevo medicamento tenía que ser evaluado tanto en las mujeres como en los hombres.

No es de sorprenderse que con cada medicamento nuevo que se agrega al régimen de medicamentos de una mujer haya probabilidades de una reacción que no estaba en los planes. Algunas medicinas se pueden combinar con otras y se hacen más fuertes cuando se toman juntas mientras que otras se debilitan. Como todavía estamos aprendiendo sobre el efecto de las drogas en las mujeres, las latinas que son VIH positivas necesitan observar cuidadosamente cómo reaccionan con las medicinas que toman y compartir esa información con su proveedor de servicios de salud. Mantener un diario de la salud (véase el Apéndice B) es un buen modo de documentar lo que suceda.

Si tú eres VIH positiva, una cosa es cierta: tomarás una variedad de medicinas y tratamientos que no sólo alargarán tu vida, sino que te ayudarán a mantener la mejor calidad de vida posible. En comparación con la realidad de hace apenas unos años, éste es un gran paso adelante.

Los experimentos clínicos: ¿Son para ti?

Los experimentos clínicos te ofrecen la oportunidad de que tu salud sea controlada gratuitamente y de que seas parte del avance de la ciencia en el control del VIH/SIDA. Éstos son los datos acerca de los experimentos clínicos que debes considerar:

- Es menos probable que las mujeres, y especialmente las latinas, formen parte de un experimento clínico, comparado con los hombres.
- Si tu proveedor de servicios de salud está en una institución pública, es todavía menos probable que seas parte de un experimento clínico.
- Lo que sucede en un experimento clínico puede variar bastante. Te pueden dar un medicamento nuevo, un placebo (pastilla de azúcar) o puede ser que no te den nada. Te puedes sentir mucho mejor o tal vez mucho peor (Capítulo 22).
- El participar o no en un experimento clínico siempre debe depender de ti.

MITOS Y HECHOS

Mito: Hay casos de personas que eran VIH positivas y con el tiempo se volvieron VIH negativas.

Hecho: Esto ha ocurrido sólo en el caso de niños que *nacieron* VIH positivos porque sus madres eran VIH positivas.

Mito: Si soy VIH positiva, no puedo viajar.

Hecho: Todavía puedes viajar, pero tienes que tener cuidado de no exponerte a nuevas fuentes de infección, ya que tu sistema de inmunidad está suprimido.

Mito: Ya que soy VIH positiva, nunca podré volver a tener relaciones sexuales.

Servicio Informativo sobre los Experimentos (Pruebas) Clínicos del SIDA (ACTIS)

1-800-TRIALS-A (800-874-2572)

Este servicio informativo (ACTIS) es un proyecto de colaboración del Servicio de Salud Pública en el cual participan el Instituto Nacional de la Alergia y las Enfermedades Infecciosas (NIAID), la Biblioteca Nacional de Medicina (NLM), la Administración de Alimentos y Fármacos (FDA) y los Centros para el Control y la Prevención de las Enfermedades (CDC). El servicio provee información gratuita y actualizada sobre las pruebas o experimentos clínicos que evalúan los medicamentos o medicinas experimentales y otras terapias para adultos y niños que tienen la infección del VIH y el SIDA. El servicio informativo cuenta además con especialistas bilingües que pueden atender a las personas que hablen solamente español.

Hecho: Las latinas que son VIH positivas necesitan protegerse para tener relaciones sexuales con sus parejas, por ejemplo, usando condones o protectores dentales de látex (*dental dams*). Ellas y sus parejas pueden mostrarse cariño y afecto en formas que no ofrezcan riesgo y sean satisfactorias, como el masaje, la masturbación mutua, etc.

Mito: Hay una vacuna para el VIH.

Hecho: No hay tal vacuna para el VIH. Aunque descubrieran una mañana, sería demasiado tarde para las miles de latinas que ya son VIH positivas.

Mito: Puedes contraer el VIH cuando alguien que tiene el VIH/SIDA estornuda cerca de ti.

Hecho: No. El VIH no es un virus que se transmita a través del aire.

Mito: Alguien que tenga el VIH y que nade cerca de ti en la alberca o el lago te puede transmitir el virus.

Hecho: No. El VIH no se transmite a través del agua.

Mito: Puedes saber si una persona es VIH positiva al verla.

Hecho: No lo puedes saber.

El número de nuevos tratamientos y medicinas ha crecido conforme han aumentado los conocimientos acerca del VIH. Hay dos cosas que hay que tomar en cuenta al respecto:

* Ten cuidado con los anuncios que aparecen en la radio o televisión sobre productos naturales que prometan curar el SIDA.
* No compres medicinas o tratamientos nuevos especiales que no hayan sido aprobados por la Administración de Alimentos y Fármacos. Ellos simplemente representan dinero para las compañías sin escrúpulos que se aprovechan del deseo de las personas VIH positivas de librarse del VIH.

Sugerencias para mantenerte saludable

El cuerpo

1: No fumes. No entendemos todos los mecanismos que aquí entran en juego, pero sí sabemos que el fumar parece suprimir nuestro sistema de inmunidad. También sabemos que tiene un impacto negativo en nuestros pulmones y nuestro corazón. No existe una buena razón para fumar y muchas buenas razones para dejar de fumar.

2: Come saludablemente. En este momento, es importante mantener tu peso. Esto puede ser más difícil para algunas de nosotras que para otras. Para las personas que son VIH positivas, poder mantener su peso es señal de que les va bien. La comida es el combustible que provee la

Consejos

Sugerencias para mantenerte saludable si eres VIH positiva

EL CUERPO

1. No fumes.
2. Come saludablemente; elimina el alcohol y todas las drogas ilícitas.
3. Haz ejercicio con moderación y asegúrate de descansar suficientemente.
4. Toma agua embotellada o filtrada.
5. Toma tus medicinas.
6. Visita a tu proveedor de servicios de salud regularmente o cuando notes algo diferente en tu cuerpo.

LA MENTE

7. Manténte informada acerca del progreso de la investigación del VIH/SIDA.
8. Mantén una actitud mental positiva.

EL ESPÍRITU

9. Comunícate con tu familia y tus amistades.
10. Renueva tu fe.

energía que tu cuerpo necesita. Mientras tu cuerpo lucha para que estés bien, necesitas tener una fuente buena y constante de energía. Come regularmente y come bien. El alcohol y las drogas ilícitas afectan tu sistema inmunológico.

3: Haz ejercicio con moderación. Cuando hacemos ejercicio, nuestro cuerpo usa la energía más eficientemente. El ejercicio es bueno para producir endorfinas que son los agentes naturales encargados de hacernos sentir mejor. Y cuando nos sentimos bien, todos nuestros sistemas funcionan mejor. También es importante descansar.

4: Toma agua embotellada o filtrada. Desafortunadamente, el abastecimiento de agua no es tan puro como debería ser. Para reducir las probabilidades de contraer una infección oportunista, debes tomar agua embotellada o filtrada. Recuerda que el agua de un lago, río, pozo o manantial natural parece estar limpia, pero en la mayoría de los casos no lo está.

5: Toma tus medicamentos. Buena parte del cuidado necesario para controlar el VIH requiere que tomes tus medicinas y sigas el tratamiento en la manera en que fue recetado. Toma en cuenta que a medida que el VIH/SIDA se vuelve más crónico, podrás disfrutar más de la vida si tomas tus medicamentos rigurosamente como se te recetaron.

6: Visita a tu proveedor de servicios de salud regularmente. Hay muchas cosas que tu proveedor de servicios de salud puede hacer para mantenerte saludable. Cada visita consistirá en un examen físico, una revisión de las medicinas y vacunas que te pueden administrar para protegerte y un examen de aquellos aspectos de tu vida que quizá convenga cambiar.

Para detectar infecciones oportunistas, es probable que tu proveedor de servicios de salud te quiera hacer un examen para la tuberculosis y un Papanicolau anualmente. Tu nivel de CD4 y de carga viral será medido a intervalos variables. La frecuencia de tus exámenes de Papanicolau dependerá de la cuenta de tus células T y de tus previos resultados de Papanicolau. Para las mujeres que tengan la cuerta de CD4 menos de 200, se recomienda un examen de Papanicolau cada seis meses. Además, tal vez tu proveedor de servicios de salud quiera ponerte algunas vacunas contra enfermedades que se pueden prevenir, por ejemplo, la influenza o la vacuna para la hepatitis B, si tu sangre es negativa al anticuerpo de la Hbc.

Advertencia: Cómo cuidarte a ti misma y a tus animales domésticos

Los animales domésticos son compañía maravillosa y se ha comprobado que realmente nos ayudan a sentirnos mejor. Sin embargo, una palabra de precaución: si eres VIH positiva, debes tener cuidado de no exponerte a algunas de las bacterias que puede tener tu animal doméstico. Abajo apuntamos algunas cosas que debes hacer para continuar disfrutando de tu mascota:

- Si tocas a tu animal, asegúrate de lavarte las manos antes de comer.
- Si tu animal tiene diarrea, no toques el excremento.
- Los animales que tengan menos de seis meses de edad deben ser examinados por el veterinario para saber si tienen las infecciones cryptosporidium, salmonelosis, y la bacteria campilobacter.
- Usa guantes gruesos para lavar acuarios.
- Debes evitar contacto con animales exóticos y reptiles.

Para reducir el riesgo de toxoplasmosis, las latinas que sean VIH positivas y que tengan gatos deben:

- pedirle a alguien que no sea VIH positiva o esté embarazada que cambie la caja de los deshechos del animal;
- evitar excremento de gatos;
- mantener a los gatos dentro de la casa;
- no permitir que el gato cace; y
- no dar comida cruda al gato ni carne que no está suficientemente cocida.
- Además, es importante controlar las pulgas para prevenir la transmisión de la infección de bartonella. El Centro para el Control y Prevención de las Enfermedades no recomienda examinar al gato para detectar la infección de bartonella o la toxoplasmosis.

Tu proveedor de servicios de salud debe trabajar como tu socio para asegurar tu bienestar, pero esto sólo es posible si vas a tus consultas de manera regular y presentas la información más completa sobre lo que has estado haciendo. Asegúrate de informarle de cualquier cambio, bueno o malo, que has notado en tu cuerpo.

La mente

Nunca pude ver el acolchado del SIDA. Después de todos estos años, me resultó muy doloroso. Y mi dolor nunca disminuyó.

Yo sabía que muchas personas habían hecho partes del acolchado para honrar y recordar con ternura a aquellas personas que habían amado y perdido. Sabía que si miraba lo que se había convertido en un mar de vidas señaladas por pedazos de tela cosidos juntos, sería demasiado abrumador para mí.

Llegué a preguntarme si al final quedaría alguien para hacer mi parte del acolchado.

7: Mantener una actitud mental positiva. No hay duda de que ser VIH positiva cambia nuestras vidas y tener el SIDA hace nuestras vidas más difíciles. Pero podemos atenuar lo negativo si canalizamos nuestros sentimientos.

Nuestro tiempo de lucha contra el VIH/SIDA no es el momento para ser la "mujer aguantadora", sino que es un punto en nuestras vidas en que tenemos que reconocer nuestros temores, nuestra tristeza, e inclusive nuestra ira. Y después de reconocerlos, debemos librarnos de ellos. Es un momento en el que debemos apreciar la importancia de cada día de nuestras vidas.

8: Mantenerse informada acerca del progreso del VIH/SIDA. Desde que se informó sobre los primeros casos de VIH/SIDA, ha habido mucho progreso en lo que sabemos sobre la enfermedad. Ahora comprendemos más sobre el sistema inmunológico, cómo funciona y qué pasa cuando no funciona. La rápida velocidad con que se ha progresado en el tratamiento de muchas de las infecciones oportunistas y en detener el deterioro que se produce desde la etapa de la infección con el VIH hasta la etapa del SIDA, ha hecho posible que las personas vivan con la enfermedad muchos años más.

Tú y tu familia deberían usar con frecuencia la lista de recursos que aparece al final de esta sección.

Mi hermana, Cristina, era una de las pocas personas en la familia a quienes les había dicho que yo era VIH positiva. Siempre habíamos sido muy unidas y ahora más que nunca necesitaba de alguien que estuviera junto a mí y mis hijos.

Cristina venía a la casa y me ayudaba a hacer las compras del mercado. Yo ya sentía el cansancio y apreciaba mucho que viniera y nos hiciera de cenar. ¡Fueron tantas las veces que pude disfrutar de su apoyo! Era extremadamente importante para mí el saber que había alguien que entendía lo que me estaba pasando.

9: Comunícate con tu familia y amistades. Para muchas latinas esto es muy difícil. Nos sentimos culpables y nos preocupa pensar que de alguna manera vamos a contagiar a alguien a nuestro alrededor, así que dudamos al tratar de comunicarnos y tocar a los que amamos. Otras nos aislamos o nos encerramos en nuestros propios temores para que nadie nos pueda tocar.

Para mantenernos saludables necesitamos amor y afecto. Los sentimientos positivos que nos llegan de nuestra familia y amistades son importantes para mantener nuestra salud.

Un día, cuando íbamos a casa después de hacer las compras diarias, mi hermana Elsa y yo decidimos parar en su iglesia. Hacía mucho tiempo que no íbamos juntas a la iglesia.

Entramos. Y al caminar detrás de mi hermana, volví a vivir los primeros años de mi vida. Tanto había pasado desde entonces . . . la escuela, el amor, el matrimonio, el divorcio y tantas otras cosas. Sacudí la cabeza, con asombro, tratando de entender cómo había llegado a donde ahora estaba.

Enseguida, me persigné y me hinqué junto a ella. ¿Qué más podía hacer?

10: Renueva tu fe. Piensa en lo que ves cuando vas a los lugares de oración. Parece haber muchas más mujeres de edad mayor rezando de rodillas. Cuando miras sus caras, con frecuencia hay una mirada de paz que parece reconfortarlas al caminar con la carga de su vida diaria. Para encontrar un poco de ese consuelo o fuerza, algunas latinas pueden tomar esta oportunidad para renovar o descubrir su ser espiritual.

Tener el SIDA en tu vida o en la vida de quienes amas te obliga a momentos de callada reflexión y desesperación. Son momentos en los que cuestionas todo. ¿Por qué se enferman los bebés? ¿Por qué se están muriendo mujeres jóvenes cuando deberían estar vivas? ¿Cómo fue que las cosas se salieron de control? ¿Por qué yo? ¿Por qué nosotros?

No hay una sola respuesta para estas preguntas. A muchas latinas, la oración les ayuda en el camino de la vida. Es posible también que al mirar dentro de nosotras encontremos las respuestas que necesitamos.

Resumen

El VIH/SIDA toca las vidas de todos nosotros. Ya no podemos mirar a otros y decir que ellos corren el riesgo del VIH/SIDA. Sabemos que todos y cada uno de nosotros enfrentamos también ese riesgo. Nuestras formas de conducta son lo que nos ponen en riesgo del VIH/SIDA, al igual que las formas de conducta de aquellos con quienes tenemos intimidad física. Recuerda: cuando tienes relaciones sexuales con alguien, no sólo estás con esa persona, sino que también estás con cada una de las personas con quien ellos han estado antes que tú.

Hoy, con nuevas formas de medir lo extenso del VIH en nuestros cuerpos, se han encontrado nuevos tratamientos, algunos mejores que otros. Todavía está por verse cuánto beneficiarán a las mujeres en general y a las latinas en particular.

Mientras tanto, debemos apegarnos a los hechos sobre el VIH/SIDA y hacer todo lo que esté a nuestro alcance para mantenernos lo más saludable posible el mayor tiempo posible. Lo que hagamos deberá sanar el cuerpo, dar atención a la mente y fortalecer el espíritu.

RECURSOS
Organizaciones
American Red Cross-National HQ
Hispanic HIV/AIDS Education Program
8111 Gatehouse Road
Falls Church, VA 22042
(703) 206-6000
www.redcross.org/services/hss/hivaids/
    hispanic.html

Hispanic AIDS Forum
184 Fifth Avenue, 7th floor
New York, NY 10010
(212) 741-9797
www.hispanicfederation.org

Kaiser Family Foundation AIDS Public
    Information Project
2400 Sand Hill Road
Menlo Park, CA 94025
(650) 854-9400 or (800) 656-4533
www.kff.org/sections.cgi?section=hivaids

National Prevention Information Network
Centers for Disease Control
Box 6003
Rockville, MD 20849-6003
(800) 458-5231
Llama para información adicional de cientos
    de materiales y recursos sobre el
    VIH/SIDA.
www.cdcnpin.org

National Association of People with AIDS
1413 K Street NW, 7th Floor
Washington, DC 20005
(202) 898-0414
www.napwa.org

National Alliance for Hispanic Health
1501 16th Street NW
Washington, DC 20036
(202)387-5000
www.hispanichealth.org

National Minority AIDS Council
1931 13th Street NW
Washington, DC 20009-4432
(202) 483-6622
www.nmac.org

National Resource Center on Women and
    AIDS Policy
Center for Women Policy Studies
1211 Connecticut Avenue NW, Ste. 312
Washington, DC 20036
(202) 872-1770
www.centerwomenpolicy.org

National Women's Health Network
514 10th Street NW, Ste. 400
Washington, DC 20004
(202) 342-1140
www.womenshealthnetwork.org

Office of Minority Health
   Resource Center
Box 37337
Washington, DC 20013-7337
(800) 444-6472
www.omhcc.gov

Hotlines
AIDS Clinical Trials Information
   Service (ACTIS)
(800) 874-2572
www.actis.org

CDC National AIDS Hotline
(800) 342-2437 (Inglés) ó
(800) 344-7432 (Español)

HIV/AIDS Treatment Information Center
(800) HIV-0440

Su Familia Health Helpline
National Alliance for Hispanic Health
866-Su Familia (783-2645)

Publicaciones y panfletos
"1-800-TRIALS-A (1-800-874-2572) for the Latest Information on Clinical Trials for HIV and AIDS." Número telefónico para conseguir la información más reciente sobre el tratamiento para quienes están infectados con el VIH y padecen del SIDA The AIDS Clinical Trials Information Service. U.S. Dept. of Health and Human Services. Washington, DC: B172. Llama al 1-800-TRIALS-A (1-800-874-2572) para obtenerlo.
"AIDS-Related CMV: How to Help Yourself." Información para quienes padecen del VIH y el citomegalovirus relacionado con el SIDA. National Prevention Information Network, Centers for Disease Control, P.O. Box 6003, Rockville, MD 20849-6003 (800) 458–5231. www.niaid.nih.gov Otros títulos incluyen:
"AIDS-Related MAC: How to Help Yourself." January 1994. Información para quienes sufren del mycobacterium avium en relación al VIH/SIDA.
"The Brain Infection; TOXO: How to Help Yourself." Información para quienes padecen del VIH y cómo están en riesgo de la toxoplasmosis, una infección seria del cerebro. NIH Publication # 93-3326.
"HIV-Related TB: How to Help Yourself." Información sobre cómo las personas con VIH están particularmente en riesgo de contraer la tuberculosis. NIH Publication # 93-3327.
"The Lung Infection; PCP: How to Help Yourself." Información para quienes tienen VIH que están particularmente en riesgo de contraer la pneumocystis carinii, una infección del pulmón.
"Taking the HIV (AIDS) Test: How to Help Yourself." Información sobre la enfermedad del VIH y la causa del SIDA. NIH Publication # 95–3322.
"Testing Positive for HIV: How to Help Yourself." Información sobre la enfermedad del VIH y la causa del SIDA. NIH Publication # 93-3323; April 1993.
"Infections Linked to AIDS: How to Help Yourself." Información sobre la enfermedad del VIH y la causa del SIDA. NIH Publication # 93-3324.
"Como hablar con sus hijos sobre el SIDA." Sexuality Information and Education Council of the United States (SIECUS), 130 West 42nd Street, Suite 350, New York, NY 10036, (212) 819-9770. Llama u ordénalo en el Internet al www.siecus.org/pubs/. También hay otros materiales en español.

"Facts on HIV/AIDS." The Henry J. Kaiser Family Foundation, AIDS Public Information Project. Se pueden obtener datos sobre temas de prevención y tratamiento tanto en inglés como en español al llamar a la línea telefónica (800) 656-4533 ó al www.kff.org/hivaids.

"Como protegerse contra el SIDA." Publication #99-12965. Información en español sobre cómo el uso de los condones puede reducir la transmisión del VIH/SIDA. U.S. Dept. of Health and Human Services; Public Health Service; Food & Drug Administration; Center for Devices and Radiological Health. Washington, DC: HHS Publication # FDA 93-42545. Llama al (800) 463-6332 para obtenerlo. www.fda.gov/oashi/abls

"HIV/AIDS: The Impact on Hispanics in Selected States." National Alliance for Hispanic Health, 1501 16th Street NW, Washington, DC 20036: 1998. Llama al (202) 387-5000 para recibir una copia de este reporte, o al www.hispanichealth.org

"HIV Infection and Women." American College of Obstetricians and Gynecologists, 409 12th Street SW, Washington, DC 20024: 2000. Llama al (800) 762-2264, para obtener este panfleto. www.acog.org

"Lo que toda mujer embarazada debería saber acerca del VIH y el SIDA.: Lo que puede hacer usted para tener un bebé saludable." Información en español sobre el VIH y SIDA en mujeres embarazadas. AIDS Treatment Information Service (ATIS) The Pediatric AIDS Foundation. Santa Monica, CA. Llama al (800) 342-AIDS en inglés y al (800) 344-7432 en español. Personas con problemas de la audición, TTY: (800) 243-7889 o ATIS # (800) HIV-0440 para obtenerlo.

"Stories of Discovery." Información sobre la inmunología incluyendo el SIDA, alergias y asma y las enfermedades de transmisión sexual. U.S. Dept. of Health and Human Services; Public Health Service; NIH. NIH Publication # 88-2773: Feb. 1999. Para obtenerlo, escribe a: Division of Research Grants, NIH, Westwood Building, Room 449, Bethesda, MD 20892. Llama al (800) 458-5231 u ordénalo en el Internet al www.niaid.nih.gov/publications

17

Las enfermedades del hígado

No estaba yo enferma del hígado pero, pensándolo bien, a la mejor sí lo estaba. Siempre había sido delgada, así que creía que la razón por la cual me sentía así tenía que ver con lo que siempre hacía: hacía ejercicio cuatro veces a la semana, iba a la escuela medio tiempo y trabajaba por lo menos ocho horas diarias. Aunque no tenía hijos, me dedicaba a mi esposo y a mi familia. En cuanto a problemas que hubiera tenido con el hígado, no creo haber tenido síntomas reales.

Un día me levanté sintiéndome completamente cansada. No era únicamente el tipo de cansancio que sentimos cuando tratamos de hacer todo, créemelo, sino que estaba totalmente exhausta. Quizá por eso, en lugar de ir a hacer las compras de mercado, decidí visitar a mi mamá.

Tan pronto cuando me vio, dijo: "¿Qué te pasa? ¡Tienes los ojos amarillos!" Me pareció raro . . . sabía que mi apartamento estaba oscuro, pero pensé que yo lo hubiera notado. Fui al baño y me miré la cara. ¡Mi mamá tenía razón! Mis ojos estaban amarillos como un plátano.

Debbie, 26

"Me duele el hígado" era algo que algunas de nosotras oíamos al crecer. Era difícil traducirlo al inglés. Decir que te duele la cabeza o que te duele el estómago es una cosa. Quejarte de que te duele el hígado es muy diferente y no es una queja común en muchos de los hogares no hispanos. El hecho de que lo oímos en nuestros hogares latinos apoya lo que la investigación reciente dice acerca de los hispanos: tenemos uno de los niveles más altos de enfermedades del hígado.

Aunque las enfermedades crónicas del hígado y la cirrosis por lo general se cuentan entre las diez causas principales de muerte para los blancos no hispanos, en las comunidades hispanas ocupan el tercer lugar de causas más comunes de muerte para las personas entre los 45 y 64 años. Las razones para esto no son claras.

Al pensar en cuidar nuestros cuerpos, muchas de nosotras pensamos en el corazón o en los pulmones. El hígado no está en la lista, pero debería estar. No sólo es uno de los órganos más importantes de nuestros cuerpos, sino que es particularmente vulnerable en las latinas.

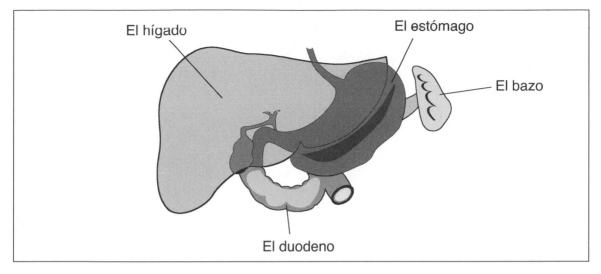

El hígado

Cómo funciona el hígado

Tu hígado está ubicado en la parte inferior derecha de tu pecho y se extiende desde el centro de tu pecho o seno derecho hasta la parte inferior derecha de la caja torácica (costillas). Pesa alrededor de tres libras.

Por ser el órgano más grande de tu cuerpo, a veces se le llama al hígado la planta procesadora, debido a todo lo que hace para transformar lo que consumimos en productos útiles. Algunas de las cosas que hace el hígado son las siguientes:

- produce nuevas proteínas en el cuerpo, además de bilis y colesterol;
- almacena vitaminas, minerales, azúcares y hierro;
- regula la coagulación de la sangre, transporta los depósitos de grasa;
- neutraliza y destruye substancias tóxicas;
- metaboliza el alcohol;
- limpia la sangre y elimina las bacterias;
- mantiene el balance hormonal; y
- en cierta medida, regenera su propio tejido dañado.

En algunos adultos, hay dos tipos de enfermedades del hígado: la cirrosis y la hepatitis viral. Además, la hepatitis del sistema inmunológico es una preocupación especial para las mujeres.

La cirrosis

La cirrosis del hígado es la condición médica en la cual las células del hígado están dañadas y se forma tejido cicatrizado. Al formarse este tejido, pierde su textura lisa y adquiere la apariencia de cráteres que le dificulta su trabajo. Esto puede deberse al consumo excesivo de alcohol al igual que a la existencia de la hepatitis B y de los virus C que no se atendieron. Evidencia reciente indica que el virus de la hepatitis C se considera estar al mismo nivel que el alcohol como la causa principal de enfermedades crónicas del hígado y de la cirrosis del hígado.

Las mujeres tienen mayores probabilidades de contraer cirrosis del hígado que los hombres. No sólo hay más probabilidades de que las mujeres la contraigan, sino que es particularmente agresiva en las mujeres. No hay cura vado a identificar cinco virus principales en la hepatitis: hepatitis A, hepatitis B, hepatitis C, hepatitis D y hepatitis E. Se cree que hay otros virus, por ejemplo, el herpes o la mononucleosis, que también pueden causar inflamación en el hígado.

Los exámenes rutinarios de la sangre pueden detectar si hay inflamación del hígado, y hay pruebas más sofisticadas de sangre que usualmente pueden identificar la presencia del virus hepático. Si todavía no se ha hecho el diagnóstico, se obtendrá una cantidad pequeña de tejido del hígado para realizar una inspección más completa (biopsia).

La enfermedad puede manifestarse de repente con fuerza y con una variedad de síntomas que pueden incluir fatiga, fiebre baja, dolor muscular o de las articulaciones, vómito, pérdida de apetito y un dolor abdominal inde-

para la cirrosis ni medicamento para curar el hígado dañado. El tratamiento está limitado a cambios en la dieta, vitaminas, diuréticos y la total abstinencia del alcohol. Se puede considerar también un trasplante de hígado.

La hepatitis viral

La hepatitis es una inflamación del hígado. Esta inflamación se puede deber a un virus, a exposición prolongada a toxinas ambientales; a reacciones severas a las drogas, al consumo excesivo de alcohol, a la esquistosomiasis (un parásito), al malfuncionamiento del sistema inmunológico y a la acumulación de grasa en el hígado por razones desconocidas.

En la hepatitis viral, la inflamación se debe a un virus. Durante muchos años, el diagnóstico de la hepatitis viral se limitaba a la hepatitis A o la hepatitis B. Con el tiempo, se hizo evidente que debían haber otras formas de hepatitis viral. Inicialmente se conocían como hepatitis del tipo no-A o no-B.

El progreso en la investigación nos ha lle-

> ## Consejos
> ### Síntomas y señales de las enfermedades del hígado
>
> 1. Color de la piel anormalmente amarillento (ictericia);
> 2. Orina de color más obscuro;
> 3. Defecación consistentemente amarilla, gris o de color pálido;
> 4. Náuseas, vómito y pérdida de apetito;
> 5. Hinchazón del estómago;
> 6. Comezón en todo el cuerpo que dura mucho tiempo;
> 7. Cambio de peso no intencional, en un 5% (aumento o disminución) en menos de dos meses;
> 8. Dolor en el área del estómago;
> 9. Dificultad para dormir;
> 10. Cansancio o fatiga; y
> 11. Pérdida de interés en la actividad sexual.

finido. Algunas personas no tienen síntomas hasta etapas más avanzadas. No se sabe por cuánto tiempo puedan durar los síntomas: en algunas personas duran unas cuantas semanas mientras que en otras pueden durar hasta varios meses.

Cada uno de los tipos principales de la hepatitis viral se discutirá más adelante.

Cuando me enteré de que tenía hepatitis, lo único que sabía era que era muy contagiosa. Al principio no le dije a nadie. Me fijé en mi esposo, mi mamá, mis amigas y mis colegas de trabajo para ver si tenían señales de la enfermedad.

Pensé que si era hepatitis tenía que haberla contraído de alguien cerca de mí. Estaba segura de que podría mirarlos y saber quién me había dado esta enfermedad.

SUZANNA, 28

Hepatitis A

Conocida anteriormente como hepatitis infecciosa, la hepatitis A se encuentra en el excremento de una persona infectada. La hepatitis A es la más común en los niños de los países en desarrollo y en los adultos en países del occidente. La transmisión ocurre al consumir comida y agua contaminada por excremento que lleva el virus. El virus puede ser transmitido de persona a persona al igual que dentro de las familias.

El virus de la hepatitis es un virus muy fuerte, ya que puede sobrevivir en una superficie de un cuarto a temperatura normal por largos períodos. Es por eso que a veces es difícil averiguar donde estuvimos expuestos a la hepatitis A. Por lo mismo, se desconoce el punto de transmisión en más de la tercera parte de las personas con hepatitis.

PREVENCIÓN

Hay una vacuna para la hepatitis A que es casi cien por ciento efectiva en las personas que reciben dos dosis separadas por un lapso de entre seis y doce meses. Se recomienda que las personas que viajan a países en donde hay hepatitis A se vacunen. También es buena idea no tomar agua de la llave en esos países. Los buenos hábitos de sanidad e higiene personal son importantes para prevenir la difusión de la hepatitis A.

DIAGNÓSTICO

Un examen de la sangre determina si tienes anticuerpos para el virus. Los anticuerpos tardan cuatro semanas para aparecer en tu sangre después de haber sido expuesta.

TRATAMIENTO

No hay medicamento para tratar la hepatitis A. Si se te diagnostica con hepatitis A, te dirán que descanses hasta por un mes, que comas comidas altas en proteína y que te abstengas de actividad sexual. No se sabe por qué

¿CÓMO CONTRAES LA HEPATITIS VIRAL?

Modo de transmisión	Tipo de hepatitis viral				
	A	B	C	D	E
Comida	C	N	N	N	C
Excremento	C	N	N	N	C
Agua	C	N	N	N	C
Mariscos crudos	C	N	N	N	?
Inyección de drogas	U	C	C	C	N
Transfusión	U	C	C	C	U
Sexualmente	U	C	U	C	U
Ano-oral	C	N	N	N	U
Oral-oral	C	U	N	N	C
En casa	C	U	U	U	C
Madre a recién nacido	U	C	U	C	U

C = Común, U = No Común, N = Nunca, ? = Sospechoso

(Fuente: Cortesía de la Fundación Americana del Hígado 1996)

algunas personas recaen después del tratamiento. El virus usualmente desaparece y la persona ya no lo tiene aunque los exámenes de sangre siempre indicarán que la persona estuvo expuesta previamente. Una vez que una persona ha estado expuesta al virus, ella adquiere inmunidad pare el resto de su vida.

Hepatitis B

Fuera de los Estados Unidos son muy comunes los portadores crónicos del virus de la hepatitis B (VHB). Se calcula que hay cerca de 200 millones portadores crónicos del virus. Dado que cierto porcentaje de portadores crónicos del virus de la hepatitis B terminan desarrollando cirrosis, el VHB es la causa más común de cirrosis en el mundo. En los Estados Unidos, los índices de portadores crónicos del VHB son mucho menores. Los índices continúan bajando en la medida en que continuamos mejorando las pruebas de los productos sanguíneos. No obstante, existen hoy aproximadamente un millón de portadores de la hepatitis B en los Estados Unidos.

Este virus se transmite por medio del contacto con la sangre, el semen, la saliva, las lágrimas, las heridas abiertas, los fluidos vaginales y la leche materna de una persona que tiene el virus de la hepatitis B. Este es el tipo de hepatitis más fácil de contraer. En más de la tercera parte de los casos no se sabe cómo la persona entró en contacto con el virus.

La contaminación puede ocurrir al compartir agujas durante la perforación del cuerpo, al hacerse tatuajes o inyectarse drogas. También se puede transmitir el virus durante actividades en donde hay intercambio de líquidos del cuerpo, por ejemplo, besos de lengua, contacto genital-genital y contacto genital-oral. La infección dentro de una familia también es probable, como también de la madre al bebé durante el parto. Algunos portadores son contagiosos mientras que otros no lo son.

PREVENCIÓN

Hay una vacuna contra la hepatitis B. La vacuna se administra en tres dosis. La segunda dosis se da un mes después de la primera dosis; la tercera dosis se da seis meses después de la primera. El efecto de la vacuna dura por lo menos nueve años. Se recomienda la vacuna para todos los recién nacidos, infantes, niños y adolescentes sexualmente activos. También se recomienda para una diversidad de personas que tienen alto riesgo de ser infectadas. Éstas incluyen: trabajadores de la salud, trabajadores de emergencia, personal militar, trabajadores de funerarias, embalsamadores, personas que tienen múltiples parejas sexuales, personas que viven en hogares con portadores de la hepatitis B, o son las parejas íntimas de portadores del virus, viajeros internacionales, pacientes y personas que trabajan en instituciones para personas mentalmente incapacitadas y presos que han pasado muchos años en las prisiones.

Si no quieres que te vacunen, entonces la

prevención debe enfocarse en el: uso de condón, guantes de goma para tocar cualquier fluido del cuerpo y esterilización de cualquier objeto que se use para perforar la piel.

DIAGNÓSTICO

La mayoría de las personas con hepatitis B no presentan síntomas. Estas personas con frecuencia describen una serie de problemas que se parecen a la influenza—fiebre, cansancio, dolor muscular o en las articulaciones, náuseas, vómito. Sólo entre el 25% y el 35% de las personas con hepatitis B padecen de icteria.

Un examen de sangre sencillo y preciso confirma cuándo la persona tiene hepatitis B.

TRATAMIENTO

La mayoría de los adultos (entre el 90% y el 95%) se recuperan de la hepatitis B dentro de seis meses. El cuerpo de alguna manera logra quedar libre del virus. Sus exámenes de sangre siempre mostrarán que estuvieron infectados con la hepatitis B y su sangre no será aceptada en los bancos de sangre.

Entre el 5% y el 10% de las personas que no logran eliminar el virus de su sangre lo llevarán con ellos por el resto de sus vidas. Estos portadores no tienen síntomas pero pueden pasar la hepatitis B a otras personas. Algunos cuantos portadores parecen eliminar la hepatitis B de sus cuerpos espontáneamente, mientras que en otros se deteriora a cirrosis del hígado. La hepatitis B crónica está asociada con un alto riesgo de cáncer del hígado.

Los medicamentos (interferon alfa–2B o Lamivodina) han sido aprobados para el tratamiento de personas con hepatitis B crónica. Este tratamiento con Interferon alfa-2B elimina el virus del cuerpo en el 35% de los casos.

Hepatitis C

La hepatitis C se identificó por primera vez en 1989; anteriormente se identificaba como hepatitis tipo no-A y no-B. Hay 3.9 millones de personas en los Estados Unidos que tienen infecciones crónicas de hepatitis C. Cada año se producen alrededor de 32,500 nuevos casos de hepatitis C, muchos de los cuales progresarán a hepatitis crónica. Hasta el 80% de las personas padecerán una infección crónica a largo plazo y la mitad de ellos, se estima, corren el riesgo de cirrosis del hígado. Además, la hepatitis C crónica también se asocia con riesgo de cáncer del hígado.

La enfermedad se transmite a través de contacto con sangre infectada. Es muy difícil saber cómo una persona estuvo expuesta a la hepatitis C, ya que puede pasar desde un mes hasta varios años antes de que haya señales de enfermedad. Se estima que en una tercera parte de los casos no se sabe como fueron expuestos a la hepatitis C.

Es poco común que el virus se transmita por medio de la actividad sexual aunque los Centros para el Control y Prevención de las Enfermedades nos advierten que las personas que tienen más de una pareja sexual corren mayor riesgo de exponerse a la hepatitis C.

Es poco probable que una madre pueda transmitir el virus a su bebé durante el parto.

PREVENCIÓN

No hay vacuna para la hepatitis C. Como la transmisión se realiza por medio de sangre contaminada, se realizan todos los esfuerzos posibles para reducir la probabilidad del contagio. Toda la sangre que se usa en las transfusiones se examina para asegurarse de que no contiene la hepatitis C. Desde 1992, año en que se desarrollaron los exámenes más sofisticados contra los anticuerpos hepáticos (hepatitis C), sólo una de cada 6,000 personas que reciben una transfusión son infectadas.

Para prevenir el contagio no se deben compartir agujas para perforar la piel, hacerse tatuajes o inyectarse drogas. No se sabe con seguridad si el uso de condones impide la transmisión del virus.

DIAGNÓSTICO

Una persona puede estar infectada y no saberlo. Puede no tener síntomas o tener síntomas leves, similares a los del virus del estómago. Algunas personas tienen síntomas más marcados, incluyendo la ictericia.

El primer paso para diagnosticar la hepatitis C consiste en los exámenes de sangre rutinarios. Una vez que se establece que hay niveles elevados de enzimas en el hígado, se realiza un examen de sangre específico que es para detectar la hepatitis C.

TRATAMIENTO

Un porcentaje de los casos de hepatitis C desaparecen solos. También se usa el interferon alfa–2 y el interferon alfa 2-a en personas con hepatitis C crónica. El nivel de personas que se mantienen sanas, es decir, en remisión a largo plazo, es sólo del 10% al 15%. Existen nuevas combinaciones de terapias para la hepatitis C, por ejemplo, inteferon y la droga ribavirin.

Hepatitis D

La hepatitis D era conocida como hepatitis delta. Para ser diagnosticada con hepatitis D, una persona primero tenía que salir positiva para la hepatitis B y luego positiva en el anticuerpo para la hepatitis D. Este tipo de hepatitis es más común en quienes se inyectan drogas y es raro en los Estados Unidos. Se conoce muy poco acerca de esta enfermedad. Si no estás infectada, vacunarse es la mejor prevención contra la Hepatitis D. El único tratamiento disponible es el Alfa Interferon.

Hepatitis E

La hepatitis E se conocía como hepatitis entérica o epidémica no-A y no-B. Es parecida a la hepatitis A. Se transmite a través de excremento que contamina los alimentos y el agua. Es rara en los Estados Unidos y se encuentra usualmente en el Océano Indico, Africa y los países en vías de desarrollo. Es común que la infección se extienda dentro de una familia.

Los mejores métodos para la prevención de la hepatitis E requieren de buena sanidad e higiene personal. Debes evitar agua de la llave cuando viajes. El proceso que sigue esta enfermedad no está claro, aunque parece resolverse en pocos meses.

La hepatitis del sistema inmunológico

El diagnóstico fue la parte más difícil. Los exámenes de sangre salieron negativos. No tenía mononucleosis. No salí positiva para el VIH. No tenía hepatitis viral. A pesar de ello, mis enzimas hepáticas estaban muy altas. El especialista de lupus confirmó que yo estaba bien—o que por lo menos no tenía lupus. Estuve en el hospital durante tres semanas mientras trataban de averiguar lo que tenía.

Finalmente decidí que eso era demasiado y dije que me quería ir a la casa. Tenía que regresar al trabajo. Así que me di de alta con la condición de que regresaría para que me hicieran una biopsia del hígado. No anticipaba eso con agrado.

La biopsia de hígado resultó ser la mejor decisión. La biopsia mostró que yo tenía hepatitis activa crónica del sistema inmunológico.

DEBBIE, 33

Esta enfermedad se describió por primera vez en la década de 1950 como "hepatitis lupoide" por que parecía tener síntomas semejantes a los del lupus eritematoso sistémico (véase el Capítulo 11). Con el avance de la investigación, se aclaró que esta hepatitis no es como el lupus.

La hepatitis del sistema inmunológico es aquélla en que tu propio sistema inmunoló-

Consejos

Si crees que has estado expuesta a la hepatitis viral . . .

1. Visita a tu proveedor de servicios de salud.
2. Hazte exámenes de sangre para estar segura del diagnóstico.
3. Identifica el tipo de hepatitis.
4. Sigue las recomendaciones en cuanto a dieta y actividad.
5. Avisa a quienes han tenido contacto contigo para que se vacunen o consigan inyecciones de gamma (inmuno) globulina.

gico, es decir, el sistema que te protege de cuerpos extraños, ataca tu hígado como si éste fuera un cuerpo extraño. Más de las dos terceras partes de las personas que padecen este tipo de hepatitis son mujeres. Algunos investigadores han sugerido que puede haber una predisposición genética a esta enfermedad.

PREVENCIÓN

No está claro por qué algunas mujeres jóvenes contraen esta enfermedad.

DIAGNÓSTICO

Los síntomas que se describen con mayor frecuencia son el cansancio, dolor de las articulaciones, comezón e ictericia. Además puede haber señales de complicaciones más serias, semejantes a las que se encuentran en las formas más avanzadas de la hepatitis, por ejemplo, fluido en el área del estómago. Como parte del proceso para hacer el diagnóstico, también se realizan exámenes de sangre.

La biopsia es la prueba definitiva para diagnosticar esta forma de hepatitis.

TRATAMIENTO

El tratamiento consiste en la administración de medicamentos como la prednisona o prednisona con azatioprina. Por lo menos las dos terceras partes de los pacientes mejoran con estos medicamentos, que se prescriben a un nivel de mantenimiento. Alrededor del 20% de los pacientes no responden al medicamento, y para ellos la única opción médica que les queda es el trasplante del hígado.

¿Cómo se siente estar enferma del hígado? Una cosa es cierta: muchas personas tienen náuseas. Los proveedores de servicios de salud nos dicen que no debemos sentir nada porque no hay células nerviosas en el hígado. Pero en mi grupo de apoyo muchas de nosotras conocemos este dolor. Se siente como dolores causados por pequeñas agujas filosas. ¿Quién sabe que será? Quizá sea por las cicatrices o quizá sea algún dolor que sientes a través de la vesícula. Casi se siente como si tu hígado tuviera un latido de corazón.

Al final del día te sientes exhausta. En la mañana te sientes bien, pero para la tarde ya andas cansada. No queda nada.

RUTH, 31

Qué hacer si tienes hepatitis

• **Ten cuidado con los medicamentos que tomes.** Como el hígado es el responsable de procesar muchos de los medicamentos, debes consultar con tu proveedor de servicios de salud antes de tomar hasta las medicinas más comunes que se venden sin receta médica, al igual que substancias "naturales".

• **Participa únicamente en ejercicios moderados.** Cuando haces ejercicio vigoroso, tu sistema trabaja más duramente. Para las personas con hepatitis, el esfuerzo adicional es perjudicial para un órgano que no está funcionando bien. Cuando te sientas mejor y algunos de los síntomas hayan disminuido, podrás empezar a hacer ejercicio de leve a moderado. Dado tu nivel de actividad, tú eres la mejor persona para juzgar lo que es ejercicio moderado para ti. Si sientes que puedes hacer algo de ejercicio, entonces hazlo, pero no lo hagas al punto de quedar exhausta.

- **Come saludablemente.** Tu dieta debe estar bien balanceada, incluyendo jugos de fruta adicionales y alimentos saludables, como fruta. Dado que las personas que sufren de una enfermedad del hígado tienden a sentirse peor a medida que avanza el día, es buena idea consumir un desayuno substancioso que te ayude durante el día cuando no puedas consumir otras comidas.

- **No tomes alcohol.** Cuando se sufre de hepatitis, el hígado tiene dificultad para realizar las funciones más básicas. Tomar alcohol obliga a tu hígado a trabajar todavía más duramente, lo cual sólo hará más difícil su recuperación. Cuando te hayas recuperado de la hepatitis, una bebida alcohólica de vez en cuando puede ser aceptable.

MITOS Y HECHOS

Mito: Si tienes hepatitis tienes una enfermedad contagiosa.

Hecho: Hepatitis significa inflamación del hígado. Esta puede ser contagiosa o no, dependiendo si se debe a un virus o a un problema del sistema inmunológico.

Mito: Puedes saber cuando una persona tiene hepatitis porque su piel se ve amarilla.

Hecho: Muchas personas no tienen icterica. Hay cinco millones de personas en los Estados Unidos que tienen hepatitis B o C crónica, y la mayoría no tiene síntomas visibles.

Mito: Si eres limpia, no contraes la hepatitis.

Hecho: Sólo los riesgos de contraer la hepatitis A y E se reducen con la buena higiene personal, y ni siquiera eso garantiza que no las contraerás.

Advertencia

Si padeces de hepatitis A o E:
No prepares comidas.
No prepares comidas que otros consumirán.

Mito: Si recibo una transfusión, voy a contraer la hepatitis B o C.

Hecho: Toda la sangre que se utiliza en las transfusiones se examina para asegurar que no contenga indicadores de la hepatitis B ni la hepatitis C.

Mito: Sólo los alcohólicos deben preocuparse de la posibilidad de dañar su hígado.

Hecho: Las personas que toman socialmente también deben preocuparse de causar daño al hígado.

Mito: Las vitaminas y otras medicinas que se venden sin receta médica también son buenas para el hígado.

Hecho: Algunas vitaminas, en cantidades excesivas, pueden ser peligrosas para el hígado. Asegúrate de leer todas las etiquetas de advertencia y consulta con tu proveedor de servicios de salud.

La mente

Yo sabía que algo andaba mal y fui a ver a mi ginecólogo. Después de todo, era el proveedor de servicios de salud que me conocía mejor. No tuvo la menor idea de lo que me pasaba, únicamente sabía con certeza que estaba muy mala. Así que me mandó a la sala de emergencias del hospital.

Creían que tenía hepatitis viral. Los trabajadores de salud querían saber toda clase de cosas sobre mí. Estas personas desconocidas me preguntaron acerca de mi vida sexual (les dije que estaba casada); si usaba drogas (por supuesto que no, me dio coraje el solo hecho de que me preguntaran), con cuánta frecuencia tomo alcohol (3 bebidas por año); si mi esposo era fiel (por supuesto); cómo

> ## Consejos
> ### Cómo descansar la mente y el cuerpo
>
> 1. Ve películas chistosas o musicales.
> 2. Escucha tu música favorita.
> 3. Aprende a relajar tus músculos profundamente.
> 4. Llama a una amiga.
> 5. Escribe un diario.
> 6. Toma baños largos.

sabía yo que me era fiel (¿cómo sabe cualquier persona que otra le es fiel?). Me sentí tan incómoda, con todas esas preguntas . . . empecé a no confiar en mi familia, mis amistades o mi esposo.

Al pensar en mi hepatitis me preguntaba cómo la podía haber contraído y a quién culpar.

AIDA, 28

Si tratamos de curar el cuerpo, entonces también tenemos que intentar curar la mente. Parte del tratamiento de la hepatitis consiste en descansar mucho, pero a veces no es posible descansar el cuerpo porque la mente no está en paz.

Cuando te diagnostican la hepatitis viral, empiezas a pensar en tu vida y tratas de comprender donde estuvo el mal y por qué. Es importante recordar que la hepatitis viral es muy resistente, y con frecuencia no es posible saber dónde la contrajimos.

Como la hepatitis a veces se transmite por medio del contacto íntimo, las latinas a veces se sienten mal con respecto a las decisiones que han tomado. Si eres una latina en una relación estable, es natural que los sentimientos entre tú y tu pareja puedan cambiar. El coraje contigo misma o la manera en que te infectaste deben tratarse abiertamente. El buscar ayuda profesional para discutir estos asuntos puede ser útil.

Para aquellas latinas que tienen cirrosis del hígado, lo que se refiera a su salud mental presenta aspectos todavía más profundos. Para algunas, el hecho de que niegan el abuso del alcohol sigue siendo un obstáculo y a pesar de lo importante que es dejar de tomar inmediatamente, la persona alcohólica no puede hacerlo. Si la posibilidad de su propia muerte no es suficiente para que el alcohólico consiga ayuda, hay poco que puedan hacer las demás personas, excepto buscar ayuda profesional que las apoye a ellas. Otras mujeres que tienen hepatitis debido a la actividad sexual no protegida quizá sentirán una gran culpabilidad y esto les impide conseguir tratamiento.

El espíritu

Cuando comencé a tomar los medicamentos me iba muy bien y tenía pocos efectos secundarios. Pero después de seis meses, se me inflamó el páncreas, subí 40 libras y me salió acné en todo el cuerpo. El dolor en mis articulaciones era tan severo que no podía ni siquiera abrir la puerta. Con eso tuve. Vi la puerta y lloré. Entré al baño y vi en qué me había convertido—alguien que necesitaba ayuda, alguien que se estaba desbaratando. Me sentí totalmente abrumada pensando en la carga que era para mi familia. Ya no era la mujer que creía ser. Y luego recordé lo que me había dicho el proveedor de servicios de salud. Tenía que tener mucho cuidado y tomar mis medicinas todos los días o sufriría una hemorragia cerebral. Ahí estaba la respuesta.

Antes de acostarme, miré las pastillas y las hice a un lado. Tomé mi Biblia en una mano y le pedí a Dios que me perdonara porque iba a dejar de tomar las pastillas. Me dormí con la Biblia en la mano.

La mañana siguiente desperté sorprendida de estar todavía ahí en mi cama, todavía viva. Quizá Dios no se había dado cuenta. Así que esa noche hice lo mismo. Y la siguiente noche también. Y seguía despertando. Decidí que, después de todo,

Dios debía tener alguna misión para mí y que debía cuidarme.

DEBBIE, 30

Como latina, ¿cómo te enfrentas a una enfermedad que sabes es muy destructiva, una enfermedad que no tiene síntomas, una enfermedad que no tiene ninguna cura, una enfermedad para la cual el mejor tratamiento consiste en descansar y comer bien, y en la cual esperar a que el cuerpo se recupere parece insoportable? ¿Cuál es la mejor forma para controlar todas las presiones de una enfermedad del hígado?

Éste es un momento de suma importancia para mirar hacia adentro, a tu fuerza interior. A algunas de nosotras, la fe nos ayuda durante estos momentos difíciles. No es que la oración nos permita tolerar mejor la fatiga o comprender mejor lo que sucede. Es más bien que la fe nos ofrece una estructura para aprovechar mejor el tiempo que pasaremos aliviándonos y descansando.

Para alguien que tiene fe, es aceptable que nuestro cuerpo es el templo de Dios. Quizá si aceptáramos valorar nuestro cuerpo, hasta las más agnósticas entre nosotras cuidaríamos de él lo mejor posible.

Descansar, comer saludablemente, no introducir toxinas en nuestro sistema, ésos son los elementos claves para tratar la hepatitis. Quizá lo que hay que agregar a este tratamiento es la búsqueda de la paz mental que alimenta nuestra alma y en algunos casos, de medicamentos.

Resumen

No sabemos por qué las latinas son vulnerables a las enfermedades del hígado. El hígado es la principal planta procesadora del cuerpo, produce lo que necesita, repone lo que se utiliza, y elimina las toxinas. Si el hígado no funciona, puede deberse a que lo hemos llenado de toxinas (cirrosis), alcohol, lo expusimos a un virus (hepatitis A, B, C, D, o E), o se debe a un malfuncionamiento del cuerpo (hepatitis del sistema inmunológico). En la mayoría de los casos de hepatitis viral, lo mejor es que el cuerpo se deshaga del virus ya que no existe cura. El tratamiento consiste principalmente de descanso, alimentación saludable y eliminación de toxinas.

RECURSOS
Organizaciones
American Liver Foundation
75 Maiden Lane
New York, NY 10038
(800) 465-4837
www.liverfoundation.org

Hepatitis Foundation International
30 Sunrise Terrace
Cedar Grove, NJ 07009
(800) 891-0707 ó (973) 239-1035
www.hepfi.org

Latino Organization for Liver Awareness
PO Box 842
Throggs Neck Station
Bronx, NY 10465
(718) 892-8697 ó (888) 367-LOLA
www.lola-national.org

National Digestive Diseases Clearinghouse
2 Information Way
Bethesda, MD 20892-3570
(301) 654-3810
www.niddk.nih.gov/health/digest

Publicaciones y panfletos
"Alcohol and the Liver: Myths vs. Facts." Información sobre los efectos del abuso del alcohol en el hígado. American Liver Foundation, Agosto 1997. Llama al (800) 465-4837 para obtenerlo. www.liverfoundation.org. Otros títulos:
"Cirrhosis: Many Causes." Septiembre

1996. Información sobre las condiciones que pueden resultar en cirrosis del hígado. (También se consigue en español.)

"Diet and Your Liver." Información sobre la relación entre la nutrición y el hígado. Agosto 1997.

"Facts On Liver Transplantation." Marzo 1997.

"Gallstones: A National Health Problem." Julio 1996.

"Getting Hip To HEP: What You Should Know About Hepatitis A, B, & C." 3/2000. (888) 4-HEP-ABC: (888-443-7222).

"Hepatitis A, B, C: Enfermedades hepáticas sobre las que usted debe estar informado." 164/17484109, Noviembre 1996.

"Hepatitis B: Your Child At Risk." Información sobre la inmunización para la hepatitis B. 11/92. (888) 4-HEP-ABC: (888-443-7222).

"How Can You Love Me . . . If You Don't Know Me." Qué hacer para mantener sano al hígado. Diciembre 1997. (800) GO-LIVER ó (800) 465-4837.

"Viral Hepatitis: Everybody's Problem?" Información sobre la transmisión de la hepatitis viral. Diciembre 1996.

"What Is Your Risk Of Getting AIDS Or Hepatitis B On the Job?" Información sobre la prevalencia de la hepatitis B.

"Your Liver Lets You Live." Información sobre el funcionamiento del hígado. Agosto 1997.

"Datos sobre el hígado" Latino Organization for Liver Awareness, P.O. Box 842, Throggs Neck Station, Bronx, NY 10465. Llama al (718) 892-8697 para pedir este panfleto y otra información.

"1 out of Every 50 Latinos Is Inected with the Hepatitis C Virus"

"Get Tested, Get Treated"

"Autoimmune Hepatitis"

"Liver Donor and Liver Transplant"

"What I Need to Know about Hepatitis A." Una introducción a las causas, síntomas y tratamientos de la hepatitis A (está disponible en español). National Digestive Diseases Clearinghouse, 2 Information Way, Bethesda, MD 200892-3570, (301) 654-3810.

"What I Need to Know about Hepatitis B." Una introducción a las causas, síntomas y tratamientos de la hepatitis B (disponible en español).

"What I Need to Know about Hepatitis C." Una introducción a las causas, síntomas y tratamientos de la hepatitis C (disponible en español).

18

Las enfermedades de transmisión sexual

La epidemia silenciosa

Nunca antes había tenido una enfermedad de transmisión sexual y siempre las había asociado con mujeres "fáciles" que no se hacían respetar.

No sólo tendría que recuperarme de los aspectos físicos de mi enfermedad, sino que iba a tener que enfrentar las dificultades de lo que significa tener esas enfermedades. Aunque yo estaba curada, lloré: "Ya no soy digna de mi marido".

TANYA, 48

Conocidas anteriormente como enfermedades venéreas, las enfermedades de transmisión sexual son un problema mayor para las mujeres latinas que para las mujeres que no son latinas. La gravedad de las enfermedades de transmisión sexual trasciende las molestias inmediatas. Cuando no se diagnostican o no se tratan, estas enfermedades pueden causar graves daños internos. Algunas mujeres pueden no presentar síntomas y sólo años después descubren que son infértiles como resultado de una enfermedad venérea no tratada. Ésta es sólo una de las razones por las cuales un examen ginecológico anual es tan importante.

También necesitamos sentir confianza al hablar con nuestro proveedor de servicios de salud acerca de estas enfermedades de transmisión sexual.

De por sí es difícil hablar de nuestros problemas de salud, de las enfermedades de transmisión sexual que sacan a relucir temas y conductas que para nosotras son tabúes. Para complicar el asunto, debido a que nuestros conceptos erróneos acerca de quiénes contraen las enfermedades de transmisión sexual y por qué las contraemos, nos avergüenza, no actuamos cuando empezamos a tener síntomas. Lo más perjudicial es que nos negamos a creer que las enfermedades de transmisión sexual son algo que nos puede suceder a nosotras.

La verdad es que muchas de nosotras quedamos infectadas con enfermedades de transmisión sexual sin nuestro conocimiento. Lo que complica los problemas físicos asociados con estas enfermedades es la profunda e implacable vergüenza que sentimos al tener un mal que fue transmitido sexualmente. Esta vergüenza también hace más difícil buscar el cuidado médico que necesitamos.

Entonces, ¿por qué contraemos enfermedades de transmisión sexual? A las latinas se nos enseña a ser limpias. Muchas usamos el bidé o algo parecido para mantenernos limpias "allá abajo". Por lo general, somos fieles y monógamas, pero a pesar de esto continuamos teniendo niveles de enfermedades de transmisión sexual que van en aumento. Las razones de este aumento no están claras.

Desafortunadamente, las personas no siempre dicen la verdad acerca de sus vidas o acerca de lo que hacen o no hacen. No sólo no nos decimos la verdad entre nosotras mismas, sino que guardamos las peores y las más devastadoras mentiras para nosotras mismas. Como resultado, toda clase de personas contraen las enfermedades de transmisión sexual. Las jóvenes contraen estas enfermedades. Las mujeres mayores las contraen. Las mujeres limpias las contraen. Las mujeres latinas "buenas" también las contraen. Las latinas que optan por tener una vida sexual activa fuera de una relación mutuamente monógama de muchos años, y que no usan condones, corren un riesgo particularmente alto de contraer una enfermedad de transmisión sexual. Algunas latinas contraen estas enfermedades porque creen equivocadamente que están en una relación a largo plazo, mutuamente monógama, cuando en realidad no lo están.

Lo más difícil de aceptar es el hecho de que todo tipo de latinas contrae enfermedades de transmisión sexual, es lo que este hecho nos lleva a concluir con respecto a nuestras relaciones. ¿Qué es lo que hacemos cuando sabemos, sospechamos, o tememos que nuestra pareja no sea tan monógama como nos gustaría pensar? ¿Qué hacemos cuándo sabemos que hemos tenido más parejas de las que nos gustaría que otros supieran?

Con frecuencia no hacemos nada. Creemos que, por alguna razón, nuestra pareja actuará de manera responsable y procurará lo mejor para nosotras. A pesar de ello, en nuestros

---

> ## Consejos
> ### Para reducir el riesgo de las enfermedades de transmisión sexual en nuestra vida
> 1. Limita la cantidad de parejas sexuales.
> 2. Habla con tu pareja sexual.
> 3. Siempre usa condones de látex y un espermaticida.
> 4. Revisa tu cuerpo para detectar señales de infección.

---

corazones sabemos que no debemos engañarnos. Sabemos que somos nosotras quienes debemos cuidarnos y tomar decisiones acerca de nuestras relaciones sexuales.

Quizá nos sentimos incómodas al hablar de estos asuntos, pero debemos hacerlo.

¿Por qué estamos en riesgo?

Cuando Luz miró a Carlos, lo único que veía era el amor y la devoción que él le había dado durante los últimos tres años. Ella se sentía muy feliz. Por fin había encontrado al hombre perfecto. Había tenido su cuota de amantes, pero ella sabía que era sólo la tercera mujer que Carlos había conocido.

Ella se reía cuando pensaba en esto. Aquí estaba él, casi tan puro como la nieve, y aquí estaba ella . . . bueno, pues no tan pura como quisiera. Luz se sentía tan completa cuando hacían el amor . . .

Luego, una tarde cuando él debía visitarla, no llegó hasta muy tarde por la noche. Cuando entró, él esquivó su mirada. Se sentaron en el sillón y él comenzó a hablar. Resultó que durante los últimos tres años él había estado con otras tres mujeres y ahora estaba preocupado porque podía haberle contagiado algo a ella. Luz se sorprendió. No podía creer lo que escuchaba. Ella conocía a los hombres—Carlos no podía haberle mentido todo este tiempo. Él era puro. Ella hubiera sabido si él le mentía. Y, ¿qué quería decir con eso de que estaba preocupado porque la podía haber contagiado?

Hay cuatro cosas que puedes hacer para reducir el riesgo de contagiarte con enfermedades de transmisión sexual en tu vida:

1: Limita la cantidad de parejas sexuales. Las enfermedades que se transmiten por vía sexual tienen períodos diferentes de incubación. Por lo tanto, es más fácil encontrar la fuente de una infección si se limita la cantidad de parejas. Además, cuantas menos parejas sexuales tengas, menor será el riesgo de estar expuesta a estas enfermedades.

2: Habla con tu pareja sexual. Esto puede ser tan difícil para las latinas que creen que una pareja es todo lo que quieren, como para las latinas que quieren disfrutar del banquete de la vida y gozar de todos sus placeres. El primer grupo supone que es cuestión de respeto no hablar sobre asuntos como la monogamia, y el segundo grupo no quiere ser indiscreto o desconfiado. Pero la sexualidad y el comportamiento sexual por naturaleza conducen a la intrusión, pero afortunadamente también son placenteros. Para tener buena salud debes poder hablar con tu pareja sexual.

3: Siempre usa condones de látex y un espermaticida. Algunas latinas han comentado que no querían pedirle a un hombre que usara condón porque creían que ello implicaría falta de confianza en él. Bueno . . . pues a lo mejor deberían confiar en su pareja pero a lo mejor no. La verdad es que la gente miente. Y más que nada mienten sobre su comportamiento sexual y el de sus parejas sexuales. Si no estás en una relación monógama de muchos años, el usar un condón es la primera forma en que una pareja muestra su preocupación por ti. Tú y tu pareja tendrán que decidir cuánto tiempo esperar antes de dejar de usar condones. Ten presente que hay una gran diversidad en el período de incubación antes de poder identificar una enfermedad de transmisión sexual.

Usar un espermaticida con nonoxinol 9 ofrece protección adicional en contra de algunas enfermedades de transmisión sexual. Esto tácitamente reconoce lo que es razonable: que antes de que estuvieras con tu pareja, por lo menos uno de ustedes estuvo en una relación sexual previa. Cuando tienes relaciones íntimas con alguien, quedas expuesta a esta persona y a todas las demás personas con quien ella tuvo relaciones sexuales y con cada persona con quien ellos a su vez tuvieron relaciones sexuales, y así sucesivamente.

Los condones se utilizan por cuestiones de salud, la tuya y la de tu pareja. La manera de usar un condón es sencilla: con cuidado y cada vez. (Véase el Capítulo 4 para más información acerca de cómo usar condones para el control de la natalidad.)

4: Revisa tu cuerpo. Necesitamos conocer mejor nuestros cuerpos. Debemos saber cómo nos vemos cuando estamos bien, y cuándo un granito no es más que un granito.

Advertencia: Amenazas de violencia

Algunas latinas han expresado su preocupación ante la posibilidad de que sus parejas pudieran responder con violencia si les pidieran que usaran un condón. Las amenazas de violencia son inaceptables y son un claro indicador de una situación peligrosa. Para las latinas que se encuentran en este tipo de situación, la preocupación más inmediata debe ser su seguridad personal y la separación inmediata de esa persona. (Véase la sección de recursos de la página 15).

Consejos

Si decides estar sexualmente activa . . .

1. Pregunta a tu pareja si él o ella ha tenido alguna enfermedad de transmisión sexual, y de ser así, cuál.
2. Como parte de las caricias preliminares de las relaciones sexuales, mira cuidadosamente el cuerpo de tu pareja para ver si hay señas de enfermedades de transmisión sexual. Tú puedes ver partes de su cuerpo que no son tan visibles para tu pareja.
3. Si ves algo que te preocupa, no tengas relaciones, y anima a tu pareja a que consulte a su proveedor de servicios de salud.
4. Usa un condón de látex.
5. Usa un espermaticida con nonoxinol 9.

Con algunas enfermedades que se transmiten por vía sexual, los primeros síntomas pueden ser sutiles y por lo mismo debemos tener cuidado y revisar nuestros cuerpos para detectar cualquier seña de advertencia. Usa un espejo o dos para mirar tu cuerpo por delante y por detrás. Considerando la información provista a continuación, es aconsejable que te revises regularmente. Esto es especialmente necesario cuando estás sexualmente activa y tú o tu pareja tienen relaciones sexuales con otras personas.

Las más frecuentes enfermedades de transmisión sexual: Causas, síntomas, diagnóstico, tratamiento

Hay más de veinte clases diferentes de enfermedades de transmisión sexual. Las principales son: el VIH/SIDA, infecciones de clamidia, herpes genitales, verrugas genitales, gonorrea y sífilis. El VIH/SIDA también puede transmitirse de otras formas y se discute extensamente en el Capítulo 16. Las otras enfermedades que se transmiten por vía sexual se discuten a continuación. Ten en cuenta que algunas de estas enfermedades no tienen síntomas y que hay gran variabilidad en el tratamiento de cada una. Algunas se pueden curar y otras siempre estarán con nosotras.

Clamidia

Cada año se diagnostican de 4 a 8 millones de nuevos casos de clamidia, una enfermedad de transmisión sexual curable que hoy día es la enfermedad de transmisión sexual bacteriana más común en los Estados Unidos. La clamidia que no se trata resulta en casi la mitad de los casos de la enfermedad inflamatoria pélvica infección del endometrio, trompas de Falopio y ovarios que resulta muy dolorosa. Cada año, la enfermedad inflamatoria pelviana causa infertilidad, es decir, inhabilidad para tener hijos, a cien mil mujeres.

FACTOR CAUSATIVO

La clamidia es causada por la bacteria *Chlamydia trachomatis*. La bacteria también puede causar inflamación en el recto o enrojecimiento de los ojos debido a inflamación en la parte interior de los ojos. Te puedes exponer a la bacteria al tener relaciones sexuales del ano, la vagina o a través del contacto de la boca con los genitales de una persona que está infectada con la bacteria.

SÍNTOMAS

Hay una gran variedad de síntomas. Hasta el 85% de las mujeres que tienen clamidia tienen pocos o ningún síntoma hasta que la enfermedad está en una etapa más o menos avanzada. Cuando hay síntomas, estos usualmente aparecen de una a tres semanas después

> ### Advertencia
>
> Al usar antibióticos, es importante que tomes todas las medicinas que te fueron recetadas por la totalidad de tiempo que te indicaron, para asegurar la eliminación de todas las bacterias dañinas.

de haberla contraído. Las primeras señales pueden incluir un flujo vaginal o dolor al orinar, irritación en el recto (proctitis), o inflamación de la membrana del ojo (conjuntivitis).

DIAGNÓSTICO

La gonorrea y la clamidia tienen síntomas parecidos y a menudo se presentan en la misma persona. La clamidia generalmente se diagnostica mediante el uso de algondoncillos especiales para el cervix. Mismos que se analizan con miras a identificar los genes del flujo, es decir, es una prueba del AND (ácido desoxirribo nucleíco) hecha con un algodoncillo. La prueba se puede hacer rápidamente y resulta precisa.

TRATAMIENTO

A ti y a tu pareja les recetarán antibióticos que deben tomarse durante siete días. La penicilina no se receta porque no es efectiva en el tratamiento de la clamidia. En su lugar se receta azitromicina, doxyciclina o algún otro antibiótico.

Si estás embarazada y se te diagnostica la clamidia, te debes tratar, ya que las mujeres pueden pasar la bacteria a sus bebés, causándoles neumonía e infecciones en los ojos. Las mujeres embarazadas pueden ser tratadas con eritromicina, ya que la doxyciclina tiene efectos negativos para ellas.

Herpes genitales

En los Estados Unidos hay sesenta millones de personas con herpes genital. La mayoría de estas personas nunca tienen síntomas, pero una

vez que tienes herpes, el virus se queda contigo por el resto de tu vida. El virus se asienta en algunas de las células nerviosas sensoriales que están al final de la médula espinal y de vez en cuando produce síntomas llamados brotes.

Aunque el herpes genital no pone en riesgo la vida, puede ser bastante severo en personas que tienen sistemas inmunológicos deficientes. Las mujeres embarazadas que tienen un brote durante el parto vaginal pueden pasar el virus a su bebé. Los bebés que son expuestos al virus del herpes simple tienen problemas serios (ceguera, daño cerebral, y en casos raros, la muerte).

FACTORES CAUSATIVOS

Hay dos clases de virus del herpes simple. El virus de herpes simple I es la clase con la que estamos más familiarizados. Cuando tienes llagas ("fuegos") en los labios o ampollas causadas por la fiebre, se deben con frecuencia al virus del herpes simple I. El virus de herpes simple I también puede infectar el área genital y producir llagas ahí. El virus del herpes simple II por lo general produce llagas en el área genital, pero también pueden salir éstas en los labios y boca. Los virus de herpes simple I y II son diferentes—uno no se puede convertir en el otro.

Para ser infectada con el virus de herpes simple II, debes tener contacto sexual con alguien que tenga llagas genitales visibles. En casos extremadamente raros, el virus de herpes simple puede contagiarse por contacto en el asiento del baño o en una bañera.

SÍNTOMAS

Tanto el herpes simple I como el herpes simple II pueden producir llagas en el área genital, el orificio del ano, los muslos y los glúteos. Si tienes heridas abiertas o cortes en otras partes del cuerpo, también es posible que ahí te salgan las llagas.

La mayoría de las personas no presentan

síntomas. Pero si te salen llagas, los podrás notar de dos a diez días después de contraer el virus. Los síntomas pueden durar de dos a tres semanas.

En los primeros días, los síntomas pueden incluir: comezón o sensación de ardor, dolor en las piernas, nalgas o área genital, flujo vaginal o sensación de presión en el área abdominal. Después de unos días, podrías ver algunos granitos rojos en las áreas donde estás infectada. Estos granitos se pueden rápidamente convertir en llagas abiertas (lesiones), a las que luego se les forma una corteza dura hasta sanar finalmente por su cuenta sin dejar cicatriz.

Cuando existe infección del virus de herpes simple, hay episodios recurrentes o sea recaídas. Durante estos episodios, el virus se dirige hacia los nervios de la piel. Cuando el virus se traslada, tienes los síntomas prodromales: hormigueo, comezón o en algunos casos dolor. Cuando llega a la superficie de la piel, el virus forma ampollas. Algunas veces, éstas pueden ser muy pequeñas, pero bastan para infectar a tu pareja.

No se sabe con qué frecuencia ocurren estos episodios recurrentes en una persona ni qué es lo que las produce. Algunas personas tienen estos episodios un par de veces en su vida, mientras que otros los tienen varias veces al año. No se sabe tampoco cuál es el mecanismo que produce los episodios recurrentes. Sin embargo, sabemos que las emociones profundas y la tensión o estrés pueden reactivar el virus. Las enfermedades, la tensión nerviosa o estrés, la menstruación y hasta la luz del sol han sido culpados por estas recaídas. La realidad es que no sabemos a qué se deben. Los síntomas y el curso de la enfermedad varían mucho de persona a persona.

DIAGNÓSTICO

El virus de herpes simple sólo puede ser diagnosticado cuando hay llagas. Un examen de la sangre puede mostrar si has estado

---

Consejos

Cómo mantenerte cómoda cuando tengas las llagas

- Mantén las llagas limpias y secas.
- Evita tocar las llagas.
- Lávate las manos si has tocado las llagas.
- Evita el contacto sexual con otras personas hasta que la llaga haya sanado completamente, es decir, hasta que se haya formado nueva piel sobre la llaga.

---

expuesta al virus y si has desarrollado los anticuerpos necesarios para combatir la infección del virus. El examen de sangre no te dirá si puedes infectar a otra persona.

TRATAMIENTO

No hay curación para el herpes. Tomar acyclovir durante las primeras veinticuatro horas del primer episodio o del episodio recurrente puede disminuir la gravedad de los síntomas. Es mucho más efectivo tomar acyclovir en forma oral que usarlo como crema en zonas afectadas. Si un individuo padece de ataques recurrentes de herpes, se puede usar acyclovir regularmente para reducir la cantidad de ataques. Las medicinas alternativas al acyclovir son el famciclovir y valacyclovir.

Como una vez que hemos sido infectadas, siempre llevamos el virus, el herpes genital tiene un efecto en las relaciones actuales y futuras. Es importante decidir, en una relación nueva, en qué punto debes discutir este tema con tu pareja.

El virus de papiloma humano y las verrugas genitales

Hay sesenta clases de virus de papiloma humano y aproximadamente una tercera parte pueden ser transmitidos por contacto sexual y viven únicamente en el tejido genital. Casi la mitad de las mujeres que han contraído el virus de papiloma no tienen síntomas. En los Estados Unidos, este papiloma es una de las enfermedades de transmisión sexual más comunes y se encuentra en hasta 24 millones de americanos. El virus de papiloma humano es el responsable de las verrugas genitales y también ha sido la causa de algunos casos de cáncer cervical y de otros tipos de cáncer genital (véase Capítulo 12).

FACTOR CAUSATIVO

No sabemos qué es lo que produce el virus de papiloma humano. Lo único que sabemos es que algunos de estos virus causan verrugas genitales mientras que otras infecciones del virus de papiloma humano producen llagas en las manos y las plantas de los pies. El virus del papiloma humano produce verrugas genitales, que son altamente contagiosas. El 67% de las personas que mantienen relaciones sexuales sin protección con alguien que tiene verrugas genitales quedará infectado.

SÍNTOMAS

Tres meses después de ser expuesta al virus aparecerán verrugas en el área de contacto con la persona infectada, ya sea en la vulva, los labios vaginales (mayores y menores), la vagina, el cuello uterino, el ano, o, en ocasiones raras, la boca. Puedes tener una sola verruga o varias agrupadas. Si no te tratas, ellas formarán un tejido carnoso con aspecto de coliflor. En algunos casos pueden desaparecer, pero todavía continuarás estando infectada.

DIAGNÓSTICO

La única manera de saber si tienes verrugas genitales es que te revise tu proveedor de servicios de salud. Si tienes verrugas genitales, asegúrate que tu proveedor de servicios de salud te haga una prueba de Papanicolau para ver si hay evidencia de infección del virus del papiloma humano en el cuello del útero, ya que se sabe que al estar el virus en el cuello uterino aumenta el riesgo de cáncer cervical.

TRATAMIENTO

No hay cura para las verrugas genitales, ya que una vez que tienes el virus permanece en tu cuerpo. Las verrugas, sin embargo, pueden ser extirpadas químicamente, por congelamiento (criocirugía), quemándolas (electrocauterización), quirúrgicamente (en el caso de verrugas más grandes) o por medio de rayos láser. Aunque sean extirpadas, las verrugas pueden reaparecer. No hay manera de extirpar las verrugas y garantizar que no volverán a crecer y siempre son contagiosas.

La gonorrea

Esta enfermedad de transmisión sexual, extremadamente contagiosa y curable, con frecuencia no tiene síntomas y puede reaparecer incluso después de tratarse, si la persona se expone nuevamente a la bacteria que la causa. Cada año se reportan alrededor de 400,000 casos en los Estados Unidos. La gonorrea que no se trata puede diseminarse por el cuerpo, causando dolor en las articulaciones, problemas en las válvulas del corazón y hasta en el cerebro.

FACTOR CAUSATIVO

La gonorrea es causada por la bacteria llamada neisseria gonorrhoeae. La gonorrea se contagia por medio de contacto genital u oral-genital entre dos personas. El tejido húmedo y tibio que se encuentra en estas áreas, por ejemplo, la boca, el cuello uterino, el recto o la uretra, favorece la multiplicación de los gonococos. Aunque en la mayoría de las mujeres la bacteria se queda en el cuello uterino, si no se trata avanza al útero y a las trompas de Falopio, causando así la enfermedad inflamatoria pelviana.

SÍNTOMAS

Muchas mujeres tienen síntomas leves. Cuando los hay, estos incluyen: dolor al orinar, sensación de ardor en la entrada de la vagina o flujo vaginal amarillento o sangriento. Para las mujeres que tienen síntomas, en algunos casos estos pueden demorar hasta varios meses en aparecer; aunque en muchos casos demoran únicamente de dos a diez días después de la persona exponerse a la bacteria.

DIAGNÓSTICO

La presencia de la bacteria se confirma mejor a través de uno de tres métodos de laboratorio; a través de un cultivo donde crecen las bacterias, al teñir muestras biológicas o por medio de la detección de genes bacteriales. En el primer procedimiento, tu proveedor de servicios de salud obtiene una muestra de tu flujo, lo coloca en un platillo especial y deja que la bacteria se multiplique por un período de dos días para así poder identificar en el 90% de los casos el tipo de bacteria que está multiplicándose.

Algunos proveedores de servicios de salud prefieren usar el método de teñido de tejido por ser éste más facil y rápido. En este procedimiento, se toma una muestra de tu flujo y se coloca en una placa de vidrio. Antes de colocar la placa debajo del microscopio, se le agrega un tinte a tu muestra. Al mirar por el microscopio, tu proveedor de servicios de salud te podrá decir antes de que salgas de su oficina si hay gonococos. Desafortunadamente, este método rápido no es totalmente preciso con las mujeres.

Hoy día, la mayoría de los proveedores utilizan algodoncillos cervicales como parte de una nueva prueba que detecta los genes de la bacteria. Estas pruebas son tan precisas como el cultivo de la bacteria.

La prueba del Papanicolau no te da ninguna información acerca de si tienes o no gonorrea.

TRATAMIENTO

Durante décadas la penicilina fue el tratamiento preferido contra la gonorrea. Al desarrollar cepas resistentes a los antibióticos, el gonococo se ha adaptado de tal forma que algunas de las medicinas que se usaban para tratamiento se han vuelto totalmente ineficaces.

Sin embargo, todavía quedan algunos antibióticos efectivos que pueden usarse. Algunos se dan por medio de inyección (ceftriaxona o espectinomicina) y otros en forma de pastilla o píldora. Los proveedores de salud, por lo general, recetan una sola dosis de ceftriaxone, cefixime, ciprofloxacin u ofloxacin.

Tenga o no síntomas tu pareja, es esencial que la persona sea examinada y tratada si es necesario.

En febrero, Santina tenía sólo 13 años, pero sabía que ya era mujer. Estaba orgullosa de sus senos pequeños y del vello que crecía entre sus piernas. Hasta la menstruación le resultó un acontecimiento interesante. Era molesto, pero estaba aprendiendo a mantenerse limpia. Así que, cuando Tomás le dijo que le quería demostrar cuánto la quería teniendo relaciones sexuales con ella, llena de felicidad le dijo que "sí".

Para agosto, el dolor en su estómago era tan intenso que tuvieron que llevarla a la sala de emergencias. Allí se enteró de que tenía sífilis y gonorrea. Por un tiempo tuvo mucho malestar, pero tenía mucho miedo de decirle a sus padres, así que se aguantó.

Para cuando cumplió los catorce años, en diciembre, ya se había quedado estéril.

La sífilis

Antes de principios de siglo, la sífilis tenía una larga historia de haber acabado con comunidades enteras. Desde entonces, los avances en los antibióticos han controlado la enfermedad.

FACTOR CAUSATIVO

La sífilis es causada por la bacteria *Treponema pallidum*. Esta bacteria necesita un ambiente tibio y húmedo para sobrevivir, por ejemplo, en las membranas mucosas de los genitales, la boca y el ano. La sífilis se transmite cuando las heridas abiertas de una persona con sífilis en etapa primaria, secundaria, o principios de la latente, entran en contacto con las membranas mucosas de su pareja sexual. En la etapa secundaria, es posible contagiarse al tocar la piel de alguien que tiene una erupción en la piel causada por la sífilis. No se contagia al tocar el asiento del baño o una toalla que ha sido usada por la persona infectada.

SÍNTOMAS

La sífilis no tratada progresa por cuatro etapas cuyos síntomas se explican abajo:

Etapa primaria: El primer síntoma es una llaga (chancro) que no duele en la parte del cuerpo que tuvo contacto con la bacteria. Hay mucha variedad de individuo a individuo en cuanto al lapso de tiempo entre la exposición a la persona infectada y el primer síntoma. Algunas personas desarrollan síntomas en 10 días mientras que otras no tendrán síntomas hasta tres meses. Sin embargo, para la mayoría de las mujeres, el primer síntoma aparece de dos a seis semanas después de haber sido expuestas. Estos primeros síntomas son difíciles de detectar porque por lo general pueden no causar dolor o pueden ocurrir en el interior del cuerpo. Una persona que no ha sido tratada puede infectar a otras durante esta etapa. Por lo general, la lesión va acompañada de un engrandecimiento regional de los nódulos linfáticos.

Etapa secundaria: Alrededor de tres a seis semanas después de que aparece el chancro tendrás una erupción en todo el cuerpo, en las palmas de las manos, en las plantas de los pies, o en alguna otra zona. La erupción puede tardar desde varias semanas hasta varios meses para sanar. Durante todo este tiempo, cualquier contacto con una herida abierta de la persona infectada transmitirá la enfermedad. Otras personas tienen fiebre leve, cansancio, dolor de cabeza, dolor de garganta, inflamación de los ganglios linfáticos y pérdida del cabello. Si la enfermedad no es diagnosticada y no se trata, estos síntomas pueden volver a presentarse durante los siguientes dos años.

Etapa latente: Si la sífilis no se diagnostica ni se trata durante mucho tiempo, entra en una etapa latente. Durante esta etapa no hay síntomas notables y la persona ya no puede seguir contagiando a otros. Sin embargo, una tercera parte de las personas que están en esta etapa empeoran y pasan a la etapa terciaria de la sífilis.

Etapa terciaria (tardía): Cuando se llega a esta etapa, la enfermedad causa serios problemas: trastornos mentales, ceguera, anomalías cardíacas y trastornos neurológicos. En esta etapa, una persona infectada ya no puede transmitir la bacteria a otros, pero con frecuencia el deterioro causa la muerte.

DIAGNÓSTICO

Es muy difícil diagnosticar la sífilis en las primeras etapas, ya que los síntomas son comunes a muchas otras enfermedades. Un diagnóstico de sífilis se basa en tres cosas: el criterio clínico de tu proveedor de servicios de salud, el examen microscópico de las muestras de alguna lesión, la prueba VDRL (Laboratorios de Investigación de las Enfermedades Venéreas), o la prueba del RPR (reargina rápida del plasma). Estas dos últimas pruebas son exámenes de sangre las cuales algunas veces dan resultados equivocados que indican la presencia de sífilis cuando la persona tiene en realidad otro problema viral o inmunológico. Por lo tanto, una prueba VDRL o RPR que resulte positiva se sigue con una prueba FTA-ABS (absorción de anticuerpos del treponema fluorescente) o una prueba TPHA (-prueba de hemoglutinación del treponema pálido).

Aunque estas pruebas son útiles, tienen sus desventajas. En primer lugar, la VDRL y la RPR pueden tardar hasta tres meses después de que la persona fue expuesta para dar un resultado positivo. En segundo lugar, la FTA-ABS y la TPHA pueden no funcionar si has sido reinfectada nuevamente con la sífilis.

La única manera de saber con certeza si la bacteria está en el sistema nervioso es por medio de un examen de la médula espinal. Por lo general éste se practica únicamente a personas que están en las etapas latentes o finales de la enfermedad, para confirmar un diagnóstico que asegure un tratamiento adecuado.

TRATAMIENTO

La penicilina inyectada ofrece un tratamiento rápido. Veinticuatro horas después de la inyección, la mayoría de las personas ya no transmiten el virus. Aunque el tratamiento es efectivo en todas las etapas y ofrece curación a veces no es posible reparar el daño causado a los órganos. Además, los anticuerpos producidos no ofrecen protección contra infecciones futuras.

HECHOS Y MITOS

Mito: Se nota cuando una persona tiene una enfermedad de transmisión sexual.

Hecho: No puedes saber cuándo alguien tiene una enfermedad de transmisión sexual. Algunas personas no tienen síntomas y ni ellas mismas saben que tienen una enfermedad de transmisión sexual.

Mito: Las mujeres tienen menos problemas de enfermedades de transmisión sexual.

Hecho: Como las mujeres a veces no tienen síntomas hasta que la infección está muy avanzada, ellas tienen problemas más graves que los hombres.

Mito: Hay cura para todas las enfermedades de transmisión sexual.

Hecho: Algunas enfermedades de transmisión sexual tienen cura. Hay tratamiento pero no cura para el herpes genital, el virus de papiloma humano y el VIH/SIDA.

Mito: La gonorrea se trata fácilmente.

Hecho: Hay nuevos tipos de gonorrea que no están respondiendo al tratamiento.

Mito: Si te mantienes limpia, no contraerás una enfermedad de transmisión sexual.

Hecho: Las enfermedades de transmisión sexual no están relacionadas con la higiene personal.

Mito: Si no tienes síntomas, no tienes una enfermedad que se pueda transmitir por vía sexual.

Hecho: Puedes tener una enfermedad que se transmite por vía sexual y no tener síntomas.

Mito: Puedes contraer una enfermedad de transmisión sexual si te masturbas.

Hecho: Tiene que haber contacto con una persona infectada para contraer una enfermedad de transmisión sexual.

Qué debes hacer si tienes una enfermedad de transmisión sexual

1: Dile a tu pareja que tienes una enfermedad de transmisión sexual. La razón por la cual necesitas decirle a tu pareja es por que a menudo ambos deberán someterse a tratamiento. Es aconsejable no aprovechar esta discusión sobre tu salud física para ventilar otros asuntos de la relación. Sería bueno limitarse a los hechos relacionados con las enfermedades de transmisión sexual. La discusión de temas como la confianza, la fidelidad y otros relacionados con ellos debe dejarse para otra ocasión.

Si has tenido más de una pareja sexual y te sientes incómoda al compartir esta información con esas personas, podrías optar por enviarles una carta anónima sugiriéndoles que consulten a su proveedor de servicios de salud.

2: Toma todas tus medicinas hasta acabarlas. No importa si te sientes mejor o no, necesitas tomar todas las medicinas que te recetaron hasta que se acaben, sobre todo los antibióticos, porque el tratamiento es el efecto acumulado de la dosis completa.

3: No tengas relaciones sexuales mientras estés bajo tratamiento. Tu organismo necesita aliviarse y descansar. Tampoco querrás ponerte en riesgo de volver a infectarte o de infectar a alguien más.

4: Planea consultas a tu proveedor de servicios de salud. Para algunas enfermedades sexuales, es preciso que tu proveedor de servicios de salud esté al tanto de tu progreso.

5: Piensa en lo que debes hacer para evitar una recaída. Después de que se nos diagnostica y se nos trata la enfermedad de

---

Consejos

Si tienes una enfermedad de transmisión sexual . . .

1. Dile a tu pareja que tienes una enfermedad de transmisión sexual.
2. Toma todas tus medicinas hasta acabarlas.
3. No tengas relaciones sexuales mientras estés bajo tratamiento.
4. Planea visitas de consulta con tu proveedor de servicios de salud.
5. Piensa en lo que debes hacer para evitar una recaída.

---

transmisión sexual, nos da por reconsiderar nuestras relaciones y el grado de intimidad física que compartimos. Ya que algunas enfermedades de transmisión sexual sólo se tratan pero no se curan, tenemos que considerar diferentes formas de poder expresar nuestra sexualidad de una manera segura que no nos ponga en riesgo.

Quizá algunas de nosotras creamos que la total abstinencia sexual es la única manera de vivir libres del peligro de las enfermedades de transmisión sexual. Hay que equilibrar con mucho cuidado nuestras experiencias negativas al haber contraído enfermedades de transmisión sexual con la necesidad humana de expresar nuestra sexualidad. Abrazar, besar, dar y recibir masaje, acariciar, son maneras de mostrar afecto. Es posible que decidamos esperar un poco más antes de permitir que alguien tenga intimidad sexual con nosotras.

La mente y el espíritu

Para nosotras es muy difícil hablar de las enfermedades sexuales. Los aspectos físicos que llevan a reconocer los síntomas son directos y los tratamientos son bastante sencillos. Tal vez la dificultad consiste en comprender qué significa tener una enfermedad de transmisión sexual.

¿Es un castigo por algo que hicimos? ¿Significa que esta persona no es la pareja indicada? Tratar de encontrar detrás de la enfermedad alguna intención o significado oculto resulta perjudicial. Si tenemos una enfermedad de transmisión sexual que fue diagnosticada y tratada, esto sólo significa que nos expusimos a una enfermedad y fuimos lo suficientemente afortunadas al buscar tratamiento y atención a tiempo. El asunto de la infidelidad quizá necesite considerarse también.

Es natural, sin embargo, tratar de entender lo que pasó. También es natural preguntarnos cómo es que nos pasó a nosotros. En aquellos casos en que creíamos que teníamos una relación monógama de muchos años, podríamos preguntarnos cómo fue que nos equivocamos tanto al juzgar la situación. Muchas veces, al pensar en estas cosas, terminamos culpándonos a nosotras mismas por cosas que no estuvieron del todo bajo nuestro control. Es preciso recordar que todos cometemos errores, calculamos mal, no contamos con toda la información necesaria, quedamos vulnerables al romperse el matrimonio o la relación o pudimos haber sido deliberadamente engañadas.

Al final de cuentas, las enfermedades de transmisión sexual nos obligan a confrontar nuestras relaciones y las expresiones más íntimas de nuestra sexualidad. Si no somos capaces de hablar con nuestra pareja sobre estas cosas, ¿estaremos realmente preparadas para la intimidad sexual? Pensemos en esto.

Las enfermedades de transmisión sexual afectan por lo menos a una de cada cuatro personas, pero sin embargo actuamos como si ninguno de nuestros conocidos tuviera una enfermedad transmitida por vía sexual. Quizá si habláramos un poco más sobre temas sexuales con nuestros amigos y parejas sexuales y nos sintiéramos más cómodas al hablar sobre el tema, seríamos más honestas y podríamos de verdad prevenir las enfermedades de transmisión sexual.

Resumen

Si no somos totalmente eficaces al prevenir las enfermedades de transmisión sexual, deberíamos entonces ser capaces de detectar los síntomas de modo que se nos dé el tratamiento indicado. Hay más de veinte tipos de enfermedades sexuales, cada una con sus respectivos síntomas, diagnóstico y tratamiento. La clamidia, el virus de papiloma humano (HPV), el herpes genital, la gonorrea y la sífilis son las más comunes. Algunas no se pueden curar, pero todas pueden tratarse.

Cuanto más temprano inicies el tratamiento, mejores serán los resultados. Como a veces no hay síntomas, tienes que estar alerta en tu comportamiento sexual y ser sincera con tu pareja. Tomando en cuenta la clase de actividad en la que participaron tú y tu pareja, aunque no sientas síntomas, siempre es buena idea hacerse una evaluación por si hay la presencia de una enfermedad de transmisión sexual.

Las enfermedades de transmisión sexual nos obligan a reconocer y confrontar muchos de nuestros tabúes culturales. Con el fin de superarlos, tenemos que dialogar franca y cándidamente con nuestros seres queridos. Y eso es bueno, porque cuando en una relación se ama de verdad, se demuestra preocupación por la salud y el bienestar de la pareja.

RECURSOS
Organizaciones
Alan Guttmacher Institute
1120 Connecticut Ave. NW, Suite 460
Washington, DC 20036
(202) 296-4012
www.agi_usa.org

American Social Health Association
P.O. Box 13827
Research Triangle Park, NC 27709
(919) 361-8400 ó (800) 230-6039
www.ashastd.org

Amigas Latinas En Acción Pro-Salud
240 A Elm Street
Somerville, MA 02144
(617) 776-4161

National Institute of Allergy and Infectious
    Diseases
Building 31, Room 7A50
31 Center Dr. MSC 2520
Bethesda, MD 20892-2520
(301) 496-5717
www.niaidnih.gov

National Public Health Information
  Coalition
604 Lullingstone Dr.
Marietta, GA 30061
(770) 509-5555
www.nphic.org

National Women's Health Network
514 10th Street NW, Suite 400
Washington, DC 20004
(202) 347-1140
www.womenshealthnetwork.org

Planned Parenthood Federation of America,
  Inc.
810 Seventh Avenue
New York, NY 10019
(212) 541-7800
www.plannedparenthood.org

Hotlines
American Liver Foundation Hotline
(800) 465-4837

Herpes Resource Center Order Line
(800) 230-6039

CDC
National AIDS Hotline
(800) 343-2437 (Inglés)
(800) 344-7432 (Español)

National Herpes Hotline
(919) 361-8488 9 A.M. to 7 P.M. eastern time,
  Mon–Fri

National HPV Hotline
(877) 478-5868

National STD Hotline
Centers for Disease Control
(800) 227-8922

Sexually Transmitted Diseases Information
  Line
(202) 832-7000

Publicaciones y panfletos
"Gonorrhea and Chlamydia." ACOG Patient
  Education. The American College of Obs-
  tetricians and Gynecologists (ACOG),
  Washington, DC: #12345/98765, Sept.
  2000. Llama al (800) 762-2264. Otros
  títulos incluyen: "How To Prevent Sexually
  Transmitted Diseases," Sept. 2000.
  Pamphlet No. 4567-7654.
"Herpes: What it is and how to deal with it,"
  1999. American Academy of Family Physicians (AAFP Family Health Facts), 11400
  Tomahawk Creek Pkwy, Leawood, KS
  66211-2672; (800) 944-0000. Panfleto
  #1520. Otros títulos incluyen: "STDs:
  Common STDs and Tips on Prevention,"
  1994. Panfleto #1565.
"STD's: What You Need to Know." American
  Social Health Association. Llama al (800)
  783-9877 para éste y muchos otros títulos
  de panfletos.

CUARTA PARTE

Para vivir bien

19

Salud con gusto

María comentaba con su mejor amiga Hortensia cuanto le gustaría llevar una dieta más saludable. Sabía que debía comer más fruta, pero la verdad era que no le gustaban las manzanas ni las naranjas. Simplemente no se le antojaban. Hortensia pareció sorprenderse cuando María le dijo que no le gustaba la fruta.

"Pero si tú siempre tienes tomates y aguacates en tu casa"— le dijo Hortensia.

"Claro"— le contestó María.

"Bueno"— agregó Hortensia, "ésas también son frutas y las latinas las usamos mucho en la cocina".

"También comes mangos, plátanos y melones", agregó Hortensia, quien había salido a comer muchas veces con María.

"¡La fruta . . . es algo más que puras manzanas!"

Buenas noticias, malas noticias

Primero, hay buenas noticias para las mujeres latinas. Nosotras tenemos hábitos alimenticios más saludables que las no latinas. Lo que pasa es que no nos dábamos cuenta. Comemos menos grasa, más fruta, más verduras y más fibras. Los estudios muestran que incluso aquellas latinas que recién han llegado a los Estados Unidos y tienen bajos ingresos llevan una dieta más saludable.

Esto nos ha tomado a muchas por sorpresa. Muchas veces los mensajes que recibimos nos hacen creer que nuestra dieta "diferente" es "mala" o "no tan buena". Cuando se trata de lo que comemos, "lo diferente" es realmente lo que nos permite ser más saludables que las no latinas. Pero lo que sabemos sobre nuestra dieta es relativamente nuevo.

Muy a menudo el problema es que los estudios que analizaban la nutrición se centraban en alimentos propios del típico menú no étnico. Muchos de los alimentos que comemos en casa, especialmente los que preparamos con ingredientes frescos, no eran incluidos en las listas y gráficas de alimentos. A medida que los alimentos hispanos se hacen cada vez más populares, los especialistas en nutrición han comenzado a estudiar algunos de los alimentos más comunes en nuestra dieta.

Desgraciadamente, algunos investigadores bien intencionados, aunque no hábiles en lo cultural, han cometido notorias distorsiones. Por ejemplo, el Centro de Ciencia para el Interés Público (CSPI) publicó un informe que difundió la prensa, en el que se planteaba que la comida mexicana no es saludable. En realidad, lo que debieron haber dicho es que la comida de los restaurantes mexicanos comerciales de comidas rápidas que ellos seleccionaron para su estudio no es saludable. Nosotras sabemos que la comida que preparamos en casa es bastante diferente.

MITOS Y HECHOS SOBRE LO QUE COMEN LAS LATINAS

Mito: Las latinas comen mucha grasa.

Hecho: Las latinas comen menos cantidades de grasa que otras mujeres.

Mito: Las latinas usan mucha manteca.

Hecho: Grupos de estudio realizados con latinas demuestran que incluso entre las inmigrantes hispanas recién llegadas es poco probable el uso de la manteca en los Estados Unidos. Aún más, la dieta de las latinas contiene menos grasa que la dieta de las no latinas.

Mito: Las latinas no comen frutas ni verduras.

Hecho: Es probable que las mujeres latinas coman más frutas y verduras que las demás mujeres.

También hay malas noticias. Las vidas que hoy llevamos han estado cambiando para mal la manera en que comemos. Cada día comemos más como lo hacen las mujeres no latinas de la sociedad predominante . . . y eso no es bueno. Las latinas que aceptan la típica dieta norteamericana terminan comiendo menos fruta, más grasas y menos fibras. A estas latinas también les da por tomar más alcohol y por fumar más.

Yo siempre pensé que cuando tuviera mi propia casa, mi cocina sería como la de mi mamá y que yo prepararía todas las comidas con las que crecí.

La casa estaría llena de excelentes aromas: cebollas fritas, frijoles cocidos, pollo rostizado. Pero mi madre trabajaba de tiempo completo a los quehaceres de la casa y de la familia. Yo trabajo de tiempo completo y pues cocinar en la forma en que ella lo hacía simplemente no cabe en mi rutina. Ahora paso al supermercado por pizza o algún otro alimento fácil de preparar. Nunca imaginé que mi vida sería así. Tampoco es saludable, pero no sé que otra cosa hacer.

La comida en nuestra vida cotidiana

Tengo mucho que hacer. El ritmo de nuestra vida cotidiana, además de nuestras múltiples responsabilidades, nos obliga a hacer decisiones sobre nuestra alimentación basadas en la facilidad y la rapidez en vez de en la nutrición o el placer. Nuestras comidas las planeamos dependiendo de la rapidez y facilidad con que las podamos preparar.

Nuestras vidas tienen mucho más exigencias que las de nuestras madres, puesto que hacemos malabarismos con todas las presiones del trabajo profesional y la atención a nuestras familias. Las cosas no salen en la forma en que nos imaginamos que saldrían. Nosotras no tenemos tiempo para salir todos los días a comprar alimentos frescos, ni tampoco tenemos tiempo para hacer comidas con nuestros propios ingredientes. Muchas veces nos quedamos solas en la cocina sin alguien que nos dé una mano para preparar una comida con lo que haya en el refrigerador y la despensa que sea lo menos objetable y más fácil de preparar. El mismo comer ya no se da a una hora reservada para platicar con la familia y los amigos, sino es más bien una actividad que acompaña a otras actividades como ver la televisión.

Comemos entre actividad y actividad o como parte de otras actividades. El epítome de esto es la cena que se calienta en el horno de microondas para comer frente a la televisión. Es rápida de preparar, fácil de comer e incluso si dominas algo de balance y coordinación, te permitirá hacer otras cosas mientras la preparas y hasta mientras la comes. El comer es algo que hacemos como actividad secundaria y no como la primera en nuestra lista de prioridades. No es de sorprenderse que no pensemos lo suficiente sobre lo que comemos, ya que sólo queremos terminar de comer para seguir haciendo otras cosas.

Para muchísimas de nosotras, el desayuno ha llegado a ser un impedimento para hacer las cosas que de verdad importan. Así que nos echamos aprisa nuestra primera comida, aventando algún desayuno empaquetado en el tostador, para luego agarrarlo y salir corriendo de la casa. La comida ahora es el momento en que hacemos los mandados y, comer debe ser algo

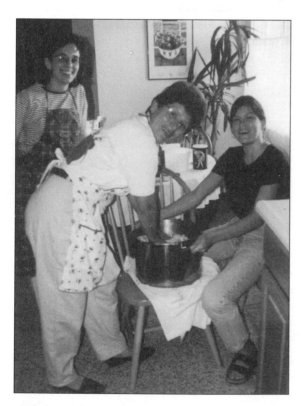

Disfrutamos cocinar juntas.

rápido y fácil. Enviamos a nuestros niños a la escuela con comidas empaquetadas y altamente procesadas, y nuestros niños sienten la presión de no quedarse atrás, llevando los alimentos empaquetados más de moda. Nosotras las adultas a veces simplemente "vamos a comer". Esto significa que comemos con alguien para resolver asuntos del trabajo. Esto requiere que entre bocadillo y bocadillo trabajemos y nos miremos bien. En aquellas comidas en las cuales queremos dar una buena impresión, ordenamos el platillo de forma estratégica, generalmente prefiriendo el buen aspecto en vez de la nutrición. Comer una dieta balanceada pasa a segundo plano para poder proyectar la mejor impresión. No es de sorprenderse que para la hora de la cena estemos tan cansadas que nos resulta más fácil ordenar pizza, comprar un pollo rostizado o recoger alguna otra comida rápida.

A diferencia de los tiempos en que crecimos, cuando nuestras familias preferían la comida fresca, hoy el tiempo entre el trabajar y el dormir se nos ha comprimido tanto que no nos queda más opción que comprar comidas empaquetadas y de preparación rápida. Así que el tiempo se ha convertido en nuestro tesoro más precioso, el cual se desprende de nuestras vidas a cada momento, muchas veces sin pensar en nuestras necesidades reales. Las oportunidades de quedarse departiendo o discutiendo noticias en la sobremesa son cada vez más territorio de la fantasía y de los enamorados.

Nuestro desafío consiste en combinar la realidad de la vida de hoy con lo que sabemos sobre alimentación y nutrición.

Cómo conocer el efecto de los alimentos

Los alimentos son el combustible que tu organismo necesita para funcionar debidamente. Las vitaminas, los minerales, las fibras y otras cosas

Cómo hallar el tiempo

1. Haz caldo una vez al mes y congélalo en pequeños cubos para luego usarlo en recetas.
2. Condimenta varias carnes a la vez. (El tiempo máximo que deben guardarse: carne de puerco y ternero, tres días; pollo, dos días; y carne de res, dos días). Recuerda no agregar ajo al pollo y a la carne de res hasta el día que los vas a cocinar.
3. Invierte en una olla eléctrica para cocinar arroz automáticamente:
4. Cuece los frijoles y guárdalos en el refrigerador para recalentarlos durante la semana o congélalos para usarlos más adelante.
5. Congela las fresas, frambuesas y plátanos frescos para usarlos después en licuados.
6. Compra frutas en diferentes puntos de maduración para que duren toda la semana.
7. Guarda el pan en el refrigerador y congela las tortillas.
8. Prepara alimentos para toda la semana y congélalos en recipientes donde quepa una comida.
9. Compra verduras dos veces por semana y guárdalas bien envueltas en su respectivo cajón dentro del refrigerador.
10. Pela ajos para la semana y refrigéralos en un frasco cerrado.

haga un mejor uso de las demás substancias que necesita. Por ejemplo, sabemos que la vitamina C ayuda al organismo a absorber el hierro.

El cuerpo también almacena vitaminas en el agua (por ejemplo, las vitaminas C, B1, B2, B3, B6, ácido fólico, B12, biotina y ácido pantoténico) o en las grasas (por ejemplo, las vitaminas A, D, E y K). Mientras que las vitaminas solubles en agua se pierden a través de la orina, el sudor y otros líquidos del organismo, las vitaminas solubles en grasa se acumulan a tal punto que, de tomarse en exceso, podrían llegar a grados tóxicos. Nuestro conocimiento de los minerales aumenta conforme nos enteramos más sobre sus beneficios. Y, finalmente, la mejor forma de darle buen combustible a nuestro cuerpo es a base de llevar una dieta saludable.

Es sabido que los azúcares y las grasas alteran la bioquímica del cuerpo y el cerebro. En cantidades moderadas nos hacen sentir bien. Piensa de qué forma lo que comes es consumido por tu cuerpo: cómo ayuda o daña a tu organismo, tu mente o tu espíritu. Para la mayoría de nosotros, incluso la cafeína en cantidades moderadas es

Consejos
Cuando lo bueno en exceso no es bueno

Ocurre toxicidad al tomar más de:

Vitamina A	25,000 UI al día por varios meses.
Vitamina B6	500 miligramos (250 veces la cantidad que se recomienda al día) o incluso 50 miligramos al día.
Hierro	Las dosis altas son fatales para los niños pequeños. (Dosis de 200 miligramos ha sido fatal para niños pequeños.)

que recibimos de los alimentos benefician a nuestro cuerpo cada una a su manera. Sólo dos vitaminas se producen en el cuerpo: la vitamina D se produce cuando la piel recibe la luz del sol, y la vitamina K que se forma en el intestino. Algunas vitaminas ayudan al cuerpo para que aceptable. La clave consiste en saber cuáles substancias son las que necesita tu cuerpo y cómo reacciona tu cuerpo a ellas.

También sabemos que debemos tomar leche y que la leche nos hace bien. Y, sin embargo, tomar leche es un problema para aquéllas que no toleramos la lactosa. La intolerancia a la lactosa se da cuando tomamos leche o algún producto lácteo y nuestro aparato digestivo dice "no". Particularmente, pudiéramos tener gases, malestar estomacal, o náuseas. Cuando tenemos el problema de intolerancia a la lactosa, hay que ser creativas para hallar otras formas de obtener el calcio que necesitamos, tal como comer quesadillas, tamales y postres que lleven leche. También hay una variedad de productos lácteos libres de lactosa a la disposición, aunque a precios algo más altos.

A veces nos encontramos en situaciones en que necesitamos mejorar el ánimo. De modo que nos echamos un trago olvidando que no importa cómo nos sintamos inicialmente, el alcohol es un depresor. Aún más, el alcohol en forma de vino, cerveza o licor, es una fuente de "calorías vacías". Algunas latinas se engañan creyendo que pueden hacer el alcohol saludable con sólo agregarle jugo de naranja o tomate al licor. Pero es poco lo que se logra con esto.

Hay que pensar bien sobre cómo nos afecta la comida. A veces se nos antojan comidas que tienen grasas, colesterol, azúcar y sal porque nos agrada su sabor. Debemos estar conscientes de que en exceso estos alimentos no son saludables.

Tomando decisiones

Todos los sábados mi mamá nos llevaba de compras al mercado. Llenábamos nuestro carrito con cuanto ingrediente cabía. Ella jamás compraba comidas enlatadas o procesadas. Todo lo que comía la familia tenía que ser fresco. Ella sabía que era importante usar los ingredientes correctos, así que, al recorrer la tienda, ella se fijaba en lo que distinguía a cada comida. Los melones tenían que oler a dulce. Los colores también tenían que estar en su punto. La piel de los pollos debía tener un buen tono dorado.

Empecemos por hablar sobre las comidas tradicionales: el arroz, los frijoles, el pollo, la ensalada, las tortillas, son buenas todas. Las latinas de primera generación en los Estados Unidos o las que mantienen los hábitos alimenticios de la dieta hispana/latina, comen alimentos que tienen menos grasas y más frutas y verduras que la dieta de las no hispanas. Aún más, la dieta hispana también tiene más fibras. Comer saludablemente quiere decir que comas el alimento apropiado y no que te prives de algo o que bajes de peso. Muchas de las comidas básicas de la dieta hispana/latina son sabrosas y buenas para ti ya que aportan los minerales, vitaminas, fibras y otras substancias que reclaman nuestros cuerpos:

- Las frutas (mango, papaya, plátanos y tomates) y verduras (yuca, *malanga*, zanahorias y *nopalitos*).
- Los frijoles (negros, pintos, rojos, bayos y pichónes) son una de las comidas más saludables. La popularidad de los frijoles los hace fáciles de encontrar.

Consejos
Toma mucha agua.

Cerca de las dos terceras partes de nuestro cuerpo están constituidos por agua. El agua es esencial para que tu cuerpo funcione bien y esto abarca todas las funciones, desde la absorción hasta la eliminación. Es bueno beber todos los días ocho vasos de ocho onzas de agua limpia (véase el Capítulo 24).

- La combinación de arroz y frijoles ofrece todos los aminoácidos que necesita nuestro organismo para producir las proteínas esenciales para nuestra salud.
- Las tortillas de harina y maíz ofrecen granos integrales.
- El pollo, el pescado y las carnes rojas se usan en moderación en forma de carnitas, carne asada, arroz con pollo, caldo, picadillo y guisados.
- Para obtener porciones apropiadas de leche y productos lácteos, muchas veces tomamos batidos de fruta, flan, queso u otros productos similares.

Esos alimentos ofrecen al cuerpo los nutrientes necesarios para una buena salud. Comer saludablemente quiere decir que estemos atentas a lo que necesitan nuestros cuerpos. Notarás que en este Capítulo sólo hablamos de buena nutrición. Los asuntos concernientes a cambiar nuestro peso actual se discuten ampliamente en un Capítulo por separado.

A fin de ayudarnos a entender qué quiere decir comer más saludablemente, dos agencias del gobierno trabajaron juntas para elaborar guías de nutrición. Los especialistas del Departamento Federal de Agricultura y del Departamento Federal de Salud y Servicios Humanos emitieron sus recomendaciones para lograr una alimentación más saludable. En vez de centrarse en un objetivo específico de comidas o pesos, éstas son las guías a seguir:

- Come una variedad de alimentos.
- Balancea los alimentos que comas con la actividad física a fin de mantener o mejorar tu peso.
- Planea una dieta rica en granos, verduras y frutas.
- Planea una dieta baja en grasas saturadas y colesterol y moderada en grasas monoinsaturadas.

- Planea una dieta moderada en azúcares.
- Planea una dieta moderada en sal y sodio.
- Si tomas bebidas alcohólicas, tómalas con moderación.

¿Qué significa todo esto? Significa que debemos pensar en lo que comemos con el fin de hacerlo por el bien de la salud y el placer. La palabra clave es *moderación*. El concepto de moderación implica que hagas algo pero sin irte al extremo. Las latinas crecemos en comunidades muy reglamentadas donde todo lo que hacemos tiene que ajustarse a normas de la comunidad. Las normas tienden a ser dicótomas, por ejemplo, sí-no, alto-siga, a fin de que las decisiones y las acciones sean claras. Por lo tanto, es difícil para muchas de nosotras comprender que la "moderación", vista como un objetivo, significa que hasta cierto punto depende de nosotras decidir cuánto de cada alimento o bebida será saludable para nuestro organismo.

En lo que se refiere a la buena nutrición, tenemos que cambiar nuestra manera de pensar y considerar el comer como una continuidad donde los efectos del buen o del mal comer son cumulativos. Ni tenemos que dejar toda la sal ni tenemos tampoco que ponerle sal a todo. Segundo, tenemos que ser muy conscientes de lo que necesitan nuestros cuerpos para funcionar bien y ajustar a consecuencia nuestros hábitos alimenticios.

Todo país quiere que su pueblo esté saludable y por lo mismo no debe sorprendernos el saber que la mayoría de los paises desarrollan sus propios lineamientos nutricionales. A continuación se listan algunos ejemplos de nuestro hemisferio:

- A los consumidores de Argentina se les invita a que cocinen y coman en casa con miembros de la familia y que tomen bastantes bebidas no alcohólicas. Además, las guías aprovechan la oportunidad para decir, "Si fumas, deja de hacerlo."

- Chile utiliza la pirámide para comunicar mensajes sobre la nutrición y tiene guías separadas para los ancianos, los ninõs y las mujeres de edad de tener hijos.
- Costa Rica utiliza un plato para mostrar los cuatro principales grupos de alimentos. A los consumidores se les dice que los alimentos son mejores en su forma más natural.
- Guatemala usa la conocida olla de frijoles para impartir sus mensajes dietéticos que incluyen la recomendación de que se le agregue un huevo o pedazo de queso por lo menos una vez por semana para balancear los alimentos y que sc le agregue por lo menos una vez por semana hígado o carne a la dieta para fortalecer el cuerpo.

- Mexico utiliza una pirámide para mostrar sus guías y también recomienda que los consumidores mantengan el salero lejos de la mesa, que reduzcan la cantidad de azúcar en las bebidas y que se limiten al comer alimentos con aditivos o colorantes.

En 1992, el Departamento de Agricultura de los Estados Unidos publicó su primer "Pirámide Alimenticia" y desde entonces ha habido una variedad de adaptaciones para comunicar de mejor manera lo que significa

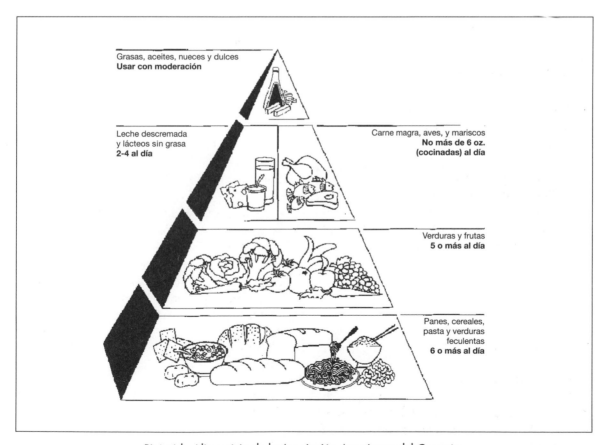

Grasas, aceites, nueces y dulces
Usar con moderación

Leche descremada
y lácteos sin grasa
2-4 al día

Carne magra, aves, y mariscos
**No más de 6 oz.
(cocinadas) al día**

Verduras y frutas
5 o más al día

Panes, cereales,
pasta y verduras
feculentas
6 o más al día

Pirámide Alimenticia de la Asociación Americana del Corazón

¿Qué es una porción?

PANES, CEREALES, ARROZ, FRIJOLES Y PASTA

Una rebanada de pan
Una tortilla de siete pulgadas
1 onza de cereal listo para comerse
½ taza de cereal, arroz o pasta cocida
1 taza de frijoles secos cocidos

VERDURAS

1 taza de vegetales o verduras de hoja cruda
½ taza de otros vegetales o verduras: cocidas, picadas o crudas
¾ de taza de jugo de vegetales o verduras

FRUTA

Un plátano, mango, naranja o manzana de tamaño mediano
½ taza de fruta picada, cocida o enlatada (sin almíbar)
¾ de taza de jugo de fruta

LECHE, YOGUR Y QUESO

1 taza de leche entera o yogur
1½ onzas de queso natural
2 onzas de queso procesado

alimentarse saludablemente. La pirámide alimenticia de la Asociación Americana del Corazón parece ser la más útil y congruente con los hábitos alimenticios de las latinas. La versión de la Asociación Americana del Corazón es distinta en varias formas de lo establecido por el Departamento de Agricultura de los Estados Unidos, por ejemplo, los frijoles y las papas se consideran en la misma categoría con las verduras que contienen almidón, en vez de con la carne, las aves y el pescado; las nueces se consideran como parte de las grasas y los aceites en vez de con la carne.

Toma en cuenta que no hay una comida en particular que te dé todos los nutrientes que necesitas para tu salud. Así que lo mejor es comer una variedad de alimentos diferentes cada día. Pero, ¿qué es una variedad de alimentos? La mejor manera de pensar en lo que debes de comer consiste en considerar la pirámide de los alimentos.

Es difícil tener regularidad para comer, porque muchas veces la planeación de las comidas del día no está bajo nuestro control. En vez de pensar en lo que tendrás en cada comida, piensa mejor en la forma en que se ve tu día típico y trata de tener presente la pirámide de los alimentos. Por ejemplo, si comes dos tazas de arroz a la hora de la comida, podrías optar por no comer las rebanadas adicionales de pan que planeabas para la cena.

La mayoría de tus comidas deben elaborarse con los alimentos que aparecen en la base de la pirámide: panes, cereales, arroz, frijoles, papas y pasta. Entonces necesitaremos comer porciones más pequeñas de verduras y frutas. Y lo que es una porción de alimentos y que debes limitar las carnes de poca grasa, aves y pescado a no más de 6 onzas por día. El burrito de res o la hamburguesa con queso que comiste al medio día pudo haber consumido la ración asignada de carnes rojas del día.

Finalmente, debemos usar muy pocas grasas, aceites, nueces y dulces, los alimentos que ocupan la cúspide de la pirámide. Ten presente que muchas de las comidas que consumimos ya contienen grasas, aceites y dulces agregados, por ejemplo, las papitas fritas, el chocolate y las harinas de caja para panqueques (*pancakes*).

También es de suma importancia saber medir una porción de alimentos. La lista que aparece a la izquierda te dará una idea de lo que es una porción.

Un vistazo a las etiquetas de los alimentos

Cuando la mayoría de nosotras leemos la etiqueta de algún alimento lo que vemos es un montón de números e información ininteligible. El desafío es verla como una fuente de información y hacer que nos rinda resultados. Recuerda que los Valores Porcentuales Diarios se basan en una dieta de 2,000 calorías. Para ayudarte a leer la etiqueta hay cinco cosas básicas que debes observar cuidadosamente:

1: El contenido. Puede decir "jugo de manzana" por fuera, pero cuando te fijas en la etiqueta puedes descubrir que también contiene jugo de uva o miel de maíz.

2: La porción. Lo primero que hay que hacer es fijarse en el recipiente para calcular cuánto del contenido constituye una porción típica para ti. Luego lee cuántas porciones indica la etiqueta que hay en el recipiente y multiplícalas por el número de porciones del recipiente que formarán una porción para ti. Esto te dirá en forma realista cuántas calorías o cuántas grasas o vitaminas habrás de comer.

3: El contenido de grasas. En seguida, fíjate en el contenido de grasas y en las calorías de las grasas para darte una idea de cuánto de tu ración diaria de grasa estarás comiendo. Las calorías de las grasas se muestran en la etiqueta para ayudarte a cumplir con las guías dietéticas, las cuales recomiendan que las personas consuman menos del 30% de sus calorías de grasas y que no más del 10% sean grasas saturadas.

4: Las calorías. La mayoría de nosotras hemos contado las calorías desde que éramos pequeñas, así que ya sabemos qué son. La cuestión fundamental que hay que preguntarse es si el alimento amerita las calorías que consumirás. Fíjate bien en el tamaño de la porción en relación con las calorías. Por ejemplo, la etiqueta de una bolsa de *pretzels* (con grasas mínimas) indicaría que contiene cuatro porciones y cada porción tiene sólo cincuenta calorías por ración. Cuando veamos la bolsa es mejor que seamos honestas y reconozcamos

---

Consejos

Para los menús

1. Considera la carne como un saborizante y de esa forma la comerás menos.
2. El filete de cerdo contiene menos grasa que las demás partes del puerco.
3. Los pedazos selectos de carne cuestan menos que las categorías *Choice* o *Prime* y contienen menos grasas. La carne *Prime* tiende a tener grasa repartida como en mármol y es más difícil quitársela.
4. Remueve la piel y la grasa visible del pollo. Esto es especialmente útil para aumentar el valor nutricional de los muslos del pollo.
5. Los *soufflés* de salmón y atún (hechos con la clara del huevo) son fáciles de hacer, gloriosos al servir y saludables al comer.
6. Usa aceite de oliva en vez de manteca (grasa de cerdo) al hacer tu *sofrito* o base para guisar.
7. Prepara tu cena a base de arroz y frijoles.
8. Come más salsas rojas en lugar de salsas blancas (que contienen más grasa) con tu pasta.
9. Come más verduras de color verde obscuro (bróculi, espinacas, etc.) ya que son más nutritivas que las verduras de color verde claro.

que la bolsa puede reflejar lo que otra persona cree son cuatro porciones, pero la realidad es que para la mayoría de la gente es sólo una porción real y que lo más probable es que te comerás toda la bolsa de una sola vez. Por lo tanto esas cincuenta calorías por cada porción son en realidad doscientas calorías reales.

5: Los demás nutrientes. Por último, echa un vistazo a todos los demás nutrientes que aparecen y asegúrate que estarás cumpliendo con tus propias necesidades nutricionales.

Comer bien quiere decir tomar decisiones alimenticias saludables la mayor parte del tiempo, aunque no todo el tiempo. Por ejemplo, seguramente te sentirás mejor sobre tus nuevos hábitos alimenticios si de vez en cuando te concedes unas cuantas comidas con mucha grasa y azúcar, en vez de prohibirte esas comidas por completo. Cuando te prohíbes totalmente alguna comida favorita, lo más probable es que te crezca el antojo y al final la comerás de más.

Además, debes saber que desde 2001 el Departamento de Agricultura de los Estados Unidos fijó una norma para lo que se puede considerar "orgánico". A todos los productos que reúnen el requisito se les permitirá usar el sello del Departamento en su etiqueta.

Los hechos acerca de la grasa

Muchas de nosotras adoramos el chocolate pero nos preocupamos al comerlo porque se supone que el chocolate nos hace daño. Muchas creemos que es por todo el azúcar que contiene, así que compramos chocolate hecho con substitutos de azúcar. O a veces compramos chocolate amargo porque sabemos que tendrá menos azúcar.

Eliminar lo dulce al chocolate nos hace sentir que hacemos bien. Sin embargo, comer chocolate amargo en verdad no nos ahorra mucho en términos de calorías. Podrá ser más

amargo, pero sigue teniendo el mismo culpable nutricional: la grasa.

Cuando cambias a un plato o dulce de chocolate hecho con substitutos de azúcar, habrás reducido apenas un poco tu consumo calórico. No es el azúcar que se le agrega, sino la grasa y los emulsificantes lo que le da al chocolate la riqueza que hace que se nos antoje. Así que la próxima vez que digas que necesitas chocolate para mejorar tu ánimo, recuerda que la mayor parte de las calorías vienen de la grasa. Aunque es verdad que las latinas diabéticas deben revisar su cuota de azúcar y de otros carbohidratos, este no es el caso para las demás latinas.

El mismo problema se da con la mayoría de los pasteles y la masa de los pasteles (tartas, *pies*). Es la grasa lo que hace poco saludable tu comida, aunque por supuesto, hace la comida más deliciosa. Si no fuera así sería fácil reducir la cantidad que comemos. La grasa también es un nutriente que surte de energía al cuerpo. Nuestros cuerpos necesitan la grasa para ayudarnos a metabolizar de manera más eficaz el colesterol, convirtiéndolo en estrógeno. Además nos surte de energía y nos ayuda a transportar las vitaminas A, D, E y K a través del organismo. Pero si bien el organismo necesita las grasas para funcionar de modo apropiado,

---

Consejos

Las últimas noticias sobre los substitutos de la grasa, la margarina

El jurado que investiga estas substancias todavía delibera. Manténte al pendiente para ver si tiene efectos positivos. Mientras tanto, usa aceites monoinsaturados o poliinsaturados. Pudiera ser mejor usar pequeñas cantidades de mantequilla que margarina.

gran cantidad de la grasa que necesitamos la fabrica nuestro propio cuerpo y se puede encontrar de manera natural en los alimentos. Raras veces se necesita añadir grasa a nuestra comida.el

El comer demasiado puede conducir a ganar peso excesivo, lo cual puede perjudicar nuestra salud al aumentar el riesgo de alta presión sanguínea, problemas de la vesícula biliar y de problemas de las articulaciones. Además, el aumento en el consumo de las grasas se ha relacionado con una mayor probabilidad de que ésta se acumule en las arterias coronarias, lo cual puede resultar en enfermedades cardíacas.

Las grasas se encuentran en dos formas distintas: sólidas (saturadas) y líquidas (poliinsaturadas y monoinsaturadas).

Las grasas saturadas (sólidas) se encuentran en las carnes rojas, aves, productos lácteos, manteca y ciertos aceites vegetales tales como el aceite de la palma, la semilla de la palma y el coco. Al agregar hidrógeno al aceite vegetal para hacerlo sólido, creamos las grasas. Debes evitar el aceite de vegetales hidrogenados y los aceites parcialmente hidrogenados.

Las grasas monoinsaturadas (líquidas) se encuentran en el aceite de olivo y de *canola*.

Las grasas polinsaturadas se encuentran en el aceite de las flores de alazor, maíz o soya.

También se encuentran en menor grado en algunos pescados.

Es más probable que las grasas sólidas aumenten los riesgos de males cardíacos y eleven los niveles del colesterol, pero dado que las grasas son tan altas en calorías, todas causan aumento de peso cuando se comen en exceso.

Si tu salud te preocupa o si quieres cambiar de peso, un paso importante que tienes que dar es comer menos grasa.

¿Qué comidas son altas en grasas? Mantequilla, aceite, queso, crema, margarina, carne molida, piel de pollo, muchas de las carnes de res y el cerdo, comidas fritas, mayonesa, chu-rros, tocino, aderezo de ensalada, chorizo, chicharrones, etc. ¿Qué comidas contienen grasas que no se ven? Chocolate, nueces, panes horneados, galletas, queso, crema, queso cremoso, leche, frijoles refritos, galletas saladas, crema de cacahuate, y la salsa de carnes (*gravy*).

¿Cómo se le agrega grasa a las comidas? Al freírlas, al añadir tocino o chorizo para darles sabor, al usar mantequilla o margarina, al usar la grasa sobrante de las carnes para guisar, y al añadir mayonesa o aderezos a las ensaladas.

Lo más saludable es comer menos cantidad de todas esas grasas, sin embargo, cuando ésta se use, es mejor usar pequeñas cantidades de aceites vegetales monoinsaturadas o poliinsaturadas, especialmente aceite de oliva en vez de manteca o mantequilla.

¿Qué es el colesterol?

El colesterol y la grasa no son la misma cosa. El colesterol es un material parecido a la cera

Consejos
El uso de hierbas y especias

1. Usa jugo de limón y limón real como base para todos los escabeches (excepto el cerdo).
2. Usa vinagre de sidra de manzana como base para el escabeche de cerdo.
3. Usa orégano, comino, cebollas y ajo para sazonar las carnes.
4. Usa los restos de una botella de vino tinto o vino blanco para los escabeches.
5. A los elotes ponles limón en vez de mantequilla.
6. Adapta la mayoría de las recetas reduciendo la cantidad de sal a la mitad de lo que se recomienda y duplicando la cantidad de cebolla y ajo usada para sazonar.

Consejos
Modificación de las recetas

1. Cuando prepares un flan, substituye la leche evaporada regular con la que no contiene grasa.
2. Cuando frías huevos utiliza una sartén no adherente y (ya que éstas no son totalmente no adherentes) agrega unas cuantas gotas de aceite de olivo.
3. Sirve aderezos, almíbares y salsas por un lado, para mojar ligeramente, en vez de empapar los alimentos. Esto también es cierto para la miel de *maple* o arce.
4. Reduce a la mitad la cantidad de chorizo que usas en las recetas de modo que éste pase a ser un condimento en vez del platillo principal.
5. Los plátanos grandes son deliciosos tostados en vez de fritos en grasas. Envuélvelos en papel aluminio y ponlos en el horno a 350 grados durante una hora y tendrás un fácil y exquisito bocadillo. También los puedes preparar en un envoltorio plástico para el horno de microondas. Hornéalos en "alto" durante unos minutos.
6. Usa caldo de pollo en vez de mantequilla para el puré de papas.

que se encuentra solamente en productos animales tales como la res, el cerdo, las aves, el pescado, la manteca de cerdo, la leche y los productos lácteos y la yema del huevo. Las frutas (inclusive los plátanos, aguacates o mangos), verduras y granos NO contienen colesterol. El colesterol es necesario para la buena salud del organismo, sólo que mucha gente come más de lo que el organismo necesita. Comer demasiado colesterol puede ocasionar enfermedades del corazón. Comidas ricas en colesterol incluyen los productos lácteos, huevos, carnes de órganos, res, cerdo, pollo y los moluscos.

Algunos productos animales contienen más colesterol que otros. Las comidas bajas en colesterol son: los cortes de res sin grasa y cerdo, pollo y pavo (carnes blancas y sin piel), pescado y productos lácteos bajos en grasa.

Sobre el azúcar

Contrario a lo que se cree, el azúcar no causa diabetes. Sin embargo quien padezca diabetes necesita controlar la cantidad de azúcar que coma ya que su cuerpo no la puede metabolizar apropiadamente. El azúcar tampoco causa la caries dental. La caries dental es causada por una bacteria que se alimenta del azúcar que no se ha limpiado debidamente.

Ejemplos de alimentos altos en azúcar son los pasteles, los refrescos, las galletas, el "*Kool-Aid*", "*Tang*", las bebidas alcohólicas que lleven azúcar y los dulces. Ejemplos de alimentos dulces bajos en azúcar son las frutas, galletas de animalitos, galletas de vainilla (*vanilla wafers*) y las galletas "*Graham*".

Sobre la sal y el sodio

Con frecuencia se malentiende la conexión entre la sal y el sodio. Sodio es un elemento que, junto con el cloruro, compone la sal.

Sodio (40%) + Cloruro (60%) = Sal

Nuestros cuerpos sólo necesitan alrededor de un octavo de cucharadita de sal (300 mg de sodio) cada día para estar saludables. Ya que el sodio es tan común en los alimentos resulta difícil comer sólo 300 mg por día. La cantidad recomendable de sodio al día es una cucharadita de sal (2400 mg). Mucha gente consume 7000 mg o más de sodio al día. Esto es más de veintitrés veces la cantidad que nuestro organismo necesita.

Lo bueno de consumir menos sal es que fácilmente te puedes acostumbrar al sabor de las comidas bajas en sal. Después de un breve período de tiempo ni siquiera notarás que consumes menos sal. Y hay muchas razones para reducir su consumo en nuestra dieta. Una dieta alta en sal puede provocarte alta presión de la sangre, problemas del corazón, enfermedades de los riñones y embolia cerebral.

Lo mejor es consumir la menor cantidad posible de sal para estar más saludables, así es que no la añadas a la comida, porque generalmente ya está ahí. Y recuerda que sólo se necesitan dos semanas para que tus papilas gustativas se acostumbren a las comidas que contengan menos sal.

A menudo no se entiende bien la conexión entre la sal y el sodio. El sodio es un elemento que, junto con el cloro, forma la sal.

Sodio (40%) + Cloro (60%) = SAL

El sodio se encuentra en:

• los alimentos frescos. Casi todos los alimentos tienen pequeñas cantidades de sodio. Por ejemplo:

1 tomate mediano	= 10 mg de sodio
1 taza de frijoles negros	= 6 mg de sodio
1 papa cocida mediana	= 16 mg de sodio
1 mango mediano	= 4 mg de sodio
1 cucharadita de sal	= 2300 mg de sodio

• alimentos procesados y envasados. La sal y el sodio se usan como preservativos para sazonar muchos alimentos procesados y envasados. Estos aditivos incluyen el benzoato de sodio, el nitrato de sodio y el glutamato monosódico. Los alimentos procesados y envasados son los productos enlatados, queso, comidas congeladas, carnes procesadas (como el *Spam*) y comidas instantáneas tales como los cereales precocidos para el desayuno y el arroz semipreparado.

1 taza de jugo de tomate enlatado	= 486 mg de sodio
1 taza de frijoles negros enlatados	= 922 mg de sodio
½ taza de papas instantáneas	= 340 mg de sodio
1 cubito de consomé de pollo	= 1152 mg de sodio

Cuando se procesan los alimentos, su contenido de sodio aumenta. Las personas que comen muchos alimentos procesados y envasados, así como comidas rápidas, terminan ingiriendo más sodio del que necesitan.

Ejemplos de alimentos altos en sal y sodio son el consomé de pollo, los alimentos enlatados, el queso, las comidas congeladas, las carnes para sándwiches, los cereales para desayunos instantáneos, el arroz semipreparado, los saladitos, las papitas, las tostaditas, galletas saladas y las nueces saladas. Los alimentos bajos en sal consisten en frutas frescas, verduras frescas, frijoles secos (no enlatados), granos, la mayoría de los panes, carnes frescas, aves y pescado.

Las fibras

Las fibras ayudan a la digestión y ya que se asume que necesitamos comer más fibras, deberíamos:

• Comer frijoles y chícharos (arvejas) varias veces a la semana.
• Añadir arroz, vegetales o verduras, frijoles y chícharos a la sopa.
• Comer tortillas de maíz y de harina de trigo integral en vez de tortillas de harina blanca.
• Comer pan de trigo integral en vez de pan blanco.
• Cocinar las papas con su cáscara en vez de pelarlas.

- Comer avena y cereales instantáneos de grano integral varias veces a la semana.
- Comer frutas como la guayaba, las manzanas, las peras y las ciruelas con su cáscara.

Hoy en día, hay muchos libros de cocina que nos pueden servir para preparar comidas sabrosas y saludables. Más adelante aparece una lista de recursos para ayudarte a comer de manera saludable.

Resumen

Al replantear nuestra dieta se puede dar uno de los cambios más fáciles y más dramáticos que alguien pueda tener en su vida. Si estos cambios son realizados de forma cuidadosa, los resultados nos pueden brindar toda una nueva manera de sentir, ver y beneficiar nuestra propia salud. La clave consiste en que cada una de nosotras sea consciente de cómo es que nuestro organismo usa los alimentos y cuáles son los alimentos que necesitamos. Si bien la mayoría de nuestros nutrientes pueden ser obtenidos a través de una dieta balanceada, la realidad es que las presiones de nuestras vidas podrían obligarnos a tomar vitaminas. Tenemos que aprender cuáles son los nutrientes que necesitamos y aprovechar los enormes beneficios de la tradicional dieta hispana. Consumir comidas bien balanceadas no quiere decir que nunca podamos comer chocolate o que no comamos las cosas que más nos gustan. Más bien debemos concluir que la moderación es la clave para comer de una manera nutricionalmente sana.

RECURSOS
Organizaciones
American Anorexia/Bulimia Association, Inc.
165 W. 46th St., Ste 1108
New York, NY 10036
(212) 575-6200
www.aabainc.org

American Dietetic Association
216 W. Jackson Blvd., Ste. 800
Chicago, IL 60606
(312) 899-0040
(800) 366-1655
www.eatright.org

American Heart Association
7272 Greenville Avenue
Dallas, TX 75231-4596
(800) 242-8721 ó (214) 706-1220
www.americanheart.org

American Stroke Association
7272 Greenville Avenue
Dallas, TX 75231-4596
(214) 706-1525
www.strokeassociation.org

Center for Nutrition Policy and Promotion
US Department of Agriculture
1120 20th Street NW, Ste. 200, North
    Lobby
Washington, DC 20036
(202) 418-2312
www.usda.gov/cnpp

Food and Drug Administration
Office of Consumer Affairs, Parklawn
    Building, Rm. 16-85
5600 Fishers Lane
Rockville, MD 20857
(301) 827-5006 ó (888) 463-6332
www.fda.gov/oca/oca.htm

Food and Nutrition Information Center
USDA/National Agricultural Library, Rm 364
10301 Baltimore Ave.
Beltsville, MD 20705-2351
(301) 504-5719
www.nal.usda.gov/fnic

National Cancer Institute
Cancer Information Service, Building 31,
   Rm. 10A 03
31 Center Dr. MSC 2580
Bethesda, MD 20892-2580
(800) 4-CANCER
www.cancernet.nci.nih.gov/ncipubs/

Hotline
Consumer Nutrition Hotline
American Dietetic Association
(800) 366-1655 (mensajes sobre nutrición en
   inglés y español)

Libros
The PDR Family Guide to Nutrition and Health.
   Montvale, New Jersey: Medical Economics,
   1995.
Somer, Elizabeth. *The Essential Guide to Vita-
   mins and Minerals.* New York: HarperCollins, 1996.
Somer, Elizabeth. *Nutrition for Women: The Complete Guide.* New York: Henry Holt, 1995.

Publicaciones y Panfletos
"Action Guide for Healthy Eating" Ideas sobre
   la alimentación baja en grasa y alta en fibra.

National Institutes of Health, National Cancer Institute. NIH Publication No. 95–3877.
Washington, DC: 1995. Llamar al (800) 422-
6237 para obtenerlo. www.cissecure.nci.nib.
gov.nicpw Otros títulos:
"Celebre la Cocina Hispana," 1995. Recetas
   hispanas saludables. No. 95–3906 (s).
"Eat Less Fat." (Disponible en español.)
   Ideas para reducir el consumo de grasa.
   NIH Publication No. 95-3910. 1996.
"The Food Pyramid" (también está disponible
   en español). No. HG-252, 1996. Cómo
   seleccionar lo que uno come y la cantidad
   de cada grupo de alimentos que uno come.
   Explica los grupos alimenticios y tamaño de
   las porciones. Center for Nutrition Policy
   & Health Promotion, U.S. Department of
   Agriculture, 1120 20th Street NW, Suite
   200, Washington, DC 20036. Washington,
   DC: USDA. Llamar al (202) 208-2417 para
   obtenerlo.

20

El cuerpo que tenemos . . .
el cuerpo que queremos

Sonia bajó la cabeza al verse en el espejo. Se decepcionó tanto de la imagen que vio. Sus senos no tenían buen tamaño, su cintura era muy grande y sus piernas muy cortas. Era difícil ver esa imagen y sentirse bien. Para colmo, comenzó a notar que las sonrisas, que tanto cuidaba, ahora le empezaban a dejar arruguitas en el rostro. Así que se puso más maquillaje para cubrir las arruguitas y se cubrió el cuerpo con un suéter muy holgado para que nadie notara las cosas que no quería que notaran.

A menudo, cuando miramos al espejo no nos agrada la mujer que nos mira. Algunas nos quedamos viendo la imagen queriendo perder peso, otras queriendo ganar peso, y un número cada vez mayor queriendo cambiar nuestra apariencia con cirugía, y otras simplemente nos voltearemos disgustadas, sintiendo que nunca podremos hacer los cambios que *creemos* se necesitan. Pero nuestra evaluación de los cambios que podemos querer hacer tienen poco que ver con lo que realmente necesitemos y aún menos con lo que es saludable.

Mediante una variedad de fuentes de información, las cuales contribuyen a formar nuestra propia imagen, hemos aprendido que si nos vemos de cierta manera obtendremos el afecto y el cariño deseado. Otras mujeres se valen de una apariencia poco atractiva para aislarse del mismo afecto que otras buscamos. Las consecuencias de lo que sentimos con respecto a cómo nos vemos son incalculables. A menudo, ellas invaden las profundidades de nuestra alma y moderan las sonrisas que se alcanzan a filtrar.

Cualesquiera que sean los cambios que creemos que deberíamos hacer, nuestro objetivo debe consistir en hacer cambios saludables que den equilibrio a nuestro cuerpo, mente y espíritu. Muchísimas de nosotras nos preocupamos de vernos bien y olvidamos que lo que verdaderamente necesitamos es estar saludables. Nuestra atención debe concentrarse en estar saludables y entender que cuando estemos saludables nos veremos y nos sentiremos bien de una manera natural. Nuestro nuevo dicho debe ser "*sentirse bien, para verse bien*".

A la mayoría de las mujeres se les inculca

que sean críticas consigo mismas. Además, las latinas, en nuestro empeño por cuidar de los demás dejamos de lado el cuidado de nosotras mismas para sufrir de lo que llamaremos "descuido benigno". Pero descuidarnos nunca es "benigno".

El desafío que se nos presenta a las latinas es el de encontrar una forma de ser felices con lo que somos y de integrar los diferentes mensajes que nos llegan de la sociedad.

Cuando era niña, mi madre me daba un besito de despedida todas las mañanas antes de salir a la escuela. Siempre tenía las mismas palabras: "Te adoro, mi gordita." En mi familia, "mi gordita" era un cariñito. Yo sabía que me amaban y que ser "gordita" quería decir que yo era muy linda. En cualquier otra cultura, se hubieran burlado de mí por mi peso, pero yo era una niña feliz. Fue sólo cuando llegué a la universidad que comencé a sentir que "gordita" no era precisamente lo que yo quería ser.

JULIA, 56

Cuando nos miramos al espejo vemos una "gordita" o una "flaca". "Gordita" podría ser un término cariñoso para muchas latinas. Pero, ¿qué pasa cuando empiezas a pensar que tal vez ya no quieres ser gordita nunca más? Por otro lado, ser "la flaca" nunca es un término cariñoso. Así que, seas "gordita" o "flaca", lo primero que tienes que hacer es reconocer qué criterio usas para decidir lo que quieres ser.

En las películas, la televisión, las revistas, los CD-ROM, las imágenes que se exhiben de las latinas son muy pocas. En consecuencia, a menudo terminamos inundadas de imágenes de mujeres que son muy diferentes a nosotras. Las imágenes que vemos son de color más claro y son más altas y pesan menos que la mayoría de las latinas. Y lo más importante es que estas imágenes no son de mujeres que llevan vidas reales, sino de mujeres que tratan de vender un producto o una idea. ¿Cómo es que decidiremos la forma en que queremos vernos?

Necesitamos formar una imagen de nuestro cuerpo que corresponda a la realidad. Y sin embargo el problema está en que a menudo formamos imágenes que no corresponden con nuestros cuerpos.

Para ayudarnos a lograr la figura ideal de la cultura norteamericana, han surgido industrias enteras para "ayudar" a millones de mujeres a gastar billones de dólares en alimentos dietéticos, programas para bajar de peso, suplementos alimenticios y programas para ganar peso. Compramos libros porque sus títulos nos atraen, anunciando que podremos perder en 30 días lo que nos llevó 10 lentos años acumular. Así que probamos lo primero que vemos y tratamos de comer menos.

El efecto de los mensajes del "nunca demasiado delgada" y de "el peso ideal" ha sido el de mujeres jóvenes que empiezan a ponerse a dieta en la escuela primaria, mujeres adultas que se obsesionan por cada onza que pesan de más, mujeres que cubren sus cuerpos con varias capas de ropa extra grande para ocultar lo delgadas que son y mujeres cuya autoestima está debilitada por no llegar al ideal. Es irónico que en los Estados Unidos los mensajes de "nunca demasiado delgada" que se dirigen a las mujeres no hayan resultado en una verdadera pérdida de peso. De hecho, las estadísticas de las mujeres no hispanas en los Estados Unidos muestran una tendencia a ganar peso. Este aumento de peso puede deberse en parte al segundo mensaje que se dirige a las mujeres: es bueno comer y la comida es mejor cuando es fácil de obtener y se puede conseguir en abundancia.

Los Estados Unidos son la cuna de los restaurantes de comidas rápidas, abiertos las veinticuatro horas del día, y de las tres comi-

---

Consejos

Cómo hacer que tu cuerpo sea el mejor para ti

1. Entiende qué es lo que piensas de tu cuerpo.
2. Cambia tu manera de pensar sobre el comer y la comida.
3. Entiende lo que es el peso, la grasa, los músculos y el metabolismo.
4. Cambia tu actividad.
5. Consume alimentos saludables.

---

das bien servidas al día. Se nos inculca que debemos comer siempre que tengamos ganas y que lo hagamos a un ritmo que casi es garantía de indigestión. A la vez que recibimos el mensaje de "delgada, delgada, delgada", también recibimos el mensaje de "come, come, come" pronto y rápido. Y sin embargo, cuando eres muy delgada se te acusa de tener un problema para comer cuando en verdad tú seguramente estás esforzándote por ganar peso. ¿Cómo reconciliar estos contradictorios mensajes?

El primer paso es comprendernos mejor. Algunas de nosotras tendremos que aceptar aquellos obstáculos que no podamos superar: siempre tendremos piernas cortas o siempre seremos demasiado altas como para ser consideradas *"petite"*. Y bien, ya que sabemos que no es saludable pesar demasiado, las demás tendremos que perder de peso.

1: Entiende qué es lo que piensas de tu cuerpo. La cultura hispana no coincide con el punto de vista norteamericano de que "una mujer nunca puede ser demasiado delgada" ni se preocupa por el "peso ideal". De hecho, entre las latinas es muy aceptable y hasta deseable ser un poco . . . "gordita". Aunque las latinas pudiéramos compartir esos valores, vivimos en una sociedad norteamericana, la cual envía a la mujeres fuertes mensajes negativos sobre el hecho de ser "gordita" y nos impulsa hacia un ideal a menudo bastante diferente de la forma en que nos vemos. A la vez otras quizá nos estemos esforzando por aumentar de peso para vernos más atractivas.

Yo siempre le preguntaba a mi mamá cómo sabía ella qué ponerle a tantas sopas diferentes. Ella sonreía y me decía que se sabía con sólo sentirles el olor. Me invitaba a oler los vapores y disfrutar los diferentes aromas de las verduras y las especias.

Recuerdo que le dije que yo no podía notar la diferencia entre los olores. Para mí sólo eran vapores. Años después, cuando vivía sola, noté que cuando hacía la sopa, olía los vapores que salían de la olla. Y de alguna forma yo sabía que había puesto la mezcla correcta de cosas en la olla. Creo que verdaderamente podía notar la diferencia . . .
CASSANDRA, 35

2: Cambia tu manera de pensar sobre el comer y la comida. Comer. Es lo que hacemos para celebrar, es lo que hacemos cuando nos reunimos para conversar con nuestras "comadres" (y es una de las grandes actividades que unen a las familias). Al crecer vemos el comer como una de las actividades más importantes que compartimos con aquellos a quienes amamos. Y no sólo es el acto de comer lo que es tan importante, sino cada momento, desde el sentarse a la mesa hasta el postre.

Cuando las latinas crecíamos, las comidas eran algo más que la hora destinada a nutrir nuestros cuerpos. Era la hora de la familia. Trabajábamos juntas para preparar la comida y alistar la mesa. Todos se sentaban a la mesa y la sobremesa comenzaba a hervir con los detalles del día de cada uno. Era una hora para reunirnos a conversar. Las escenas de las comidas que aparecen en la película *Como*

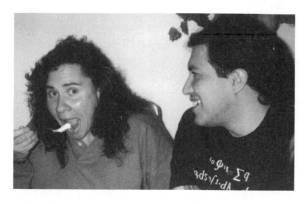

Nos gusta comer.

agua para chocolate detallan las pasiones familiares propias de la selección de los ingredientes, la preparación de los alimentos, el servir los alimentos y la forma en que los alimentos alteran nuestro ánimo.

Aprendimos a preparar la mezcla correcta de aceite de oliva, ajo, comino, orégano y cebollas para preparar un sofrito básico. Aprendimos que preparar la comida, con todos sus aspectos técnicos, es la manera de demostrar el amor.

¿Cómo sabes cuántas especias poner? ¿Medimos con cucharaditas y tazas? La mayoría de las veces, no. Ponemos un poco de esto, un puñadito de esto otro, lo mezclamos y aspiramos el aroma y sabemos cuándo está al punto. La preparación de los alimentos pasa a ser un componente del comer que va más allá de las recetas y más bien pone a trabajar todos los sentidos, junto con el del gusto.

En muchos sentidos, nuestra relación con la comida se remonta a algunas de nuestras raíces espirituales: la de expresar gratitud por los alimentos que tenemos frente a nosotros y de agradecer el amor compartido con aquellos con quienes comemos. Apreciábamos los alimentos que se nos servían porque sabíamos el esfuerzo y el amor que había llevado prepararlos. Recuerdo la primera vez que

cené con una de mis amigas no latinas. Entramos al comedor de su casa y todos se sentaron a comer. La única vez que alguien hablaba era cuando pedían que le pasaran algunos alimentos. Fue algo muy extraño para mí. En esa familia, la cena era un momento de silencio y solamente hablabas si se te dirigía la palabra. ¡Qué diferente de la hora de la comida en mi casa! Algunas de nosotras trabajamos en la cocina preparando los alimentos mientras otras alistamos la mesa. Nos ponemos a charlar sobre el día y sobre nuestros planes. Y así, mientras preparamos las comidas, cada una tiene su tarea. Comprendí mucho mejor por qué a mis amigas y amigos no hispanos les gustaba tanto comer en mi casa. Era más que la deliciosa comida que mi mamá siempre preparaba. La cena en mi casa se animaba con los relatos que cada cual compartía sobre los sucesos del día.

Pero nuestras vidas han cambiado y a menudo nuestras comidas se subordinan a otras actividades. Por esta razón, aunque todavía conservemos las gratas memorias de las comidas del pasado, nuestra realidad del presente nos coloca en una situación diferente. De todos modos, los recuerdos de las comidas son una parte tan importante de nuestras vidas que el solo ejercicio de la fuerza de voluntad no cambiará ninguna conducta no saludable que hayamos creado. Para cambiar la manera de comer tenemos que cambiar la manera de ver la comida. En nuestra comunidad, comer es una actividad emocional y podemos poner esos valores de nuestra parte.

3: Entiende lo que es el peso, la grasa, los músculos y el metabolismo. Nueva evidencia médica indica que algunos cuerpos de hispanos están diseñados para llevar más peso de lo que señalan las gráficas sobre "peso ideal". Otros hallazgos sugieren que algunas de nosotras tenemos problemas de peso porque nuestro metabolismo es diferente al de las no latinas. Cada una tenemos que decidir lo que es bueno para nosotras como latinas y como mujeres saludables. Estoy segura de que sabes cuánto pesas. Y con toda probabilidad te pesaste por lo menos una vez en el último mes. La razón por la cual nos valemos del peso como el mejor indicador de cómo nos vemos es porque es la cosa más fácil de medir.

Los nuevos estudios médicos indican que algunos tipos de cuerpo comunes en los hispanos están diseñados para llevar más peso de lo que indica la tabla de pesos. Otros resultados muestran que algunas de las latinas tenemos problemas de peso porque metabolizamos las grasas de manera diferente de las mujeres no hispanas. Cada una de nosotras tiene que decidir por su cuenta lo que nos conviene como latinas y como mujeres saludables.

En números crecientes, las personas se están enfocando no sólo en su peso como medida de salud sino tambien en la localizacion del exceso de peso en la persona. Por ejemplo, las personas que llevan el peso en el área del estómago son más propensas a tener ataques cardíacos que las personas que llevan el peso en su cadera, muslos y nalgas. En consecuencia, la persona que tiene forma de manzana parece tener más riesgo de un ataque al corazón que una persona que tiene forma de pera.

Grasa y músculo. Una libra de grasa ocupa más espacio que una libra de músculo. Además, una libra de músculo quema más energía que una libra de grasa. Eso significa que una persona musculosa puede consumir más calorías que una persona cuyo peso proviene principalmente de la grasa.

Dos latinas pueden tener la misma altura y el mismo peso pero variar mucho en su apariencia, porque su peso está basado en porcentajes diferentes de grasa en el cuerpo. Una mujer de doscientas libras que mide 5'3" y tiene sólo 24% de grasa en el cuerpo se verá muy diferente de una mujer de la misma estatura y peso pero cuyo cuerpo tiene 44% de grasa. Las mujeres no sólo se verán muy diferentes, sino que, además, la mujer con menos grasa en el cuerpo podrá comer más. Y cuando mires a estas dos mujeres verás que tener más grasa en lugar de músculo se traduce en tallas o tamaños de ropa también más grandes.

Metabolismo. Estoy segura de que a veces te ha sorprendido ver lo diferente que pueden ser las personas: algunas no pueden subir de peso por más que traten mientras que lo único que tienen que hacer otras es ver un tamal y se les va de inmediato a la cadera. La rapidez con que trabaja tu metabolismo también determina con cuánta eficiencia quemarás o almacenarás la comida. El ejercicio practicado con regularidad aumenta tu metabolismo.

4: Cambia tu actividad. Para estar saludables, hay que estar activas. El Capítulo 21 te dará información extensa sobre cómo estar saludable por medio del ejercicio. Independientemente de si tu meta es aumentar o disminuir el tamaño de tu cuerpo, el ejercicio es un ingrediente clave para tu salud.

5: Consumir alimentos saludables. La primera cosa que hay que tener en cuenta es que debemos mantener muchos aspectos de nuestra dieta tradicional. En el Capítulo 19, discutimos extensamente los aspectos beneficiosos de las diversas comidas hispanas. Nuestras comidas tradicionales son ricas en sabor y textura y son un deleite para los sentidos. El reto consiste en aprender cómo mantener nuestra perspectiva hispana sobre las comidas y las comidas que son parte de nuestras tradiciones, haciendo a la vez ajustes para incorporar algunos de los componentes más saludables de la dieta que más se consume en este país.

GRÁFICA DE INDICE DE PESO DEL CUERPO

BMI	19	20	21	22	23	24	25	26	27	28	29	30	31	32	33	34	35
Estatura	Peso (en libras)																
4'10" or 58"	91	96	100	105	110	115	119	124	129	134	138	143	148	153	158	162	167
4'11" or 59"	94	99	104	109	114	119	124	128	133	138	143	148	153	158	163	168	173
5' or 60"	97	102	107	112	118	123	128	133	138	143	148	153	158	163	168	174	179
5'1" or 61"	100	106	111	116	122	127	132	137	143	148	153	158	164	169	174	180	185
5'2" or 62"	104	109	115	120	126	131	136	142	147	153	158	164	169	175	180	186	191
5'3" or 63"	107	113	118	124	130	135	141	146	152	158	163	169	175	180	186	191	197
5'4" or 64"	110	116	122	128	134	140	145	151	157	163	169	174	180	186	192	197	204
5'5" or 65"	114	120	126	132	138	144	150	156	162	168	174	180	186	192	198	204	210
5'6" or 66"	118	124	130	136	142	148	155	161	167	173	179	186	192	198	204	210	216
5'7" or 67"	121	127	134	140	146	153	159	166	172	178	185	191	198	204	211	217	223
5'8" or 68"	125	131	138	144	151	158	164	171	177	184	190	197	203	210	216	223	230
5'9" or 69"	128	135	142	149	155	162	169	176	182	189	196	203	209	216	223	230	236
5'10" or 70"	132	139	146	153	160	167	174	181	188	195	202	209	216	222	229	236	243
5'11" or 71"	136	143	150	157	165	172	179	186	193	200	208	215	222	229	236	243	250
6' or 72"	140	147	154	162	169	177	184	191	199	206	213	221	228	235	242	250	258
6'1" or 73"	144	151	159	166	174	182	189	197	204	212	219	227	235	242	250	257	265
6'2" or 74"	148	155	163	171	179	186	194	202	210	218	225	233	241	249	256	264	272
6'3" or 75"	152	160	168	176	184	192	200	208	216	224	232	240	248	256	264	272	279

Fuente: Reporte de Datos de los Lineamentos Clínicos sobre la Identificación, Evaluación y Tratamiento del Sobrepeso y Obesidad en los Adultos, 1998. NIH/National Heart, Lung, and Blood Institute (NHLBI).

Fijar metas saludables

¿Cómo decides cuál es la mejor meta para ti? Primero en vez de esforzarte a lograr un número específico, trata de pensar en el nivel general donde quisieras estar. Actualmente, la tendencia es de usar este Índice de Masa del Cuerpo como una de las formas de medir la salud de una persona. Toma en cuenta que el Índice de Masa del Cuerpo no es una medida del porcentaje de grasa del cuerpo. Además, como el Índice se basa en normas generales, pudiera no necesariamente aplicarse a las latinas. Para calcular tu Índice de Masa del Cuerpo puedes utilizar la gráfica de la página siguiente o una de las fórmulas a continuación:

Tu peso en libras ÷ por tu estatura en pulgadas ÷ por tu estatura en pulgadas × 703

O

Tu peso en kilos ÷ por tu estatura en centímetros ÷ por tu estatura en centímetros × 10,000

Cuando tengas tu Índice de Masa del Cuerpo puedes utilizar la guía que sigue para que te ayude a decidir qué hacer para estar más saludable.

Categoría	Guía (no se considera la edad o el sexo)
Baja de peso	menos de 18.5
Peso saludable	18.5 a 24.9
Sobrepeso	25 a 29.9
Obesa	más de 30

Trata de contestar a las siguientes preguntas para que te ayuden a fijar metas saludables y realistas.

1: ¿Cuánto pesaste la última vez que te sentiste cómoda con tu peso? La clave de la pregunta es la palabra "cómoda". La meta es que te sientas bien y que puedas hacer las cosas que te hacen feliz. Quizá nunca te has sentido muy a gusto contigo misma. Si ése es el caso, entonces centrarte en el peso quizá no sea el mejor lugar para comenzar. Lo relacionado con la autoestima con frecuencia tiene mucho que ver con la imagen que tenemos de nuestros cuerpos. Y el mensaje que las latinas hemos recibido muy a menudo de la cultura dominante en los Estados Unidos enfatiza aquellas cosas que no somos y que no podemos ser.

2: ¿Cuántos años hace de eso? Recuerda que, a medida que pasan los años, tu cuerpo cambia y tu metabolismo se vuelve más lento y eso hace que sea más difícil bajar de peso. Las latinas que estamos tratando de subir de peso podremos encontrar que es más fácil aumentar de peso después de la menopausia. Al pasar los años, es natural, normal y bueno que el cuerpo de la mujer sea diferente del que tenía cuando era más joven.

3: ¿Ha habido algún cambio en tu salud? A veces el cambio en nuestros cuerpos puede ser un resultado natural de los cambios que ocurren en nuestra salud. Si empezamos a tomar hormonas como parte de nuestro plan por controlar la fertilidad o para ayudar a

Seis preguntas para ayudarte a fijar tu peso

1. ¿Cuánto pesaste la última vez que te sentiste cómoda con tu peso?
2. ¿Cuántos años hace de eso?
3. ¿Ha habido algún cambio en tu salud?
4. ¿Te queda bien la mayor parte de tu ropa?
5. ¿Puedes subir dos pisos por las escaleras sin que te falte aire?
6. ¿Puedes caminar una milla en veinte minutos o menos?

nuestro cuerpo a ajustarse a la menopausia, nuestro cuerpo puede cambiar. Además, nuestro cuerpo puede quedar diferente después del embarazo.

4: ¿Te queda bien la mayor parte de tu ropa? Que te "quede bien" la ropa significa algo más que ponértela. Que te quede bien quiere decir que puedas respirar, caminar, sentarte y realizar tus actividades normales del día sin preocuparte por acomodarte la ropa. A veces nos ponemos la ropa y parecemos una salchicha, creemos que si nos la podemos poner, entonces estamos bien. Otras mujeres se pierden en la ropa al tratar de esconder la forma de sus cuerpos. La realidad es que la ropa que se siente más cómoda es la más atractiva. Evalúa la ropa de tu guardarropa por la forma en que te queda, no por la talla.

Cuando pienso en la ropa de mi guardarropa, pienso en que alguien debería multar a los fabricantes por no decir la verdad en las etiquetas. Me refiero a todo ese asunto de que "una talla le queda bien a todas". ¿A quién se le ocurrió ese concepto?

Mientras que en la ropa de los hombres especifican hasta el largo de la manga, suponen que voy a creer que mi amiga Debbie que mide 5'11" y pesa 140 libras y yo con mi estatura de menos de 5'2" y pesando 185 libras vamos a ponernos la misma blusa. Lo menos que pudieran hacer es decir que "una talla le queda bien a la mayoría".

DORA, 38

Mientras que la Séptima Avenida usa como su ideal la talla 6 u 8 en el maniquí, lo cierto es que más de la mitad de las mujeres en los Estados Unidos usan la talla 14 ó más grande. Uno de los artículos más reveladores que he leído en una revista para mujeres mostraba fotos de una modelo de talla 10 midiéndose varios vestidos, faldas y blusas de talla 10. Las fotografías mostraban que sólo una de las marcas le quedaba bien. Aunque usó ropa de talla 10 en todas las fotos, algunas le quedaban muy grandes, otras muy pequeñas y sólo unas cuantas le quedaban bien. Así que, no juzgues tu tamaño por la talla de la ropa. Mídete varios artículos y fíjate cómo te quedan; después decide cuándo fue la última vez que te quedó bien.

5: ¿Puedes subir dos pisos por las escaleras sin que te falte aire? Si no puedes hacerlo, entonces sería beneficioso considerar el ejercicio. Debes discutir cualquier cambio de dieta o ejercicio con tu proveedor de servicios de salud para que tengas una buena idea de lo que eres capaz de hacer. Además, cuando haces ejercicio debes poder hablar sin que te falte aire. Si no puedes hablar, quiere decir que te estás esforzando demasiado.

6: ¿Puedes caminar una milla en veinte minutos o menos? No es necesario poder correr una milla o tener gran velocidad. La meta es poder moverse a un paso moderado por un período más largo. Una milla en veinte minutos es buena velocidad. Si puedes hacer esto, entonces vas por buen camino hacia tu salud. Si no puedes hacer esto, entonces es tiempo de empezar un programa de caminatas.

Antes de que te des cuenta, podrás caminar una milla en veinte minutos.

Las latinas vienen en todos los tamaños y formas. Lo importante es reconocer lo que está bien para ti y cuánto cambio es apropiado para ti. A menudo, el peso se convierte en otra presión externa que nos impide ser la mujer que verdaderamente somos. No tiene sentido tratar de ser alguien que no somos.

Consejos
Para tu cuerpo, mente y espíritu

1. Se saludable. Te haces más saludable al trabajar para lograr tu meta.
2. Ser realista. Lo más probable es que no parezcas modelo.
3. Ser paciente. Toma tu tiempo. No llegaste a tu talla en un sólo día, así que toma tu tiempo. Es más probable que puedas quitarte el peso de manera permanente si cambias tus hábitos de alimentación lentamente, pero de manera permanente.
4. Saber perdonar. Un día de no seguir el plan no significa que abandonas el plan.
5. Ser activa.
6. Ser feliz.
7. Estar en paz contigo misma.

Cómo bajar de peso

Hace varios años que descubrí el secreto para bajar de peso. Para bajar de peso necesitas hacer tres cosas: (1) consumir alimentos saludables, lo cual a veces significa comer menos comidas grasosas y más frutas y verduras, (2) aumentar tu actividad, y (3) ser paciente. En pocas palabras, la cantidad de comida que pongas en tu cuerpo deberá ser menos que la energía que gastas y debes darte

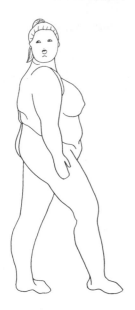

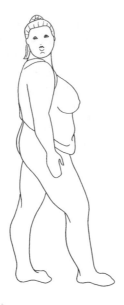

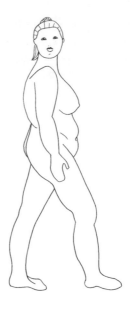

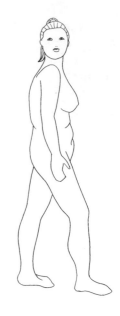

Bajando de peso—
255 libras

Bajando de peso—
Progreso (1)

Bajando de peso—
Progreso (2)

Bajando de peso—
165 libras

tiempo para bajar de peso, o de lo contrario, te desanimarás. Aunque las dietas comerciales y las comidas de dieta teóricamente nos ayudan a bajar de peso, la verdad es que para la mayoría de nosotras sólo son una manera de tirar el dinero. Simplemente tenemos que cambiar la forma en que hacemos las cosas.

Quisiera que hubiera otra forma pero ésa es la que funciona mejor. Lo que necesitas hacer es encontrar la combinación de comidas que te hace sentirte llena y que te da la mejor combinación de nutrientes. Para inspirarte en este proceso, los dibujos de las figuras son de una mujer verdadera, que tiene alrededor de treinta y cinco años y que bajó de 255 libras a 165 libras de peso.

Hay tantas dietas que es difícil decir cuál funcionará para ti. Mientras que a una persona le va bien inscribiéndose con un grupo y reuniéndose con los miembros regularmente, otra latina preferirá simplemente eliminar o reducir los postres.

MITOS Y HECHOS

Mito: Si consumo una dieta baja en grasas, bajaré de peso y podré comer todo lo que quiera.

Hecho: Una dieta baja en grasas puede ser mejor para tu corazón, pero si consumes más calorías de las que gastas, no bajarás de peso.

Mito: Hay una dieta fantástica mediante la cual bajas entre cinco a diez libras en cinco días.

Hecho: Para eliminar el exceso de peso permanentemente, debes bajar de peso lentamente (alrededor de una libra por semana o menos).

Mito: No puedo cambiar mi peso.

Hecho: Sí puedes cambiar tu peso si sigues los pasos de este Capítulo.

Mito: Puedo comer margarina en lugar de mantequilla y bajar de peso.

Hecho: Tanto la margarina como la mantequilla tienen la misma cantidad de grasa y calorías.

Comer saludablemente significa más que contar calorías o gramos de grasa. Significa que comemos para nutrir nuestros cuerpos. Hay tres cosas importantes:

1. Come cuando tengas hambre.
2. Come lo que quieras.
3. Deja de comer cuando estés satisfecha.

1: Come cuando tengas hambre. Eso significa que comas cuando sientas hambre. Comer saludablemente no significa que comas de acuerdo al reloj o cuando las necesidades de otras personas lo dicten. Si alguien más tiene hambre pero tú no, no te sientas obligada a comer. De la misma manera, si estás tratando de comer menos, no esperes hasta que te estés muriendo de hambre, ya que esto te hace comer de más.

2: Come lo que quieras. Decir que nunca más volverás a probar el flan no es realista. Es más importante comer menos de algo y dejarlo para ocasiones especiales que negártelo completamente. Aunque algunas de nosotras podemos parar en un momento dado, otras preferimos la moderación. Moderación significa que das pasos para reducir la cantidad de lo que comes. Si te niegas por completo algo que consideras un placer, aumentas las posibilidades de que luego lo comas en exceso. Recuerda, sin embargo, que si comes en exceso, siempre podrás regresar a tu programa saludable de alimentación. No uses un error como una excusa para abandonar tu programa por completo.

Si tratas de comer más, asegúrate de comer los alimentos que te gustan. Las comidas altas en calorías que no te gustan, no te ayudarán a disfrutar de la comida.

3: Deja de comer cuando estés satisfecha. Ésta es la parte más difícil. Muchas de nosotras comemos hasta que nos hinchamos. A veces sentimos que para demostrar nuestro aprecio por la comida debemos comernos todo y consumir grandes cantidades. Pero esto no es bueno para nadie. Debes aprender a comer lo que necesitas y a reconocer cuando estés satisfecha.

Muchas de nosotras no pensamos en lo que significa estar satisfecha. Ponemos comida en el plato como cuando éramos más jóvenes, aunque metabolizamos la comida más lentamente con la edad y necesitamos comer menos ¿Qué significa estar satisfecha? Usando una escala de siete puntos, con el primero que equivalga a estar totalmente hambrienta y el séptimo punto quiera decir que nos sentimos hinchadas e incómodas por haber comido demasiado, trata de concentrarte justamente en

---

Consejos
Para reducir la grasa saturada

1. Incluye el arroz y los frijoles como parte central de tus comidas.
2. Usa la carne para dar sabor más que como la parte principal de la comida.
3. Usa aceite de oliva en lugar de mantequilla.
4. En lugar de agregarle mantequilla a las pastas, agrégale caldo de pollo.
5. Usa mostaza en lugar de mayonesa en los sándwiches.
6. No agregues queso a los sándwiches.
7. Come panqueques con miel que sirves a un lado y nada de mantequilla.
8. Quita la piel y toda la grasa visible al pollo.
9. Evita las salsas de crema o de mantequilla.
10. Revisa el contenido nutritivo en las etiquetas de todo lo que comes o cocinas.

Consejos
Escala para comer—4 es la meta

7 = Extremadamente llena
6 = Moderadamente llena
5 = Algo llena
4 = Satisfecha
3 = Algo hambrienta
2 = Moderadamente hambrienta
1 = Extremadamente hambrienta

---

el cuarto nivel—en el justo medio. Deberá sentirse cómodo.

Mantén tu meta

La primera cosa que debes recordar es que a medida que envejeces tu metabolismo se vuelve más lento. Esto es beneficioso para quienes necesitan subir de peso. Para la mayoría de nosotras, sin embargo, eso explica por qué tenemos problemas para mantener nuestro peso aunque comemos mucho menos que cuando éramos más jóvenes. El que sigue es un programa saludable de alimentación que, al combinarse con vitaminas y ejercicio diario, ayudará a muchas latinas a mejorar su salud.

UN PROGRAMA DE ALIMENTACIÓN SALUDABLE

Para tu primera comida	Calorías
Café, 1 cucharada grande de leche, 2 cucharaditas de azúcar	72
Jugo de naranja (4 onzas)	50
Un huevo (cualquier estilo)	110
2 rebanadas de pan tostado ó un *bagel* o dos tortillas	200
Total	432

○

Frutas variadas	100
Cereal seco	130
Leche con 2% de grasa	110
Total	340

○

Avena caliente	100
(Hecha con leche con 2% de grasa)	100
2 cucharaditas de azúcar	32
Total	233

○

Panqueques (tres de seis pulgadas)	180
2 cucharadas grandes de miel (sin mantequilla)	120
Fruta	100
Café (negro)	0
Total	400

Comida principal	Calorías
1 taza de arroz o pasta	200
½ taza de frijoles o salsa roja	100
4 onzas de carne sin grasa ó 6 onzas de pescado	300
2 tazas de verdura de hoja o ensalada	100
Total	700

○

¼ libra carne molida sin grasa	400
Pan o tortilla	200
1 cucharada grande de salsa o *ketchup*	50
Lechuga, tomates y pepinillos	75
Total	725

○

Pechuga de pollo a la parrilla (asada)	250
Pan	200
1 cucharada grande de mayonesa	100
Lechuga, tomates y pepinillos	75
Total	625

Segunda comida diaria	Calorías
1 taza de arroz o pasta	200
½ taza de frijoles o salsa roja	100
2 tazas de verduras de hoja o ensalada	100
Total	400

Dos bocadillos o antojos (en el transcurso del día o con las comidas)

1 mango	100
⅛ de pastel de fruta (excepto la corteza)	100
Total	300

La cirugía plástica

Yo no había visto a Patricia desde que le quitaron las bolsas de debajo de los ojos. Recuerdo cuando hablé con ella después de la cirugía. Ella me había contado del dolor y de que cuando se vio en el espejo por primera vez se horrorizó y empezó a llorar. Pero pronto aprendió a no llorar porque las lágrimas hacían que las pestañas se le pegaran y le dolía todavía más abrir los ojos.

Cuando nos sentamos a comer traté de no fijarme en ella. Para mí se veía igual, sólo un poco más "refrescada". Yo esperaba ver alguna diferencia mayor con todo lo que gastó, arriesgó y sufrió. Pero importaba poco lo que yo pensara. Patricia creía que con todo lo que había pasado con su divorcio, su cirugía plástica le daba un nuevo comienzo en la vida. Y, ¿qué yo podía decir? Cuando la miré le sonreí y como toda buena amiga le dije: "Te ves fantástica."

BIBA, 48

Algunas latinas han decidido cambiar su apariencia mediante la cirugía. Aunque algunos de estos procedimientos parecen sin riesgo y son comunes, a veces implican aspectos complejos relacionados con la autoestima y otros asuntos psicológicos que merecen discutirse extensamente. Para asegurar los mejores resultados, se hace la firme recomendación de que una latina que esté pensando en una cirugía mayor, con fines cosméticos discuta sus razones con un proveedor de servicios de salud mental. Si decides hacerte la cirugía, los mejores consejos son:

- tener expectativas razonables sobre los resultados cosméticos y en tu vida;
- recuerda que la cirugía siempre implica cierto riesgo;
- asegúrate de tener un cirujano de buena reputación, capacitado y acreditado por una organización oficial (comunícate con el Servicio de Información de la Sociedad Americana de Cirujanos Plásticos, 444 E. Algonquin Road, Dept. P., Arlington Heights, IL 60005);
- mira fotografías de los casos exitosos del cirujano;
- pide ver fotografías de casos exitosos con mujeres que tienen el color de tu piel, ya que la piel más obscura no sana tan bien como la piel más clara;
- si el procedimiento se hará en la oficina del cirujano, asegúrate de que el área de operación sea autorizada oficialmente por una organización tal como la Accreditation Association for Ambulatory Health Care (847-676-9610);
- prepárate para una recuperación que pudiera ser más larga de lo que se te dijo;
- debes saber que probablemente tendrás que repetir el procedimiento en unos cuantos años; y
- no te hagas una liposucción debido a sus efectos a largo plazo

Para darte más información sobre temas relacionados, más adelante encontrarás una extensa lista de publicaciones.

Resumen

A menudo el ser ideal que nos imaginamos no coincide con nuestros cuerpos sino que es un producto de las técnicas del mercado que fueron diseñadas para vendernos productos que hacen que nuestros cuerpos se vean diferentes de lo que son. Muchas personas necesitan comprender cómo ven su propio cuerpo para mantener una imagen saludable y fijar metas realizables en las cosas que queremos cambiar.

Necesitamos comprender el papel del peso, la grasa, los músculos y el metabolismo del cuerpo que tenemos. Tenemos que librarnos de muchos mitos sobre estos factores cruciales para que podamos forjar nuestros cuerpos del

modo que deseamos dentro de nuestras limitaciones biológicas.

RECURSOS
Organizaciones
American Anorexia/Bulimia
 Association
165 W. 46th St., Ste. 1103
New York, NY 10036
(212) 575-6260
www.aabainc.org

American Dietetic Association
National Center for Nutrition
 and Dietetics
216 West Jackson Boulevard, Ste. 600
Chicago, IL 60606-6995
(800) 366-1655; (312) 899-0040, ext. 4653
www.eatright.org

American Heart Association
7272 Greenville Avenue
Dallas, TX 75231-4596
(800) 242-8721 ó (214) 706-1220
www.americanheart.org

National Health Information Center
Box 1133
Washington, DC 20013-1133
(800) 336-4797

Libros
Cash, Thomas F. *What do You See When You Look in the Mirror? Helping Yourself to a Positive Body Image.* New York: Bantam, 1995.
Hirschmann, Jane R. *When Women Stop Hating Their Bodies: Freeing Yourself from Food and Weight Obsession.* New York: Fawcett, 1995.
Patterson, Catherine M., and others. *Nutrition and Eating Disorders: Guidelines for the Patient with Anorexia Nervosa and Bulimia Nervosa.* Van Nuys, CA: PM, 1992.

Wolfe, Naomi. *The Beauty Myth: How Images of Beauty Are Used Against Women.* New York: Doubleday, 1992.

Publicaciones y panfletos
"Eating Disorders." Paquete de información del National Women's Health Network, 514 10th Street, NW, Suite 400 Washington, DC 20004. Llama al (202) 628–7814 para obtener este paquete.
"Eat Less Fat." Ideas para reducir la grasa que consumes. National Institutes of Health, National Cancer Institute. NIH Publication No. 93-3910. Washington, DC: 1995. Llama al (800) 422-6237 para obtenerlo. (También está disponible en español.)
"Exercise and Weight Control." Incluye información dietética y de nutrición mientras estás en un programa de salud. The President's Council On Physical Fitness and Sports, Washington, DC 20201. Llama al (202) 272-3421 para obtenerlo.
"Get Fit, Trim Down: Managing Weight And Following The Dietary Guidelines To Lower Cancer Risk." AICR Information Series Part III. American Institute for Cancer Research, Washington, DC: #E54-TD/E38; April 1995. Para más información comunícate al (800) 843-8114 para obtenerlo.
"Lean Toward Health." Incluye formas para reducir la grasa en tu dieta. National Center for Nutrition and Dietetics (of the American Dietetic Association), 216 West Jackson Blvd., Chicago, IL 60606-6995: 1995. Para obtenerlo, llama al (312) 899-0040, ext. 4653.
"Weight Control: Losing Weight and Keeping It Off." American Academy of Family Physicians, 11400 Tomahawk Creek Pkwy, Leawood, KS 66211-2672; (800) 944-0000. 1999. Llama al (800) 274-2237 para obtener este panfleto (#1522).

LISTA DE RECURSOS PARA LA CIRUGÍA PLÁSTICA

Organizaciones

American Academy of Facial, Plastic and
    Reconstructive Surgery.*
310 S. Henry St.
Alexandria, VA 22314
(800) 332-FACE (332-3223) ó (703) 299-9291
*No todos los miembros han sido certificados
    por la Junta Americana de Cirugía Plástica
    (American Board of Plastic Surgery).
www.aafps.org

American Society of Plastic and
    Reconstructive Surgeons (ASPRS)*
444 E. Algonquin Road
Arlington Heights, IL 60005
(847) 228-9900 ó (888) 4-PLASTIC
(800) 635-0635 Plastic Surgery Information
    Service
http:www.plasticsurgery.org
*Todos los miembros han sido certificados por
    la Junta Americana de Cirugía Plástica
    (American Board of Plastic Surgery).

Hotline

Plastic Surgery Information Service
American Society of Plastic and Reconstruc-
    tive Surgeons (ASPRS)
(800) 635-0635
Llama para recibir una lista de cinco miem-
    bros activos de ASPRS en tu área, folletos
    gratuitos y verificación del certificado médi-
    co en la cirugía plástica.

Publicaciones y panfletos

"Facial Peels and Laser Surgery." Datos bási-
    cos sobre los tratamientos químicos para la
    cara. American Academy of Facial and
    Reconstructive Surgery, Inc. Washington,
    DC: 2000. Llama al (800) 332-FACE para
    obtenerlo. www.aafprs.org. Otros incluyen:
"Facelift." Datos básicos sobre la cirugía
    cosmética de la cara. 1994.
"Facial Scar Revision." 1993.
"Plastic Surgery of the Chin." Datos bási-
    cos sobre el aumento del mentón y la
    cirugía de reducción del mentón. 1993.
"Plastic Surgery of the Ear." Datos básicos
    sobre la cirugía cosmética del oído.
    1994.
"Plastic Surgery of the Eyelids." Datos
    básicos sobre la cirugía plástica de la cara
    superior. 1994. Además "Plastic Surgery
    of the Eyebrows and Forehead."
"Plastic Surgery of the Nose." Datos bási-
    cos sobre la cirugía cosmética y funcio-
    nal de la nariz. 1994.
"Hair Replacement." Datos básicos sobre el
    tratamiento quirúrgico de la pérdida de
    pelo. 1984.
"What is a Facial Plastic Surgeon?" Ideas
    para seleccionar el cirujano apropiado
    para ti. 1994.

21

Tengo que hacerlo . . . el ejercicio es necesario

Siempre pasaba por la pista de carreras cuando caminaba. Después de todo, quedaba cerca de la escuela secundaria. Y, por algún motivo, después de todos estos años de ser su punto de referencia local, la pista se había convertido en parte de sus actividades regulares.

Cada mañana, Henrietta se levantaba, se ponía los zapatos y caminaba a la pista de carreras. Le daba risa sólo pensar que ahí andaba con sus pantalones sueltos y su camiseta. Nunca pensó que algún día andaría vestida de ese modo.

Pero Henrietta ya se estaba acostumbrando a hacerlo e ir a su propio paso. No corría ni caminaba rápido, solamente caminaba. Y aunque la primera vez que lo intentó, apenas pudo dar una vuelta, ahora ya podía dar tres vueltas.

Sin darse cuenta de cómo había sucedido, sentía ahora que sus piernas y su corazón estaban más fuertes.

Los estudios indican que las latinas no hacen tanto ejercicio como otras mujeres. Eso no es de sorprendernos: no necesitamos los datos para que nos digan lo que claramente sabemos con sólo convivir entre nosotras. El ejercicio es algo que muchas hacemos si nos sobra tiempo.

Hay muchas razones por las cuales no hacemos ejercicio. A algunas no nos gusta la competencia; otras creemos que el ejercicio se hace por motivos de vanidad e indulgencia y luego están quienes tienen una lista de excusas: no hay tiempo, estoy demasiado cansada, no hay lugar, no hay con quién hacerlo, no tengo ropa, cuesta mucho o lo que sea. Y aún otras consideran el ejercicio muy aburrido.

El ejercicio, sin embargo, es algo que debemos incorporar en nuestras vidas porque nos hace más fuertes y, más felices. No se trata únicamente de verse mejor, sino de ayudarnos a controlar mejor nuestras vidas, con más energía y vitalidad. Todas queremos eso.

Rocío pensó para sí: "Esta vez voy a hacer ejercicio para mí misma."

Había hecho ejercicio para atraer a un nuevo compañero. Había hecho ejercicio para ponerse un vestido. Había hecho ejercicio para no sentirse acomplejada en el verano al ponerse su traje de baño. Rocío se había esforzado toda su vida para estar en forma. Cada verano era una lucha por verse bien.

Pero ahora ya casi tenía cincuenta años de edad. Los primeros cuarenta años la habían liberado de muchos de los excesos de sus años de juventud. Ahora, al mirarse el cuerpo, lo veía de otra manera: su cuerpo era el templo de Dios y ya era tiempo de cuidarlo porque eso era lo mejor.

Para hacerlo: Desde cómo empezar hasta cómo continuar

Algunas latinas apenas empiezan, mientras que otras ya tienen su plan de ejercicio que las satisface y se divierten dándole seguimiento. Para mantener nuestro programa de ejercicios, debemos comprender los factores subyacentes: la motivación, el horario, la selección de actividades, el nivel de esfuerzo y el apoyo. Si tienes problemas de salud o aunque no los tengas, es buena idea hablar con tu proveedor de servicios de salud antes de comenzar un programa de ejercicio.

Motivación: Desde la decisión hasta la dedicación

Para muchas de nosotras la sola idea de levantarnos y hacer ejercicio todas las maña-

nas es suficiente para que nos demos la vuelta, nos tapemos la cabeza con las cobijas y sigamos durmiendo unos minutos más antes de empezar otro largo día. Parece imposible agregar otra actividad a nuestra vida. Ésta es la parte más difícil de hacer ejercicio: decidir cuándo empezar. Es más fácil dejar el ejercicio para el final en nuestra lista de "cosas por hacer", ya que la lista está llena.

El mejor modo de empezar es decidir hacer únicamente lo que se pueda. Eso quiere decir que aunque no hagas ejercicio algunos días, tu meta consiste en que el ejercicio forme gradualmente parte de tu vida. Empieza donde puedas aunque sea sólo una vez por semana. Luego aumenta el tiempo a tres días no consecutivos por semana, y si lo deseas, a cada dos días.

El ejercicio es algo que hacemos por un rato, o por el verano, o durante un viaje y hasta para atraer o detener a esa persona especial o a veces por un tiempo, para usar un traje en una ocasión especial. Para que el ejercicio pueda ser efectivo a largo plazo, necesitamos que el ejercicio sea parte esencial en nuestras vidas, tan natural como cepillarnos los dientes.

El ejercicio no debe ser un agregado en nuestras vidas, debe ser algo que hacemos con la misma seguridad con la que nos ponemos la ropa antes de salir o con la misma certeza con que comemos. Así como no nos pasamos más de un día sin comer, no debemos vivir sin hacer ejercicio regularmente.

Fijar un horario: Desde la planificación hasta la integración

Al empezar tu programa, te parecerá que tienes que tener más tiempo en el día. Hay varias cosas que puedes hacer para encontrar más tiempo. Por ejemplo, puedes disminuir el tiempo que te vas de compras o puedes ver un poco menos de televisión.

Lo bueno es que dentro de poco, tendrás más tiempo en el día. Una vez que empieces a hacer ejercicio regularmente, tu cuerpo fun-

---

Consejos

Compréndete a ti misma y comprende tu plan de ejercicios

Factor	Al empezar	Seguimiento
Motivación	Decisión	Dedicación
Horario	Planificación	Integración
Selección de actividades	Las favoritas	Diversidad
Nivel de esfuerzo	Tiempo mínimo	Hacemos tiempo
Apoyo	Externo	Interno

cionará mejor y sentirás que tienes más energía y que eres más eficaz durante el día.

Al irte acostumbrando al ejercicio, irás incluyendo tus actividades dentro de tu horario. Por ejemplo, en lugar de manejar, podrás decidir caminar, o en lugar de ir de compras podrás decidir ir a montar en bicicleta o a una clase de baile. El ejercicio que antes te resistías a planear, ahora se convierte en la actividad alrededor de la cual se planea lo demás.

Selección de actividades: Desde las actividades favoritas hasta actividades diversas

Raisa odiaba el ejercicio. Ésa era la verdad. Nunca le había gustado y nunca lo quiso hacer. Le parecía aburridísimo. Ella sabía que nunca sería como las mujeres de la televisión o de las revistas, y no le importaba. ¡Qué importaba que su abdomen nunca estuviera perfectamente plano! Aún de adolescente siempre tuvo una barriguita.

Un día, Raisa vio un letrero en la tienda de comestibles que decía que iba a haber una clase de jazz en el centro comunitario local. Siempre había querido aprender esos suaves movimientos. Al inscribirse pensó en lo mucho que se iba a divertir. El jazz era algo que le nacía del corazón.

Pregunta a una latina lo que le viene a la mente cuando piensa en ejercicio y la imagen será la de mujeres delgaditas que saltan y brincan metidas en ropas ajustadas. Y con ese pensamiento algunas decidimos que si eso es lo que se requiere para mejorar la respiración y el corazón, pues . . . quizá mejor nos olvidamos de ello.

Ten presente que cada vez que nos movemos estamos ejercitando alguna parte de nuestro cuerpo. Parte del beneficio de hacer ejercicio es quemar calorías y acelerar el metabolismo. Las calorías son una buena medida de cuánta energía usamos en nuestras actividades diarias. La siguiente lista muestra algunas de nuestras acti-

vidades más comunes y cuántas calorías usamos cuando las hacemos. Algunas de estas actividades no nos parecerán como algo que nosotras haríamos, pero lo cierto es que ya hacemos ejercicio, y sólo tenemos que estar más atentas a las oportunidades para hacerlo y hacerlo con más frecuencia.

Al hacer cualquier movimiento, hay manera de movernos más o movernos menos. El ejercicio es diferente que requiere que hagamos

ÚSALAS Y PIÉRDELAS

Actividades	Calorías utilizadas por hora*
Estar sentada en silencio	80
Estar parada en silencio	95
Actividades leves	240
Trabajo de oficina	
Limpiar la casa	
Jugar golf	
Actividades moderadas	370
Caminar a buen paso (3.5 mph)	
Trabajar en el jardín	
Montar en bicicleta (5.5 mph)	
Bailar	
Actividades fuertes	580
Trotar (9 min. por milla)	
Nadar	
Actividades muy fuertes	740
Correr (7 min. por milla)	
Racketball	
Esquiar	

* Para una mujer saludable de 140 libras de peso. Si pesas más de 140 libras, tal vez utilices más calorías por hora. Si pesas menos, es probable que utilices menos calorías por hora.
Fuente: Guía de Alimentación, Departamento de Agricultura/Departamento de Salud y Servicios Humanos de los Estados Unidos, 1990.

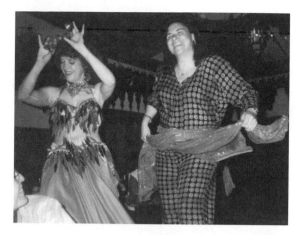
Hay muchas formas de mantenerte activa y hacer ejercicio.

más movimiento y que nos movamos por un período más largo de tiempo. A veces puede significar que repitamos el mismo movimiento varias veces. Hacer ejercicio puede requerir que caminemos más lejos, que tomemos las escaleras o que demos pasos más largos o más rápidos al caminar.

Para iniciar un programa de ejercicio, es buena idea hacer una actividad que te guste. Algunas latinas piensan que hacer ejercicio significa que deben correr o trotar cuando lo cierto es que no les gusta ninguna de las dos. El ejercicio puede ser cualquier actividad que te guste y que aumente el ritmo cardíaco. Si te gusta caminar, por ejemplo, entonces deberías empezar tu programa de ejercicio caminando.

Una vez que el ejercicio sea algo que practiques con regularidad, entonces podrás pensar en los otros beneficios del ejercicio. Es importante saber cómo el ejercicio ayuda al cuerpo. Por ejemplo, algunos movimientos son buenos para el corazón, otros nos hacen más flexibles y algunos nos fortalecen. Si quieres tener más fuerzas, puedos agregarle pesas a tu programa o si quieres tener más flexibilidad puedes estirarte más o matricularte en alguna clase de baile, lo cual también te

puede ayudar a reducir la tensión o estrés (el efecto secundario de cualquier ejercicio).

La razón para crear un programa diverso es mantenerte interesada para que no vayas a dejarlo por simple aburrimiento. Hay muchas maneras de divertirte para hacer más ejercicio, si no te estás divirtiendo con ese régimen, sólo necesitas cambiar a otro.

Los mejores programas de ejercicio tienen un enfoque total en fortalecer tu capacidad cardiorespiratoria, fuerza muscular, resistencia y flexibilidad. También son lo bastante diversos como para mantener tu interés.

Tú eres la mejor persona para juzgar cuál es el programa de ejercicio que te da mayor beneficio y que puedes seguir a largo plazo

Nivel de esfuerzo: Desde el tiempo mínimo hasta el tiempo para reponer ejercicios

Magda preparaba el desayuno mientras veía un programa de ejercicio en la televisión. Encogió los hombros al pensar: ninguna de las mujeres parece necesitar ejercicio. "¿Por qué nunca vemos a mujeres excedidas de peso haciendo ejercicio?" Magda no se podía imaginar cómo podría cambiarse y ponerse esa ropa brillosa y ajustada.

Además, muchos de los ejercicios eran demasiado arduos y difíciles para mujeres pesadas. Y olvídate del tiempo. Después de un día largo de trabajo apenas tenía energía para hacer la cena.

PORCENTAJE DEL TIEMPO POR META Y TIPO DE ACTIVIDAD

Meta	Aeróbico	Fortalecimiento	Flexibilidad
Bajar de peso	50%	50%	
Firmeza de músculos	20%	80%	
Estar sana	35%	35%	30%
Más energía	80%	20%	

UN PROGRAMA TÍPICO

Ejercicio	Día						
	1	2	3	4	5	6	7
5 a 10 minutos de estiramiento o calentamiento	x		x		x		x
10 minutos de fortalecimiento			x				x
20 minutos de sesiones aeróbicas	x		x				x
20 minutos de resistencia	x		x		x		x
10 a 20 min. de estiramiento o enfriamiento	x		x		x		x
Minutos aproximados	60		70		40		70

Era bueno hacer ejercicio pero el ejercicio no tenía cabida en su vida.

Al principio de tu programa debes aumentar gradualmente el tiempo y el esfuerzo de tus actividades para que tu cuerpo y tu horario se ajusten. Un día con músculos adoloridos es suficiente para desanimar a quien apenas empieza; lo mismo pasa si se trata de mantener un horario demasiado rígido. Quizá te convenga empezar con tres sesiones semanales de 10 a 15 minutos y aumentar el tiempo lentamente hasta 45 o 60 minutos.

Si quieres sentirte saludable, tres sesiones de 30 minutos por semana bastarán para hacerte sentir mejor en tres semanas. Para bajar de peso y ver resultados tendrás que esperar de seis a ocho semanas, si haces ejercicio tres días por semana, durante cuarenta y cinco minutos diarios; si haces ejercicio cinco días a la semana pudieras ver resultados de cuatro a seis semanas después de comenzar. La frecuencia del ejercicio ayuda a determinar cuán pronto empieces a ver los cambios. Aunque puedas hacer ejercicios aeróbicos casi a diario, es importante dar a tus músculos por lo menos veinticuatro horas de descanso entre los ejercicios de fortalecimiento.

Con el tiempo, disfrutarás del ejercicio. Te acostumbrarás y te darás cuenta que ya no te sentirás igual sin el ejercicio.

Apoyo: Desde lo externo hasta lo interno

Todas necesitamos apoyo para empezar un programa de ejercicios. Al principio pudiera ser beneficioso hacer ejercicio con una amiga o como parte de una clase. El apoyo de los familiares y amigos también ayuda que participemos en estas actividades ya que ellos pueden además ofrecerse a hacer algún quehacer que nos tenía ocupadas.

Sin embargo, aunque puede ser bueno tener a alguien que nos de apoyo para que hagamos ejercicio, lo importante es que hagamos el ejercicio porque nos ayuda a mantenernos sanas y en buenas condiciones y también por el hecho de que logramos hacer algo que antes no podíamos hacer. Llevar cuenta de los logros te permite ver tus avances.

Quizá de mayor importancia que los beneficios físicos es el hecho de que, con el tiempo, el ejercicio nos dará oportunidad para concentrarnos en nuestros pensamientos más profundos. Las personas que caminan, corren o andan en bicicleta con frecuencia dicen que el beneficio más precioso del ejercicio está en su capacidad para reducir la tensión y la oportunidad para despejar la mente.

Considerando todos estos factores, todavía está por verse cuáles son las mejores cosas que hay que hacer. Lo que sigue es lo mejor de lo mejor. Toma en cuenta que estos ejercicios no requieren de mucho equipo especializado.

La mejor actividad

Caminar es un ejercicio aeróbico también

Aunque el correr puede ser divertido para algunas personas, el ejercicio de mayor atracción es el de caminar. Caminar no requiere ropa ni equipo especial ya que lo único que necesitamos para caminar es un par de zapatos cómodos.

La mayoría de nosotras caminamos a diario. La mejor forma de convertir la caminata en ejercicio es: (1) aumentando la distancia, (2) aumentando la inclinación del terreno en donde caminamos, y (3) aumentando la velocidad con que caminamos.

1: Aumenta la distancia. Esto significa que quizá en lugar de comer en tu escritorio, camines a un lugar más lejos y comas ahí. No tienes que aumentar la distancia de una sola vez. Incluso podrías decidir caminar alrededor de la cuadra y aumentar las veces que la recorres cada mes.

2: Aumenta la inclinación del terreno donde caminas. Al subir o bajar escaleras quemamos más calorías. Cuando hagas cualquier tipo de ejercicio en escaleras, asegúrate de que no tengas problemas con las rodillas o si acaso tienes problemas, consigue la aprobación de tu proveedor de servicios de salud.

3: Aumenta la velocidad con que caminas. Cuanto más rápido camines, mayor será el ejercicio aeróbico que hagas. No necesariamente tienes que correr o marchar a paso veloz, simplemente tienes que caminar a un paso más ligero. Esto significa que puedes reducir a 18 o 19 minutos una caminata que normalmente te toma 20 minutos. Los aumentos de velocidad no necesitan ser dramáticos para tener su impacto.

El lugar donde camines puede ser importante para tu seguridad. Aquí hay algunas buenas ideas:

- Durante el día, camina por la pista de la escuela local cuando no esté en uso.
- Da vueltas en un centro comercial grande.

- Intenta caminar en un solo cuadrículo dentro de tu propio apartamento o casa.

Para evaluar tu progreso, debes hacer una gráfica que detalle cuándo caminas, por cuánto tiempo y la distancia. Te sorprenderás de ver lo pronto que puedes caminar una distancia mayor y por un período mayor de tiempo.

La gráfica de abajo te dice cuál debe ser el ritmo cardíaco óptimo cuando caminas. Tan pronto como termines de hacer ejercicio, toma tu pulso con el dedo en la muñeca o el cuello y cuenta los latidos durante diez segundos. Toma ese número y multiplícalo por seis para calcular tu ritmo cardíaco óptimo. Es muy importante que te mantengas dentro de los límites de tu ritmo cardíaco óptimo. Si lo excedes, forzarás mucho el corazón y puedes perjudicarlo más de lo que lo ayudas.

Ten presente que debes calcular tu nivel óptimo de ritmo cardíaco restando tu edad a 220. Si tienes treinta años, tu nivel óptimo de ritmo cardíaco sería 190; y sería 180 para una persona de cuarenta años.

La mejor actividad: ejercicios de flexibilidad y resistencia para hacer en el piso

Por muchos años, las latinas han compartido conmigo y entre ellas sus experiencias con el buen ejercicio que no causó demasiado desgaste del cuerpo y a la vez parecía funcionar como debía. A continuación se describe una serie de ejercicios tomados de aquellas experiencias y que podrías encontrar útiles. Fueron desarrollados tomando en cuenta que algunas de nosotras somos más grandes de tamaño o tenemos espaldas sensibles. Los ejercicios empiezan y terminan con ejercicios de estiramiento.

Para mantener tu motivación y evaluar tu progreso, es muy útil que lleves un diario de los ejercicios que haces diariamente. Con el tiempo

EJEMPLO DE PROGRAMA DE CAMINATAS

	Calentamiento	Zona óptima	Enfriamiento	Total
	Caminar Normalmente	Caminar A buen paso	Caminar Normalmente	
Semana 1	5 min.	5 min.	5 min.	15 min.
Semana 2	5 min.	7 min.	5 min.	17 min.
Semana 3	5 min.	9 min.	5 min.	19 min.
Semana 4	5 min.	11 min.	5 min.	21 min.
Semana 5	5 min.	13 min.	5 min.	23 min.
Semana 6	5 min.	15 min.	5 min.	25 min.
Semana 7	5 min.	18 min.	5 min.	28 min.
Semana 8	5 min.	20 min.	5 min.	30 min.
Semana 9	5 min.	23 min.	5 min.	33 min.
Semana 10	5 min.	26 min.	5 min.	36 min.
Semana 11	5 min.	28 min.	5 min.	38 min.
Semana 12	5 min.	30 min.	5 min.	40 min.

debes hacer más series de ejercicios. Sigue tu progreso y tendrás agradables sorpresas.

Exhala cuando te esfuerzas mucho e inhala durante las partes menos duras del ejercicio. Los diagramas siguientes muestran cómo debes hacer algunos ejercicios que te podrían ser de utilidad en tu propio programa. Como siempre, asegúrate de preguntarle a tu proveedor de servicios de salud antes de empezar éste o cualquier otro programa de ejercicio.

ÓPTIMO RITMO CARDÍACO

Edad	Zona de óptimo ritmo cardíaco	Promedio máximo de ritmo cardíaco
	50–75%	100%
20 años	.00–150 latidos por min.	200
25 años	98–146 latidos por min.	195
30 años	95–142 latidos por min.	190
35 años	93–138 latidos por min.	185
40 años	90–135 latidos por min.	180
45 años	88–131 latidos por min.	175
50 años	85–127 latidos por min.	170
55 años	83–123 latidos por min.	165
60 años	80–120 latidos por min.	160
65 años	78–116 latidos por min.	155
70 años	75–113 latidos por min.	150

Tu nivel cardíaco máximo es aproximadamente 220 menos tu edad. Los números anteriores son un promedio y deben usarse sólo como una guía.

ESTIRAMIENTO

1. Estirarse hacia el techo: escala la cuerda en un solo lugar.
Párate con las manos a los costados.
Eleva tus brazos por encima de tu cabeza.
Estírate hacia el techo como si escalaras una cuerda durante por lo menos diez segundos.

2. Girar el cuello.
Párate con las manos a los costados.
Deja que tu cuello se relaje.
Cuenta hasta ocho mientras giras el cuello lentamente en un movimiento circular.
Cuenta hasta tres al llegar a la posición que comenzaste.
Repítelo tres veces.
Cuenta hasta ocho mientras giras el cuello lentamente, en sentido opuesto, en movimiento circular.

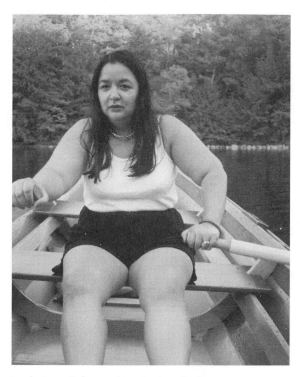

Las latinas disfrutan de todo tipo de deportes.

Cuenta hasta tres cuando llegues a la posición
    en la cual comenzaste.
Repítelo tres veces.

3. Estirarse de lado (bueno para la cintura)
Párate con los brazos levantados sobre tu cabeza.
Estírate lentamente hacia la derecha y cuenta
    hasta cuatro.

Consejos

"Sin dolor no hay ganancia" es una idea equivocada.

El ejercicio no debe lastimar. Si haces ejercicio de más, entonces tienes que dar a tus
músculos tiempo para que se recuperen. A
fin de prevenir dolor y lesiones, debes
comenzar tu programa de ejercicios poco
a poco.

Párate lentamente y cuenta hasta cuatro.
Estírate lentamente hacia la izquierda y
    cuenta hasta cuatro.
Repítelo por lo menos cuatro veces en cada
    lado.

4. Estirarse
Acuéstate de espaldas en el piso.
Dobla tus rodillas mientras mantienes los pies
    sobre el piso.
Levanta los pies y apunta con los dedos de los
    pies. Cuenta hasta cuatro mientras mantie-
    nes la posición.
Repítelo por lo menos cuatro veces.

TONO MUSCULAR
5. Levantar las rodillas/modificado
Acuéstate de espaldas en el piso con tus bra-
    zos a los costados.
Levanta lentamente hacia el pecho tu rodilla
    izquierda doblada.

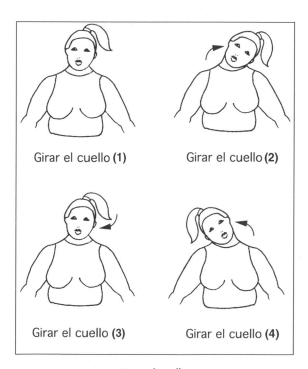

Girar el cuello

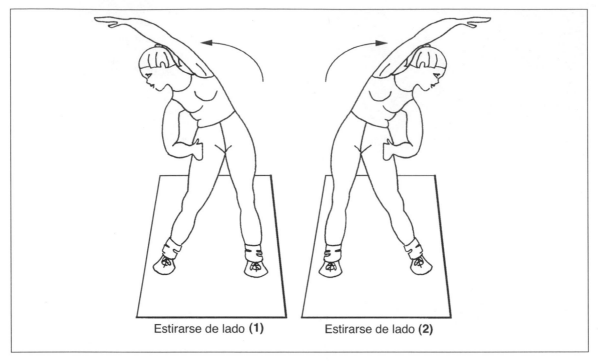

Estirarse de lado (1)   Estirarse de lado (2)

Estirarse de lado

Mantén la posición mientras cuentas hasta cuatro (al principio puedes usar las manos para ayudarte a levantar la rodilla).

Baja tu pierna izquierda lentamente.

Levanta lentamente hacia el pecho tu rodilla derecha doblada.

Mantén la posición mientras cuentas hasta cuatro.

Baja lentamente tu pierna derecha.

Repítelo por lo menos cuatro veces con cada pierna.

6. Abdominales modificados (buenos para el abdomen)

Acuéstate de espaldas sobre el piso con las rodillas dobladas.

Pon tus manos a los lados de tu cabeza, cerca de los oídos (hazlo despacio).

Mueve los hombros y la parte superior de la - espalda hacia delante, levantándote del piso (siente el esfuerzo en tu abdomen. No - importa si tus hombros están a sólo unas cuantas pulgadas del piso. Asegúrate de sentir la tensión en el abdomen.

Mantén la posición mientras cuentas hasta cuatro.

Vuélvete a acostar lentamente.

Repítelo por lo menos cuatro veces.

7. Mover la cadera hacia arriba (bueno para el abdomen y las nalgas).

Acuéstate sobre el piso.

Dobla las dos rodillas y mantén los pies planos sobre el piso.

Levanta las nalgas y manténlas hacia arriba mientras cuentas hasta cuatro.

Repítelo por lo menos cuatro veces.

8. Hacer la "u" (bueno para el estómago)

Acuéstate en el piso con las manos por

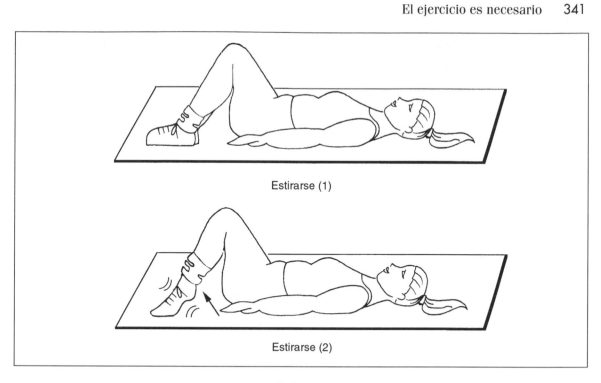

Estirarse (1)

Estirarse (2)

Estirarse

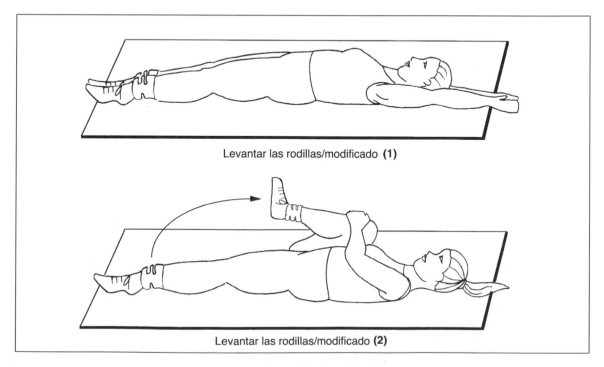

Levantar las rodillas/modificado **(1)**

Levantar las rodillas/modificado **(2)**

Levantar las rodillas/modificado

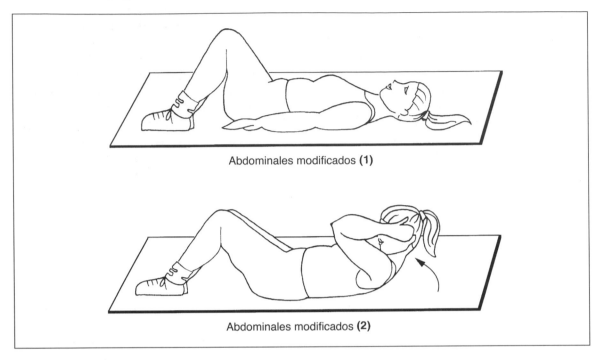

Abdominales modificados (1)

Abdominales modificados (2)

Abdominales modificados

encima de tu cabeza; la cabeza deberá estar apoyada en el piso y mantén tus pies juntos.

Al mismo tiempo, levanta lentamente tus brazos, levanta los hombros y sube los pies. (Probablemente te lleve bastante tiempo hacer la "u" o "v" ya que solo podrás levantarte unas cuantas pulgadas. Ése es un buen comienzo. Debes sentirlo en tu abdomen y no en el cuello.)

Mantén la posición mientras cuentas hasta cuatro.

Bájate lentamente.

Repítelo por lo menos cuatro veces.

ESTÍRATE

9. Repite los ejercicios de estiramiento del 1 al 3.

10. Poner los pies sobre la pared.
Acuéstate en el piso cerca de una pared.

Levanta los pies y apóyalos sobre la pared.
Acuéstate con los pies sobre la pared y quédate así, dos minutos por lo menos.
Piensa calladamente en cómo se siente tu cuerpo.

Consejos

Estarás haciendo mal los abdominales si . . .

- te duele la parte de atrás del cuello,
- te levantas apoyándote en la cabeza, o
- sientes el esfuerzo en los hombros.

La mejor forma de hacer abdominales es cuando sientes que los únicos músculos que están trabajando son los del abdomen.

Fuerza

Aunque muchas de nosotras no hagamos ejercicio con pesas ni queremos exhibir públicamente los músculos, es importante fortalecer nuestros músculos. Usar pesas libres en la intimidad de nuestro hogar es fácil de hacer. Aunque inscribirnos en un gimnasio nos da acceso a equipo más sofisticado, lo cierto es que muchas de nosotras no seguimos yendo al gimnasio por largos períodos de tiempo. Sin embargo, las pesas libres (no las pesas de los tobillos o de las muñecas) son muy importantes por varias razones. En primer lugar, es beneficioso que estemos fuertes. En segundo lugar, cada nueva libra de músculo quema entre treinta y cuarenta calorías adicionales diariamente. Finalmente, fortalecemos los músculos y nos vemos más firmes.

Muchas mujeres tienen la impresión equivocada de que levantar pesas las hará abultarse. A no ser que estés muy delgada, las pesas te harán más pequeña, no más grande.

Para empezar, podrás usar pesas de tres libras y luego aumentar gradualmente a pesas de cinco libras. Algunas mujeres pueden levantar más pesas, pero todo esto deberá supervisarse cuidadosamente, ya que te puedes lastimar al seleccionar y usar pesas inadecuadamente.

Asegúrate de hablar con un instructor que te guíe en la selección y uso de pesas apropiadas. Los ejercicios de fortalecimiento deberán hacerse no más de cada dos días.

MITOS Y HECHOS

Mito: Si hago ejercicio, bajaré de peso.

Hecho: Si haces ejercicio, estarás en mejor forma. Puedes o no bajar de peso.

Mito: Si desarrollo más músculos, bajaré de peso.

Hecho: Cuando desarrollas los músculos, pier-

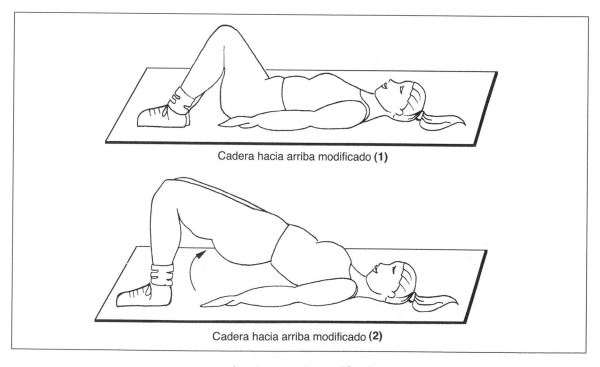

Cadera hacia arriba modificado (1)

Cadera hacia arriba modificado (2)

Cadera hacia arriba modificado

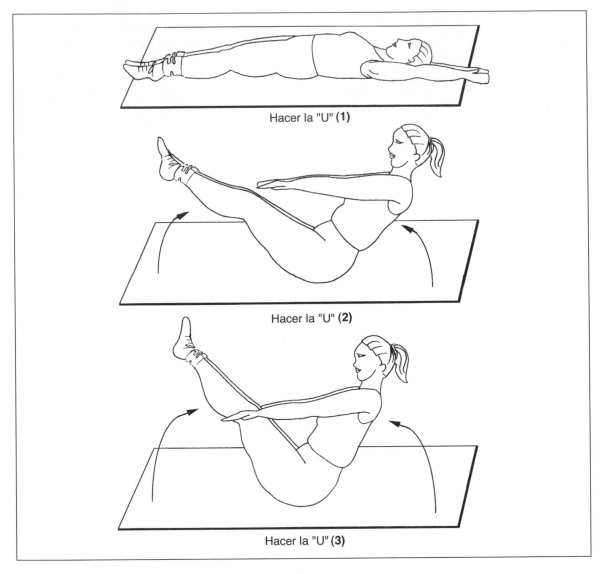

Hacer la "U" (1)

Hacer la "U" (2)

Hacer la "U" (3)

Hacer la "U"

des grasa. La grasa hace más bulto que el músculo, así que te verás más delgada pero en realidad pesarás más.

Mito: Tengo que hacer ejercicios cada día por lo menos una hora.

Hecho: El ejercicio moderado (por treinta minutos) por lo menos tres veces por semana es beneficioso.

Le mente y el espíritu

Lourdes no se podía imaginar que pudiera nadar una milla otra vez.

Al mirar la piscina, sabía cómo lo haría. Las primeras vueltas serían una lucha. Luego llegaría por fin al cuarto de milla. Su cuerpo estaría exhausto y le dolería la garganta a causa del cloro, pero Lourdes continuaría porque sabía que lo había logrado anteriormente.

Pronto estaría llegando a la media milla y más o menos entonces sabría que no había problema porque comenzaba a pensar en que el final ya estaba cerca. Al cortar el agua con su cuerpo, sintió que su mente pensaba menos en la gente que la rodeaba y que formaba parte del agua.

Al llegar a los tres cuartos de milla, Lourdes supo que estaba a punto de terminar. El último cuarto de milla siempre era el mejor y por algún motivo, el más fácil. Su cuerpo ya no luchaba contra el agua sino que flotaba y se movía hacia adelante.

Así debió haber sido el feto, pensó para sí. Y con cada movimiento, su mente se fue calmando y su espíritu se unió a sus alrededores de una manera que no lograba con ninguna otra cosa.

Lourdes completó la milla. Y al subir la escalera para salir de la piscina, ¡se sintió fantástica!

Aunque el ejercicio parece ser de beneficio primordial para el cuerpo, quizá de mayor importancia, es que tiene un fuerte efecto sobre nuestra mente y nuestro espíritu. Ya sea la elevación que siente la persona que corre o el momento cuando se logra más de lo que se creía poder hacer, los que hacemos ejercicio regularmente nos sentimos más calmados y más felices debido a nuestras actividades y por eso es que los seguimos haciendo regularmente. Tan llena de tensión o estrés como es la vida, el ejercicio es una herramienta que tenemos al alcance y que puede ayudarnos a relajar la mente, aumentar nuestra energía, y a sentirnos y vernos lo mejor posible. No dejes pasar la oportunidad.

Resumen

El ejercicio es bueno para nosotras. Al hacer ejercicio, nuestros corazones bombean más eficientemente y nuestros pulmones funcionan mejor para transportar todos los nutrientes de la sangre por todo el cuerpo y llevarse los desechos y las toxinas del cuerpo. Al hacer ejercicio, nos hacemos más fuertes no sólo porque levantamos pesas sino porque, al mover los músculos y al usar nuestros cuerpos aumentamos nuestras capacidades.

El ejercicio nos hace literalmente más felices ya que el cuerpo produce más endorfinas, unas hormonas que producen la sensación de bienestar a la vez que reducen el dolor. Cuando hacemos tiempo para el ejercicio, pronto descubrimos que nuestra vida gira alrededor de esta actividad que se convierte en algo tan esencial como cepillarnos los dientes.

RECURSOS

Organizaciones

American Heart Association
7272 Greenville Avenue
Dallas, TX 75231-4596
(214) 706-1220 ó (800) 242-8721
www.americanheart.org

Melpomene Institute
1010 University Avenue
St. Paul, MN 55104
(651) 642-1951
www.melpomene.org

National Health Information Center
Box 1133
Washington, DC 20013-1133
(800) 336-4797

National Women's Health Resource
  Center
5255 Loughsboro Rd.
Washington, DC 20016
(877) 986-9472
www.healthywomen.org

President's Council on Physical Fitness
and Sports
200 Independence Ave. SW, Room 738H
HHH Building
Washington, DC 20201
(202) 690-9000
www.fitness.gov

Hotline
Aerobics & Fitness Association of America
Hotline
(800) 445-5950

Publicaciones y panfletos
"Exercise: A Healthy Habit To Start And
Keep." Información sobre cómo hacer ejer-
cicios para mejorar tu salud. Health Notes
AAFP Family Health Facts. American Aca-
demy of Family Physicians, 11400
Tomahawk Creek Pkwy, Leawood, KS
66211-2672; (800) 944-0000; #1564/1999.
"Aqua Dynamics: Water Exercises Are the
New Way to Stay in Shape. The President's
Council On Physical Fitness and Sports,
200 Independence Ave, SW Washington,
DC 20201; Washington, DC 2001. Llamar
al (202) 690-9000 para obtenerlo. Otros
títulos incluyen: "Fitness Fundamentals:
Guidelines for Personal Exercise Programs." U.S. GPO No. 1990-279-047-
814/21139. "The Nolan Ryan Fitness
Guide." El ejercicio físico: Consejos de un
jugador profesional de béisbol. Foro Advil
de Educación para la salud.
"Exercise And Your Heart: A Guide To Physical Activity." Información sobre cómo el
ejercicio puede ser bueno para tu corazón
y salud en general. Para obtenerlo.
American Heart Association, 7320
Greenville Ave, Dallas, TX 75231-4599;
(800) 242-8721. www.americanheart.org.

"General Fitness Resource Packet." Información general sobre cómo pueden estar
las mujeres más saludables físicamente.
The Women's Sports Foundation, Eisen-
hower Park, East Meadow, NY 11554:
June 1999. Para más información llamar al
(800) 227-3988 para obtenerlo. Otros títulos incluyen:
"Fact Sheet," March 1996. Información
sobre los beneficios del bienestar físico
en las mujeres.
"The Balancing Act: A Woman's Guide to
Sports & Fitness." Información sobre la
buena salud de las mujeres.
"Diet and Health Recommendations for
Cancer Prevention." 1998. AICR Infor-
mation Series Part III. American Institute
for Cancer Research, Washington, DC;
(800) 843-8114.
"Facts About Heart Disease And Women: Be
Physically Active." U.S. Department of
Health and Human Services. National
Institutes of Health (NIH), National
Heart, Lung, and Blood Institute,
Bethesda, MD: NIH Publication No.
95–3656; August 1995. Llamar al (301)
251-1222 para obtenerlo.
"How to Be a Fat-Burning Machine." *Gla-
mour Magazine*, October 1995, p. 232.
"Pep Up Your Life: A Fitness Book For
Mid-Life And Older Persons." American
Association for Retired Persons (AARP)
and the President's Council on Physical
Fitness and Sports, Washington, DC:
PF 3248(1193)-D549. Llamar al (202)
690-9900 para obtenerlo. www.fitness.
gov.
"Weightlifting for Weight Loss." *Washington
Post Health*, 29 October 1996, p. 20.
"Fitness & Exercise" (#305); "Eating Right"
(#304). Stay Well Series. MetLife. MetLife
Insurance Company Medical Department,
Health and Safety Education Division. 1996.
Escribe a MetLife, One Madison Ave.,

New York, NY 10010-3690 para obtenerlo. (800) Metlife

"Your Ideal Workout: How Much, How Hard, How Fast, How Often?" *Glamour Magazine*, September 1996, p. 298.

22

Las mejores medicinas

Era tanta pérdida de tiempo ir a ver al proveedor de servicios de salud para regresar con las mismas píldoras.

Desde que Iris era niña había padecido terribles dolores de garganta. De adulta, Iris siempre estaba preparada para el siguiente dolor de garganta. En previsión de cualquier problema repentino de su garganta siempre tenía a la mano un frasco de antibióticos. Iris sabía que lo único que tenía que hacer era tomarse el antibiótico por unos cuantos días y el dolor de garganta se le pasaría.

Con eso en mente, cuando se le recetaban antibióticos, sólo se tomaba la mitad y guardaba el resto para la siguiente vez que se enfermara. No podía darse el lujo de tomarse tiempo del trabajo si se enfermaba. Tenía que trabajar.

Luz decía que no tomaba ningún medicamento. No le gustaba. No les tenía confianza. Todas esas substancias químicas en el cuerpo no le parecían bien. Luz sólo aceptaba la medicina natural. Sin embargo, Luz sí tomaba jarabe para la tos, pero eso era diferente. Siempre le había dado resultados.

¿Qué significa "Rx" para ti? Originalmente, se escribía de forma que representara el signo astrológico de Júpiter. En la antigüedad, se agregó este símbolo a todas las recetas médicas con la finalidad de que Júpiter usara sus poderes para bendecir el medicamento o la medicina, que seguramente curaría al paciente. Se creía que el cuerpo no sanaba sin la voluntad de los dioses.

Este concepto de la unidad entre cuerpo y espíritu penetraba todos los aspectos de la medicina antigua. En la mayoría de aquellas culturas, el proveedor de servicios de salud y la autoridad religiosa eran la misma persona. Las comunidades dependían de los curanderos para curar cualquier padecimiento del cuerpo, mente y espíritu.

Con los avances de la medicina y la ciencia, las latinas enfrentan una época de especialización en la cual cada parte de nuestro ser es atendido por un proveedor de servicios diferente. Los proveedores de servicios de salud atienden nuestros cuerpos, los proveedores de servicios de salud mental atienden nuestra mente, y nuestro espíritu queda a cargo de cualquier persona religiosa o secular que escogemos.

Las latinas saben que curarse es más que una ciencia. Las medicinas son una forma de sanar el cuerpo y creemos que funcionan. Cuando tomamos medicinas, por ejemplo, reconocemos que parte de su efectividad es resultado de nuestra creencia de que nos van a ayudar. Para las latinas, sin embargo, es crucial tener un mejor conocimiento de las medicinas, cómo funcionan y el efecto que tienen sobre nosotras. Aunque algunas de nosotras simplemente tomamos lo que nuestros proveedores de servicios de salud nos prescriben, otras latinas parecen necesitar más información sobre los medicamentos antes de aceptarlos totalmente.

Pero, ¿qué es una medicina o medicamento? A muy pocas de nosotras se nos ha dicho qué es lo que debe ocurrir para que algo sea considerado como medicina ya sea para que se venda sólo con receta médica o sin receta. Y un número todavía menor de nosotras nos damos cuenta, fuera del precio al consumidor, de la diferencia entre un medicamento genérico y uno de marca.

La medicina moderna

A principios del siglo veinte, la mayoría de los medicamentos que tomábamos estaban limitados a productos naturales y sus derivados. Hasta la gente joven y saludable moría de enfermedades e infecciones que ahora son fáciles de curar con medicamentos existentes. Con el descubrimiento de la penicilina en 1929, el tratamiento de las enfermedades con medicinas, empezó a cambiar a pasos agigantados. La revolución terapéutica que siguió progresó de manera segura, desde las medicinas que se descubrieron por casualidad, hasta medicinas que se descubrieron a través de una comprensión científica más profunda de los principios farmacológicos que gobiernan la

manera en que las substancias químicas conducen mensajes por todo el cuerpo, hasta actuales medicinas que se desarrollaron a partir de una mejor comprensión de nuestra composición genética y celular.

En 2000 surgieron más de 3,700 nuevas drogas. Las compañías farmacéuticas son rápidas en señalar que gastan un promedio de $359 millones en cada droga nueva antes de sacarla al mercado. Esto incluye el hecho de que para cada producto que se vende en las farmacias, hay otros cinco mil productos que no se aceptaron. A pesar de ello, muy poca de la investigación se ha hecho con latinas o tomando en cuenta las necesidades particulares de salud de las mujeres.

Hasta principios de la década de 1990, la mayor parte de la investigación farmacéutica no incluyó mujeres en edad de tener hijos debido a la posibilidad de causar daños al feto. Aunque la Administración de Alimentos y Fármacos adoptó reglamentos en 1993 que recomiendan enérgicamente que los fabricantes de medicamentos realicen experimentos con esos medicamentos de acuerdo a raza y etnicidad, estos datos no son un requisito. Por consiguiente, lo que sabemos sobre las latinas y los medicamentos es muy limitado y lo que sí sabemos es alarmante.

En 1993, el Dr. Richard Levy se preocupó por analizar el hecho de que los hispanos y

Alerta

Una ley federal aprobada en 1994 liberó a los suplementos de la mayoría de las restricciones federales. Al venderse como alimentos, los suplementos, inclusive las vitaminas, minerales, hierbas y aminoácidos, no tienen que probar a la FDA que son seguros o efectivos.

otros subgrupos respondían a los medicamentos en formas diferentes a las que se observaban en la población general. Aunque sus datos no eran específicos sobre las mujeres latinas, documentó que para los hispanos hay factores que pudieran atribuirse a diferencias hereditarias en el metabolismo que afectan la forma en que el cuerpo usa los medicamentos.

Agrega a este hallazgo la evidencia creciente de que las mujeres también muestran diferencias con respecto a los hombres en cuanto a cómo metabolizan las drogas y es de esperarse que la respuesta de las latinas a medicamentos comunes será diferente si no es única. Por el momento, los detalles de la respuesta latina no se conocen en su mayoría, pero sabemos que con respecto a los antidepresivos, los hispanos requieren cantidades menores y tienden a tener más efectos secundarios. Debido a los niveles elevados de depresión en las latinas, este hallazgo es muy problemático. Nuestra lucha como latinas consiste en estar mejor informadas con respecto a las medicinas que tomamos. El primer paso es saber cómo llegaron a las farmacias.

Cómo llegan los medicamentos al mercado

El proceso para descubrir que cierta substancia química fabricada en el laboratorio o en la naturaleza pueda convertirse en un medicamento específico para tratar cierta enfermedad es largo y agotador. Anteriormente se demoraba hasta doce años para poner una medicina en el mercado, pero cambios recientes han hecho posible llevar las nuevas medicinas al consumidor más rápidamente. A veces transcurren sólo ocho años desde el descubrimiento de un medicamento hasta que llega a tu casa.

Eso puede parecer mucho tiempo, especialmente si tienes una enfermedad para la cual no existe ningún tratamiento o curación en la actualidad. Pero el proceso de aprobación de un medicamento ha sido refinado durante los pasados cincuenta años y ha sido desarrollado para asegurar que sólo las medicinas seguras y efectivas estén a nuestra disposición.

¿Cómo puede un fabricante gastar tanto dinero en la investigación y desarrollo de un medicamento? La respuesta es sencilla: mediante experimentos clínicos.

Experimentos clínicos

Con frecuencia escuchamos que un medicamento se está analizando por medio de experimantos clínicos. Lo único que esto significa es que empiezan a dar el medicamento a algunas personas como parte de un proyecto de investigación para ver cuáles son los efectos del medicamento y asegurar que no haya riesgos. El experimento clínico cumple tres finalidades principales: pone a prueba un nuevo método, responde a preguntas sobre la seguridad y efectividad de la droga y determina si es necesario realizar más pruebas.

En cada experimento clínico, deberá haber un plan detallado que explica el propósito del experimento clínico, cuántos voluntarios se necesitan, cuáles son las características de los voluntarios y cómo se atenderá a los voluntarios. El plan completo se llama protocolo.

Los experimentos clínicos se dividen en tres etapas. La Fase I determina que un tratamiento no es perjudicial, los efectos del tratamiento y la mejor forma de administrar el tratamiento (píldora, inyección, parche). La Fase II establece si el tratamiento produce el efecto deseado. La Fase III incluye comparaciones entre un método y otro para determinar cuál es el modo más efectivo de proceder.

Para responder a las preguntas que surgen en cada fase, se asigna a los voluntarios al grupo de control o al grupo de intervención. El grupo de control, por lo general, recibe el mejor tratamiento disponible y el grupo de intervención recibe el tratamiento nuevo.

Ciertas pautas éticas prohíben negarle tratamiento a un paciente para el adelanto de la investigación excepto cuando se anticipa que no causará daños permanentes ni disminuirá el período de supervivencia.

Para asegurar que un voluntario tenga igual oportunidad de estar en cualquiera de los dos grupos, los voluntarios son asignados al azar, por computadora, a un grupo o a otro. Cuando los voluntarios no saben a qué grupo pertenecen, el experimento se llama estudio sencillo ciego. En un estudio doblemente ciego, ni el voluntario ni el proveedor de servicios de salud que lo atiende sabe a qué grupo fue asignado el voluntario.

A las personas que participan voluntariamente en los experimentos clínicos se les ofrece revisión continua y gratuita de su salud sin impartar a cuál de los dos grupos pertenecen. Por supuesto, el paciente no tiene ningún control sobre el grupo en el que se le coloca, y aunque muchas personas prefieren estar en el grupo de intervención porque incluye el tratamiento nuevo, hay casos en que el grupo de control tiene mejores resultados.

La mayoría de los experimentos clínicos requieren los siguientes pasos para asegurar que los voluntarios tengan máxima protección:

- Pruebas no humanas. Las pruebas en los seres humanos se hacen sólo después de que haya habido pruebas extensas en el laboratorio y con animales.
- Revisión de otros proveedores. Cada institución que recibe fondos públicos tiene una Junta Institucional de Revisión, la cual debe asegurar que se consideren la seguridad del paciente y las cuestiones éticas. Si hay preguntas sobre la seguridad o la ética, la Junta Institucional de Revisión puede prohibir la experimentación.
- Auditorías continuas. En el transcurso del experimento hay una serie de revisiones y controles que aseguran que se siga el protocolo.

- Proceso de consentimiento informado. Antes de servir como voluntarios, a los candidatos se les da toda la información posible sobre los riesgos, beneficios y procedimientos del experimento clínico. Después de haber sido informados, se les pedirá que firmen un documento que haga constar que están informados y que dan su consentimiento para participar en el experimento.
- Revisión continua. Se controla continuamente el estado de salud de los voluntarios.
- Opción de retiro. Un voluntario podrá retirarse del experimento clínico cuando lo desee.

Las latinas que participen en un experimento clínico no sólo recibirán el tratamiento más moderno y serán revisadas a costo mínimo o sin costo, sino que además ayudarán el avance de los conocimientos científicos sobre

---

Advertencia: El consentimiento informado a veces no ocurre

Antes de estar de acuerdo con ser parte de un experimento clínico te pedirán que firmes un documento que dice que fuiste informada y que comprendes los riesgos de ser parte de un experimento clínico.

Uno de los problemas principales con el consentimiento informado es que con frecuencia el voluntario firma el documento sin darse cuenta realmente y sin estar informado de todos los riesgos. Un factor contribuyente es que en un esfuerzo por proveer todos los detalles del programa de investigación, las descripciones son a veces tan técnicas que es difícil entender lo que en realidad acordaste.

Si no entiendes el experimento clínico o te sientes forzada a participar, no debes firmar el documento ni participar en el experimento clínico.

los efectos de la medicina o el tratamiento en las latinas. Esto es muy importante porque aunque mucho del trabajo clínico con los medicamentos se puede aplicar a las latinas, la mayoría de experimentos clínicos no se han realizado con latinas y frecuentemente han excluido específicamente a las mujeres en edad de tener hijos.

En cada fase de los experimentos clínicos la Administración de Alimentación y Fármacos trabaja junto con el fabricante de los medicamentos para asegurar que se reúna la información más importante. Una vez que las tres fases se han terminado, se somete toda la información a una revisión formal de la Administración. Si la Administración o el fabricante no están seguros de algunos de los resultados, pudiera ser necesario hacer más pruebas. Al contestar todas las respuestas, la Administración de Alimentos y Fármacos decide si aprobará la droga.

Consejos

Si un medicamento no es aprobado en los Estados Unidos . . .

Algunas veces un medicamento o medicina está disponible en otros países antes que en los Estados Unidos porque otros países pueden permitir que una compañía venda un medicamento después de los experimentos clínicos de la Fase II. Los países que hacen esto luego revisan a los pacientes para ver si el medicamento ha producido efectos adversos y retiran el medicamento del mercado si se registran efectos negativos.

El proceso de la Administración de Alimentos y Fármacos puede demorar más, pero es considerado como el sistema modelo para aprobación de medicamentos en el mundo entero. La Administración avisa a los consumidores que compren medicamentos que han sido aprobados por ella ya que son estos medicamentos los que han sido revisados completamente y los que se consideran seguros y efectivos y se producen en establecimientos limpios capaces de producir un producto reglamentado y de calidad uniforme.

Piensa en esto antes de tomar un medicamento que no tiene la aprobación de la Administración de Alimentos y Fármacos.

Marca reconocida (pionera) o genérica

Era difícil para Mara comprar sus medicinas. Tomaba cinco tipos diferentes cada día y el Medicare no las cubría. En su última visita al farmacéutico, le sorprendió lo arrogante que él se portó. ¡Había tratado de darle un medicamento genérico!

Ella había visto las píldoras y dijo: "Éstas no son las mismas que me dan." El farmacéutico le contestó: "Sí, éstas son un poco más baratas porque son genéricas." "No quiero el medicamento genérico, quiero el de marca reconocida"— Mara le exigió. El farmacéutico la miró exasperado y le dijo: "Una medicina genérica y una de marca reconocida son básicamente la misma cosa. La única diferencia es que la genérica es más barata."

Para entonces Mara estaba harta y lo miró con ese enojo controlado que la distinguía tan bien y le dijo: "Señor, tomo la medicina de marca porque me da resultados. La otra no. ¿No cree usted que yo preferiría tomar la más barata? Pero a mí no me da resultados. ¡A mí no me importa si es genérica o de marca reconocida, pero a mi cuerpo sí!"

Para animar a los fabricantes a comprometerse en la década de investigación que se requiere para producir una nueva medicina (también se le llama pionera) para el mercado, se da al fabricante una patente por hasta veinte años para que sea el único en elaborar el producto. Al ser el único fabricante de la medicina, una compañía por lo general pone el precio que le ayude a recuperar lo que

Institutos Nacionales de la Salud (NIH) Experimentos (Pruebas) Clínicos

800-411-1222

Desde 1997, los Institutos Nacionales de la Salud (NIH) cuentan con alrededor de mil protocolos activos de investigación clínica. Se admiten pacientes al Centro Clínico de NIH únicamente si son referidos por un proveedor de servicios de salud o por un dentista. Si un proveedor de servicios de salud piensa que un paciente reúne las condiciones para un estudio de NIH, puede presentar el diagnóstico y la historia clínica del paciente a:

Patient Referral Service
Clinical Center
Building 10, Room 1C255
10 Center Dr., MSC 1170
Bethesda, MD 20892-1170
(800) 411-1222 ó (301) 496-4891 (Hay especialistas bilingües.)

Si un paciente es aceptado para un estudio, el Centro Clínico se comunicará con su proveedor de servicios de salud y con frecuencia con el paciente mismo para acordar cuándo el paciente irá al hospital. A los pacientes que son aceptados no se les cobra por los cuidados que reciban en el Centro Clínico, pero tal vez deban hacerse responsables de los gastos de transportación. Los estudios clínicos incluyen áreas de investigación como la vejez, el abuso del alcohol y el alcoholismo, las alergias, la artritis musculoesqueletal y las enfermedades de la piel, el cáncer, la salud infantil, el dolor crónico, la sordera y otros trastornos de la comunicación, los problemas dentales y orofaciales, la diabetes, las enfermedades digestivas y renales, los problemas de la vista, las enfermedades del corazón, del pulmón y de la sangre, las enfermedades infecciosas, la genética médica, la salud mental, los problemas neurológicos y la embolia.

invirtió en la investigación, además de continuar apoyando nueva investigación y obtener ganancias.

Una vez que ese tiempo expira, es que se permite que otros fabricantes produzcan la medicina usando los mismos compuestos. Estos compuestos similares se llaman genéricos. Los principales seguros de salud animan a sus miembros a usar medicamentos genéricos porque son más baratos. Como el 50% de los medicamentos genéricos son producidos por los principales fabricantes de fármacos, se supone que todos los ingredientes son iguales excepto que no llevan la etiqueta o el envoltorio de lujo. Todas sabemos del efecto que tiene el nombre de una marca sobre el consumidor. Por ejemplo hay un sinnúmero de fabricantes de pantalones de mezclilla y hay mucha razón para creer que la única diferencia entre las marcas caras y las marcas más baratas es la etiqueta.

Sin embargo, sabemos que no todos los pantalones de mezclilla son iguales. Y a veces los más baratos se ven igual y pueden ser de 100% de algodón pero no duran tanto ni mantienen la forma tan bien como los otros. Por el mismo motivo, ciertas marcas baratas son más duraderas que las marcas más caras.

Consejos

¿Qué significa que una marca reconocida sea bioequivalente a una medicina genérica?

Bioequivalencia significa que dos medicamentos están dentro del mismo campo de actividad. El campo de actividad bioequivalente es del 80% al 125% de los parámetros farmaquinéticos según los niveles de concentración de la medicina en muestras de sangre.

Cada una de nosotras tiene que buscar el pantalón que se ajuste mejor a nuestro cuerpo, forma y bolsillo. De manera parecida, cuando se trata de las medicinas que tomamos, debemos encontrar la medicina que funcione mejor para nosotras y no decidir basándonos sólo en la etiqueta, por ejemplo, de marca reconocida o genérica.

De acuerdo con la Administración de Alimentos y Fármacos, una medicina genérica es "una versión de un medicamento equivalente al medicamento pionero o de marca reconocida y que no llega al mercado, hasta que la patente exclusiva del medicamento pionero ha expirado". Una medicina genérica debe contener los mismos ingredientes activos que la medicina pionera; debe ser idéntica en poder y dosis y en la manera de tomarse; debe tener las mismas indicaciones, recomendaciones de dosis y otras instrucciones en la etiqueta; debe ser bioequivalente; debe reunir los mismos requisitos de grupo a grupo en cuanto a identidad, fuerza, pureza y calidad; y debe ser fabricada bajo los mismos criterios estrictos de los productos de los medicamentos pioneros.

Eso parece bastante directo y sin embargo no lo es: ser equivalente no significa ser lo mismo y la bioequivalencia no significa que dos substancias son iguales. De hecho, la bioequivalencia ha sido definida por la Administración de Alimentos y Fármacos como una droga genérica que contiene del 80% al 125% de los resultados biológicos del medicamento pionero basado en los niveles de concentración del medicamento en muestras de sangre. Como resultado, dependerá de ti y de tu proveedor de servicios de salud decidir si es más conveniente que tomes la medicina pionera o la genérica. Desgraciadamente, los planes de salud con frecuencia limitan la capacidad del proveedor de servicios de salud para prescribir el medicamento que prefiere.

Desafortunadamente, los planes de salud con frecuencia limitan la capacidad de los proveedores de servicios de salud para recetar el medicamento que ellos creen es el más efectivo.

Dadas las diferencias potenciales, asegúrate siempre de preguntarle a tu proveedor de servicios de salud si te está recetando una medicina genérica o una reconocida y por qué decidió recetarte esa medicina en particular.

Medicamentos que se compran sin receta médica

Cuando el farmacéutico me da esa hoja larga computarizada sobre las medicinas, no sé para qué se molestan en dármela. Esas cosas están muy largas y muy técnicas. Sólo me hacen sentir que no debo tomar los medicamentos. Y luego la información que viene en las tablas está en letra tan pequeña y te dice muchas cosas que nunca usarás. Yo la tiro.

De cualquier forma, la etiqueta del medicamento recetado te dice todo lo que necesitas saber: cuándo tomarlo y en qué cantidad.

Hay leyes en los Estados Unidos que señalan el tipo de medicinas que el consumidor podrá comprar sin receta de un proveedor de servicios de salud. Estas medicinas que se consiguen sin receta generalmente tienen un bajo nivel de toxicidad, su potencial para causar daño es bajo, no forman hábitos y las condiciones para su uso se entienden fácilmente.

Desde 1980 hubo ochenta y cinco drogas que pasaron de ser medicamentos recetados a medicamentos que se consiguen sin receta. Debido al énfasis en valernos por nosotras mismas, quizá habrá más y más medicamentos que hoy requieren de prescripción que se podrán conseguir sin receta en el futuro.

Tomar medicamentos que no necesitan receta nos obliga a conocer nuestro diagnóstico. En muchos casos, aunque la medicina se pueda conseguir sin receta, es recomendable consultar al proveedor de servicios de salud antes de usarla para tratar lo que te aqueja. Existe la preocupación de que un medicamento sin receta pudiera ocultar los síntomas

---

Consejos
Cosas que puedes preguntarle a tu proveedor de servicios de salud

1. ¿Cómo se llama esta medicina y en qué dosis la debo tomar?
2. ¿Qué debe hacer esta medicina?
3. ¿Cuándo debo tomarla?
4. ¿Cómo debo tomar esta medicina? ¿La puedo tomar con comida, con alcohol o con otras medicinas que compre sin receta?
5. ¿Debo estar alerta a ciertos efectos secundarios?
6. ¿Hay ciertas condiciones que debo tomar en cuenta al guardar las medicinas?

---

y hacernos sentir confortables sin saber que existe otra condición subyacente. El mejor modo de proceder es seguir las instrucciones de la etiqueta y comunicarte con tu proveedor de servicios de salud si los síntomas persisten o empeoran, especialmente si nunca has tenido esos síntomas anteriormente.

Ser un paciente informado
Preguntas para hacerle a tu proveedor de servicios de salud

1: ¿Cómo se llama la medicina que tomo y en qué dosis la debo tomar? Puede ser difícil escuchar atentamente a nuestro proveedor de servicios de salud cuando nos receta una medicina. Con frecuencia nuestras mentes están concentradas en nuestro padecimiento y en los ajustes que haremos en nuestras vidas para mejorar. Sin embargo, siempre necesitamos saber el nombre y la dosis de la medicina que estamos tomando.

Tú debes tener confianza en preguntarle a tu proveedor de servicios de salud cómo se escribe el nombre del medicamento, especialmente si no puedes leer el nombre en la receta escrita a mano por él. Si estás en tratamiento para varias condiciones es mejor apuntar todas las medicinas (de prescripción, sin receta, tés, etc.) y los remedios que tomas y dar la lista a tu proveedor de servicios de salud. Esto es importante porque algunas medicinas interactúan con otras y cancelan los efectos positivos de los medicamentos nuevos o crean problemas adicionales.

2: ¿Qué debe hacer esta medicina? Asegúrate de averiguar qué deben hacer las medicinas, cuánto tiempo tiene que pasar antes de que te sientas mejor y cuánto tiempo pasará hasta lograr el efecto deseado. Aunque tu proveedor de servicios de salud no te puede garantizar que te sentirás mejor en cierta cantidad de días, es bueno tener una idea de cómo debe progresar el tratamiento. En la mayoría de los casos el efecto no es tan inmediato como nos gustaría.

3: ¿Cuándo debo tomar la medicina? ¿Cuántas veces hemos oído al proveedor de servicios de salud decirnos que lo único que debemos hacer es tomarnos la medicina cuatro veces al día y simplemente le decimos que 'está bien'? La realidad es que algunas medicinas hay que tomarlas cuatro veces al día en horas en que está uno despierto mientras que otras hay que tomarlas cuatro veces en un ciclo de veinticuatro horas.

Muchas latinas que han sido hospitalizadas han comentado que no les gustaba cuando las enfermeras las despertaban a media noche, o por lo menos así parecía, para que se tomaran una píldora. Sin embargo, esto es necesario con algunas medicinas. Consulta con tu proveedor de servicios de salud para averiguar el tiempo entre cada dosis y si es necesario que pongas el despertador para tomar alguna dosis a medianoche.

4: ¿Cómo debo tomarme esta medicina? ¿Me la puedo tomar con comida, con alcohol o con otras medicinas que compre sin receta? Muchas de nosotras nos hemos acostumbrado a las etiquetas con recomendaciones que vienen por fuera de los frascos o cajas de medicamento que dependemos solamente de ellas para guiarnos. Esto no es suficiente. Es mejor hablar con nuestro proveedor de servicios de salud, y de ser posible con el farmacéutico, sobre los medicamentos que estamos tomando. Asegúrate de preguntar sobre los otros medicamentos que has obtenido sin receta o los remedios que estás tomando, ya que pudieran afectar el medicamento.

5: ¿Debo estar alerta a ciertos efectos secundarios? Hubo un tiempo en que los

> ### Consejos
> Anima a tu proveedor de servicios de salud a que llame al (800) FDA-1088 para avisarle a la Administración de Alimentos y Fármacos, sobre cualquier efecto adverso que tengas.

proveedores de servicios de salud se resistían a discutir los efectos secundarios, porque se creía que tal información predispondría a los pacientes a exhibir los síntomas. Según esta perspectiva, a la paciente no se le consideraba como socia en el cuidado de su salud, sino como alguien a quien había que proteger. Actualmente la mayoría de los proveedores de servicios de salud te alertarán sobre cualquier efecto secundario para que estés preparada si se presentan. Algunos farmacéuticos también te dan esta información.

6: ¿Hay ciertas consideraciones especiales que debo tomar en cuenta al guardar las medicinas? Algunos medicamentos necesitan guardarse de un modo especial para mantener su calidad y efecto. Quizá necesites refrigerar o guardar las medicinas lejos de la luz.

Cómo leer tu prescripción o receta

¿Cuántas veces has recibido una prescripción (receta) y te has preguntado qué significan todas esas letras y garabatos? Hasta cuando puedes identificar las letras y los números, siguen siendo ininteligibles. Por algún motivo suponemos que el farmacéutico podrá leer la receta y que encontrará lo que la receta pide entre las muchas medicinas que tiene al alcance de la mano. Sin embargo, ser socia en

RECETAS: ACLARANDO LA CONFUSIÓN

Script	Latín	abreviatura	en español
ac	ante cibum	ac	antes de comer
bid	bis in die	bid	dos veces al día
c		c	con
caps		caps	cápsula
disp #60		disp #60	súrtase 60 píldoras
disp #30		disp #30	súrtase 30 píldoras
gt	gutta	gt	gota
hs	hora somni	hs	al acostarse
pc	post cibum	pc	después de comer
po	per os	po	por vía oral
prn	pro re nata	prn	según sea necesario
q4h	quaque 4 hora	q4h	cada 4 horas
q6h	quaque 6 hora	q6h	cada 6 horas
qd	quaque die	qd	cada día
qid	quater in die	qid	cuatro veces al día
Rx		Rx	toma
Sig:		Sig:	instrucciones para el paciente
tab		tab	pastilla o tableta
tid	ter in die	tid	tres veces al día
top		top	de uso externo, en el sitio afectado

cuidado de tu salud exige que sepas lo que dice la receta. Así que si tu receta dice:

Sig: Tab qid pc & hs

Tu proveedor de servicios de salud te puede decir que significa: "Instrucciones para el paciente: Tomar una pastilla o píldora cuatro veces al día después de las comidas y a la hora de acostarse".

MITOS Y HECHOS

Mito: Los productos naturales son más saludables para ti.

Hecho: Algunos productos naturales son más saludables para ti; hay que tener precaución con otros que no se han sometido a prueba y que no han sido aprobados por la Administración de Alimentos y Fármacos.

Mito: Si tomo más vitaminas, me sentiré mejor.

Hecho: Tomar una vitamina en exceso (tomar una megadosis) puede causar serias consecuencias negativas a tu salud (véase el Capítulo 19).

Mito: Las vitaminas y los suplementos están regulados igual que cualquier otra medicina.

Hecho: Las vitaminas y los suplementos no tienen que someterse a experimentos clínicos para comprobar su efectividad.

Remedios caseros

Yo no tenía una buena relación con mi madre, pero, cuando estaba enferma ella me cuidaba muy bien y siempre llamaba al proveedor de servicios de salud inmediatamente. Quizá ésa sea la razón por la cual me enfermaba a cada rato, porque me gustaba que viniera el proveedor a verme a casa.

E incluso cuando era niña, me gustaba escuchar al proveedor de servicios de salud cuando expli-

Anatomía de una receta

Los estados pueden variar en lo que requieren en una receta. Este ejemplo de una receta fue diseñado para mostrar el mayor tipo de información posilbe. Los términos latinos aparecen unicamente en las instrucciones para el paciente y se prefiere no usar términos ambiguos.

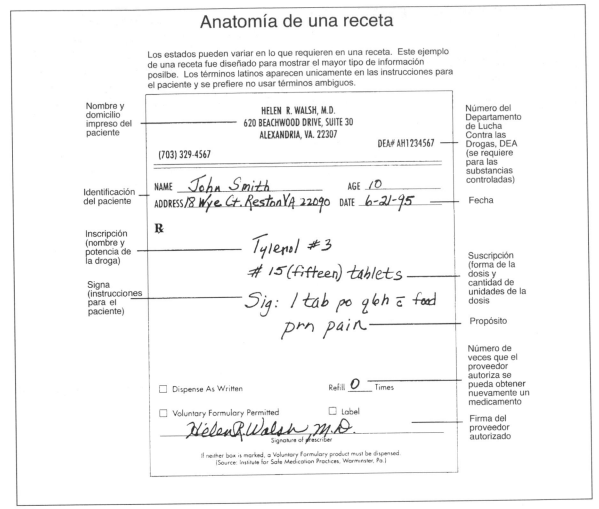

Nombre y domicilio impreso del paciente

Identificación del paciente

Inscripción (nombre y potencia de la droga)

Signa (instrucciones para el paciente)

HELEN R. WALSH, M.D.
620 BEACHWOOD DRIVE, SUITE 30
ALEXANDRIA, VA. 22307

DEA# AH1234567

(703) 329-4567

NAME _John Smith_   AGE _10_
ADDRESS _18 Wye Ct. Reston VA 22090_   DATE _6-21-95_

℞

Tylenol #3
15 (fifteen) tablets
Sig: 1 tab po q6h c̄ food
prn pain

☐ Dispense As Written   Refill _0_ Times

☐ Voluntary Formulary Permitted   ☐ Label

Helen R. Walsh, M.D.
Signature of prescriber

If neither box is marked, a Voluntary Formulary product must be dispensed.
(Source: Institute for Safe Medication Practices, Warminster, Pa.)

Número del Departamento de Lucha Contra las Drogas, DEA (se requiere para las substancias controladas)

Fecha

Suscripción (forma de la dosis y cantidad de unidades de la dosis)

Propósito

Número de veces que el proveedor autoriza se pueda obtener nuevamente un medicamento

Firma del proveedor autorizado

---

caba lo que iba a hacer para que me sintiera mejor. Todavía puedo sentir el perfume de los tés que mi madre me daba con mis pastillas y píldoras, las sobaditas o masajitos de la señora que me ponía las inyecciones, mientras esterilizaba las jeringas y agujas en agua hirviendo. Ella me hacía creer que me iba a poner una inyección sin la aguja. ¡Era mágico! Todavía me llega el aroma de las cataplasmas con alcanfor y no sé que más, que olía tan bien y me alivió tanto cuando tuve paperas. . . ¡Ojalá supiera lo que era! Todos esos cuidados y atenciones especiales me hacían sentirme mucho mejor.

ANA, 59

Cada latina tiene sus recuerdos muy especiales de medicinas, tratamientos y preparados que tomábamos o comíamos para sentirnos mejor. Para muchas de nosotras, estos remedios eran algo que usábamos, pero nunca lo comentábamos con nadie más. Pensábamos que nadie nos entendería.

Actualmente, con el interés creciente en lo que se llama tratamientos alternativos, algunos de nuestros remedios se están presentando con palabras y sabiduría que son más aceptables para las culturas dominantes y la medicina convencional. Las sobaditas o masajes en los puntos de presión para aliviar enfer-

Consejos

¿Qué es el fraude en lo que respecta a la salud?

La mayoría de los casos de fraude en el área de la salud son intentos por forzar a los consumidores a gastar dinero en productos para los cuales no existe evidencia clínica ni científica que respalde lo que esos productos prometen. Si la promesa suena demasiado buena, quiere decir que, por lo general, lo que se promete no es cierto. Si tienes preocupación sobre algún producto, comunícate dentro de tu zona con los Coordinadores de la Lucha Contra el Fraude en el área de la Salud (Health Fraud Coordinators) de la lista que viene en la sección de recursos.

medades ahora se discuten en términos de acupresión y de reflexología.

Algunas de las hierbas que usábamos para hacernos tés ahora se investigan por sus propiedades medicinales. Las medicinas naturales que siempre hemos apreciado y que con frecuencia eran el remedio principal que teníamos a nuestra disposición ahora se usan más ampliamente.

Hay que tener en cuenta que muchas de las medicinas y tratamientos caseros funcionan por razones que no son fáciles de identificar porque durante mucho tiempo no se les tomó seriamente en la literatura científica. Pero a medida que se deriven más medicamentos a base de productos naturales (la dedalera, el ñame mexicano) habrá más estudios para comprender la bioquímica de estas substancias al nivel molecular.

Mientras tanto no tiene sentido gastar el dinero en medicinas cuya efectividad sólo se demuestra en testimonios personales. Aunque cierta medicina pudo haber tenido buenos efectos en las personas que dicen que se curaron, es incierto y dudoso que esto pudiera ocurrir para otras personas. La mayoría de los fabricantes de medicamentos que tienen información legítima sobre la efectividad de su producto para todas las personas estarán dispuestos a realizar experimentos clínicos para demostrar que su producto es seguro y efectivo. Si alguien vende una curación o remedio especial sin haber estudiado su efectividad, entonces quizá habría que considerar si queremos o no comprarlo.

Resumen

Ser una consumidora efectiva de los medicamentos disponibles significa que comprendes lo que tomas, participas en diálogos con tu proveedor de servicios de salud y con el farmacéutico y que usas los remedios caseros apropiadamente.

Las medicinas (las que se compran sin receta y las recetadas) pasan por un proceso largo y costoso para llegar desde el laboratorio hasta el armario de medicinas en tu casa. El proceso desafortunadamente no ha incluido a las latinas y por lo mismo, lo que sabemos sobre los efectos de las drogas en las latinas es relativamente nuevo. Sí sabemos que las latinas metabolizan algunas drogas de modo diferente al de otras personas.

Hay muchas formas para hacer sanar nuestros cuerpos. Las medicinas que estén de acuerdo con nuestra mente y nuestro espíritu siempre serán las mejores.

RECURSOS

Organizaciones
American Medical Association
515 North State Street
Chicago, IL 60610
(312) 464-5374
www.ama-assn.org

Food and Drug Administration
Office of Consumer Affairs
Parklawn Building, Room 16-85
5600 Fishers Lane
Rockville, MD 20857
(301) 843-5006 ó (888) 463-6332
www.fda.gov/oca

FDA/NIH Council
426 C Street NE
Washington, DC 20002
(202) 544-1880

Institute for Safe Medication Practices
1800 Byberry Rd.
Huntingdon Valley, PA 19066
(215) 942-7797
www.ismp.org

National Consumers League
1701 K Street, NW, Ste. 1201
Washington, DC 20006
(202) 835-3323
www.natlconsumersleague.org

National Council on Patient Information
    & Education
4915 St. Elmo Ave., Ste. 500
Bethesda, MD
(301) 656-8565
www.talkaboutRX.org

Libros

Mastroianni, Anna C., Ruth Faden, and Daniel Federman, eds. *Women and Health Research: Ethical and Legal Issues of Including Women in Clinical Studies*, vol. 1, Washington, DC: Institute of Medicine, National Academy Press, 1994.

The PDR Family Guide to Women's Health and Prescription Drugs. Montvale, NJ: Medical Economics, 1994.

The PDR Family Guide to Prescription Drugs. Montvale, NJ: Medical Economics, 1999.

Publicaciones y panfletos

"FDA Tips for Taking Medicines." #98-3221; (888) 463-6332. Food and Drug Administration, HFD-8, Rockville, MD 20857: June 1995. Llama a la oficina local del FDA más cercana a ti o comunícate al (301) 295-8012 para obtenerlo. Otros títulos incluyen:
    "Fraudulent Health Claims: Don't be Fooled." (Internet Only)
    "Use Medicine Safely," 1992. Pamphlet No. FDA 93-3201.

"The Miracle and Promise of Vaccines." The FDA Council, 426 C Street NE, Washington, DC 20002. Comunícate al (202) 544-1880 para pedir un folleto. Otros títulos incluyen: "The Immune System: The Body's Symphony Conductor" and "Infectious Diseases: What Will Tomorrow Be Like Without Penicillin?"

"Taking Part in Clinical Trials." Un folleto para pacientes con cáncer. National Cancer Institute, Bethesda, MD 20892. Llama al (800) 422-6237 or (301) 496-6667 para obtener este folleto (también está disponible en español). www.cissure.nci.nih.gov/ncipihs

"Food and Drug Interactions." National Consumers League, 1701 K Street NW, Suite 1200, Washington, DC, 20006. Llama al (202) 835-3323 para obtenerlo ($2.00 para no miembros del NCL). www.nclnet.org.

FDA 800 NUMBERS
DISTRICT HEALTH FRAUD COORDINATORS
Región del Noreste
Distrito de New England
Joseph Raulinaitis
Food and Drug Administration
44 Front Street, Suite 380
Worcester, MA 01608
(508) 793-0422

FAX: (508) 793-0456
E-Mail: *jraulina@ora.fda.gov*

Distrito de Nueva York (parte sur del estado)
Lisa Utz
Food and Drug Administration
850 Third Avenue
Brooklyn, NY 11232
(716) 551-4461 ext. 3165
FAX: (716) 551-4499
E-Mail: *lutz@ora.fda.gov*

Distrito de Nueva York (parte norte del estado)
Joan B. Trankle
Food and Drug Administration
300 Pear St., Ste. 100
Buffalo, NY 14202
(716) 551-4461 ext. 3171
FAX: (716) 551-4499
E-Mail: *jtrankle@ora.fda.gov*

Región Central
Distrito de Cincinnati
Lawrence E. Boyd
Food and Drug Administration
6751 Steger Drive
Cincinnati, OH 45237-3097
(513) 679-2700 ext. 167
FAX: (513) 679-2773
E-Mail: *lboyd@ora.fda.gov*

Distrito de Baltimore
Karen S. Anthony
Food and Drug Administration
10710 Midlothian Turnpike, Ste. 424
Richmond, VA 23235
(804) 379-1627
FAX: (804) 379-2968
E-Mail: *kanthony@ora.fda.gov*

Distrito de Chicago
Kathleen Haas
Food and Drug Administration
300 S. Riverside Plaza, Ste. 550
South Chicago, IL 60606
(312) 353-7840
FAX: (312) 353-0947

E-Mail: *khaas@ora.fda.gov*
Distrito de Detroit
Evelyn DeNike
Food and Drug Administration
1560 East Jefferson Avenue
Detroit, MI 48207
(313) 226-6158
FAX: (313) 226-3076
E-Mail: *edenike@ora.fda.gov*

Distrito de Philadelphia
Anitra Brown-Reed
Food and Drug Administration
U.S. Customhouse, Room 900
Second and Chestnut Streets
Philadelphia, PA 19106
(215) 597-4390 ext. 4548
FAX: (215) 597-0875
E-Mail: *abrown-r@ora.fda.gov*

Distrito de New Jersey
Mercedes Mota
Food and Drug Administration
10 Waterview Blvd., 3rd Floor
Parsippany, NJ 07054
(973) 526-6009
FAX: (973) 526-6069
E-Mail: *mmota@ora.fda.gov*

Distrito de Minneapolis
Frank Sedzielarz
Food and Drug Administration
240 Hennepin Avenue
Minneapolis, MN 55401
(612) 334-4100 ext. 193
FAX: (612) 334-4134
E-Mail: *fsedziel@ora.fda.gov*

Región del Sureste
Distrito de Atlanta
Myla Chapman
Food and Drug Administration
60 Eighth Street, NE
Atlanta, GA 30309
(404) 347-4001 ext. 5346
FAX: (404) 347-1913
E-Mail: *mchapman@ora.fda.gov*
Distrito de Florida

Martin Katz
Food and Drug Administration
555 Winderley Place, Ste. 200
Maitland, FL 32751
(407) 475-4729
FAX: (407) 475-4769
E-Mail: *mkatz@ora.fda.gov*

Distrito de San Juan
Nilda Villegas
Food and Drug Administration
#466 Fernandez Juncos Avenue
San Juan, PR 00901-3223
(787) 729-6852
FAX: (787) 729-6847
E-Mail: *nvillega@ora.fda.gov*

Distrito de Nashville
Sandra Baxter
Food and Drug Administration
297 Plus Park Blvd.
Nashville, TN 37217
(615) 781-5385 ext. 122
FAX: (615) 781-5383
E-Mail: *sbaxter@ora.fda.gov*

Lynne C. Isaacs
Food and Drug Administration
555 Winderley Place, Ste. 200
Maitland, FL 32751
(407) 475-4704
FAX: (407) 475-4768
E-Mail: *lisaacs@ora.fda.gov*

Distrito de Nueva Orleans
Marie Fink
Food and Drug Administration
4298 Elysian Fields Avenue
New Orleans, LA 70122
(504) 253-4542
FAX: (504) 253-4560
E-Mail: *mfink@ora.fda.gov*

Región del Suroeste
Distrito de Denver
Shelly Maifarth
Food and Drug Administration
Denver Federal Center
Building 20, Entrance W-10

Denver, CO 80225
(303) 236-3046
FAX: (303) 236-3551
E-Mail: *smaifart@ora.fda.gov*

Distrito de Dallas
Reynold Rodriguez
Food and Drug Administration
3310 Live Oak Stret, Room 514
Dallas, TX 75204
(214) 655-5317 ext. 514
FAX: (214) 655-5220 or (214) 655-5331
E-Mail: *rrodrigl@ora.fda.gov*

Distrito de Kansas City
Mary H. Woleske
Food and Drug Administration
Box 15905
Lenexa, KS 66285-5905
(913) 752-2423
FAX: (913) 752-2413
E-Mail: *mwoleske@ora.fda.gov*

Región del Pacífico
Distrito de Seattle
Connie Rezendes
Food and Drug Administration
P.O. Box 3012
22201 23rd Drive S.E.
Bothell, WA 98041-3012
(425) 402-3178
FAX: (425) 483-4996
E-Mail: *crezende@ora.fda.gov*

Mihaly Ligmond
Food and Drug Administration
22201 23rd Drive S.E.
Bothell, WA 98041-3012
(425) 483-4895
FAX: (425) 483-4996
E-Mail: *mligmond@ora.fda.gov*

Distrito de San Francisco
Jeff Watson
Food and Drug Administration
1431 Harbor Bay Parkway
Alameda, CA 94502-7070
(510) 337-6879
FAX: (510) 337-6702

E-Mail: *jwatson@ora.fda.gov*
Distrito de Los Angeles
John Nicholson
Food and Drug Administration
4615 East Elwood Street, Ste. 200
Phoenix, AZ 85040
(602) 829-7396 ext. 223
FAX: (602) 379-4646
E-Mail: *jnichols@ora.fda.gov*

23

Nuestras familias . . . el cuidado de nuestros padres

Una vez más, Mari se encontró atendiendo a su madre. Habían pasado por mucho durante los últimos años. No había sido fácil para ninguna de las dos ajustarse a la enfermedad de su madre.

Tenían que sobreponerse a mucho de su pasado para poder confiar la una en la otra . . . tanto sus esperanzas como sus desilusiones. Era difícil encontrar las palabras en inglés para describir la esencia de su relación o los cambios que habían ocurrido.

Y cuando Mari pensaba en "mamá" o "familia", las palabras "mother" y "family" no parecían indicar la profundidad del compromiso. Como latina, su relación con su madre y familia definía mucho de lo que ella era y mucho de lo que hacía. . .

Mari pensó en lo complejo que era ser latina. Sus amigas no latinas también tenían madre y familia, pero era diferente. La familia nuclear de los Estados Unidos. . . era una visión que había fracasado, por lo visto.

Mari sabía que su familia había perdurado porque era más que sólo una familia nuclear—la familia estaba formada por todas esas personas que estaban enparentadas por lazos de sangre o por las circunstancias de la vida. Los lazos que la unían con su madre y con cada miembro de su familia hacían que sus responsabilidades hacia ellos fueran más de lo que a veces podía afrontar. Y en momentos como éste, era ese sentido de responsabilidad lo que de alguna manera le permitía hacer lo que hacía.

Mari cerró los ojos con esas ideas en la mente, respiró profundamente para llegar hasta el fondo de su ser y para tomar fuerza interior, una vez más, de su espíritu latino.

A diferencia de otras mujeres, es más probable que las latinas tengan a uno de sus padres viviendo con ellas. A pesar de esto, conforme más se separan geográficamente las familias debido al trabajo, educación y otros requerimientos, el cuidar a uno de los padres en su casa o en la propia casa de uno está dejando de ser una opción para muchas familias hispanas. Aún cuando los padres viven de manera independiente, somos nosotras, por lo general, quienes hacemos los arreglos necesarios cuando ellos se enferman. Y aunque con frecuencia hagamos, sin detenernos ni quejarnos lo que tengamos que hacer, el cuidado de los padres viene acompañado de muchos asuntos complicados.

El cuidado de nuestro padre o nuestra madre ocurre con frecuencia en un momento en nuestras vidas cuando creemos que por fin hemos terminado de cuidar la familia que formamos. En lugar de encontrar el alivio que hemos anticipado, esto se convierte en un período en el que tenemos que empezar a cuidar a la familia que nos crió a nosotras. Algunas de nosotras descubrimos que justamente en el momento en que empezamos a formar nuestras propias vidas por separado de nuestros padres, la salud de los padres o de algún familiar se deteriora al punto que tenemos que tomar un papel más activo en sus vidas. Éstas son situaciones que ocurren como parte de la vida, y no importa lo bien que planifiquemos los otros aspectos de nuestras vidas, no podemos escoger cuándo queremos empezar a tomar responsabilidad en el cuidado de nuestros padres. Con frecuencia, estas situaciones empiezan a tener mayor prioridad que todos los otros planes que teníamos.

Mucho de lo que precedió este Capítulo fue sobre cómo cuidarnos. Las latinas, sin embargo, aceptamos que una parte importante de nuestras vidas incluye también el cuidado de los demás. Con el fin de cumplir con las demandas conflictivas de nuestras vidas y las de nuestros padres, debemos ser proactivas. Debemos saber cuáles son las opciones de vivienda que existen para ellos, pensar cómo estructurar los servicios de atención de salud que ellos necesitan y decidir cuál será el papel nuestro en cada uno de estos.

Dónde van a vivir

Cuando me llamó Dolores el otro día, se oía muy cansada. Su mamá necesitaba una cirugía otra vez. Yo sabía lo que eso realmente significaba.

Consejos
Pasos para planear dónde vivirán tus padres
1. Discute con tus padres quién se hará responsable de ellos.
2. Discútelo con la familia.
3. Discútelo con las otras personas que conviven contigo.
4. Haz ajustes para resolver las limitaciones físicas.
5. Revisa los documentos financieros y legales.

Quería decir que su mamá se quedaría en casa de Dolores hasta que se recuperara completamente.

Eso no era fácil para Dolores. Las pocas veces que las visité cuando su mamá estaba ahí, me sorprendí al ver lo exigente que ella era. La relación entre ellas no había sido de lo mejor, pero, ¿qué más podía hacer Dolores? Como amiga, yo sabía que Dolores no tenía otra alternativa.

Durante los meses siguientes, Dolores dejó su vida a un lado, reestructuró su hogar y organizó sus actividades con el propósito de ayudar a su madre a recuperarse. Miguel, el hermano mayor de Dolores, no puso nada de su parte durante este período. Siempre se las arreglaba para no hacer nada diciendo que no tenía tiempo.

Dolores nunca se quejó. Sabía que ésta era su responsabilidad con la misma certeza con la que sabía que era hija de su mamá.

El mejor momento para decidir dónde vivirán tus padres y hacer los arreglos necesarios es antes de que el cambio sea necesario. Aunque no nos guste admitirlo, llegará el momento cuando nuestro padre o nuestra madre o familiar de edad avanzada no podrán ya cuidarse por sí mismos. Hay que seguir algunos pasos para anticipar esta situación.

1: Discute con tu padre o tu madre quién se hará responsable de cada uno de ellos. Ésta será probablemente la discusión más difícil que tendrás con tu padre o tu madre, porque tal discusión es un reconocimiento de que la vida de todos está cambiando. Para el padre o la madre que ha sido independiente su vida entera, la discusión le pudiera parecer prematura. Y, sin embargo, al discutir estas cosas por adelantado, manteniéndose flexible, será más fácil tratar otros asuntos a medida que se presenten.

En la mayoría de las familias, hay una persona, casi siempre una hija, que inevitablemente terminará haciéndose cargo del padre o la madre. Tal vez algunos de los otros hijos quieran poner algo de su parte incluso cuando el padre o la madre no quiera que intervenga. Lo mejor sería que se diera a cada uno un papel con el que todos estuvieran de acuerdo.

Son varios los arreglos que se pueden considerar:

• Vivir solos con la ayuda de los demás. En esta situación el padre o la madre vive en su propia casa o apartamento. Se puede obtener asistencia diaria por medio de un servicio de comida a domicilio, la asociación de enfermeras, servicios domésticos para personas mayores o algunos otros arreglos. En este tipo de situación el padre o la madre puede seguir viviendo de manera independiente.

• Vivir contigo. Los padres viven contigo y tu familia. Generalmente se dedica al menos un cuarto para ellos. Si es posible, habrá que dedicar a los padres más espacio privado. También se puede convertir un garage o un espacio dentro de la casa en un cuarto para huéspedes o colocar un hogar "ECHO" (o sea, una casita prefabricada y portátil) en el patio de atrás o al lado de la casa.

• Vivir con otro miembro de la familia. Los padres viven en el hogar de otro miembro de la familia. A veces varios familiares de edad avanzada pertenecientes a una familia deciden vivir juntos y compartir los servicios asistenciales y otras responsabilidades hogareñas.

• El vivir con una persona que no es parte de la familia. Las personas de edad avanzada cada día más prefieren compartir un hogar a fin de ganar más relaciones sociales, ayudarse con sus quehaceres hogareños y estar más seguras. En algunos casos, las personas de edad avanzada compartirán un hogar con un conocido y a este fin hay grupos religiosos que auspician servicios para encontrar un compañero de cuarto o para compartir el hogar. Por supuesto, es importante saber con quien uno va a compartir un hogar antes de entrar en esa situación.

• Vivir en una instalación asistencial o local. En esta situación la vivienda puede ser desde un cuarto hasta un apartamento dentro de una instalación, la cual generalmente ofrece comidas o comedores, así como otros servicios para asistir a los residentes. Además, muchas instalaciones realizan también actividades recreativas. Los servicios varían desde vivir independientemente con solo un poco de asistencia para los quehaceres, hasta tener atención profesional 24 horas al día. Algunos lugares ofrecen la posibilidad de ir aumentando la ayuda mientras crezcan las necesidades. Por esta razón, es importante que el médico de cabecera haga parte de las decisiones de la atención que se elija, a fin de que los servicios vayan de acuerdo a las necesidades actuales y futuras. Además es importante saber que ni la mayoría de los seguros de salud ni el Medicare cubren esta opción y los gastos pueden ser entre $1,000–$3,000 al mes o más.

• Casas de convalescentes. Para aquellos que requieren servicios profesionales bastante especializados o de largo plazo, existe la posibilidad del hogar de convalescencia. Estos hogares al de convalescencia prestan servicios médicos y están al pendiente; servicios de cuidado personal tales como vestirse, arreglarse y peinarse; comidas y actividades recreativas. Esto cuesta en promedio $56,000 al año y fácilmente podría costar más. Medicare ofrece solamente cobertura a corto plazo y se necesita gastar todo su patrimonio hasta quedar en un nivel de pobreza para calificar para el Medicaid, el cual cubre la atención en los hogares de convalecencia para quienes califiquen médicamente.

2: Discute con la familia lo que quieren los padres. Tal vez nosotras creemos que nuestro apartamento o nuestra propia casa tengan el tamaño adecuado. Quizá ya estemos comenzando a pensar en el día en que los hijos se irán y tal vez ese espacio extra podamos transformarlo en una oficina o en un estudio. O puede ser que otro hijo esté esperando la oportunidad de no tener que compartir su cuarto. Y entonces un día tenemos que echar todo eso a un lado al darnos cuenta de que uno de nuestros padres o algún otro familiar tendrá que venir a vivir con nosotros.

Para la mayoría de nosotras, la posibilidad de que uno de nuestros padres o uno de los padres de nuestra pareja venga a vivir con nosotros crea algo de desorden. Si es alguien a quien siempre hemos apreciado y que siempre ha sido una parte positiva de la familia, los cambios que se tengan que hacer se harán con gusto. Pero, ¿qué pasa cuando el padre o la madre que está viniendo a vivir con nosotras no se llevaba bien ya sea contigo o tu pareja o con los otros miembros de la casa? ¿Qué hacer entonces?

La mejor solución será hablar con un proveedor de servicios de salud mental a fin de que tú, tu pareja y los otros miembros de la casa se preparen para esta difícil transición. No esperes resolver problemas de muchos años por ti. Al reconocer cómo piensa cada persona de la casa sobre los padres y al idear juntos un plan de transición, será más fácil para todos adaptarse al aumento de la familia. Desgraciadamente, a menudo limitamos estas discusiones a nosotras mismas cuando lo correcto sería compartirlas con el resto de la familia.

Si vivimos lejos de nuestros padres, podríamos tener que hacer arreglos para que se preste atención a nuestros padres en otra ciudad. En algunos casos nos parecerá necesario que ellos vengan a casa. Cualquiera sea la decisión que tomemos, lo mejor será tomarla con todos los miembros de la familia. De esa manera la persona responsable podrá definir mejor sus responsabilidades y las responsabilidades de otros miembros de la familia.

3: Discútelo con las otras personas que viven en la casa. Luego que la familia ha acordado cambiar la situación de vivienda de los padres, todos los familiares que vivan en la casa deberán prepararse para los cambios que ocurrirán. Esto nunca es fácil. El desafío es doble: (1) incorporar la nueva situación de los padres atendiéndolos sin entrometerse, y (2) asegurar que los miembros de la familia que no son los principales en dar atención sigan ayudando en su cuidado. Puntos importantes que deberán discutirse:

• Los quehaceres de la casa. Asegúrate de que cada persona entienda cuál será su responsabilidad con respecto al cuidado de la casa.

• La atención de los padres. Generalmente es más fácil fijar por adelantado una lista de las cosas que los padres necesitarán y determinar qué miembro de la familia será responsable de cada una de ellas. Las funciones y las expectativas de cada uno quedarán claras al lograrse el justo equilibrio de las responsabilidades (que

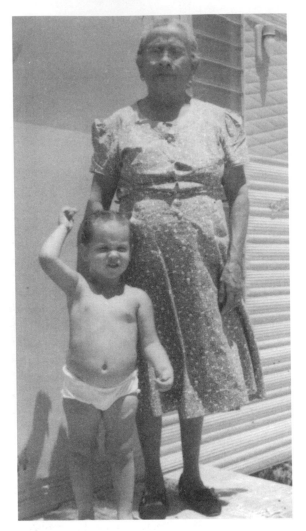

Los recuerdos de nuestras abuelas nos nutren durante toda la vida.

consistirán en cocinar comidas especiales, alimentar, bañar, manejar, leer, tomar nota de los medicamentos, etc.) entre los diferentes miembros de la casa.

• Días de fiesta y cumpleaños. Ahora que los padres quizá necesiten salirse de su casa, los demás miembros de la familia deben decidir dónde pasar los días de fiesta. Aunque el hogar paterno haya sido terreno neutral de las reuniones de la familia, una vez que los padres van a vivir al hogar de un miembro de la familia, se tendrán que tomar nuevas decisiones con respecto a las reuniones familiares.

• Cuidado para quien brinda cuidado. La persona principal que prestará atención enfrentará dificultades que aumentarán el estrés en su vida. Es importante que la familia planee para dar a esta persona tiempo libre, ya sea que tu padre o madre viva con esa persona o en una situación donde se le asiste. También es importante que esta persona tenga acceso a algún grupo de apoyo de personas que brindan atención. Se pueden encontrar esos grupos por medio de recursos como los que se ofrecen al final de este Capítulo.

4: Haz ajustes para resolver las limitaciones físicas.

Mirna recordaba cómo había sido su padre cuando era chica. Siempre fue muy trabajador. Siempre realizó cualquier trabajo con tal de asegurar que la familia tuviera comida, casa, ropa y educación. Él se enorgullecía de ser fuerte y de ser el proveedor de la familia. Bastaba una mirada para que este hombre se ganara respeto y amor.

Ahora, se pasaba las horas sentado mirando por la ventana. Mirna no sabía qué miraba o qué cosa esperaba. No era que le importara, porque de cualquier forma ella tenía que cuidarlo. Hasta lo tenía que bañar.

Mirna era la hija más joven y tuvo que hacerse cargo de él porque él ya no pudo hacerse cargo de sí mismo. No era fácil para él aceptar esto. Tampoco para Mirna era fácil aceptarlo, pero éstas eran las cosas que se tenían que hacer.

A veces, nuestros padres pueden estar muy bien físicamente a medida que envejecen y retener su agilidad mental y sus fuerzas físicas hasta el final. Sin embargo, otras veces, los padres pueden decaer físicamente y con el tiempo podrá ser difícil que hagan algunas o muchas de las actividades de las que antes disfrutaban.

Como hija vas a querer cuidarlos y protegerlos. Quizá una de las formas importantes para lograr esto es ayudándoles a arreglar su hogar de acuerdo a la realidad física de lo que pueden y no pueden hacer. Es beneficioso conseguir que el proveedor de servicios de salud realice un examen y evaluación formal del nivel de funcionamiento de la persona. Esto determinará cuánto tiempo pueden permanecer parados, cuántos pasos pueden dar antes de tener que descansar, o el grado al que pueden doblarse o estirarse. También sería buen momento para hacer una pequeña prueba mental para evaluar habilidades básicas de la memoria y detectar las primeras señales de pérdida de memoria, demencia o la enfermedad de Alzheimer.

En la mayoría de los casos, las personas mayores quieren mantener su independencia hasta cuando sea posible. Muchas de las cosas que sirven para hacer que una casa sea accesible para una persona incapacitada también servirán para ayudar a que las personas mayores tengan control sobre sus propias vidas. En la página siguiente listamos algunas cosas que pueden ser útiles:

5: Repasa todos los documentos financieros y legales importantes. Ésta es quizá una de las áreas más sensibles. Los padres, al igual que todos nosotros, por lo general son muy reservados con sus asuntos financieros. Algunos padres quieren "sorprender" a sus hijos con alguna póliza de seguro que han estado pagando en secreto. Otros padres se preocupan de pensar que sus hijos les quieran quitar el dinero. Independientemente de cómo piensen tus padres sobre esos asuntos, debes saber cómo hacerte cargo de los asuntos financieros de tus padres en caso de que ellos ya no puedan. Puedes hacer las siguientes cosas para facilitar este procedimiento a la vez que mantienes toda la honestidad y discreción posibles con respecto a las finanzas de tus padres.

• Organiza. Usa carpetas (*folders*) para encontrar los papeles fácilmente. Algunas categorías útiles incluyen: pagos residenciales (renta o alquiler/hipoteca, electricidad, gas, agua, teléfono), tarjetas de crédito, préstamos, seguro de salud, seguro de vida, otras propiedades o cosas de valor y documentos legales.

• Separa. Es mejor si tus padres separan y guardan sus propios papeles, aunque en algunas situaciones tú terminarás haciéndolo ya que ellos no lo van a poder hacer. Como adultos, todos tenemos el derecho de mantener algunas áreas de nuestras vidas en privado. Si tus padres pueden guardar los papeles o documentos que quieren mantener en privado, eso te permitirá obtener del resto la información que tú necesitas.

• Forma horarios. Haz una lista de pagos de cuentas rutinarias, incluye domicilios, números de cuentas, teléfonos y personas para contactar. Esto es importante sobre todo con respecto a las compañías de servicios y de seguros que rápidamente cancelan sus servicios si no reciben el pago. Incluye también dentro del plan los ingresos que se supone deben ser recibidos. Esto puede ser especialmente delicado si tu padre o tu madre ha prestado dinero, sin tu conocimiento, a otra persona.

• Firma. Decide quién firmará cheques y otros documentos en caso de que tu padre o tu madre ya no pueda hacerlo. Aunque es aconsejable tener una carta que otorgue poder, algunos padres deciden que es más fácil autorizar tu firma en su cuenta de cheques o ahorros.

• Planea tus finanzas a tiempo. Muchos hijos y sus padres tienen la impresión de que

Consejos

Para aumentar la estabilidad física

- Arregla los muebles para que haya objetos sobre los cuales se pueda sostener la persona mayor en caso de perder el equilibrio.
- Coloca barandillas en las paredes de corredores largos.
- Refuerza o quita las alfombras pequeñas para que no se resbalen.
- Quita muebles que obstruyen el el paso entre los cuartos.
- Pon tiras o pintura no resbaladiza en las aceras, porches y escalones.

Para facilitar las tareas diarias

- Compra algo que sirva para alcanzar las cosas que están muy altas o muy bajas.
- Trata de usar ollas que no pesen mucho para cocinar. Muchas de las ollas viejas de tus padres pueden ser muy pesadas para levantar, especialmente cuando están llenas de comida.
- Consigue abrelatas eléctricos en lugar de los manuales.
- Cambia botones y llaves de agua por palancas que se pueden empujar o halar.
- Asegúrate de que los relojes tengan números grandes.
- Cambia los botones pequeños de las lámparas por una cadenita o una cuerda para que sea más fácil encenderlas.
- Pon una extensión al asiento del baño para que esté más alto y tenga pasamanos.
- Consigue un asiento para la regadera para que sea más fácil bañarse.
- Asegúrate de que haya control remoto para las luces y aparatos eléctricos donde sea posible.
- Pon "barras" o "agarraderas" al área de la tina del baño.

Para la seguridad

- Revisa regularmente las baterías de los detectores de humo, sistemas de seguridad, radios y linternas de mano.
- Consigue un teléfono que marca los números importantes automáticamente y que tenga un botón para llamadas de emergencia.

los hogares de convalescencia y los servicios de cuidados a domicilio están cubiertos por el Medicare. Esto no es cierto. Ni Medicaid ni Medicare cubren servicios para asistir a aquellas personas que no pueden vivir independientemente. Medicare sólo ofrece atención profesional a corto plazo y por lo general se ofrece después de alguna hospitalización. Medicaid cubre la atención en el hogar de convalescencia, pero sólo después de gastar todo hasta que uno se quede al nivel de pobreza a fin de calificar para el programa.

Planes de salud

Jenny era la enfermera a cargo cuando mi mamá estuvo en cuidado intensivo. Mi mamá estaba en un cuarto sola y yo había pensado quedarme la noche durmiendo sentada en la silla junto a su cama. Cuando se terminaron las horas de visita por la tarde, Jenny, quien previamente había sido

Datos básicos: La demencia y la enfermedad de Alzheimer

La demencia ocurre cuando las capacidades intelectuales de una persona se deterioran al punto en que la persona ya no puede pensar ni funcionar. Sólo entre el 5% y el 10% de todas las personas mayores de sesenta y cinco años de edad sufren de demencia. Los síntomas de la demencia pueden deberse a una variedad de factores: enfermedad de Alzheimer (57%), problemas de los vasos sanguíneos en el cerebro (13%), depresión (4.5%), demencia alcohólica (4.2%), reacción a un medicamento (1.5%) y varias otras razones.

Aunque es la forma más común de demencia, se sabe muy poco sobre ella. Lo que sabemos es que:

- Las personas hispanas tienen más probabilidades de padecer la enfermedad de Alzheimer que las personas blancas no hispanas;
- En promedio, la persona afectada vive entre 8 y 10 años después de que comienza la enfermedad;
- Sólo se conocen dos factores de riesgo: antecedentes de demencia en la familia o que la persona tenga el síndrome de Down (mongolismo);
- Con frecuencia no se reconoce o no se diagnostica correctamente en sus primeras etapas.

La enfermedad de Alzheimer se diagnostica a base de una serie de exámenes sobre la condición mental y el funcionamiento de la persona y al eliminar otros factores causales.

del hospital y me pidió otra vez que me fuera. En ese momento, insistí en que no me iría.

La supervisora de enfermeras vino a preguntarme por qué no me iba. Repasé todos los motivos racionales: mi mamá no hablaba inglés muy bien y el hospital no tenía personal bilingüe; mi mamá se asustaría al no ver a la familia; yo les podría ayudar a las enfermeras ya que no tenían suficiente personal . . .

Me di cuenta de que todas estas razones verdaderas no me estaban ayudando. Así que, les recordé a las enfermeras que el Título IX de la Ley Contra la Discriminación en la Atención a la Salud,

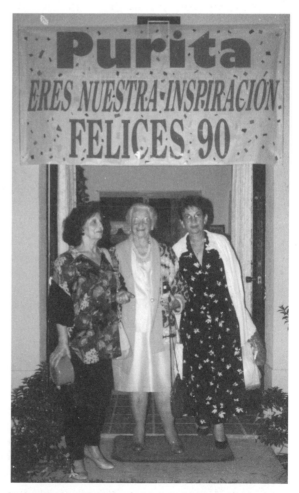

Hay muchas generaciones que necesitan nuestra atención especial.

muy amable, entró y ahora me dijo muy estrictamente que era hora de que me fuera. Le pregunté por qué. Me respondió que ése era el reglamento dice que, por ley, los hospitales deben siempre tener alguien que hable el idioma del paciente. Al oír esto, las enfermeras cambiaron de opinión y me dejaron que me quedara.

Debo confesar que inventé esas cosas que dije: no existe ni el Título IX ni la Ley Contra la Discriminación en la Atención de la Salud.

Muchas veces lo que sucede en un hospital se debe a la conveniencia de los proveedores de servicios de salud y no al bienestar del paciente. Por ejemplo, limitan la cantidad de personas que visita a un paciente porque el personal del hospital desea disminuir la cantidad de personas que les harán preguntas.

Debido a esto, es importante que establezcas exactamente cuál es el miembro o miembros de la familia que son responsables de dar a conocer las decisiones de tus padres. Con frecuencia los proveedores de servicios de salud protegen al paciente en formas que van más allá de lo que los padres quieren. El peor lugar para establecer tu papel en la toma de estas decisiones necesarias es durante una emergencia. Es importante que desde un principio establezcas una relación que incluye a tres personas: el o la paciente, el proveedor de servicios de salud y tú.

Algunos proveedores de servicios de salud prefieren no establecer esa relación. Los asuntos de confidencialidad y éticos, al igual que la naturaleza litigiosa de la sociedad hacen difícil establecer líneas de comunicación y de autoridad que tomen en cuenta de manera genuina, los intereses del paciente. Hay ciertas cosas que puedes hacer para facilitar este proceso.

Conoce a los proveedores de servicios de salud de tus padres

1: Haz una lista de los proveedores de servicios de salud. Aunque haya un proveedor de servicios de la salud que controla la situación, la mayoría de los pacientes mayores de edad avanzada están bajo la atención de

> ## Consejos
> ### Conoce a tus proveedores de servicios de salud
> 1. Haz una lista de los proveedores de servicios de salud.
> 2. Reúnete con el proveedor de servicios de salud junto con tus padres.
> 3. Consigue notificación formal.
> 4. Visita el hospital más cercano.
> 5. Manténte en comunicación continuamente.

varios especialistas. Debes saber quiénes son y cómo se comunican entre ellos.

2: Reúnete con el proveedor de servicios de salud junto con tus padres. Es muy importante que vayas con tu padre o madre a ver a su proveedor de servicios de salud antes de que la persona esté incapacitada. Este será el primer paso para incluirte en el proceso de decisiones en el cuidado de su salud.

Algunos proveedores de servicios de salud se resisten a incluir a otras personas en su relación directa con el paciente. Para sobreponerse a esta resistencia, es crucial establecer una relación positiva con el proveedor de servicios de salud. Ésta es la persona en quien tus padres confían y tú debes ser parte de esa relación de confianza.

Haberte reunido con el proveedor hará más fácil que puedas intervenir más tarde si tu padre o tu madre no está conforme con el tipo de cuidado que está recibiendo.

3: Notificación formal. Obtén y envía a cada proveedor una carta notarizada firmada por tu padre o tu madre para autorizar al proveedor de servicios de salud a compartir toda la información contigo. En algunos estados pudiera ser necesario obtener una "carta de poder legal para atención médica" en la cual tus padres te designan como la persona o el agente que tomará todas las decisiones relacionadas con la salud si ellos no las pueden hacer.

Siempre ten en cuenta que si no se designa a alguien de antemano, no estará claro quién podrá tomar las decisiones cuando llegue el momento.

Esto es especialmente cierto si tus padres se encuentran en las primeras etapas de demencia o la enfermedad de Alzheimer.

4: Visita el hospital más cercano. A menudo la primera vez que visitamos el hospital es en una emergencia. En sus esfuerzos por tener más en cuenta al consumidor, muchos hospitales conducen giras de sus instituciones. Tus padres y tu deben visitar el hospital local y familiarizarse con aspectos importantes antes de que tu padre o tu madre se enferme.

5: La comunicación continua. Con toda probabilidad, tu padre o tu madre visitará al proveedor de servicios de salud regularmente y tú no podrás estar allí todas las veces. Debes llamar al principal proveedor de servicios de salud por lo menos una vez cada tres meses para conservar el contacto. Mantener una comunicación positiva continua con los proveedores de servicios de salud demuestra que tú eres parte de las decisiones que se toman con respecto a la salud de tu padre o de tu madre.

Obtener atención apropiada

Las personas mayores de sesenta y cinco años están cubiertas por Medicare y por lo general por una variedad de planes de seguro que ellos han pagado. A veces, debido a que tienen buenos seguros, las personas mayores reciben demasiada atención. Otras personas mayores que no tienen seguros privados pueden en cambio no recibir la atención que necesitan.

> ## Consejos
> ### Cómo conseguir el tipo de atención por la que estás pagando
> 1. Revisa las pólizas de seguros de salud.
> 2. Revisa las condiciones de pago de los proveedores.
> 3. Revisa los pagos a Medicare.
> 4. Haz arreglos para servicios de salud en la casa.
> 5. Controla los servicios de salud en la casa.
> 6. Transfiere los bienes con tiempo.

Es necesaria una lucha continua para obtener el nivel de atención que la persona necesita.

1: Revisa las pólizas del seguro de salud. Estas pólizas tienden a ser complicadas para leer, así que toma tu tiempo y léelas lentamente. Muchas pólizas tienen un número telefónico de información para el consumidor que puedes utilizar si tienes preguntas. El mejor momento para preguntar sobre lo que cubre la póliza es antes de que necesites los servicios.

2: Revisa las condiciones de pago de los proveedores. Asegúrate de que tú y tu padre o tu madre entienden qué porción de la cuenta no será cubierta por el seguro o por Medicare. También averigua qué tipo de plan aceptará tu proveedor de servicios de salud en cuanto a pagos. Aunque algunos proveedores de servicios de salud estarán dispuestos a ofrecer planes extensos que no incluyen intereses, otros proveedores quizá no estarán en una posición para hacerlo.

3: Revisa los pagos a Medicare. Cuando recibes el balance de Medicare, revísalo detenidamente. Si no entiendes lo que dice (y a veces no lo entenderás), llama y pregunta lo que significa. El balance te dirá cuánto pagarán y cuánto tendrás que pagar tú. En algunos casos tu proveedor de servicios de la salud está de acuerdo en aceptar el pago de Medicare como el pago completo.

4: Haz arreglos para servicios de salud en la casa. No es de sorprenderse que a veces sea más deseable y menos caro para tus padres salir del hospital y obtener todo el cuidado que necesitan en su casa. Esta decisión debe tomarla tu padre o tu madre, junto con el proveedor de servicios de salud y las otras personas de tu casa. Asegúrate de que los servicios que son necesarios serán cubiertos por el seguro de salud, ya que algunos seguros sólo cubren el cuidado hospitalario y no el cuidado en casa.

5: Controla los servicios de salud en la casa. A veces es necesario controlar la calidad de cuidado que se ofrece por medio de los servicios de salud en la casa. La atención a los detalles a veces no es lo que uno desearía, sobre todo porque contratan a otras personas para hacer el trabajo. Recuerda que si bien Medicare o tu seguro de salud suplementario provee y cubre los servicios, eres tú quien paga por esos servicios. Debes esperar y recibir el tipo de servicio que necesitas.

Debes hacerle saber al proveedor de servicios domésticos de salud que siempre deben mandar a la misma persona a proveer los servicios en el hogar para que tú y tu pareja puedan desarrollar una relación de confianza con esa persona.

6: Transfiere tus bienes a tiempo. Si tus padres requieren los servicios de un hogar de convalescencia al igual que la mayoría de las familias, quizá sólo lo puedas costear con la ayuda de Medicaid. Los servicios en un hogar de convalescencia cuestan en promedio $56,000 por año y fácilmente pueden costar más. A fin de calificar para Medicaid, una persona tiene que haberse gastado todos sus bienes hasta haber quedado en el nivel de pobreza. El pasar los bienes a un hijo no proteje dichos bienes, ya que Medicaid en muchos estados investiga los últimos 5 años o más y tiene el derecho de reclamar esos bienes transferidos antes de admitir a una persona para Medicaid. Por eso, muchas veces es importante planear tus finanzas a tiempo y con la asesoría de un contador que se especializa en servicios para los de edad avanzada.

Las dificultades para financiar servicios de asistencia y de largo plazo para personas de edad avanzada deberían servir de lección para todo prestador de servicios para adultos. Es imperioso que los adultos al llegar a sus años cuarentas consigan seguro de atención a largo plazo, el cual ofrece cobertura para una amplia variedad de opciones de convalecencia en los años más avanzados en comparación a los que ofrece Medicare o Medicaid.

Al tomar las decisiones finales

La cirugía fue exitosa— o por lo menos eso fue lo que dijo el cirujano. A pesar de esto, Nadia seguía pensando en la misma broma: ". . . la cirugía fue un éxito pero el paciente se murió de todos modos". Ya no le parecía tan chistoso.

El único ruido en el cuarto era el zumbido y la agitación de toda la tecnología que rodeaba a su madre. Una máquina empujaba aire por su garganta, otra ayudaba a los pulmones a funcionar, otra forzaba su corazón y otra supervisaba que todas las máquinas estuvieran funcionando.

Nadia miró a su mamá. Sólo podía ver una cabeza y unos brazos que salían de las sábanas. Su mamá había sido una mujer pequeña toda su vida, como una muñequita. Salió de la cirugía viéndose como un gigante. Estaba totalmente hin-

chada. Sus manitas parecían infladas, su lenga estaba tan inflamada que no podía cerrar la boca. Nadia la miró; no se parecía a su madre. "¿Se supone que esto es apoyo para vivir?" se preguntó.

No pasó mucho tiempo después de la cirugía cuando la mamá de Nadia murió.

No importa cuánto nos preparemos, la muerte de un padre o de una madre siempre es difícil. Ya sea que la relación haya sido maravillosa o llena de conflicto, la muerte de uno de nuestros padres cambia quienes somos y cómo nos vemos.

Ésta es la razón por la cual es tan importante aceptar las decisiones sobre el final de la vida, para saber con anticipación lo que la persona que está agonizando desea.

1: Fija un tiempo para tener una conversación seria. Cuando la persona está todavía capacitada, no existe el momento perfecto para discutir las instrucciones legales como los *advance directives*, testamentos o decisiones sobre el fin de la vida, que son necesarias con respecto al cuidado de su salud. Debes medir cómo te sientes tú y tus padres. El propósito para hacerlo con anticipación es de darle a cada persona tiempo para pensar sobre el tema y discutirlo con un poco más de control emocional.

Ana había estado muy cerca de su madre toda su vida. No podía pensar en la posibilidad que se avecinaba la muerte de su madre. Todos los sueños que habían tenido apenas se empezaban a cumplir y ahora quedaban interrumpidos con la enfermedad de su mamá. Ana quería creer que si podía mantener a su madre viva por un poco más de tiempo, quizá las cosas se mejorarían.

No importaba que los proveedores de servicios de salud dijeran que su madre estaba viva únicamente con la ayuda de las máquinas que hacían funcionar su cuerpo. Así es cuando se guarda una esperanza.

Y Ana esperaba más. Quería más tiempo para

Consejos
Conoce de antemano lo que tu padre o tu madre desea

1. Fija un tiempo para tener una conversación seria.
2. Discutan las decisiones que habrá que tomar sobre el final de la vida.
3. Desarrollen instrucciones por anticipado.
4. Envía instrucciones por anticipado a los proveedores e instituciones de servicios de salud.

---

crear nuevos recuerdos con su mamá. Al mirarla, podía oír las palabras de su madre: "Mi hija, siempre has sido una buena hija. Cuando llegue mi tiempo, no seas egoísta. Déjame ir en paz con el Señor."

Ana giró y miró al proveedor de servicios de salud. En una voz que parecía venir desde muy lejos, se oyó a ella misma decir: "Sí, apague las máquinas."

2: Discute las decisiones que habrán de tomar sobre el final de la vida. Cada persona trata de vivir su vida lo mejor que puede. Es el último acto de respeto y dignidad que ofrecemos a nuestros padres el seguir sus deseos en cuanto a los tipos de tratamiento

Advertencia
Los requisitos legales para dejar "instrucciones por anticipado" varían mucho según la jurisdicción local y el estado. Asegúrate de conocer lo qué es válido para el estado en donde se proveerá la atención médica. Para más información, comunícate al Partnership for Caring en el (800) 989-9455 ó www.partnershipforcaring.org.

que quieren al final de sus vidas. La fe que han practicado o que no han practicado nuestros padres es con frecuencia la guía de sus decisiones. Para nosotras, la tarea que tenemos es hacer a un lado nuestras creencias y escuchar lo que ellos desean.

3: Crea instrucciones por anticipado (*advanced directives*). Para asegurar que los deseos de nuestros padres se respeten, se recomienda que creen sus propias "Instrucciones por Anticipado" (*Advanced Directives*). Las instrucciones por anticipado son un documento con las instrucciones sobre la atención de la salud que habrán de seguirse cuando la persona esté inconsciente o no pueda hablar y no pueda tomar sus propias decisiones con respecto a su salud. De acuerdo a la Ley Federal de Autodeterminación del Paciente, todas las instituciones de atención a la salud que aceptan fondos de Medicaid o Medicare deben de antemano hacerle saber al paciente que tiene el derecho de llenar sus instrucciones por anticipado. En algunos hospitales, se da al paciente los formularios correspondientes para que los llene al ser admitido.

Los *living wills* son un tipo de instrucciones por anticipado. Hay mucha variación en las leyes de cada estado en cuanto a las condiciones que pueden incluirse en un documento de este tipo y además sobre cuándo entra en efecto. En la mayoría de los casos es más fácil cuando existen instrucciones por anticipado.

Lee todo lo que digan las instrucciones por anticipado con mucho cuidado. Asegúrate de comprender lo que cada procedimiento significa. Si no estás segura, habla con el proveedor de servicios de salud y pide que lo discuta contigo y tus padres.

4: Envía instrucciones por anticipado a todos los proveedores de servicios de salud y a las instituciones. Asegúrate de tener suficientes copias de las instrucciones para darle a cada proveedor e institución de atención a la salud. También deberás tener una contigo cuando estés en el hospital.

Nuestro cuerpo, nuestra mente y nuestro espíritu

Cuidar a nuestros padres abre todas las heridas de nuestra niñez, las que recordábamos y las que habíamos enterrado tan profundamente que ya las habíamos olvidado. Todos los asuntos que creíamos haber controlado u ocultado salen a la superficie. Nuestra tarea consiste en concentrarnos en tratar de hacer lo mejor posible.

No es fácil convertirse en la persona que cuida al padre o a la madre cuando siempre has sido "la niña". Hasta los que hemos estado más alejados física o emocionalmente sentimos angustia cuando el padre o la madre entra en esta última etapa de su vida.

No es nada fácil y no hay nada que nos prepare para ese momento. Una cosa es cierta: debemos hacer lo que sentimos que es lo mejor. Para algunas de nosotras, eso significa tomar control y llevar a cabo las tareas del cuidado. Para otras, pudiera significar dejar que otros se hagan cargo del cuidado. Cada una de nosotras sabrá qué es lo mejor.

Para una latina que atraviesa por estas transiciones difíciles, hay ciertas verdades que te pueden ayudar:

1: Es normal si te sientes culpable. Ninguna latina jamás se ha escapado de sentirse culpable. Sentimos que no hicimos lo suficiente o que no nos importó lo suficiente. Pero aunque sea natural sentirse culpable, nuestra culpabilidad no significa que hayamos hecho algo mal. Si nos sentimos abrumadas por el sentido de culpa, es importante retirarnos un momento y comprender que, en la mayoría de los casos, hicimos lo mejor que pudimos.

2: Es normal sentir enojo o rabia. El que una persona esté enferma o muriendo no significa que de repente ya no vamos a sentir enojo contra ellos. Y sólo porque alguien está enfermo no va a cambiar de repente a ser una persona buena.

3: Hacer más no necesariamente significa que te van a querer más. Si haces más, debes comprender que la única razón por la cual lo haces es porque crees que es lo acertado. Tu padre o tu madre incluso podrá demostrar más amor a otro miembro de la familia que hace menos. Y aunque eso pudiera ser difícil para ti si tú eres la principal encargada de cuidar a tu padre o tu madre, no significa que tu padre te quiera menos. Desafortunadamente, lo que sucede a menudo es que esperamos que las latinas que hacen todo, hagan todavía más, porque las vemos como más capaces que otros miembros de la familia.

Consejos

Cosas a tomar en cuenta en la mente y en el corazón

1. Es normal si te sientes culpable.
2. Es normal sentir enojo o rabia.
3. Hacer más no necesariamente significa que te van a querer más.
4. Perdonar es algo bueno.
5. A veces se nos acaba la paciencia.
6. Los recuerdos son muy importantes.
7. Hay ciertas cosas a las que uno nunca logra sobreponerse.
8. La vida continúa.

4: Perdonar es algo bueno. Por algún motivo, algunas de nosotras creemos que el perdón sólo es divino. La realidad es que como seres humanos debemos aprender a perdonarnos y de mayor importancia, debemos aprender a perdonarnos a nosotras mismas. Si la relación con nuestros padres no fue lo que esperábamos, entonces tenemos que aceptar que ésta fue la realidad de la relación.

5: A veces se nos acaba la paciencia. El que una persona esté enferma o muriéndose no es razón suficiente para que debamos tener paciencia infinita con esa persona. Debemos aprender a reconocer cuando hemos hecho lo suficiente y fijar límites basados en la realidad de nuestra situación.

6: Los recuerdos son muy importantes. Cuando se mueran nuestros padres, lo único que quedará serán nuestros recuerdos de ellos. Por eso es importante que mientras nuestros padres vivan hagamos toda clase de cosas que siempre apreciaremos. Puede ser algo tan sencillo como sentarnos juntos a leer o hacer esa caminata especial.

7: Hay ciertas cosas a las que una nunca logra sobreponerse. Una vez que pierdes a tu padre o a tu madre, ese hecho no es algo que simplemente pasa como si fuera un catarro o una mala relación. Es algo que permanece con nosotras por el resto de nuestras vidas.

8: La vida continúa. Después de haber cuidado a tu padre o a tu madre, llegas a aceptar tu propia vulnerabilidad. Comprendes que el espíritu continúa. Muchas de nosotras estamos bendecidas con el conocimiento interior de que nuestro padre o nuestra madre sigue con nosotras. A veces podemos ver nuestro propio comportamiento y reconocemos cómo nos parecemos a ellos. Eso nos reconforta o a veces nos señala que debemos cambiar. Siempre sentiremos dolor por su ausencia.

Y con el tiempo, más tiempo del que pudieras esperar, podrás reírte y disfrutar otra vez. Y por supuesto que siempre tendrás los recuerdos.

Resumen

Como mujeres latinas, es muy probable que terminaremos siendo las responsables de cuidar a nuestros padres o familiares. Estos son tiempos difíciles que requieren que evaluemos cómo pensamos combinar nuestra vida con la de ellos. Hay preocupaciones muy especiales cuando uno de los padres tiene la enfermedad de Alzheimer.

El cuidar a tus padres en tu hogar pudiera no necesariamente ser la mejor manera de demostrar tu amor. No siempre está claro qué es lo mejor que tú pudieras hacer por tus padres. Muchas veces, traer a un padre a tu casa interrumpe su sentido de independencia más de lo que pudiera hacerlo su situación en un hogar de convalecencia. También pudiera interrumpir su habilidad para interactuar socialmente con personas de su edad. Si tus padres se mudan a tu casa, debes estar conciente del estrés adicional que esto te dará a ti y tu familia. Haz planes para reservar momentos de descanso para ti y tus padres, visita un grupo de apoyo de personas que están en la misma situación y procura en tu comunidad servicios de cuidado diurnos para tus padres.

Cuando pensamos en cómo cuidar a uno de nuestros padres debemos tomar en cuenta tanto su vivienda como cuidados de salud. A veces esto nos pone en la situación de tener que discutir temas que hemos evitado durante toda nuestra vida: las finanzas, arreglos sobre dónde van a vivir e incluso las decisiones sobre el fin de su vida.

RECURSOS
Organizaciones
Administration on Aging
U.S. Department of Health and Human Services
330 Independence Avenue SW
Washington, DC 20201
(202) 619-7501
www.aoa.gov

Alliance for Aging Research
2021 K Street NW, #305
Washington, DC 20006
(202) 293-2856
www.agingresearch.org

American Association of Homes and Services for the Aging (AAHSA)
2519 Connecticut Ave. NW
Washington, DC 20008-1520
(202) 783-2242
www.aahsa.org/public/find/htm
Provee información sobre hogares y seervicios para adultos en edad avanazada en tu comunidad.

American Association of Retired Persons (AARP)
601 E Street NW
Washington, DC 20049
(202) 434-2277 ó (800) 424-3410
www.aarp.org

Asociación Pro-Personas Mayores
234 E. Colorado Blvd. #300
Pasadena, CA 91101
(213) 487-1922

Assisted Living Federation of America
10300 Eaton Place, Suite 400
Fairfax, VA 22030
(703) 691-8100 www.alfa.org
Provee información para el consumidor sobre cómo seleccionar casas que prestan atención profesional y ofrece una lista de viviendas.

National Elder Care Institute on Health
   Promotion
601 E Street NW, 5th Floor
Washington, DC 20049
(202) 434-2200

National Hospice and Palliative Care
   Organization
1700 Diagonal Road, Ste. 300
Alexandria, VA 22314
(703) 837-1500

National Institute on Aging Information
   Center
Box 8057
Gaithersburg, MD 20898-8057
(800) 222-2225
www.nih.gov/nia

Hotline
Eldercare Locator
   Administration on Aging, USDHHS
(800) 677–1116
Eldercare Locator: Te ayudará a identificar servicios de apoyo en tu comunidad para personas de edad avanzada y las personas quienes los atienden. Llama a la línea gratuita de lunes a viernes entre las horas de 9 A.M. y 8 P.M. Hora del Este. Hay operadores en español entre las 11:30 A.M. y 8 P.M. Hora del Este.

Libros
Carter, Rosalynn, with Susan K. Golant. *Helping Yourself Help Others—A Book for Caregiver.* New York: Times Books, Random House, 1994.

SOBRE LA ENFERMEDAD DE ALZHEIMER
Organizaciones
Alzheimer's Association
919 N. Michigan Avenue, Ste. 1000
Chicago, IL 60611
(312) 335-8700

(800) 272-3900
www.alz.org

Alzheimer's Disease Education and Referral
   Center
Box 8250
Silver Spring, MD 20907-8250
(301) 495-3311 ó (800) 438-4380
www.alzheimers.org

Libros
Gruetzner, Howard. *Alzheimer's: A Caregiver's Guide and Sourcebook.* New York: Wiley, 1992.
Oliver, Rose and Frances A. Bock. *Coping with Alzheimer's: A Caregiver's Emotional Survival Guide.* N. Hollywood, CA: Wilshire, 1989.

Publicaciones y panfletos
"Alzheimer's Disease." Una hoja de datos sobre la causa más común de la demencia en personas mayores. Alzheimer's Disease Education & Referral Center, (ADEAR) P.O. Box 8250, Silver Spring, MD 20907-8250: August 1995. (800) 438-4380. Otros títulos incluyen: "Forgetfulness in Old Age: It's Not What You Think." August 1995. "Multi-Infarct Dementia: Fact Sheet." August 1995.
"Alzheimer's Disease and Related Disorders: A Description of the Dementias." Alzheimer's Association, 919 North Michigan Avenue, Chicago, IL 60611-1676: 1993. Llamar al (800) 272-3900 ó al (312) 335-8700 para obtener el panfleto #ED 206Z. Otros títulos incluyen:
"Alzheimer's Disease: An Overview," 1994. No. ED 2112.
"Especially for the Alzheimer Caregiver." 1990.
"Is It Alzheimer's? Warning Signs You Should Know." 1996.
"Steps To Getting a Diagnosis: Finding Out If It's Alzheimer's Disease." 1996.
"Memory Loss with Aging: What's Normal, What's Not." American Academy of Family

Physicians (AAFP), 11400 Tomahawk Creek Pkwy, Leawood, KS 66211-2672; (800) 944-000. Publicación #1519.

DECISIONES SOBRE EL FINAL DE LA VIDA
Organizaciones
Partnership for Caring
1035 30th St. NW
Washington, DC 20007
(800) 989-9455
www.partnershipforcaring.org

Panfletos y publicaciones
"Advanced Directives: Living Wills, Durable Power of Attorney for Health Care." Partnership for Caring, Washington, DC. (800) 989-9455. (410) 962-5454. www.partnershipforcaring.org.

American Thoracic Society, "Withholding and Withdrawing Life-sustaining Therapy," Official Statement of the American Thoracic society adopted by the ATS Board of Directors on March 1991. *American Review for Respiratory Diseases.* Sept. 1991, Vol. 144, Issue 3 Part 1, p. 726–731.

Annas, George J., "The Health Care Proxy and the Living Will," *New England Journal of Medicine*, April 25, 1991.

Cruzan v. Director, Missouri Department of Health, 110 Supreme Court 2841 (1990), excerpts.

Engelhardt, H. Tristram, Jr., *Freedom vs. Best Interest: A Conflict at the Roots of Health Care*, excerpt, *Dax's Case: Essays in Medical Ethics and Human Meaning*.

In the Matter of Claire C. Conroy, 98 N.J. 321 (New Jersey Supreme Court, 1985), excerpts.

Robertson, John A. "Second Thoughts on Living Wills," *Hastings Center Report*, November 1991.

EN GENERAL
Publicaciones y panfletos
Blackhall, Leslie J., M.D., M.T.S, Murphy, S.I., Ph.D., Frank, G., Ph.D., Michel, V., M.A., J.D., and Azen, S., Ph.D. "Ethnicity and Attitudes Toward Patient Autonomy," *Journal of the American Medical Association*, September 13, 1995, Vol. 274. No. 10, p. 820.

"On Being Alone." American Association of Retired Persons, Widowed Persons' Service, 601 E Street, NW, Washington, DC 20049. Llamar al (202) 434-2277 ó (800) 424-3410 para pedir este panfleto (también está disponible en español).

"Thinking About a Nursing Facility: A Consumer's Guide for Choosing a Long-Term Care Facility." American Health Care Association, 1201 "L" Street NW, Washington, DC 20005. Llamar al (202) 842-4444 para pedir este panfleto.

24

Nuestro mundo

Cuando miro a mi alrededor, me pregunto cómo es que dejamos que las cosas se nos escaparan de las manos. Una vez hubo árboles en este lugar y ahora no queda ni una rama. A mi me encantaba respirar el aire de la mañana y sentir la frescura al llenar mi pecho. Ahora yo escucho el informe de la radio sobre la calidad del aire y me pregunto qué se supone que debo hacer cuando la calidad del aire no es aceptable, no es fácil dejar de respirar por ese día.

LUISA, 68

Y luego está el problema del agua. Algunas veces se nos dijo que debíamos hervir el agua antes de beberla. Yo bebí agua embotellada por unos días hasta que la ciudad hizo quien sabe qué cosas que tenía que hacer. Más adelante escuché que el Centro para el Control y Prevención de las Enfermedades recomendó que todas las personas con VIH/SIDA tomaran sólo agua embotellada. ¿Qué ha pasado con el agua fresca y clara que salía de la llave de mi cocina?

PAULA, 41

Cuando nos reunimos para hablar de nuestros problemas de salud, generalmente discutimos los tópicos que han llenado los capítulos previos. Hablamos de nuestros problemas psicológicos, de las enfermedades que tenemos, de la lucha para estar saludables e incluso sobre el último problema que se presentó al cuidar a nuestros padres. En todas las discusiones que he tenido con latinas, se mencionó el terrorismo biológico sin comentar sobre las otras amenazas al medio ambiente. Y sin embargo no hay nada más esencial para nuestra salud que contar con aire, agua y alimentos que sean limpios y no ofrezcan riesgos.

La mayoría de nosotras nos la pasamos respirando aire, bebiendo agua y comiendo alimentos sin entender que pudieran tener sus riesgos.

Muchas latinas tienen la opinión de que nadie nos motiva a discutir sobre el medio ambiente. La culpa de nuestra falta de participación no está completamente en nosotras, es compartida con otros.

Las mayores organizaciones de defensa de la ecología han hecho poco para incluir a las latinas en sus actividades y mucho para alienarse de nosotras.

No es de sorprenderse que cuando las latinas piensan en el movimiento ecológico de los Estados Unidos pensamos en un movimiento formado principalmente por hombres que protegen las plantas en vez de la gente, que nos piden tener menos hijos para que no sobrepoblemos el planeta y que hacen lo indecible para salvar especies de las que nunca hemos oído hablar mientras muchas de nuestras familias no pueden conseguir ni siquiera la más mínima atención médica. Las preocupaciones de los activistas del medio ambiente suenan ajenas a nuestras vidas.

Sin embargo, no nos podemos permitir ser tan estrechas de mente como algunos grupos ecológicos. Estos problemas son muy importantes como para no informarnos y participar. Sin nuestra presencia y nuestras voces dejaríamos el futuro de nuestro planeta en manos de aquellas fuerzas que se han pasado los últimos cuarenta años elaborando planes de acción que nos han omitido a nosotras y a las comunidades en que vivimos.

Ten la seguridad de que los problemas del medio ambiente tienen importancia para la salud y para las latinas. Habiendo sido históricamente ignoradas o no invitadas a las discusiones de nuestro medio ambiente, hoy depende de nosotras obtener la información.

El estado actual

El aire, el agua y los alimentos son lo más básico que necesitamos para sobrevivir. Y sin embargo, estos elementos esenciales padecen de una pobre calidad y existencia como consecuencia de años de abuso, descuido y una mal orientada complacencia con respecto a la industria. En 1997, la Agencia de Protección del Medio Ambiente (EPA) reconoció lo siguiente:

La mitad del pueblo norteamericano vive en lugares donde, en 1995, el aire estaba tan contami-

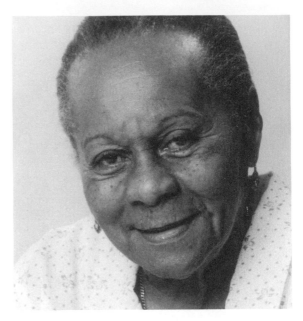

Todas las latinas pueden trabajar para tener un ambiente más limpio.

nado que no reunía los requisitos exigidos por las normas de salud. Entre el 35% y el 40% de los ríos, lagos y estuarios registrados en los Estados Unidos están demasiado contaminados como para poder usarlos para pescar o nadar. Uno de cada cuatro norteamericanos vive en un radio de cuatro millas de un sitio de *Superfund.*

Para los hispanos la situación es mucho peor: el 80% de los hispanos viven en lugares que no reúnen los requisitos de calidad del aire de la Agencia de Protección del Medio Ambiente. Como consecuencia, cada día aumentan más los índices de asma en quienes vivimos en las ciudades y estos índices son alarmantemente altos en los niños hispanos.

Esta obscura situación existe pese a décadas de reglamentaciones por parte de la Agencia de Protección del Medio Ambiente y de activismo de los grupos ecológicos y la industria. Aunque ésta funciona como una agencia reglamentadora, su vigilancia y aplicación de las normas ha sido debilitada por las decisiones de congresos y presidentes y de las industrias que debe supervisar. Además, la Agencia de Protección del Medio Ambiente deja mucha de la aplicación de las normas en manos de funcionarios regionales que terminan imponiendo multas por el equivalente de sólo una infracción de estacionamiento, en comparación con las ganancias que reúnen las compañías contaminadoras.

No obstante, lo cierto es que la Agencia de Protección del Medio Ambiente es responsable de establecer normas para proteger la salud y el bienestar del pueblo de los Estados Unidos. A pesar de que la Agencia de Protección al Medio Ambiente debe cumplir este objetivo, hay escasa coordinación con las agencias locales, estatales y federales encargadas de mantener la salud de las comunidades.

Para complicar las cosas, la base científica que usa la Agencia de Protección del Medio Ambiente está a menudo desconectada de la investigación de temas de salud que conduce sus Institutos Nacionales de Salud, la Administración de Alimentos y Fármacos y otras agencias gubernamentales. Aunque continúa la investigación sobre el efecto de las substancias químicas en los procesos biológicos, en vez de inclinarse hacia la protección, las normas que se imponen a menudo apoyan a las industrias contaminadoras y no protegen lo suficiente a la población.

Compara lo que pasa con las substancias químicas contenidas en las medicinas con las que se encuentran en el aire, el agua y los alimentos. Tanto la Administración de Alimentos y Fármacos como la Agencia de Protección del Medio Ambiente son agencias reglamentadoras comisionadas para proteger nuestra salud. La Administración de Alimentos y Fármacos reglamenta las medicinas y la Agencia de Protección del Medio Ambiente reglamenta el medio ambiente; se supone que ambas deben preocuparse de los efectos nocivos de las substancias tóxicas o peligrosas a

nuestra salud. El Capítulo 22 explica el proceso que la Administración de Alimentos y Fármacos impone a los fabricantes de fármacos antes de permitirles colocar un producto en el mercado. El proceso implica extensas pruebas clínicas para asegurar que un producto no cause efectos negativos en la salud de los consumidores. Y aunque se pueda pensar que el proceso es muy largo y costoso, el hecho es que dependerá del fabricante comprobar ante la Administración de Alimentos y Fármacos que la substancia es segura y efectiva.

Advertencia

La eliminación gradual de diazinon, una substancia popular para el pasto y para matar insectos en plantas interiores, no se terminará sino hasta Junio 2003. Esta substancia química de uso amplio se encuentra en docenas de productos de marcas reconcidas y presenta riesgos inaceptables para los consumidores, especialmente para niños. Su prohibición no se extiende al uso agrícola.

El proceso de la Agencia de Protección del Medio Ambiente es todo lo opuesto. El fabricante puede hacer lo que quiera hasta que la información científica indique que una substancia química específica tiene un efecto negativo. Mientras tanto, esa substancia puede estar en el agua, el aire y los alimentos. Al parecer, nuestro sistema de protección ambiental se asemeja a nuestro sistema legal: una substancia química es inocente hasta que no se pruebe su culpabilidad. Desgraciadamente, tal como en el sistema legal, la víctima (todos y cada uno de quienes se han visto expuestos a las substancias químicas peligrosas o tóxicas) es la que termina sufriendo y quedándose con la responsabilidad de demostrar que algo anda mal. De las casi setenta mil substancias químicas que hoy están en uso menos del 2% se sometieron a todas las pruebas necesarias para determinar sus efectos en la salud humana y biológica.

Es interesante que la Agencia de Protección del Medio Ambiente haya señalado como una de sus metas históricas la siguiente: para el año 2005, se pondrá a la disposición de setenta y cinco de las mayores zonas metropolitanas información sobre las condiciones ambientales; tal información será actualizada, precisa y además fácil de obtener. Pero, ¿qué haremos mientras tanto?

Lo menos que podemos hacer es lograr una mejor comprensión sobre el agua, el aire y los alimentos.

Conoce el agua

Jane no podía creerlo. Aquí estaba ella, en la capital de la nación y la radio avisaba a todos que no debían beber agua de la llave. Había letreros en el aeropuerto que avisaban a los recién llegados que había una emergencia sanitaria y que el agua no estaba buena para tomar.

Por suerte, Jane sólo tomaba agua filtrada. Pero se empezó a preguntar que significaría bañarse con agua que no se puede tomar. ¿Qué tal si el agua salpica los ojos o se mete por la nariz? ¿Qué pasa entonces? Nunca se avisó qué era lo malo del agua, sólo que no se podía beber.

"Agua, agua por todas partes y ni una sola gota para beber" cobra un nuevo significado cuando pensamos en el estado del agua en los Estados Unidos. Nos debe preocupar tanto el agua de la superficie (lagos, ríos, etc.) como el agua del subsuelo (mantos acuíferos, pozos, etc.). Lo que sabemos de cierto es que cada día más las aguas de la superficie y del subsuelo son puestas en peligro por substancias químicas, virus y otros organismos causantes de enfermedades.

Parte de esta contaminación es ocasionada por substancias químicas que están enterradas y con el tiempo se filtran hasta los mantos acuíferos, pero además también hay contaminación causada por pesticidas que van a dar a la tierra y entran al sistema de agua del suelo.

Los efectos de esta contaminación son enormes. En 1994, una de cada cinco personas de los Estados Unidos que bebió de los sistemas de distribución de agua potable de la comunidad, bebió al menos una vez durante el año agua que estaba en violación de las normas sanitarias. Esto ocurrió pese a que desde 1986, el congreso fijó normas obligatorias para regular los contaminantes del agua, prohibió el uso de tuberías y soldadura de plomo en los sistemas públicos de agua potable y estableció programas para proteger las fuentes subterráneas que suministran el agua potable. Recuerda que el agua de la llave es normada por la Agencia de Protección del Medio Ambiente, que el agua embotellada es normada por la Administración de Alimentos y Fármacos y que el Centro para el Control y Prevención de Enfermedades trabaja de cerca con los departamentos de salud estatales y locales para verificar que el suministro de agua no tenga contaminantes.

Consejos

Si tienes tuberías de plomo en tu casa o en las líneas de suministro del agua que van a tu casa . . .

1. No tomes o cocines con agua que ha estado en la tubería por más de seis horas.
2. Deja correr el agua fría por sesenta segundos antes de usarla.
3. No cocines o bebas agua caliente de tu tubería.

Es tarea de todos mantener limpio el suministro de agua. Por lo menos debemos asegurarnos de que:

- Nuestra agua potable esté tratada para retirar las substancias nocivas
- Probemos y vigilemos de una manera regular la calidad del agua potable. Esto es especialmente importante para aquellas personas que tomen agua de un pozo o manantial.
- Nos mantengamos informados de lo que le pase a nuestra agua.
- Si tienes dudas sobre el agua entonces tomarás agua embotellada.

Mientras que la preocupación por el agua potable cuenta con el interés y la simpatía de la mayoría de la gente, al oír de los pantanos muchas personas responden que no les importa. Ellos se consideran habitantes urbanos a quienes no importan los pantanos. Sin embargo, proteger nuestro suministro de agua es algo más que el agua que tomamos.

Existe una conexión muy fuerte entre el agua que tomamos y las tierras pantanosas. Los pantanos son parte del delicado equilibrio natural que hace posible la purificación del agua, el reabastecimiento de los mantos acuíferos y la prevención de inundaciones. Y aunque las tierras pantanosas son vitales para contar con agua potable, durante el pasado siglo hemos perdido el 50% de las que existían en los Estados Unidos. Las tierras pantanosas podrán estar muy lejos de donde vivimos pero aún así son esenciales para que tengamos agua potable.

Ir a la playa es un pasatiempo favorito para muchas de nosotras, pero cada año se clausuran más de 7 mil playas en los Estados Unidos debido a la polución. Cada día, treinta y dos mil millones de galones de contaminantes agrícolas, urbanos e industriales, entre ellos aceites, pesticidas y desperdicios de animales de la industria agrícola, ahogan nuestras aguas costeras, poniendo en peligro la salud y seguridad humanas.

> **Línea gratuita de la Agencia de Protección del Medio Ambiente para el agua potable:**
> **800-426-4791**

La EPA ha propuesto que se impongan límites en la cantidad de esta "polución sin punto de origen", que se permite que los ríos lleven al mar. Algunos estados e industrias replican que este tipo de restricción es muy costoso. Pero anteriores reglas que reducían la polución "desde la fuente de origen", del drenaje y las plantas químicas demostraron ser muy efectivas al reducir los costos de salud pública y que menos personas se enfermaron y además se aseguraron mayores oportunidades para la pesca y la recreación costeras.

Es importante recordar que tú también contribuyes al problema cuando no pones cuidado al medio ambiente. Todo lo que tiras por una alcantarilla, ya sea el aceite usado de tu carro, el fumigante contra insectos de tu jardín o la basura que barres en tu calle, terminará parando en las aguas del mar en las que tu familia nadará.

A veces es muy difícil saber si el agua está limpia, ya que sólo se necesita un microorganismo para armar un desastre en nuestro interior. Podemos echar un vistazo para ver cómo les va a otros organismos y tener así una buena idea de la calidad del agua. Por ejemplo, el mejillón promedio se alimenta a base de filtrar hasta cincuenta galones de agua al día por su cuerpo. Esto hace que los mejillones sean altamente vulnerables a la contaminación. Al ver cómo les va a los mejillones tendremos manera de evaluar hasta qué punto están limpias nuestras aguas costeras. Como resultado de esta vigilancia, una tercera parte de las zonas de mariscos están prohibidas a los pescadores debido a la contaminación, la cual generalmente es ocasionada por una combinación de aguas del drenaje público y las emisiones industriales. Desgraciadamente, las pruebas actuales de la calidad del agua sólo examinan el drenaje (que puede transmitir hepatitis, cólera, salmonela) y no los metales pesados o las substancias químicas que pueden aparecer como subproducto de los desperdicios industriales o de los excedentes de la irrigación agrícola.

Afortunadamente, las técnicas para medir la presencia de las substancias químicas se refinan cada día más al detectar pequeñísimas cantidades de contaminantes. Hoy podemos medir una parte de contaminantes entre mil millones de partes de agua. Eso es comparable con las primeras dieciséis pulgadas de un viaje a la luna. Y aunque esa cantidad pueda parecer trivial, recuerda que ese poquito de contaminante es todo lo que se necesita para enfermarnos. El problema consiste en determinar cuáles son las substancias que debíamos medir.

Un buen ejemplo de este problema es el debate sobre los niveles autorizados de arsénico en el agua potable en donde la cantidad aceptable de arsénico va desde 50 partes por cada mil millones a 5 partes por cada mil millones. Pequeñitas cantidades de substancias tóxicas pueden significar mucho.

Como el ser humano está formado por un 55% a un 75% de agua y el agua sirve como un vehículo esencial para muchas de las funciones del cuerpo debemos ser muy cuidadosas con la calidad del agua que consumimos. Apenas empezamos a conocer lo que significa que nuestros cuerpos acumulen pequeñas cantidades de contaminantes y los efectos a largo plazo de la exposición a pequeñas cantidades de contaminantes.

Mito: El agua clara es pura.
Hecho: El agua puede estar contaminada con microorganismos que son invisibles a simple vista.
Mito: El agua de lluvia es pura.
Hecho: La composición del agua de lluvia dependerá de las substancias que ha traído del cielo. Si el aire está contaminado, también lo estará el agua que pasa a través de él.
Mito: Puedes llamar a la Agencia de Protección del Medio Ambiente y pedirles que te digan si un curso de agua está contaminado.
Hecho: Debes llamar a tu departamento de salud local.
Mito: El agua en movimiento está limpia.
Hecho: El movimiento del agua no hace que esté libre de contaminantes.
Mito: Siempre podrás notar cuando el agua está mala por su sabor.
Hecho: Los microorganismos son insípidos mientras que el cloro que se agrega para purificar el agua deja un saborcillo en el paladar.

Conoce el aire

La radio anunció que la calidad del aire iba a ser buena, pero en realidad Denise sabía que eso no era cierto. Ella sabía que iba a ser un mal día para su asma porque podía ver la llama ardiendo en la planta industrial vecina.

El aire de la intemperie

¿Qué es lo que quieren decir cuando en la radio se anuncia que es un día de aire 'de buena calidad'? Todo lo que significa es que por ese día el aire reúne todos los requisitos exigidos por las normas ambientales nacionales de calidad del aire (NAAQS) para esa comunidad. No nos indica si alguna planta local está emitiendo substancias químicas tóxicas. El procedimiento de medición de los contaminantes tóxicos del aire es diferente.

La NAAQS fija normas específicas para las comunidades con respecto al ozono a nivel del suelo (smog), el monóxido de carbono, el dióxido de azufre (SO_2), el dióxido de nitrógeno (NO_2), el plomo y las partículas de materia (polvillo fino y ollín). He aquí algunos datos importantes sobre cada uno de estos contaminantes

- El ozono a nivel del suelo (smog). Éste no debe confundirse con el ozono que se encuentra en las altas capas de la estratosfera y nos protege de los rayos ultravioleta. El ozono a nivel del suelo no es emitido por los vehículos, sino más bien es la substancia que resulta cuando el óxido de nitrógeno y otros compuestos (compuestos orgánicos volátiles, VOCs) se combinan en presencia de la luz solar o el calor. Los VOCs son emitidos por carros, camiones, buses, plantas químicas, refinerías, fábricas, pinturas, solventes, productos del consumidor y comerciales y otras fuentes industriales. La ironía es que mientras por un lado los científicos trabajan mucho para mantener un nivel protector de ozono en la estratosfera (para reducir el infame "hoyo de ozono"), por otro lado a nivel del suelo la misma substancia es un problema.

- El monóxido de carbono. Éste es un subproducto de la combustión. No tiene olor.

- El dióxido de azufre. Las fuentes de la mayor parte del dióxido de azufre son las plantas generadoras de energía y los motores de diesel. Cuando el dióxido de azufre se libera en la atmósfera, puede cambiar y convertirse en partículas de ácido e inclusive en ácido sulfúrico.

- El dióxido de nitrógeno (NO_2) es producido por carros, camiones, plantas generadoras de energía y otras fuentes de combustión.

- El plomo. La cantidad de plomo contenida en el aire ha disminuido dramáticamente desde que se retiró la gasolina y la pintura con plomo del mercado. La mayor parte del plomo del aire procede de la quema de baterías de plomo y de fundiciones de plomo.

- Las partículas de materia. Este término se usa para referirse a polvillo muy fino y al ollín. Las partículas de materia se forman cuando partículas sólidas se combinan con gotitas de líquido en el aire. Las partículas de materias pueden ser "ásperas", tal como el polvo que levanta el viento o finas tal como el producto de la quema de combustible o de las estufas de leña. Las partículas de materia fina son tan pequeñas (menos de 2.5 micronésimas) que se necesitarían varios miles para poner el punto sobre esta "i" y es justo este tamaño lo que las hace tan perjudiciales, ya que fácilmente podemos inhalar las substancias y terminar con las partículas de materias alojadas en nuestros pulmones. Los estudios nos muestran que las partículas de materia son mucho más dañinas que de lo que originalmente se pensaba. Las partículas de materia representan mayor riesgo para los ancianos, niños, y personas con asma o enfermedades del corazón o pulmón.

Aunque microscópicas, el efecto acumulado de las partículas de materia queda de relieve al darse cuenta lo mucho que reducen la distancia a la que podemos ver. Si en la parte occidental de los Estados Unidos no hubiera partículas de materia, el campo visual sería de 140 millas, pero con las partículas de materia queda reducido a entre 33 y 90 millas. En el este, el campo visual se reduce de 90 millas a 14–24 millas. Además, las partículas de polvo viajan con facilidad de un lugar a otro. Hoy en día, una tercera parte de la neblina que flota encima del Gran Cañón procede de la contaminación del sur de California.

Aunque las normas de NAAQS estipulan los límites aceptables para estas substancias, al nivel cotidiano hay efectos que tienen su efecto con el paso del tiempo. Por ejemplo, la combinación del dióxido de azufre y del dióxido de nitrógeno en pequeñas cantidades con la humedad produce a largo plazo daños al caer a tierra en forma de lluvia ácida. La calidad del aire también es moderada por factores tales como el clima y el viento.

El mayor problema en cuanto a la calidad del aire es el ozono y el monóxido de carbono que forman el smog y que son causadas por las emisiones del escape de los carros y otros vehículos y las emisiones de algunas plantas industriales. El efecto del smog va más allá de reducir la visibilidad. También afecta lo siguiente:

1. dificulta a las plantas el producir alimentos;
2. debilita las plantas con el tiempo; y
3. mata los peces y crea formaciones nocivas de algas.

Los efectos en nuestro cuerpo son también significativos. Si eres saludable, el smog reduce tu capacidad pulmonar en entre un 15% y un 20%. Se sabe también que el smog tiene un impacto negativo en el sistema inmunológico. Imagínate por un momento el impacto que ha de tener en una persona que no esté saludable.

Un contaminante tóxico del aire es una substancia del aire que aumentará las probabilidades de que una persona experimente un problema de salud (por ejemplo, se sabe que el benceno que se encuentra en la gasolina aumenta las probabilidades de contraer cáncer) o causará un impacto negativo en el medio ambiente (una substancia que se encuentre en el aire terminará depositándose en el suelo o en lagos y corrientes de agua).

Cuando se informa sobre la calidad del aire, no se incluye información sobre los contaminantes tóxicos del aire. Los contaminantes tóxicos del aire se controlan a base de requerir el uso de dispositivos de control de la contaminación en la fuente de emisión, y no mediante normas de calidad del aire que fije la Agencia de Protección del Medio Ambiente.

El Inventario Nacional de Tóxicos (NTI), que está disponible al público, se elaboró a base de estadísticas del Inventario de Emisiones Tóxicas (TRI) de la Agencia de Protección al Medio Ambiente. El TRI informa sobre emisiones que se originan en las instalaciones. Aunque estos informes son una manera importante de saber qué substancias químicas tóxicas se liberan en una determinada comunidad, las estadísticas del TRI abarcan sólo el 14% del total de las emisiones de la nación. Además, hay un retraso de dos años en la publicación de los informes del TRI. No obstante, el TRI sigue siendo un caudal de información, pese a que para el momento en que trascienda la información se habrán producido daños imposibles de reparar. Por ejemplo, ¿qué ocurrirá ahora que el TRI de 1994 señaló que Texas tenía cinco de las diez más zonas contaminadas postales de los Estados Unidos? Si algo tiene que hacerse para cambiar la emisión de substancias tóxicas en nuestras comunidades, las latinas tendrán que pasar al frente a dirigir la campaña por el cambio.

A ese fin, podemos dar los siguientes pasos:

1: Sé consciente. Debemos conocer y cambiar aquellos hábitos nuestros que aumentan la contaminación (no reciclar, tirar grasa y aceite en las cañerías de desagüe, cómo nos deshacemos de los recipientes y productos tóxicos, qué hacemos con las baterías viejas, etc.) Esto pudiera obligarnos a cambiar algunas de las cosas que tenemos en nuestros hogares y que desperdician el agua. Podríamos dedicarnos a reparar llaves que gotean, a no comprar productos que contengan fluoruro de carbono, ayudar a ahorrar agua. También es importante asegurarnos de no utilizar fertilizantes innecesarios o en demasía en nuestro hogar o jardín.

2: Familiarízate con los procedimientos que utilizan el gobierno y los científicos para evaluar el riesgo de exponer a la población a substancias tóxicas en tu comunidad.

Los siguientes son los principales pasos para evaluar el riesgo de que una comunidad esté expuesta a substancias tóxicas:

Primer paso. Identifica los contaminantes de tu comunidad. Los científicos necesitan saber cuáles son los contaminantes de tu comunidad y cómo pueden colaborar con los contaminadores para hacer más saludable el medio ambiente. He aquí algunas de las fuentes más comunes de substancias tóxicas:

tintorerías: percloroetileno
productos del consumidor: los removedores
  de pinturas y los solventes de grasas
  contienen cloruro de metileno
gasolina con benceno
operaciones de galvanizado de metales: cromo

Segundo paso. Evalúa las emisiones de las fuentes. Una vez que los científicos han identificado los contaminantes de tu comunidad, necesitan a continuación estimar la cantidad de substancias químicas que se despiden. Algunas emisiones tóxicas procederán de una ubicación específica (un sitio) tal como una fábrica, molino o granja, mientras que otras resultarán de la cantidad acumulada de varias fuentes en una zona determinada (como la suma de las emisiones de los automóviles, las tintorerías y las gasolineras).

También necesitarán estimar el patrón que siguen esas emisiones. Algunas emisiones se darán como parte de actividades existentes (de rutina), otras se liberarán en períodos cambiantes (intermitentes) y las más difíciles de calcular son aquéllas que tienen lugar por accidente.

Tercer paso. Evalúa la concentración. La cantidad de la substancia tóxica que queda en la comunidad estará en función del clima (viento, dirección y velocidad del viento) y del terreno (llano, montañas, valle). Generalmente, las concentraciones se hacen más

moderadas mientras más te alejes de la fuente de la contaminación.

Cuarto paso. El número de personas expuestas. Una vez que el científico conoce cuál es el contaminante que se emite y hacia dónde se desplaza, entonces estará en condiciones de determinar cuántas personas serán afectadas.

Si la Agencia de Protección del Medio Ambiente ha conducido algún estudio en tu comunidad, tú podrás obtener copia del informe por medio de la misma agencia. Esto te dará una idea de la situación que existe en tu comunidad y te ayudará al proceder a cumplir tu papel de proteger el medio ambiente.

3: Informa a tus funcionarios electos. Informa a tus funcionarios electos de tus preocupaciones (Apéndice C). Una breve nota o carta a tu representante congresional y a tu senador es todo lo que necesitas para empezar el proceso. Puedes escribir una breve nota que diga:

Soy uno de sus representados y quiero vivir en un medio ambiente saludable y libre de contaminación. Sírvase ofrecer seguridades para que tengamos aire limpio, agua limpia, alimentos no contaminados y tierra limpia. El medio ambiente es importante para mí.

Quisiera apremiarle que pida a la Agencia de Protección al Medio Ambiente tomar cartas en el siguiente asunto [Agrega información sobre el particular problema que veas en la comunidad].

4: Súmate a actividades. Hay muchas organizaciones que tratan de proteger el medio ambiente en nuestras comunidades: usa como guía los nombres que se listan en la sección de recursos. Sé consciente de que el nombre de algunas organizaciones no te indicará cuáles son sus convicciones. Asiste a algunas sesiones locales para ver si la organización trabaja en lo que te interesa. Quizá decidas unirte y participar en algunas de sus actividades.

El aire de los locales cerrados

¿Pensabas que adentro estabas a salvo? Durante las pasadas dos décadas se ha producido un deterioro de la calidad del aire en ambientes interiores. La Agencia de Protección del Medio Ambiente lista el aire de los locales cerrados como uno de los cinco mayores riesgos ambientales para la salud pública. La cada vez mayor exposición al aire tóxico se debe a edificios rigurosamente sellados, a ventilación reducida, al uso de materiales sintéticos para la construcción, a las substancias químicas de los pesticidas, a los materiales de limpieza doméstica y a productos para la higiene personal. En algunos casos, se ha detectado hasta cien veces más de contaminación en el aire de interiores comparado con el nivel que sería considerado aceptable para el contaminante en ambientes exteriores, es decir, al aire libre.

A veces resulta difícil saber si el efecto negativo se debe a la calidad del aire del local cerrado, ya que los efectos inmediatos son similares a los de la gripe u otras enfermedades virales. Lo que sí sabemos es que factores como la edad y problemas de salud preexistentes influyen en el impacto que tenga en cada persona.

En fechas recientes, se ha generado preocupación por el radón. El radón es un gas que se emite a medida que el uranio, el cual se encuentra en casi todos los suelos y también en rocas y aguas, se descompone. El gas pasa al suelo y de ahí se filtra a los edificios. El radón es un gas radiactivo que no se puede oler ni ver, pero que se puede depositar en tus pulmones y causar cáncer pulmonar.

El humo de tabaco en el medio ambiente o el humo de otras personas que fuman en el mismo ambiente que el no fumador, también ha sido vinculado a enfermedades respiratorias y a bebés que nacen con bajo peso.

Desgraciadamente, ciertas personas que no

habían tenido problemas con el aire de locales interiores parecen desarrollar problemas luego de repetidas exposiciones. Pareciera que el cuerpo al principio puede procesar el contaminante sin problemas, pero con el tiempo esta se convierte en un trabajo difícil de manejar. El mejor consejo es estar atenta al momento y el lugar en que se te presenten los síntomas. La mejor manera de mejorar la calidad del aire en los recintos interiores es abriendo las ventanas, siempre y cuando la calidad del aire de afuera sea aceptable. Entre los métodos más costosos están el uso de filtros de aire y la remoción del asbesto.

El cambio del clima

Aunque parezca muy abstracto, el cambio del clima, el calentamiento global que ocurre como resultado de quemar combustibles fósiles como el carbón y petróleo, presenta una amenaza real a nuestra salud. La subida de la temperatura a través de los años, el ascenso de los mares y los climas más extremosos pueden impactar de manera negativa nuestros índices de enfermedad y mortalidad no importa donde vivamos.

El grupo Médicos para la Responsabilidad Social, por ejemplo, publicó un reporte sobre el impacto en la salud del cambio de clima en Michigan. Ellos descubrieron que el número de ondas cálidas de cuatro días en Detroit han aumentado por más del doble en los pasados 40 años. A medida que suben las temperaturas de día y de noche, la calidad del aire se deteriora. A medida que aumenta el ozono al nivel del suelo debido al calentamiento global, miles terminarán en el hospital con afecciones respiratorias. Los 180 mil niños que padecen asma en Michigan están en particular riesgo.

El número de inundaciones y casos de enfermedades transmitidas por medio del agua muy probablemente también se elevarán. Además, pudieran producirse más casos de enfermedades transmitidas por garrapatas y

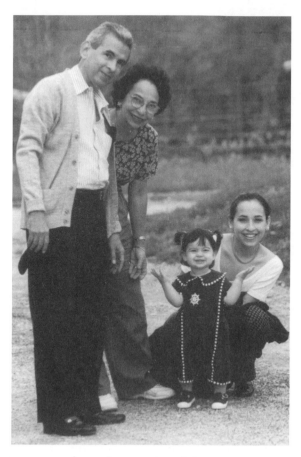

Tener un ambiente limpio es beneficioso para nuestras familias.

mosquitos tales como la enfermedad de Lyme y la encefalitis, ya que las temperaturas más calurosas ayudan a aumentar la población de insectos.

Conoce tus alimentos

La Administración de Alimentos y Fármacos, el Departamento de Agricultura de los Estados Unidos y la Agencia de Protección al Medio Ambiente tienen como función garantizar que los alimentos destinados al consumo humano no ofrezcan riesgos. La Administración de Alimentos y Fármacos supervisa, por sólo nombrar unos cuantos, los mariscos, los alimentos impor-

tados, el agua embotellada y el uso de hormonas y medicamentos en los alimentos para animales destinados al consumo; el Departamento de Agricultura de los Estados Unidos norma las carnes rojas y las aves y la Agencia de Protección al Medio Ambiente regula el uso de los pesticidas. Todas estas agencias son responsables de llevar a cabo una aplicación oportuna de la ley cuando los niveles de contaminantes excedan las guías establecidas.

Los pesticidas

A muchas de nosotras nos ha preocupado el uso de pesticidas y otras substancias químicas en la agricultura debido a los efectos que los pesticidas tienen en los trabajadores que manejan los alimentos. Hoy sabemos que los pesticidas y otras substancias también pueden contaminar los alimentos en cualquier punto entre su producción y su preparación.

Algunos de los pesticidas usados en la agricultura no son solubles en agua, así que si sólo enjuagas la fruta con agua no eliminarás el residuo. Y la investigación sobre los efectos de comer alimentos con pequeños residuos de pesticidas aún está en marcha. Además, muchas de nosotras usamos pesticidas en casa, para las plantas o para matar las plagas domésticas. Cuando uses estos productos o combinaciones de productos, recuerda que los pesticidas son productos usados para causar efectos destructivos a otro organismo vivo, sea planta o animal. Puede terminar teniendo sutiles efectos destruc-

Advertencia

En junio de 2000, la Agencia de Protección del Medio Ambiente negoció la eliminación gradual de clorpirifos, mejor conocido como Dursban. Dursban era el pesticida de uso más amplio en los Estados Unidos.

tivos en los seres humanos también, así que, por lo pronto, trata de evitar el uso de pesticidas o de comer alimentos tratados con pesticida. Los alimentos cultivados o criados orgánicamente pueden ser una opción cara, pero importante.

El pescado

Muchas de nosotras crecimos con la creencia de que el pescado era más saludable que la carne. Pero con tantos contaminantes que cada día ensucian más nuestras fuentes de agua, esa creencia está cambiando.

En fechas recientes, ha habido preocupación por los niveles de mercurio contenidos en el pescado. Aún en cantidades diminutas, el mercurio es una substancia altamente tóxica. De acuerdo con la Administración de Alimentos y Fármacos, el pez espada, el tiburón y otros grandes peces depredadores pueden contener niveles no saludables de mercurio metílico, más de una parte por cada millón. Aunque es seguro comer este pescado, la Administración de Alimentos y Fármacos recomienda que no se consuma más de una vez por semana. La misma agencia agrega que cocinar el pescado no disminuye los niveles de mercurio.

Las ostras crudas

Algunas ostras crudas portan una bacteria llamada *vibrio vulnificus*, la cual puede representar una amenaza para algunas personas. Las personas particularmente vulnerables a esta bacteria son aquéllas con enfermedades del hígado, ya sea por el consumo excesivo de alcohol, por hepatitis viral o por otras causas; hemocromatosis, un desorden relacionado con el hierro; diabetes; problemas estomacales, entre ellos anteriores cirugías estomacales y bajo ácido estomacal (por ejemplo, por el uso de antiácidos); cáncer; desórdenes inmunológicos, inclusive la infección con el VIH; y el uso prolongado de esteroides (como para el asma y la artritis).

Ésta es una infección seria. El 40% de las personas que resultan infectadas con esta bacteria muere. Estas bacterias se encuentran de manera natural en las aguas donde crecen las ostras y no se deben a la contaminación. Esto significa que no estás a salvo del contagio sólo por el hecho de que las ostras vengan de aguas "limpias" o sean muy "frescas". Contrariamente a lo que pudieras haber pensado, ni la salsa picante, ni el jugo de limón, ni la sal ni el alcohol de beber tiene efecto alguno sobre la bacteria. La única forma de matar la bacteria es cocinando bien las ostras.

Mirando hacia el futuro

Al mirar al futuro necesitamos reconocer que nos falta mucho por hacer con respecto a nuestro medio ambiente. Actualmente, la Agencia de Protección del Medio Ambiente ha fijado algunos Objetivos Ambientales para los Estados Unidos con Puntos Clave para el Año 2005.

1. Aire limpio.
2. Aguas limpias.
3. Ecosistemas terrestres saludables.
4. Agua para beber que sea potable (que no ofrezca riesgos para la salud).
5. Alimentos que no ofrezcan riesgos para la salud.
6. Hogares, escuelas y sitios de trabajo que no ofrezcan riesgos para la salud.
7. Comunidades libres de tóxicos.
8. Prevención de emisiones o pérdidas accidentales de materiales tóxicos.
9. Manejo seguro de los desperdicios que no ofrezca peligro para la salud.
10. Restauración de sitios contaminados.
11. Reducción de los riesgos ambientales globales y transfronterizos.
12. Dar al pueblo el poder de la información y la educación y expandir su derecho a saber.

Estos objetivos parecen cosas que ya debíamos tener, pero la realidad es que no es así.

Trabajando juntas podemos garantizar que el agua, el aire y el abasto de alimentos siga siendo limpio y abundante para nosotras y las generaciones venideras.

La salud de las latinas y de nuestras comunidades depende de nosotras.

RECURSOS

Organizaciones

Center for Health, Environment, and Justice
Box 6806
Falls Church, VA 22040
(703) 237-2249
www.chej.org

Clean Water Action
4455 Connecticut Ave. NW, Ste. A300
Washington, DC 20008
(202) 895-0420
www.cleanwater.org

Natural Resources Defense Council
40 West 20th Street
New York, NY 10011
(212) 727-2700
www.nrdc.org

Physicians for Social Responsibility
1101 14th Street NW Ste. 700
Washington, DC 20005
(202) 898-0172
www.psr.org

Sierra Club
85 Second Street, 2nd Floor
San Francisco, CA 94105-3441
(415) 977-5500
www.sierraclub.org

Hotlines

American Lung Association
(800) LUNG-USA
(800) 586-4872

EPA's Safe Drinking Water Hotline
(800) 426 4791

FDA Seafood Hotline
(800) FDA-4010

Proyecto ALFA (Aire Limpio para su Familia)
National Alliance for Hispanic Health
(800) SALUD 12 ó (800) 725-8312 (línea telefónica en español)

Su Familia Family Health Helpline
National Alliance for Hispanic Health
866-Su Familia (783-2645)

Libros

Gore, Albert, Jr. *Earth in the Balance*. New York: Penguin, 1992.

Helvarg, David. *Blue Frontier—Saving America's Living Seas*. New York: W.H. Freeman, 2001.

Helvarg, David. *The War Against the Greens*. San Francisco: Sierra Club, 1997.

Panfletos y folletos

"Air Pollution Tip for Exercisers," Order #0560, American Lung Association. Llama al 800-LUNG-USA. (800-586-4872); www.lungusa.org. Otros títulos incluyen: "Car Care and Clean Air," Order #2111. "Facts About: Air Pollution and Your Health," Order #0172C. "Facts About: Air Pollution and Exercise," Order #0578.
"Indoor Air Pollution Fact Sheet."
"Top Ten Tips for a Healthy Home."

"Call Air Quality Trends Report. EPA Office of Air Quality Planning and Standards." U.S. EPA, OS-120, 401 M Street SW, Washington, D.C. Llama al (800) 490-9198, Otros títulos incluyen: "Evaluating Exposures to Toxic Air Pollutants: A Citizen's Guide." www.epa.gov.
"Air Quality Index—A Guide to Air Quality and Your Health."

"Air Quality Trends Report."

"Chemical Risk: A Primer." American Chemical Society, Department of Government Relations and Science Policy." 1155 16th Street NW, Washington, DC 20036.

"El Radon: A Consumer's Guide to Radon (folleto bilingüe)." National Alliance for Hispanic Health, 1501 16th Street NW, Washington, DC 20036.

"Toxic Chemicals: What they are, how they affect you." Dr. Maria Pavlova, U.S. EPA, 26 Federal Plaza, Room 737, New York, NY 10278.

Latinas que influenciaron este libro

Es importante también agradecer a algunas de las mujeres latinas y no latinas que hicieron posible y necesario este libro.

Vera Abate
Carmen Abraham
Alice G. Abreu
Christina Abuelo
Raydean M. Acevedo
Yolando Acevedo
Sonia Acobe
Sonja Acosta-Amad
Emily Vargas Adams
María Agostini
María del Carmen Aguad
Magdalena Aguayo
Nina Aguayo-Sorkin
Giselle Aguilar-Hass
Sylvia Aguirre
Marilyn Aguirre-Molina
Adriana Alarcón-Efrach
Rina Alcalay
Leticia Alcantar

Donna M. Alvarado
Elena Alvarado
Matilda Alvarado
Imma Álvarez
María Álvarez
Olga Álvarez
Tensia Alvírez
Eufemia Amabisca
Rose A. Amador
Peggy Amante
Patricia Andreu
Virginia P. Apodaca
Edna Apóstol
Kathy Aquino
María P. Aranda
Bárbara Aranda-Naranjo
Katherine Archuleta
Susanna Arellano
Anna María Arias
Peggy Armante
Annajean Armijo
Elizabeth Arragón
Desiree Arretz
Helen P. Arriola
Judith A. Arroyo
Patricia V. Asip
Susan Ávila
Doris N. Ayala

Iris Ayala
Bettie Baca
Polly Baca
Yvonne Bacarisse
María Eugenia Baeza
María Isabel Báez-Arroyo
Gisela Balcázar
Gloria Baroni
Michelle Barranca
Laura Victoria Barrera
Nancy M. Barrera
Rosita Bauca
Grecia Bautista
Dolores A. Beebe
Graciela Beecher
Rebecca Reza Bejar
Yolanda Beltrán-Halstead
Sofía R. Benson
Jean Bergaust
Jeanette Betancourt
Lourdes Birba
Lydia Blasini
Gloria Bonilla-Santiago
Diana M. Bonta
María Borrero
Joyce Bove

Laura Brainin-Rodríguez
Ana María Branham
Francesca Bravo
Delores Briones
Mary Bundy
Leonor R. Burgos
Leonor Buros
Gloria Burrola
Martha Burruel
Marina J. F. Busatto
María Edelmira Caballero
Lespoldina Cairo
Brenda Calhoun
Lydia Camarillo
Diana Campoamor
Diana M. Campos
Sandra I. Canales
Patricia Canessa
Gloria V. Cantu
Josefina Carbonell
Mimi Carcar
Lucy Cárdenas
Caroline Cardona
Lucy Cardona
Myrta Cardona
Doreen Carey
Roberta Carlin

Rosa María Carranza
Nanci Carvacho
Teresa Casares
Angelina Casillas
Delores Casillas
Rosalva Castañeda
Sara B. Castany
Amelia Castillo
Christa M. Castillo
Ida Castillo
Lilly Castillo
Marie Castillo
Sylvia Castillo
Marisela Ceja
Gloria Patlan Cerda
Dorothy Chaconas
Carole Chamberlain
Teresa Chapa
Yolanda Chapa-
    Gutiérrez
Carla Chávez
Martha R. Chávez
Nelba R. Chávez
Julie Chávez-Bayles
Carmen Chávez-Luján
Priscilla Chávez-Reilly
Isabel Chell
Carole Chrvala
Rosario Cobarrubois
Catalina Cobos
Audrey Cohen
Connie Cole
Molly Collins
Doris I. Flores Colón
Ledia Colón
Margarita H.
    Colmenares
Kathryn Colson
Carolyn Contreras
Melinda Cordero
Lía M. Cornejo
Silvia G. Corral
Nereida Correa
Lourdes Cortés
Susan L. Costa
Lourdes Cruz
Miriam Cruz
Carolyn Curiel

Lisa Cruz-Avilos
Beth Darmstadler
Isabel Davidoff
Milagros Dávila
Yolanda R. Dávila
María De Las Alas
Carmen De Navas
María del Pilar Castro
Claire del Real
Moira Delgado
Christina Delgado-
    Dayton
Elizabeth Delgado-
    Dayton
Marti Elizabeth
    Delgado-Dayton
Debbie Delgado-Vega
Carmen Delgado-
    Votaw
Mary Lou de León
    Siantz
Christine de la Torre
Consuelo Díaz
Elva Díaz
Eunice Díaz
Xiomara Díaz
Laura Díaz-Baker
Carmen Díaz de León
Catherine A. de León
Rosamelia de la Rocha
Carmen Diezcanseco
Rita DiMartino
Dinora C. Domínguez
Charlene Doria-Ortiz
Dory Dubrofsky
Linda Dumas
Ana O. Dumois
Carol Durán
Deborah Guadalupe
    Durán
Lisa Durán
Yolanda Duarte-White
Rocío Early-González
Lucy Ebel
Maria Echaveste
Sylvia Echave-Stock
Laura Echevarría
Marisel Elías

Sarah Gómez Erlach
María D. Escobar
Iraní Escolano
Yolanda Esparza
Fern R. Espino
Linda Espino
Grace Esquibel-
    Morales
Eunice Esquivel
Martha Estrella
Myra Evangelista
Becky Fajardo
Patricia Fajardo
Dagmar T. Farr
Carmen Fermín
Carmen L. Fernández
Lillian Fernández
Sandra Ferniza
María Elena A. Flood
Elena Flores
Rosemary Flores
Janet E. Flores
Yvette Flores-Ortiz
Emestina Casas
    Forman
Myriam Fragoso
G. Aracelis Francis
Gloria Freire
Ángela M. Gaetano
Marcela Gaitán
Anita Gallegos
Martha Galván
Cecilia Galvis
Paula M. Gálvez-Fox
Frances Gámez
Mary Isa Garayua
Hortensia Garcés
Norma Garcés
Alma García
Anna María García
Barbara García
Blanche García
Clara García
Esperanza R. García
Eugene E. García
Eva García
Jane García
Julie E. García

Lorena García
Luz Fátima García
Marcella A. García
Millie García
Nonata García
Nora García
Rosa Elena García
Rosalinda García
Sandra V. García
Sonia García
Tania A. García
Cynthia T. García-
    Coll
Esperanza García-
    Walters
Margaret A. Gariota
Antonia M. Garza
Doreen D. Garza
Roxanne Garza
Mercy Gato
Polly Gault
María Elena Girone
Doralba Muñoz
    Godales
Anamaría Goicoechea-
    Baobona
Cindy Goldman
Mirtha Gomberg
Cynthia A. Gómez
María S. Gómez
Patricia Gómez
Paula S. Gómez
Polly Gómez-Bustillo
Irene Gómez-Caro
Cathy Gonzales
Dorothy Gonzales
Marta Gonzales
Patrisia Gonzales
Stephanie Gonzales
Virginia Gonzales
Adela N. González
Aída I. González
Belinda González
Carmen Ada González
Guadalupe González
Kathleen González
Leonor González
Lydia González

Martha González
Roberta González
Susan González
Maria Rosa Gonzalez-
Carrero
Priscilla González-
Leiva
Patricia Guadalupe
Julia A. Guevara
Marga Retama Guillén
Mary Lou Gutiérrez
Sarah Gutiérrez
Penny Guzmán
Rebecca María
Guzmán
Rosario Pena
Hamilton
Delores Herrerra
Jane Henney
Antonia Hernández
Carmen Hernández
Daisy Hernández
Juanita Hernández
Mary A. Hernández
Sara M. Hernández
Shelley Hernández
Rachel Hernández-
Pollack
María Herrera
Rafaela Herrera
Melanie Herrera-Bortz
Cecilia Hinojosa
María Hinojosa
Dolores Huerta
Grace Flores Hughes
Cecilia Hunt
Brunella Ibarrola
María Marino Idsinga
Mari-Luci Jaramillo
Sandra Jaramillo
Heather Jeffery
María Jibaja
Kisla M. Jiménez
María Jiménez
Edith M. Jirón
Irma Juardo
Berjouhi Kazanjian
Karen Katen

Yolando Kizer
Reni Kossow
Carmela G. Lacayo
Onelia G. Lage
Debbie Landesman
Guadalupe G. Lara
Rosa Lara
Rita Lawrie
Magdalena Lewis-
Castro
Cristina López
Cynthia López
Diana López
Dominga R. López
Esther López
Gloria A. López
Glorianne Donna
López
Laureen López
Lily López
Linda López
Luisa López
Lynda López
Martha L. López
Maxine López
Virginia Lieras López
Mónica León López
Rosemary López-
Meder
Eliana Loveluck
Patricia Lozada-
Santone
Mónica C. Lozano
Paula Luff
Mirza Lugardo
Elizabeth Luján
Elisa Luna
Consuelo Luz
Caroline A. Macera
Majorie Macieira
Elena Maciel Manuela
Geraldine Madrid
Perena Madrazo
Sandy Magana
Verónica Majar
Magdalena Malagón
Ruth Manzano
Leila E. Marcial

Cecilia Marques
Debbie Márquez
Nury Márquez
Alba Martínez
Arabella Martínez
Gloria Martínez
Imela C. Martínez
Irena Martínez
Joyce Martínez
Lorraine Martínez
M. Regina Martínez
María Martínez
Olivia Martínez
Rose Marie Martínez
Silvia Martínez
Susana Martínez
Vilma Martínez
Emilia Martínez-
Brawley
Isolina Marxuach-
Rosario
Pamela Mastrota
Myrian M. Matos
Cheryl Mayo
Mónica A. Medina
Olga Medina
Zashira Medina
Luisa Medrano
Miriam Mejía
Lidia Mena-Hermida
Antoinette Menchaca
Jacqueline Méndez
Nellie J. Méndez
Maritza S. Mendizábal
Lydia Mendoza
Patricia Mendoza
Rosa Inés Merelo
Leonor Merino
Magdalena Miranda
Melissa Miranda-Craig
Vera Mireya
Gloria Molina
Elba Montalvo
Elisa Montalvo
Lori Montenegro
Lorraine Montenegro
Eloisa Montes
Evangelina Montoya

Mary Christine
Montoya
Patricia Montoya
Alicia Montoya-
Sánchez
Edna Mora
Virginia Morález
Alva A. Moreno
Connie Moreno-
Peraza
Eva M. Moya
Hazel Moss
Andrea O'Malley
Muñoz
Eliza Muñoz
Helen Muñoz
Sara Murieta
Verónica Murillo
Esther Valles Murray
Ildaura Murrillo-
Rhode
Alicia Najera
Evelyn Najera
Diana Naranjo
Gladys Narcisi
Liliana Navarro
Linda Neal
Gisela Negrón
Myriam Luz Neira
Claudia Nenno
Gloria Nieto
Iris Nieves
Antonia Novello
Ana Núñez
Teresa Nuño
Mónica Ochoa
Julia M Ojeda
Natalia Ojeda del Pozo
Margarita M. Olimpio
Mary Olivieri
Tatiana Olmedo
Maríana Enríquez-
Olmos
Norma Olvera-Ezzell
Gabriela Omelas
Concha Orozco
Graciela Orozco-
Moreno

Deborah L. Ortega
Karen Ortega
Cathy Ortiz
Christine Ortiz
Elvira Ortiz
Gloria Ortiz
Lydia Ortiz
María D. Ortiz
Marion C. Ortiz
Myrna Ortiz
Francy Otero
Regina Otero-Sabogal
Natalie Padilla
Sandy Padilla-Salzman
Leticia Pae
María Palacios
Jessica Palomino
Norma Pando
Rosanna Pardo
Asela Paredes
Beatriz Parga
Carmen I. Paris
Mara Patermaster
Marsha B. Peláez
Celeste Pena
Janet Perales
Ana Pereira
Delta E. Pereira
Christina Pérez
María Pérez
Marybelle Pérez
Patricia Pérez
Sallie Pérez
Sandra Pérez
Mirta Roses Periago
Julia Perilla
Gini Pineda
Alicia M. Pitarque
Eileen Polidoro
Luisa del Carmen
    Pollard
Guillermina Porras
Jessica Porras
Sandra G. Posada
Lydia Prado
Agnes Priscaro
Irene Queiro-Tajalli
Caroline Quijada

Lorelei Quintana
Regina Quintana
Rosario Quintanilla-
    Vior
Jessica Quiroz
Amelie G. Ramírez
Annette Ramírez de
    Arellano
Rochelle Ramírez
Sharon Ramírez-Good
Faustina Ramírez-
    Knoll
Claudia Ramos
Rebeca Ramos
Theresa Ramos
Carmen Ramos-
    Kalsow
Rosario Rangel
Sheila Raviv
Aida Redondo
Gesele Rey
Lupita Reyes
Naomi Reyes
Anna Ríos
Elena Ríos
Ana Rivas-Beck
Lillian Rivera
Mayda I. Rivera
Migdalia Rivera
Norma Rivera
Ana Rivera-Tovar
Sally Robles
Sylvia Robles
Azalia Rodríguez
Casimara R. Rodríguez
Gloria M. Rodríguez
Jessica Rodríguez
Rosalinda Rodríguez
Magaly Rodríguez de
    Bittner
Helen Rodríguez-Trias
Delia M. Rojas
Diane Rojas
María D. Rojas
Rebecca Rojas
Elizabeth Rojas-
    Colville
Miriam Román

Socorro M. Román
Josie T. Romero
Eunice Romero-
    Gwynn
Elizabeth Romo
Arecely Rosales
lla Roy
Araceli Ruano
Wanda Rubianes
Carmen Ruiz
Delores J. Ruiz
Teresa Rupp
Elva Saavedra
Anita Salas
Margarita F. Salas
Patricia Salas
Irene Salazar
Theresa Salazar
Yolanda Salazar
Alina Salganicoff
Doris Salomon
Sara Salvide
María E. Samperio
Celeste Sánchez
Corinne Sánchez
Digna Sánchez
Dolores Sánchez
Elisa Marie Sánchez
Elizabeth Sánchez
Flora Sánchez
Marisabel Sánchez
Mary Sánchez
Sylvia Sánchez
Ruth Sánchez-Way
Gladys Sandlin
Arlene Sandoval-
    Guerra
Madeline Santiago
Aída Santory
Silvia Santos
Yolanda Santos
Sylvia Sapien
Oliva Saracho
Nadia Schomer
Olivia Hernández-
    Sebolt
Ninfa Segarra
Janet Serenio

Imma Serrano
Ligia Serrano
Laura Sheppard
Marta Siberio
Karen Silver
Lucia Rojas Smith
Catalina Sol
Ana Soler
Rita Soler-Ossolinski
Dora Solís
Faustina Solís
Hilda L. Solís
Patty Solís
Ana Solorzano
Lydia M. Sosa
Mary Sosa
Gloria Sotelo
Nélida Sousa
Valerie Suares
Lourdes Suárez
Lucina Suárez
Melissa Talamantes
Delfina Telles
Trinidad Téllez
Barbara Terrazas
Nohemy Terrazas
Mary Thorngren
Marta Tienda
Margarita Toraya
Maríanne Toro
Ivette A. Torres
Myriam Torres
Ramona Torres
Rosario Torres
Sara Torres
Alicia Torruella
María D. Tovar
Luz Towns-Miranda
Karen Ulloa
Roxana Ulloa
Aída de León Uribe
Vilma Valdés
Cecilia Valdez
Guillermina G. Valdez
Suzanna Valdez
Lina T. Valdivia
Angela G. Valencia
Lydia Valencia

Sandra L. Valenzuela
María Lo Valvo
Palma Valverde
Vivian Varella
Zulma Vargas
Olga Vásquez
Lisa Vázquez
Myrna Karena
   Vázquez
Judith Vega
Mayra L. Vega
Marta Vega

Yvonne Martínez Vega
Irma Vega-Zadeh
María E. Vegega
Carmen Velásquez
Evelyn Vélez
Norma Vélez
Faustina M. Vigil
Rebecca Vigil-Giron
Lucretia Vigil
Catalina Villalpando
Sylvia Villarreal
Leticia Villarreal

Louise Villejo
Edna Viruell
Mary C. Wallace
Enriqueta Wallace
Esther Coto Wallach
Esperanza García
   Walters
Diane Weissman
Valerie Williams
Esther Valladolid
   Wolf
Elva Yáñez

Leticia Zamarripa
Myra Zambrano
Ruth Zambrano
Geraldine Zapata
Mitra Zehtab
Linda Zuba
Deborah A. Zuloaga
María Luisa Zúñiga de
   Nuncio

APÉNDICE B

Diario de salud

Resumen de la visita

Gráfica de la temperatura basal del cuerpo

Diario de salud

Fecha_____

Cuerpo

1	2	3	4	5	6	7
Extremadamente Negativo	Moderadamente Negativo	Ligeramente Negativo	Neutral Positivo	Ligeramente Positivo	Moderadamente Positivo	Extremadamente Positivo

Comentarios (síntomas, cambios, medicamentos)_____
_____
_____
_____
_____
_____
_____

Mente

1	2	3	4	5	6	7
Extremadamente Negativo	Moderadamente Negativo	Ligeramente Negativo	Neutral Positivo	Ligeramente Positivo	Moderadamente Positivo	Extremadamente Positivo

Comentarios (síntomas, cambios, medicamentos)_____
_____
_____
_____
_____
_____
_____

Espíritu

1	2	3	4	5	6	7
Extremadamente Negativo	Moderadamente Negativo	Ligeramente Negativo	Neutral Positivo	Ligeramente Positivo	Moderadamente Positivo	Extremadamente Positivo

Comentarios (síntomas, cambios, medicamentos)_____
_____
_____
_____
_____
_____
_____

Resumen de la visita

Fecha_____

Proveedor de servicios de salud_____

Domicilio_____

Teléfono_____

Síntomas, cambios, medicamentos_____

_____

_____

Diagnóstico_____

_____

_____

Tratamiento

¿Qué hacer?_____

_____

_____

_____

¿Qué tomar?

Nombre	Dosis	Cuándo	Propósito (más comentarios)

Seguimiento

_____

_____

_____

Otros comentarios

_____

_____

_____

Gráfica de la temperatura basal del cuerpo

Mes y año

Día del ciclo	1	2	3	4	5	6	7	8	9	10	11	12	13	14	15	16	17	18	19	20	21	22	23	24	25	26	27	28	29	30	31	32	33	34	35	36	37	38	39	40
Día del mes																																								
Menstruación																																								
Coito																																								
Mucosidad																																								
Temperatura																																								
99.0																																								
98.8																																								
98.6																																								
98.4																																								
98.2																																								
98.0																																								
97.8																																								
97.6																																								
97.4																																								
97.2																																								
97.0																																								

Mes y año

Día del ciclo	1	2	3	4	5	6	7	8	9	10	11	12	13	14	15	16	17	18	19	20	21	22	23	24	25	26	27	28	29	30	31	32	33	34	35	36	37	38	39	40
Día del mes																																								
Menstruación																																								
Coito																																								
Mucosidad																																								
Temperatura																																								
99.0																																								
98.8																																								
98.6																																								
98.4																																								
98.2																																								
98.0																																								
97.8																																								
97.6																																								
97.4																																								
97.2																																								
97.0																																								

Dando a conocer
nuestras voces

Cosas importantes que hay que hacer

1: Escribe.

Todos los funcionarios electos responden a cartas que les escriben sus representados. Si tienes alguna preocupación, entonces ellos deben conocerla. Tu carta puede ser breve, escrita a mano o hasta en una tarjeta postal. Al escribir, tu opinión queda anotada y cuenta para influenciar a tu representante electo.

2: Llama.

Todos los funcionarios electos guardan datos sobre cuántas llamadas reciben y cómo piensan sus representados acerca de asuntos clave.

3: Visita.

Todos los funcionarios electos tienen oficinas en su distrito donde puedes visitarlos, a ellos o a su personal. Si estás en la capital de tu estado o en Washington, D.C. debes visitarlos en sus oficinas. Aunque no te reúnas con ellos, tu visita quedará anotada. En la mayoría de los casos, el personal de los funcionarios electos se hace responsable de transmitir tus preocupaciones.

4: Sé activa.

Si hay algún asunto que tú crees que necesita tu atención, puedes hacerte voluntaria o contribuidora de una campaña política.

Para comunicarse con:

El presidente

Escribe a:
The White House
1600 Pennsylvania Avenue NW
Washington, DC 20500
Dear Mr. President:
Office of the President
(202) 456-1411

El vicepresidente

Escribe a:
The White House
1600 Pennsylvania Avenue NW
Washington, DC 20500
Dear Mr. Vice President:
Office of the Vice President
(202) 224-2424
Comentarios a la Casa Blanca:
Para registrar tu opinión sobre algún asunto:
(202) 456-1111
Para saber si una iniciativa de ley se firma o se veta:
(202) 456-2226

Congress

U.S. Capitol Conmutador Central (Switchboard)

Para localizar a todas las personas del congreso, incluyendo personal del Capitolio

(202) 224-3121

Tu senador

Escribe a:

The Honorable (nombre completo)

United States Senate

Washington, DC 20510

Dear Senator *(nombre)*

Información registrada en el Senado

Informes sobre los Procedimientos de la Plenaria:

Demócrata: (202) 224-8541

Republicano: (202) 224-8601

Para obtener una iniciativa de ley o informe de comité:

Senate Document Room: (202) 224–7860

Tu representante

Escribe a:

The Honorable (nombre completo)

United States House of Representatives

Washington, DC 20515

Dear Representative *(apellido)*

House Recorded Information

Informes sobre los Procedimientos de la Plenaria:

Demócrata: (202) 225-7400

Republicano: (202) 225-7430

Para obtener una iniciativa de ley o informe de comité:

House Document Room: (202) 225-3456

Legislaturas estatales

Principales números de teléfono y página del Web

ALABAMA

(334) 242-8000

www.asc.edu/archives/legislat/legislat.html

ALASKA

(907) 465-2111

www.legis.state.ak.us

ARIZONA

(602) 542-4900

www.azleg.state.az.us

ARKANSAS

(501) 682-3000

www.arkleg.state.ar.us

CALIFORNIA

(916) 322-9900

www.assembly.ca.gov/

COLORADO

(303) 866-5000

www.state.co.us/gov_dir/stateleg.html

CONNECTICUT

(860) 566-2211

www.state.ct.us/legis.htm

DELAWARE

(302) 739-4000

www.state.de.us/governstatlegi.htm

FLORIDA

(904) 488-1234

www.leg.state.fl.us

GEORGIA

(404) 656-2000

www.state.ga.us/House/

HAWAII

(808) 586-2211

www.hawaii.gov/icsd/leg.html

IDAHO

(208) 334-2411

www.state.id.us.legislat.html

ILLINOIS

(217) 782-2000

www.state.il.us/CMS/HP0040.HTM

INDIANA

(317) 232-3140

www.state.in.us/acin/iga/index.html

IOWA

(515) 281-5011

www.legis.state.ia.us/

KANSAS
(913) 296-0111
www.ink.org/ink-index.cgi?type=byserv&
which=legislative

KENTUCKY
(502) 564-2500
www.lrc.state.ky.us/home.htm

LOUISIANA
(504) 342-6600
www.house.state.la.us

MAINE
(207) 582-9500
www.state.me.us/legis/

MARYLAND
(410) 841-3810

MASSACHUSETTS
(617) 727-2121
www.state.ma.us/legis

MICHIGAN
(517) 373-1837
www.coast.net/~misenate/senhp.html

MINNESOTA
(612) 296-6013
www.leg.state.mn.us/

MISSISSIPPI
(250) 359-3770
www.ls.state.ms.us

MISSOURI
(314) 751-2000
www.senate.state.mo.us/

MONTANA
(406) 444-2511
www.mt.gov/leg/branch/branch.htm

NEBRASKA
(402) 471-2311
www.unicam.state.ne.us/index.htm

NEVADA
(702) 687-5000
www.leg.state.nv.us

NEW HAMPHIRE
(603) 271-1110
www.state.nh.us/senate/

NEW JERSEY
(609) 292-2121
www.njleg.state.nj.us

NEW MEXICO
(505) 827-4011
www.nm.org/legislature/

NEW YORK
(518) 474-2121
www.senate.state.ny.us/
www.assembly.state.ny.us

NORTH CAROLINA
(919) 733-1110
www.legislature.state.nc.us

NORTH DAKOTA
(701) 328-2000
www.state.nd.us/lr

OHIO
(614) 466-2000
www.state.oh.us/ohio/index-le.htm

OKLAHOMA
(405) 521-2011
www.lsb.state.ok.us/

OREGON
(503) 378-8179
www.leg.state.or.us/

PENNSYLVANIA
(717) 787-2121
www.pasen.gov/

RHODE ISLAND
(401) 222-2466
www.rilin.state.ri.us/

SOUTH CAROLINA
(803) 734-1000
www.state.sc.us/legislature.htm

SOUTH DAKOTA
(605) 773-3210
www.state.sd.us

TENNESSEE
(615) 741-3011
www.state.tn.us

TEXAS
(512) 463-4630
www.senate.state.tx.us/
www.house.state.tx.us/

UTAH
(801) 538-3000
www.state.ut.us/government/legislative

VERMONT
(802) 828-1110
www.leg.state.vt.us/

VIRGINIA
(804) 786-0000
www.vipnet.org/vipnet/government/
legislativebranch

WASHINGTON
(360) 753-5000
www.leg.wa.gov/ws/adm

WEST VIRGINIA
(304) 558-3456
www.legis.state.wv.us

WISCONSIN
(608) 266-2211
www.legis.state.wi.us

WYOMING
(307) 777-7011
egisweb.state.wy.us/

AMERICAN SAMOA
(684) 633-1372
www.government.as/legislative.htm

DISTRICT OF COLUMBIA
(202) 783-5065
Congressional Representative's Office
(202) 727-1000 City Wide Call Center
www.house.gov/norton

GUAM
(671) 477-4272
www.guam.net/gov/senate

PUERTO RICO
(787) 723-6333
(787) 841-3209
www.house.gov/acevedo-vila

VIRGIN ISLANDS
(809) 774-4408
(809) 778-5900
www.gov.vi/html/leg.html

Oficinas regionales de la Agencia de Protección al Medio Ambiente (312) 353-2000
REGIÓN 1 (CONNECTICUT, NEW HAMPSHIRE, MAINE, RHODE ISLAND, MASSACHUSETTS)
E.P.A. Region 1
John F. Kennedy Federal Building
1 Congress Street
Boston, MA 02114-2023
(888) 372-7341 ó
(617) 918-1111

REGIÓN 2 (NEW JERSEY, PUERTO RICO, NEW YORK, VIRGIN ISLANDS)
E.P.A. Region 2
290 Broadway
New York, NY 10007
(212) 637-3000

REGIÓN 3 (DELAWARE, WEST VIRGINIA, DISTRICT OF COLUMBIA, VIRGINIA, MARYLAND, PENNSYLVANIA)
E.P.A. Region 3
1650 Arch St.
Philadelphia, PA 19103-2029
(215) 814-5000 ó
(800) 438-2474

REGIÓN 4 (ALABAMA, TENNESSEE, FLORIDA, SOUTH CAROLINA, GEORGIA, NORTH CAROLINA, KENTUCKY, MISSISSIPPI)
E.P.A. Region 4
Atlanta Federal Center
61 Forsyth St. SW
Atlanta, GA 30303-3104
(404) 562-9900 ó
(800) 241-1754

REGIÓN 5 (ILLINOIS, WISCONSIN, INDIANA, OHIO, MICHIGAN, MINNESOTA)
E.P.A. Region 5
77 West Jackson Blvd.
Chicago, IL 60604
(312) 353-2000 ó
(800) 621-8431

REGIÓN 6 (ARKANSAS, TEXAS, LOUISIANA, OKLAHOMA, NEW MEXICO)
E.P.A. Region 6
1st Interstate Bank Tower
at Fountain Place
1445 Ross Avenue, 12th Floor
Suite 1200
Dallas, TX 75202-2733
(214) 655-2200 ó
(800) 887-6063

REGIÓN 7 (IOWA, KANSAS, MISSOURI, NEBRASKA)
E.P.A. Region 7
901 North 5th St.
Kansas City, KS 66101
(913) 551-7003 ó
(800) 223-0425

REGIÓN 8 (COLORADO, UTAH, MONTANA, WYOMING, NORTH DAKOTA, SOUTH DAKOTA)
E.P.A. Region 8
999 18th Street, Suite 500
Denver, CO 80202-2405
(303) 312-6312 ó
(800) 227-8917

REGIÓN 9 (ARIZONA, AMERICAN SAMOA, CALIFORNIA, GUAM, HAWAII, NEVADA)
E.P.A. Region 9
75 Hawthorne Street
San Francisco, CA 94105
(415) 744-1305

REGIÓN 10 (ALASKA, OREGON, IDAHO, WASHINGTON)
E.P.A. Region 10
1200 6th Avenue
Seattle, WA 98101
(206) 553-1200 ó
(800) 424-4372

Centros nacionales de información sobre asuntos de salud

(National Health Information Clearinghouses)

Cancer Information Service

National Cancer Institute
(800) 4-CANCER
Provee al público información sobre el cáncer. Distribuye publicaciones del National Cancer Institute.

Clearinghouse on Child Abuse and Neglect Information

(703) 385-7565; (800) 394-3366
Recauda, procesa y disemina información sobre el abuso y la negligencia de los niños. Responde a solicitudes de información.

Clearinghouse on the Handicapped

(202) 732-1244
Responde a preguntas mediante referencias a organizaciones que proveen información a personas incapacitadas con respecto a sus propias incapacidades. Provee información sobre los beneficios federales, fondos y legislación para los incapacitados.

Clearinghouse on Health Indices

National Center for Health Statistics, Office of Analysis and Epidemiology Program
(301) 436-8500
Provee información para ayudar en el desarrollo de medidas de salud y calidad de vida para investigadores de la salud, administradores y planificadores.

Clearinghouse for Occupational Safety and Health Information

(800) 35-NIOSH (356-4674), (573) 533-8326
Provee apoyo técnico para los programas de investigación del National Institute for Occupational Safety and Health y además provee información para otras personas que la pidan.

Environmental Protection Agency Public Information Center

(202) 260-5922
Provee materiales de información pública, ofrece información sobre la agencia y sus programas y actividades.

Family Life Information Exchange

(301) 770-3662

Recauda, produce y distribuye materiales sobre la planificación familiar, el embarazo de las adolescentes y la adopción; también puede hacer referencias a otros centros informativos.

Food and Drug Administration Office of Consumer Affairs

(301) 443-3170

Contesta preguntas de los consumidores y sirve como distribuidor de las publicaciones para consumidores de la Administración de Alimentos y Fármacos.

Food and Nutrition Information Center

(301) 344-3719

Sirve las necesidades informativas de los profesionales, estudiantes y consumidores interesados en educarse sobre la nutrición, la ciencia de la nutrición, la administración de servicios de alimentos, la ciencia de la alimentación, y la tecnología de la alimentación.

HUD User Housing Data

(800) 245-2691; (301) 251-5154 (sólo para personas localizadas en Maryland)

Disemina los resultados de la investigación patrocinada por U.S. Department of Housing and Urban Development. Temas relacionados con la salud que incluyen la seguridad del hogar, viviendas para los ancianos y los incapacitados y los peligros de la pintura de base de plomo. Se cobra honorario por las publicaciones.

National AIDS Information Clearinghouse

(301) 762-5111

Provee información y referencias sobre organizaciones relacionadas con el SIDA y sobre sus servicios, al igual que sobre materiales educativos. También distribuye publicaciones del U.S. Public Health Service.

National Alliance for Hispanic Health

866-SuFamilia (783-2645)

Ofrece información y referencias a 16,000 proveedores locales y hojas informativas sobre más de 30 temas de salud.

National Arthritis and Musculoskeletal and Skin Disease Information Clearinghouse

(301) 468-3235

Distribuye información a los proveedores de salud y a los consumidores. Sirve como un intercambio de información de materiales educativos. Refiere solicitudes de los pacientes a la Arthritis Foundation.

National Center for Education in Maternal and Child Health

(202) 625-8400

Contesta preguntas de los profesionistas en cuidado de la salud y del público en todas las áreas relacionadas con la salud de la madre y del niño. Produce bibliografías, guías de recursos y directorios. Mantiene un centro de recursos que se abre al público bajo cita previa.

National Cholesterol Education Program-Information Center

(301) 951-3260

Provee información sobre el colesterol a proveedores de servicios de salud y al público.

National Clearinghouse for Alcohol and Drug Information (NCADI)

(301) 468-2600

Recauda y disemina información actual sobre temas relacionados con las drogas y el alcohol. Responde a solicitudes de información y prepara bibliografías sobre temas relacionados con el alcohol. Distribuye publicaciones sobre el abuso del alcohol y abuso de drogas.

National Clearinghouse for Primary Care Information

(703) 821-8955

Provee servicios informativos para apoyar la planificación, desarrollo y entrega de servicios de cuidado de salud para pacientes ambulatorios en las áreas urbanas y rurales donde hay escasez de personal y servicios de salud. Aunque la distribución responde a solicitudes del público, su audiencia principal son proveedores de servicios de salud que trabajan en centros comunitarios de salud.

National Diabetes Information Clearinghouse

(301) 468-2162

Recauda y disemina información sobre la diabetes y sus complicaciones. Mantiene un archivo automático de materiales educativos del Combined Health Information Database.

National Digestive Disease Information Clearinghouse

(301) 468-6344

Provee información sobre las enfermedades digestivas a proveedores de servicios de salud, pacientes y sus familias.

National High Blood Pressure Education Program Information Center

(301) 951-3260

Provee información sobre la detección, el diagnóstico y el control de la alta presión de la sangre a consumidores y proveedores de servicios de salud.

National Highway Traffic Safety Administration Information Center

NES-11 HL, U.S. Department of Transportation
(202) 366-9294; Auto Hotline: (800) 424-9393;
(202) 366-0123 (DC Metro area).

Publica una variedad de folletos informativos sobre la seguridad, conduce programas públicos de educación que promueven el uso de los cinturones de seguridad y los asientos de seguridad para los niños e informa al público sobre los peligros de manejar estando intoxicado. Mantiene una línea telefónica gratuita para recibir quejas de los consumidores.

National Information Center for Children and Youth with Handicaps

(703) 893-6061

Ayuda a los padres de los niños desabilitados, a los adultos desabilitados y a los proveedores de servicios de salud a encontrar servicios para los desabilitados e información sobre las condiciones que desabilitan.

National Information Center for Orphan Drugs and Rare Diseases

(800) 336-4797; (301) 656-4167 (MD only)

Recauda y disemina información sobre los productos (orphan) y las enfermedades raras. Responde a preguntas de pacientes, proveedores de servicios de salud y del público en general.

National Injury Information Clearinghouse

(301) 492-6424

Recauda y disemina información sobre lesiones y las causas y prevención de muerte, lesiones y enfermedades asociadas con productos del consumidor

National Institute of Mental Health Public Inquiries Branch

(301) 443-4513

Distribuye publicaciones del Instituto y provee y publica información sobre el programa Depression/Awareness, Recognition, and Treatment program (D/ART). Este es un programa nacional para educar al público, a los proveedores de atención primaria y a los proveedores de servicios de salud mental sobre los desórdenes depresivos y sus síntomas y tratamiento.

National Kidney and Urologic Diseases Information Clearinghouse

(301) 748-6345

Recauda y disemina información sobre los materiales de educación para el paciente. Mantiene un archivo sobre las enfermedades del riñon e urológicas del Combined Health information Database. Contesta a preguntas públicas de los consumidores y proveedores de servicios de salud.

National Library Service for the Blind and Physically Handicapped

(202) 287-5100

Trabaja por medio de las bibliotecas locales y regionales para proveer de servicios a las personas que no pueden utilizar materiales impresos comunes debido a la ceguera o a la incapacidad física. Provee información sobre la ceguera y una lista de las bibliotecas participantes.

National Maternal and Child Health Clearinghouse

(202) 625-8410

Distribuye publicaciones sobre la salud materna y del niño a consumidores y proveedores de servicios de salud.

National Rehabilitation Information Center

(301) 588-9284 (MD only); (800) 346-27422 (voice & TDD)

Provee información sobre las investigaciones relacionadas con las incapacidades, recursos y productos para la vida independiente. Provee hojas informativas, recursos auxiliares, publicaciones técnicas y de investigación.

ODPHP National Health Information Center

(800) 336-4797; (301) 565-4167 (sólo para personas localizadas en Maryland)

Ayuda al público a localizar información sobre la salud mediante la identificación de recursos informativos de la salud y por medio de un sistema de referencias. El centro hace llegar preguntas a las fuentes apropiadas. Prepara y distribuye publicaciones y directorios sobre temas de prevención de las enfermedades y promoción de la salud.

Office of Minority Health Resource Center

(800) 444-6472; (301) 587-1983

Contesta a preguntas de consumidores y proveedores de servicios de salud sobre temas relacionados con la salud de las minorías por medio de distribución de materiales, refiere a fuentes apropiadas e identifica fuentes de asistencia técnica. Mantiene una línea telefónica gratuita (800).

Office on Smoking and Health Technical Information Center

(301) 443-1690

Ofrece servicios bibliográficos y de referencia a investigadores y otras personas, además de que publica y distribuye varias publicaciones con respecto a los problemas relacionados con el fumar.

President's Council on Physical Fitness and Sports

(202) 272-3430

Produce materiales informativos sobre el ejercicio, los programas de educación física en las escuelas, los deportes, y la salud de los jóvenes, adultos y ancianos.

&. ÍNDICE .&

Nota: Los números en negrilla indican las páginas en donde se encuentran los contactos para organizaciones específicas.